乳腺比较影像诊断学

东南大学出版社

·南京·

图书在版编目(CIP)数据

乳腺比较影像诊断学 / 刘万花主编 . —南京:东南大
学出版社,2017.7(2019.10 重印)

ISBN 978 - 7 - 5641 - 7260 - 2

Ⅰ.①乳…　Ⅱ.①刘…　Ⅲ.①乳房疾病－影像诊断
Ⅳ.R655.804

中国版本图书馆 CIP 数据核字(2017)第 160355 号

乳腺比较影像诊断学

出版发行	东南大学出版社	
社　　址	南京市玄武区四牌楼 2 号(210096)	
网　　址	http://www.seupress.com	
出 版 人	江建中	
责任编辑	张　慧	
印　　刷	南京工大印务有限公司	
开　　本	889mm×1194mm　1/16	
印　　张	28.75	
字　　数	790 千字	
版　　次	2017 年 7 月第 1 版	
印　　次	2019 年 10 月第 2 次印刷	
书　　号	ISBN 978 - 7 - 5641 - 7260 - 2	
定　　价	260.00 元	

《乳腺比较影像诊断学》
编写委员会

主 编 刘万花

副主编 王 瑞 叶媛媛 高亚琴

编 者 (以姓氏拼音顺序)

高亚琴（东南大学附属中大医院）

金爱萍（东南大学附属中大医院）

刘万花（东南大学附属中大医院）

刘玉品（广东省中医院）

李逢芳（南京市第一医院）

马莹莹（滨州医学院）

潘淑淑（杭州市第一人民医院）

邱 云（丹阳市人民医院）

瞿献莉（中国人民解放军第八一医院）

王 瑞（东南大学附属中大医院）

邢 炯（无锡市第三人民医院）

叶媛媛（东南大学附属中大医院）

张颖昕（香港中文大学）

序 言 一

  我国乳腺癌的发病率近年来呈快速上升之势,其发病率和死亡率已成为女性恶性肿瘤之首。影像诊断在乳腺癌早期诊断中占有重要地位,西方发达国家用 X 线检查作为乳腺癌的筛查手段,成为实现乳腺癌"三早"的最有效方法。比较之下,在我国,无论是对乳腺癌的筛查,还是乳腺癌临床诊疗中的应用,X 线检查的地位并未牢固,应用还严重不足,亟需社会各界的不懈努力。近年来,影像学发展迅猛,尤其数字化 X 线检查包括断层合成技术及对比造影技术的应用,显著地提高了东方女性致密型乳房的图像质量及病灶显示率;超声乳腺检查技术也得到迅猛发展,已成为乳房检查的重要方法;磁共振成像技术以其软组织分辨率高、诊断敏感性强、多序列成像、无辐射损伤等优势,结合功能磁共振的进一步开发应用,可望成为乳房检查的又一重要技术。

  近年来,借鉴国际上的通行做法,我国开始建立了多学科乳腺诊治中心,包括乳腺影像中心。通过对乳腺影像专业人才进行乳腺"综合影像"培训,打造与乳腺临床诊治平台相适应的乳腺影像学诊断人才专业队伍。为推进乳腺影像学内在融合、优化人才结构、打造乳腺影像学创新平台等方面做出了突出贡献,极大推动了我国乳腺影像学科的发展。

  本书作者刘万花教授是我国最早从事乳腺影像学诊断和乳腺癌普查的专家之一,具有近30 年的工作经验,迄今,已进行了 10 万余例次乳腺 FFDM 检查,多次主办全国乳腺影像诊断继续教育学习班,培养了 200 多名乳腺影像诊断进修医师。刘教授在实践中积累了丰富的临床经验及大量的宝贵资料,她主编的《乳腺比较影像诊断学》一书集中展示了其临床工作经验及我院丰富的病例资料。该书从乳腺影像诊断技术、基本征象入手,以各种乳腺疾病的综合影像学表现及比较为主线,全面阐述了各种影像学方法在乳腺疾病诊断中的价值、局限和合理流程。全书不仅内容详实、术语严谨,而且病例丰富、图文并茂,既适合作为乳腺影像诊断从业人员的工具书,也适合作为乳腺影像学、乳腺外科学等重要参考书。

东南大学附属中大医院

2017 年夏于南京

序 言 二

  乳腺癌已成为我国妇女恶性肿瘤发病率之首，与发达国家相比，我国尚属乳腺癌低发国家。尽管如此，从本世纪 70 年代起，我国乳腺癌发病率呈明显上升趋势，尤其在大城市，如北京、上海等地。并且发病年龄趋于年轻化，在年轻已婚妇女甚至是未婚妇女中乳腺癌已非罕见，使广大妇女的身心健康受到严重威胁。

  自 1992 年，伊芙琳·兰黛和彭尼女士共同开创"粉红丝带"运动以倡导全社会对女性乳腺恶性肿瘤预防诊疗的关注以来，世界各国开始日益关注乳腺疾病的防治事业，我国也迎来了乳腺疾病影像诊断快速发展的 20 年。在这 20 年来，随着各种影像检查技术的普及和应用，早期乳腺癌的检出率得到明显提高。但目前，我国仍然存在乳腺影像诊断医师相对匮乏的现状。因此，着力培养我国乳腺影像学高端人才，不断提高我国乳腺影像学从业队伍的整体素质，无疑是摆在我们每一位乳腺影像学专家、学者面前的重要任务。

  今天，由刘万花教授主编的《乳腺比较影像诊断学》一书问世了。作为国内为数不多的乳腺影像学领域的高端专业书籍，该书涵盖了乳腺影像诊断的基本征象、诊断规范、乳腺良恶性病变的影像学诊断路线等各项内容。该书将乳腺 X 线、超声、MRI 等多种影像学技术完美结合，就临床病例对多种检查技术做了详细对比分析，并包含了目前乳腺最新的影像检查技术、方法，借助典型病例从全局的角度向读者展现了各种乳腺影像学方法的优势、不足和使用的合理流程，从而有利于造就层次更高、专业视角更为开阔的乳腺影像学术人才。作为医学影像学事业的同路人，我对该书的出版深感欣慰，谨此对主编刘万花教授及各位参加编写的专家和同道们为此书出版所付出的辛勤劳动表示衷心的敬意！

辽宁省肿瘤医院

2017 年夏于辽宁

序 言 三

　　乳腺癌已成为日益威胁女性生命安全和身体健康的恶性肿瘤之一。与发达国家相比，我国尚属乳腺癌低发国家。随着经济社会的快速发展和生活方式的改变，我国乳腺癌的发病率也呈快速增长之势，且发病年龄趋于年轻化，严重威胁我国妇女的身心健康，尤其是中晚期乳腺癌，缺乏有效的治疗方法。因此，早期发现、早期诊断、早期治疗以及定期检查是降低乳腺癌患者死亡率、改善预后最有效的方法。

　　影像学检查因其非侵入性、创伤小的特点在乳腺癌普查及诊断中得到广泛的应用，随着各种影像新设备、新技术的出现，影像学检查已从单纯的乳腺 X 线摄影发展到目前的超声、MRI、PET－CT 等多种技术及各种技术的综合应用。但是，作为筛查技术，还必须考虑成本效益的因素，就现阶段而言，乳腺 X 线检查仍然是乳腺癌筛查与诊断的首选方法。

　　与国外相比，我国乳腺影像诊断起步较晚，但近年来已受到广泛关注，并在迅速发展。但是，由于影像工作者较晚涉及乳腺影像学这一领域，在我国仍然存在着乳腺影像诊断专职人员相当匮乏的现状。此外，有关乳腺影像诊断的专业书籍也较少，且多数以图谱、基本影像表现为主，很难满足目前乳腺诊断工作的需要。本书作者刘万花教授是我国最早从事乳腺影像学诊断和乳腺癌普查的专家之一，在实践中积累了丰富的临床经验及大量的宝贵资料，其编写的《乳腺比较影像诊断学》对乳腺各种检查技术、质量控制、正常乳腺影像表现及各种常见乳腺病变乃至罕见病变都有详细的描述，具有很高的实用价值，对乳腺各种疾病从临床表现、病理、影像诊断和鉴别诊断及治疗等几个方面进行阐述，尤其突出了各种检查技术比较影像学的内容。本书的出版为从事乳腺疾病诊治工作者提供了一本非常好的参考书，能让更多的读者受益匪浅。

中国医学科学院肿瘤医院

2017 年夏于北京

前　言

随着对乳腺癌认识的不断深入,乳腺癌的诊断和治疗亦相应发生改变,尤其是乳腺影像诊断技术的发展,使我们能够在疾病的早期阶段即可获得明确的诊断。乳腺影像检查手段已从最初的乳房 X 线成像技术发展成为目前多种综合诊断技术的应用。

全数字化乳腺摄影(full-field digital mammography, FFDM)相比传统乳腺 X 线摄影具有图像高对比度,能显示到 0.1mm 的微钙化。配有钼铑或钼钨双靶及自动曝光模块,保证一次曝光就能摄片成功,减少了重照率,放射剂量比传统乳腺 X 线摄影减少 30%~50%。配有快速而准确的病灶术前定位及活检系统,对临床未触及病灶的乳腺癌能提供术前引导,使早期乳腺癌行保乳手术及微小乳腺癌准确切除成为可能。近年来在全数字化乳腺摄影的基础上,研发了乳腺断层合成技术及对比增强数字乳腺摄影,并已开始应用于临床,使乳腺癌的早期诊断更进了一步。

乳腺超声(ultrasound)检查患者无痛苦,无放射性损伤。鉴别囊、实性病变的准确性高达96%~100%。随着软硬件技术的不断开发,弹性超声及造影技术的应用,超声对乳腺癌的检出和定性已提高到新的水平,成为 30 岁以下、孕期及哺乳期妇女首选检查手段。但超声对直径 1cm 以下小乳癌、微钙化、结构扭曲等非肿块性病变的检出和定性仍有一定的局限性和难度,且超声诊断的敏感性和特异性受操作者影响较大。

磁共振成像(magnetic resonance imaging, MRI)具有较高的软组织分辨率、无辐射,已成为乳腺检查重要的补充手段。MRI 诊断乳腺病变的敏感性和特异性分别为 86%~100% 和37%~97.4%。具有以下突出的优点:① 对致密的乳腺、乳腺癌术后局部复发、乳腺假体的观察等更具优势;② 无辐射;③ 断层能力及任意三维成像;④ 对特殊部位,如乳腺高位、深部病灶的显示优于 X 线摄影;⑤ 对多中心、多病灶的检出,对胸壁侵犯的观察及胸骨旁、纵隔及腋窝淋巴结转移的显示优于其他检查方法;⑥ 能准确鉴别囊性、实性病变;⑦ 动态增强扫描及功能成像有助于良、恶性病变鉴别。

《乳腺比较影像诊断学》是笔者结合自己近 30 年的临床研究和工作经验并参阅了国内外大量文献基础上撰写而成。通过多年累积的东南大学附属中大医院具有完整临床、病理和影像学资料病例,详细阐述了各种乳腺疾病 FFDM、超声及 MRI 检查技术典型及非典型影像表现,并借助大量病例,在描述病变影像表现的基础上,同时对各种检查技术的优缺点进行了对比分析。本书力求先进性、实用性与可读性并重。具有以下几个重要特点:特点之一,内容详尽（文字约 81 万字），配图丰富（图片约 963 幅），更形象生动地对各种病变进行说明，有助于影像及乳腺外科医师学习和掌握。检查技术不仅囊括乳腺常用检查技术，尚有 X 线断层合成、弹性成像、超声对比造影、MRI 扩散加权成像等；内容包括正常乳腺及发育异常影像表现、各种疾病诊断及鉴别诊断等，以常见疾病及典型表现为重点，从疾病的概述、临床、病理、影像、鉴别诊断及治疗原则等方面做了详细的叙述。特点之二，FFDM、超声及 MRI 表现尽量采用同一病例配图，以利于各影像检查技术的优缺点对比。特点之三，本书配有大量彩图，每幅彩图都能借助书中微信扫描，方便清晰浏览。

本书能够得以顺利出版，首先要感谢我的恩师滕皋军院长给予的大力支持，并为本书作序。感谢各位编者在编写过程中付出的辛苦与劳动，感谢进修医生新沂市人民医院陈晓凤、中国人民解放军第 101 医院殷锐及南京医科大附属逸夫医院张伟晓对本书校稿做出的贡献。

由于编写经验及水平有限，加上时间仓促，难免存在疏漏甚至错误之处，还望同仁不吝赐教。

刘万花

东南大学附属中大医院

2017 年 6 月于南京

目　　录

第1章 乳腺影像检查技术及质量控制

第1节 全数字化乳腺摄影技术及质量控制

一、全数字化乳腺摄影技术

全数字化乳腺摄影技术(full-field digital mammography，FFDM)相比传统乳腺 X 线摄影具有高图像对比度、能显示 0.1 mm 的微钙化、图像可数字存储、强大后处理功能及远程会诊等优点,配有钼铑/钼钨双靶或钼/钨单靶及自动曝光模块,保证一次曝光就能摄片成功,减少了重照率,放射剂量比传统乳腺摄影减少 30%～60%。快速而准确进行病灶术前定位及活检,对临床未触及的乳腺病变能提供术前引导,该过程所需时间短,约 10～15 min,定位准确,使早期乳腺癌行保乳手术及微小病灶准确切除成为可能。

FFDM 不仅能清晰显示乳腺皮肤、皮下组织、腺体及血管等各层次结构,对病变具有很高的探测率,还可以清晰显示病变的直接及间接征象,包括结构扭曲、非对称影及微小肿块,对微小钙化诊断的敏感性达 95%。

在没有特殊情况下,应常规摄取双侧乳腺,以便对照观察。一般选用自动曝光模式(AOP),特殊情况采用手动模式。常规投照体位为头尾位(craniocaudal，CC)及内外斜位(mediolateral oblique，MLO)。

(一) CC 位投照

(1) 摄影前将摄影架调到 0°,使数字化接收平板呈水平位。

(2) 受检者面向摄影架,双手自然下垂,双脚略分开,胸部微微向前倾,头转向受检侧乳腺的对侧以放松受检侧的胸大肌。

(3) 技师位于受检乳腺的对侧,并站于受检者侧前方,调整受检者乳房,使受检侧乳头对准数字接收板上中心处标记点,即平板中央,用手轻轻抬起受检侧乳腺,另一手调节摄影架高度,使数字接收板上缘贴紧受检侧乳腺下皱褶。

(4) 技师将托起的乳腺放在数字接收板上并向前带有一定的拉力,以尽多包括乳腺组织,并将其上下左右展平,保持乳头居中并指向前方(注意受检者诉说不适区域,尽量包入其内)。

(5) 技师将手放在乳腺上面,固定乳腺,另一手放在受检者肩上,使其肩部放松,手臂可固定受检者身体。

(6) 告知受检者乳腺将受到压迫板的压力及可能出现的不适感,以取得受检者的配合并给压迫板适当

1

的压力加压乳腺。乳腺压迫的意义：① 固定乳腺，减少患者运动伪影；② 使乳腺组织更接近数字接收板，降低几何模糊，摄取清晰图像，更有利于病灶的检出；③ 减少辐射剂量；④ 增加压力使乳房厚度更均匀，避免对乳腺较薄部分曝光过度，较厚部分穿透不充分；⑤ 加压能减少组织重叠以提高病变的显示；⑥ 缩短曝光时间。加压时技师先用脚踏快速下降压迫板使其形成压力，以固定乳腺，随后用手调整微调加压器，边加压边观察受检者表情，询问感受，当压力达到曝光需要的最低压力后，根据患者的忍受程度增加压力，至患者能够忍受为止即停止加压，对于假体患者应适当减小压力。

(7) 技师观察受压乳腺皮肤有无皱褶，如有皱褶，用手轻轻将受检者皮肤顺着胸壁方向向上外展平，并观察照射野内有无异物影。如有头部阴影可转头抬下颌；头发影可夹其在耳廓上；肩部影让其肘部屈曲，手放在同侧腹部，轻轻向后转动肩部直到伪影消失；如有对侧乳腺伪影，应让受检者按压于曝光野外。

(8) 曝光前嘱受检者不要移动，然后曝光。

常规 CC 位摄影，乳腺上部的病灶常无法摄入片内，乳腺外侧或内侧近胸壁部分的组织也因患者的转动情况不同而有所遗漏。如希望得到包含更多的内象限或外象限以及近腋部的组织结构，可让患者微微向外或向内旋转，使乳腺的内侧或外侧组织更多投影到曝光野内。

(二) 标准 CC 位的要求

(1) 双侧乳腺 CC 位影像相对放置，两侧对称呈球形（图 1-1-1）。

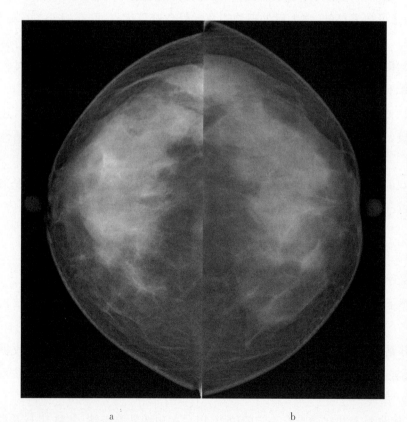

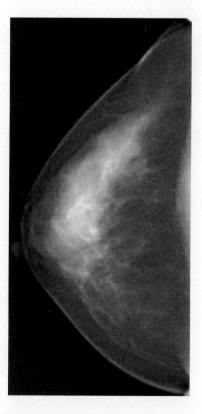

a   b

a 和 b 分别为 RCC 位、LCC 位。两侧乳腺对称放置呈球形，乳头呈切线位，未见皮肤皱褶。

图为右乳 CC 位，乳后可见纵行胸大肌影显示。

图 1-1-1　标准 CC 位

图 1-1-2　标准 CC 位

（2）乳头乳晕呈切线位显示，不与乳腺组织重叠。

（3）充分显示腺体后的脂肪组织，10％～25％受检者能显示胸大肌边缘（图 1-1-2）。

（4）不可以出现皮肤皱褶、下颌、铅围脖、头发及肩关节等伪影。

（5）CC 位与 MLO 位的后乳头线（posterior nipple line，PNL）长度相差最好在 1 cm 之内，如超过 1 cm，则上部分腺体组织可能被漏掉。

MLO 上 PNL 的测量：在标准的内外斜位上，沿着胸肌前缘画一条线，再过乳头表面中心画此线的垂直线，并测量其长度。

CC 位上 PNL 的测量：不管有无显示胸肌影，从乳头表面中点到图像后边缘的垂直线，并测量其长度。

（6）乳癌保乳术后患者，乳腺变形严重，可不考虑乳头切线位，只要最大限度显示乳腺组织即可。

（三）MLO 位投照

（1）MLO 位投照时机架与 CC 位等高或略低约 5cm，机架角度约 45°。

（2）受检者面向摄影架，双脚略分开，身体冠状面与数字接收板约呈 120°，技师微调摄影架高度，使数字接收板的外上角与受检者腋窝等高。

（3）受检者腋窝放在数字接收板的外上角，嘱其贴紧，上臂放在接收板上缘，肘部弯曲，手放在机架的拉手上。

（4）技师站在受检侧的对侧，一手扶在受检者的肩上，使其放松且固定肩部，另一手轻拉受检侧乳腺至数字接收板上，技师双手配合，让受检者转动前移，使其冠状面与数字接收板约成 95°，使腋窝、腋中线贴紧数字接收板，注意受检者双脚也要随身体移动，使其腰部舒展，利于胸大肌放松。

（5）技师轻拉受检侧腋下及乳腺，使其展平在数字接收板上，使乳头呈切线位，嘱患者收腹，保证乳房下皱褶展开并显示于照射野内且不与腹壁组织重叠，用手顺着乳腺长轴向前上方轻压，以固定乳腺。

（6）压迫乳腺，形成压力后技师将手缓慢抽出，此位置乳腺压迫的不适感较其 CC 位轻些。主要原因：一是有胸大肌承托；二是组织展得更开，因此压力可较 CC 位大些。同样观察照射野内有无受检者的下颌、铅围脖、头发、对侧乳腺影等。如有下颌阴影应帮其抬起，铅围脖影将其两端粘紧，头发阴影应将其夹于耳廓上或拢到肩后，出现对侧乳腺影时，嘱患者手臂向内后转于后腰部或用手将乳腺压着向后外轻拉即可。

（7）曝光前嘱患者不动，然后曝光。

（四）标准 MLO 位的要求

（1）双侧乳腺影像对称放置呈菱形（图 1-1-3）。

（2）乳头乳晕于切线位显示，不与乳腺组织重叠。

（3）乳腺腺体平展。

（3）腺体后部的脂肪组织能充分显示。

（4）乳腺下皱褶展开，且达照射野下缘，以保证多数乳腺后下部组织显示。

（5）腋下及胸大肌充分显示，胸大肌前缘向前隆起，宽度约 3～6.5 cm，下缘能到达乳头线或以下。

（6）不可显示皮肤皱褶、下颌、铅围脖、头发、肩部等伪影。

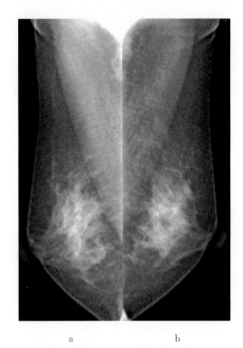

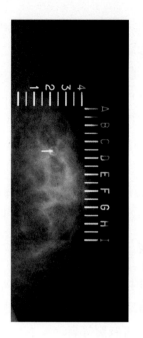

a 和 b 分别为 RMLO 和 LMLO。两侧乳腺对称放置呈菱形,双乳头呈切线位,双侧胸大肌对称,向前隆起,下缘达乳头水平,乳腺腺体展平,下缘无皱褶。

图 1-1-3 标准 MLO 位

图为右乳外上病灶术前定位 LM 摄影,可见定位装置及定位针影。

图 1-1-4 右乳 LM 位

a   b

(五) 辅助投照位置

90°位是最常用辅助投照位置,包括内外位(mediolateral,ML)和外内位(lateromedial,LM),因 ML 位对腋下、胸大肌及外侧组织显示优于 LM 位,故常用,LM 位仅用于病灶位于外侧的术前定位(图 1-1-4)。ML 位常用于下列情况:① 常规摄影仅 MLO 有可疑发现,CC 位未显示异常时,可加摄 ML 位,以确定是否为腺体组织重叠(图 1-1-5);② 常规位病灶的边界显示欠满意,可加摄 ML 位排除周围组织重叠,更好显示病灶;③ MLO 位病灶位于乳头水平附近,可加摄 ML 位确定位置,以准确判断病灶位于乳头上或下(图 1-1-6)。

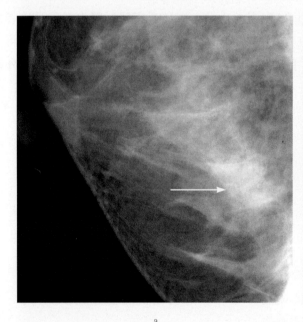

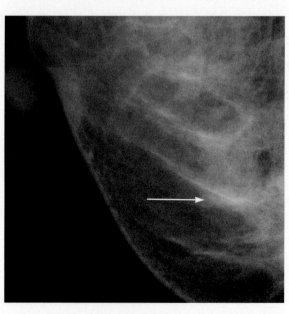

a   b

a 为右乳 MLO 位局部放大相,显示下方局灶非对称影,密度较高、均匀,类似病变;b 为 ML 位局部放大相,显示下方与 a 同部位未见病灶,考虑腺体重叠所致。

图 1-1-5 右乳下方腺体重叠

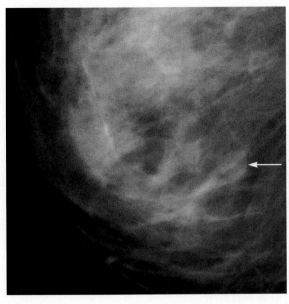
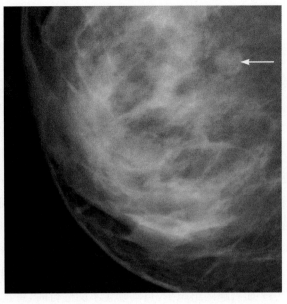

a　　　　　　　　　　　　　　　　　　b

a 为 MLO 病灶局部放大相,显示下方小肿块,边缘部分被遮盖;b 为 ML 位病灶局部放大相,清晰显示病灶边缘且准确定位病灶位于乳头水平。

图 1-1-6　右乳外后纤维腺瘤(患者,女,34 岁)

1. 内外位(ML)

(1)摄影架调至约 90°水平位,数字接收板外上角与受检者的腋窝等高。

(2)受检者面向摄影架,身体冠状面与数字接收板约成 90°,受检侧腋窝贴紧数字接收板外上角。

(3)技师位于受检侧内后侧,一手固定受检侧肩部,另一手轻拉受检侧乳腺,使其向前略向上贴紧数字接收板,且用手掌一直轻压固定乳腺。

(4)压迫乳腺,当压迫板过了对侧乳腺后让受检者轻轻向前旋转至冠状面与数字接收板垂直,乳头呈切线位并保证乳房下皱褶在照射野内。

(5)确认照射野内无受检者的头发、对侧乳腺影后,嘱患者不动,然后曝光。

2. 外内位(LM)

(1)摄影架调至约 90°水平位,数字接收板外上角与受检者的胸骨上切迹等高。

(2)受检者面向摄影架,挺胸收腹,双手自然下垂,掌心对着臀部,身体冠状面与数字接收板约成 90°,受检者胸骨紧贴数字接收板外边缘。

(3)技师位于受检侧的外后方,一手扶住受检者的后背,另一手轻拉受检侧乳腺,使其向前略向上贴紧数字接收板,且用手掌一直轻压固定乳腺,尤其对下垂的乳腺这一步很重要。

(4)压迫乳腺,乳头呈切线位,保证乳房下皱褶在照射野内。

(5)确认照射野内无受检者的手臂伪影后,嘱患者不动然后曝光。

3. 标准 ML/LM 要求

(1)乳腺向前略向上,乳腺实质展开。

(2)可见胸大肌的边缘部分。

(3)乳头在切线位,无皮肤皱褶及伪影。

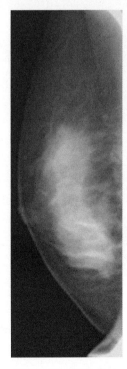

图 1-1-7　标准外内位,乳腺均匀摊开,乳头呈切线位,可见胸大肌部分边缘

（4）腹壁在乳腺组织下方可见，并与乳腺分开（图1-1-7）。

4. 局部压迫摄影（spot compression）

局部压迫摄影常用于下列几个方面：① 临床扪及肿块但常规体位上显示不清时；② 为更加准确地评价肿块性质（局部压迫摄影可推移掉与肿块重叠的部分腺体）；③ 评价乳晕区域压迫不充分的组织；④ 评价乳腺常规摄影较难包括的区域或仅在一个投照位置上显示的病灶。

（1）局部压迫摄影压迫板：根据摄取病变的范围选用不同大小的压迫板，压迫板越小，病灶显示越清晰。

（2）局部压迫摄影可根据病灶的部位、形状及走行选用不同的投照角度。如卵圆或长条状病灶，数字接收板应平行于病灶的长轴；对圆形或不规则病灶，则应最大限度地推开周围腺体组织。技师抓住并固定可疑病灶于数字接收板上，尽量将病灶拉于最前方，局部压迫板对准病灶加压，边加压边观察受检者表情，由于局部加压时没有更多的乳腺小梁和脂肪组织支撑，痛觉更敏感，因此局部压迫摄影压力可小些，尤其对可疑囊性病灶，以免造成囊肿破裂。照射野根据压迫板的大小选择，以减少辐射剂量。

（3）注意乳头位置，尽可能让乳头在压迫板外，同样观察照射野内有无皮肤皱褶及伪影等。

（4）如兴趣区组织少，自动曝光不能进行时，可选用手动剂量曝光。

5. 标准局部压迫摄影要求

（1）可疑病灶在照射野内，局部乳腺组织展开良好。

（2）周围乳腺组织被推开，但尚能显示与兴趣区的关系（图1-1-8）

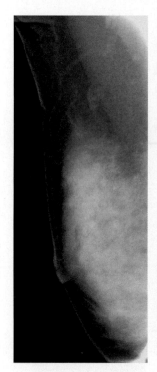

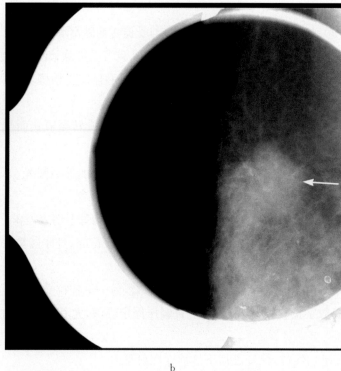

a为MLO位，未见明显病灶显示；b为局部点压摄片，显示不规则肿块，边缘模糊，有小分叶。

图1-1-8 右乳外上浸润性导管癌（患者，女，46岁）

a   b

6. 切线位摄影（tangential，TAN）

切线位摄影通常是为了鉴别皮肤表面、皮肤内、皮肤下或腺体内的病变。对于曾做过肿瘤切除术、脓肿引流和放疗患者，局部切线位投照能将皮肤的改变与其下面的术后改变区分开来。

（1）机架的角度随病灶的位置、形态而定。

（2）压迫板的大小随待确定病灶大小和待排除区域范围大小而定。

（3）技师把可疑病灶摆成切线位且固定在数字接收板上，压迫板对准病灶加压，边加压边询问患者感受，如用小压迫板压力可小些，照射野也可相应变小。

（4）注意乳头位置，必要时可做乳头标记，以免误诊为肿块。

（5）如照射野内组织较少，自动曝光不能进行时，可用手动剂量曝光。

7. 乳沟位（cleavage，CV）

乳沟位又称双乳腺压迫位或双侧乳腺间隙摄影，是用于显示乳腺内侧深部病灶及乳沟区病变。

（1）摄影架调到约 0°，数字接收板呈水平位。

（2）受检者面向摄影架，头转向一侧，双手自然下垂，双脚略分开。

（3）技师站在受检者的侧前方，调节摄影架高度，使数字接收板上缘贴紧乳腺下皱褶，一手扶住受检者后背部，另外手掌和前臂托起受检者双乳，提升乳腺下皱褶放在数字接收板上，嘱其胸部稍向前倾，技师展平乳腺且将其内侧部分尽量向前拉，保持双乳头呈切线位，如双乳对称摆放，最好标明左右。

（4）压迫乳腺后曝光，如自动曝光不行，可给予手动曝光。

8. 标准乳沟位要求

（1）显示两侧乳房的内侧部分及乳沟区组织，乳腺实质展开。

（2）两侧乳头呈切线位。

（3）显示双乳的部分外侧组织（图 1-1-9）。

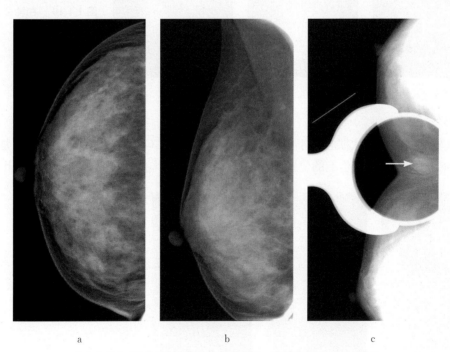

a　　　　　　　　　　　　　　　b　　　　　　　　　　　　　　　c

a 和 b 分别为 CC 位和 MLO 位，未显示异常；c 为乳沟位，清晰显示病灶。

图 1-1-9　右乳内下囊肿（患者，女，29 岁）

9. 夸大头尾位（exaggerated craniocaudal，XCC）

夸大头尾位，包括外侧头尾位或内侧头尾位，主要用于显示临床触诊或 MLO 位发现乳腺腋尾部或内侧有病变，而常规 CC 位未能显示时。

（1）摄影架调到约 0°，数字接收板呈水平位。

（2）受检者面向摄影架，双手自然下垂，双脚略分开，身体旋转一定角度，使受检侧乳腺可疑病灶区对准数字接收板的中间。

（3）技师托起受检侧乳腺，提升乳腺下皱褶放在数字接收板上，嘱其肩部放松，如肩部挡住压迫器，让其手扶住同侧下腹部，或球管向内侧或外侧旋转约5°，然后压迫后曝光。

10. 标准夸大头尾位要求

（1）乳腺可疑病灶区显示于照射野内。

（2）皮肤无皱褶，无伪影（图1-1-10）。

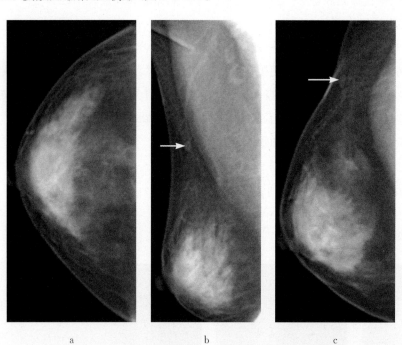

a | b | c

a和b分别为CC位MLO位；c为外侧夸大头尾位，MLO位显示上方胸大肌前小肿块影，常规CC位未见显示，外侧扩大头尾位显示病灶（箭头所示）。

图1-1-10　右乳外上乳内淋巴结

11. 轻压CC位

当病灶位置较高并靠近胸大肌且位于中线附近时，一般仅MLO位才能显示，这时需要加照轻度加压的CC位，以最终确定病灶位于CC位上的位置（图1-1-11）。该投照体位的投照要领为：① 嘱患者尽量前倾，曝

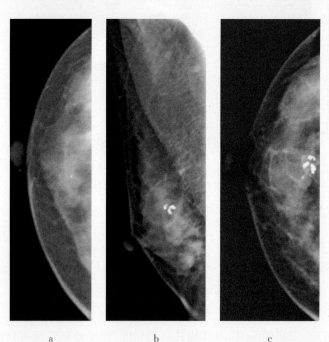

a | b | c

a和b分别为CC位和MLO位；c为轻压CC位，常规MLO显示胸大肌前成簇钙化，常规CC位未能显示，轻压CC位病灶显示。

图1-1-11　右乳后上腺病

光的重点部位放在乳腺最上部,其他部位的乳腺组织是否位于曝光区内并非重要;② 压力标准以能够达曝光的最低限即可。

12. 揉动位

当常规摄影中出现一个位置表现为可疑病灶,而另外一个位置不能提供明确的诊断,病灶又触及不到,无法采用点压摄片时,可以加照揉动位,以排除因腺体相互重叠而产生的假象。若是病灶,揉动投照后,病灶依然存在,否则阴影会消失或形态变化很大。根据病灶所处的位置,采用不同方向的揉动,以向腺体少的一侧方向为揉动原则,临床多采用 CC 位内揉或外揉的方法,也可采用 ML 及 MLO 位揉动法。

13. 硅胶置入后的乳腺摄影(implant displaced ID 或 Eklund view)

硅胶置入隆乳术后的乳腺摄影除常规位置外,Eklund 方法摄影不可缺少。常规位置摄影时,置入的硅胶囊袋限制了压迫器加压的力度,从而影响摄影的效果,正常的乳腺组织被置入的硅胶囊袋挤压聚集而不便观察,极易发生病灶漏诊。该摄影方法是将假体尽量向胸壁方向挤推,同时向前牵拉乳腺,使乳腺组织充分显示于曝光野内,有利于显示病灶(图 1-1-12)。

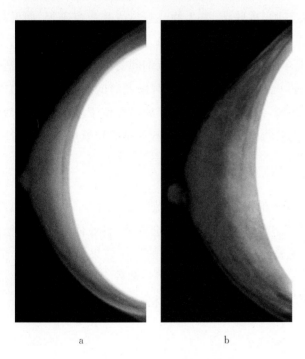

a 为假体常规 CC 位,显示假体投照于视野内较多,压迫腺体组织向周围聚拢,影响观察;b 为去假体位(Eklund View),假体推向胸壁方向,可更多暴露乳腺组织。

图 1-1-12 硅胶假体常规位及 Eklund View

a   b

二、乳腺摄影检查技术的质量控制

(一) 质量控制的目的

严格的质量控制可以达到患者接受最小的照射剂量,减少重复照射,摄取最好的图像质量,达到临床需要的最佳诊断要求。

(二) 质量控制措施

1. 接待受检者

(1) PACS 系统录入受检者信息时,仔细查对门诊号(住院号)、姓名、性别、年龄、联系电话(手机、宅电)等。如曾在本室或本影像中心获取过 ID 号,则应搜寻其以前的 ID 号,采用同一患者唯一 ID 号方法,以便受检者资料归档及前后对照分析。

（2）询问育龄期妇女最近一次月经时间，尽量避开月经来潮的前一周，此期间乳腺腺泡增生，小叶周围充血水肿，痛感强，压迫力度受限，而且经前乳腺增生明显，部分患者可能出现肿块明显增大的表现，尤其囊性增生患者，可能出现假阳性结果。乳腺最佳检查时间为月经干净后3～5天，此期间乳腺腺体较松软，检查时痛觉不敏感，压迫力度大，使检查结果准确并减少辐射剂量。询问年轻女性的生育史，有无近期怀孕的计划，如有则禁做，可考虑超声代替。

2. 摄影前准备

（1）乳腺摄影室空间宜15平方米左右，以保证乳腺术前定位时，因紧张、空腹等原因发生低血糖休克时，紧急处理所需足够的空间，灯光不宜太亮，湿度40%～60%，房间尽量布置得有温馨感，以消除患者因暴露上身而出现羞涩及恐惧心理，影响摆位。

（2）在主机显示屏上调出受检者信息，核对姓名及ID号后，告知患者进入检查室，并脱尽上衣，摆位时应关好检查室的房门，拉上窗帘，保护好受检者的隐私，尤其对乳腺癌根治术后的患者要倍加安慰。

（3）技师摆位前，应先行观察乳腺的外观，有无红肿、皮肤痣、赘生物及敷料或膏药痕迹等，如果有膏药或敷料痕迹，最好让患者洗澡后改天再行检查，这样可以保证痕迹彻底洗净，因为膏药痕迹有时粘贴皮肤非常牢固不易洗净，如果痕迹很淡，可嘱患者用盆水洗净后即可摄片。另外应询问受检者双乳有无不适、有无触及肿块、有无假体及乳头溢液等。根据受检者主诉先行触诊，以便摆位时做到有的放矢。首次拍摄患者应先顾及整体乳腺的情况下，尽可能包括可疑病灶区域，以减少照射次数。如病灶位于较边缘区域，常规投照体位不能完全显示时，一定要加摄辅助体位。曝光时每个患者要用铅围脖保护好甲状腺，年轻女性，尤其准备近期怀孕者，应用铅围裙保护患者腹盆部。

3. 工作环境的维护

全数字化乳腺摄影机根据不同的平板探测器，要求的温度有所不同，范围是15～35℃。乳腺摄影受检者需脱尽上衣，因此工作时最佳温度应为25～28℃，温度太低受检者不仅会受凉，且肢体僵硬不放松，影响摆位，受照组织会减少；温度太高，受检者出汗，皮肤表面汗液影响压迫板的加压效果，同时患者心情也烦躁，不利于摆位时的配合。乳腺机湿度要求为10%～80%，湿度的保持除了空调外，可通过去湿机完成。乳腺检查时需门窗紧闭，为了室内空气的净化，早上检查前应先行通风，中午休息时用紫外线灯消毒1h。室内卫生应每天必做，以保证室内清洁舒适。

4. 乳腺机的清洁与保养

设备保持清洁和消毒状态对于预防疾病传播是非常重要的。乳腺X线检查中同患者接触的设备属于非严格消毒设备，低水平消毒对于常规使用就足够了。对于有交叉感染危险或受检者为皮肤病患者时，需要在下个患者使用前消毒。消毒时要注意以下几点：消毒不能使用强力去污剂、有研磨剂的清洁剂、高酒精浓度的溶剂或者是含有甲醇的溶剂；不要将设备部件进行蒸汽或高温消毒；绝对不能使液体进入设备内部；不要将清洁喷雾或液体直接用于设备上，可使用消毒湿巾擦拭。设备表面要每天早上进行完全清洁并消毒。

显示屏每天的清洁也是非常重要的一环（包括主机及后处理工作站），显示屏上的灰尘及手指印会影响图像的观察。确保显示屏表面光洁，没有灰尘、指纹和其他痕迹，如是液晶显示屏可按手提电脑显示屏的方法清洁处理。

5. 乳腺X线摄影质量保证法案

在美国，乳腺X线摄影的质量保证受国家食品与药品管理局（FDA）管理，有严格的法律监督机制与规章制度，《乳腺X线摄影质量保证法案》（Mammography Quality Assurance Act，MQSA）等法规，确保了全国所有乳腺 X 线诊断机构必须达到 MQSA 所建立的标准,并每年接受检查。我国的乳腺影像技术起步较晚,目前乳腺 X 线摄影的质量问题正在逐步受到重视,但是,还没有形成一个较为完善、统一的质量保证标准和技术要求准则。

一台设备的质量保证应由放射诊断医师、放射技师和医学工程师共同完成。下面简要介绍美国 FDA 在 MQSA 所提出对乳腺 X 线摄影的质量保证与要求。

放射诊断医师应对所有参与乳腺摄影的技术人员进行严格的教育和培训,对放射技师和医学工程人员要委以责任,确保质量保证措施能认真执行。保证所有设备达到 MQSA 要求的标准,并进行适当的记录。

医学工程师的职责包括:设备的容纳性试验,每年例行对设备的检查包括:机器部件的评估、焦点工作情况的评估、KvP 准确性和可重复性的分析、X 线质量的监测、自动曝光控制系统的检测、辐射剂量的监测以及影像总的质量和伪影的评价。

放射技师的职责:乳腺摄影的技术操作是一项非常精细的工作,要求操作人员不仅要有高度的责任心,同时还应该熟练掌握正确的操作技术。职责应该包括下列一系列的测试及各项清洁工作:每日行监视器的清洁,每周行平面野(Flat Field)测试、模型图像质量测试、MTF(调制传递函数)和 CNR(对比度噪声比)测量、阅片箱和阅片条件测试,每月行 AOP 模式和 SNR 检查、目视检查表,每季度行重复曝光分析检查,每半年进行压迫器测试。所有质量控制的检测结果均应依照法律记录在案。

6. 乳腺摄影检查的常见伪影及非标准体位

(1) 常见乳腺摄影伪影:① 皮肤皱褶(图 1-1-13);② 耳部伪影(图 1-1-14);③ 骨伪影(图 1-1-15);④ 头发伪影(图 1-1-16);⑤ 膏药伪影(图 1-1-17);⑥ 对侧乳腺及乳头影(图 1-1-18~图 1-1-19);⑦ 手伪影(图 1-1-20)。

(2) 常见乳腺摄影非标准体位:① 乳头不在切线位;② 腺体组织包括不全(图 1-1-21);③ 压力不够致腺体展开不充分;④ 腋部显示不够;⑤ 胸大肌展示不充分(图 1-1-22);⑥ 曝光不足。

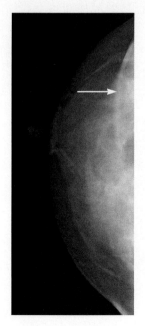

图为右乳 CC 位,显示外侧条状高密度皮肤皱褶影。

图 1-1-13　皮肤皱褶

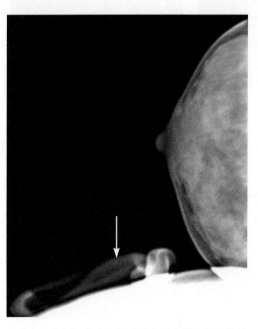

图为右乳 CC 位,乳腺内侧可见耳廓伪影投照于视野内遮挡部分乳腺组织。

图 1-1-14　耳部伪影

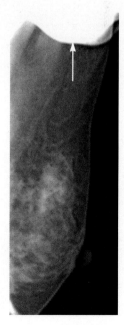

图为左乳 MLO 位,显示腋部下颌骨伪影,遮挡腋部影响观察。

图 1-1-15　下颌骨伪影

11

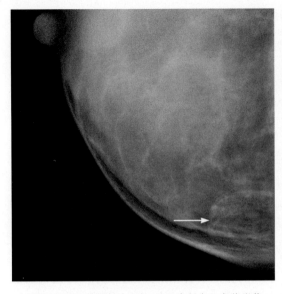

图为右乳 CC 位局部放大相,显示内侧由细条状影构
成的团块密度增高影。

图 1-1-16　头发伪影

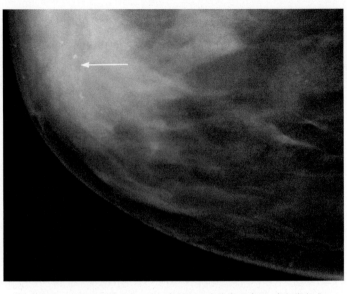

图为右乳 CC 位局部放大相,显示内侧细小点状高密度影,类似微钙化。

图 1-1-17　外用膏药伪影

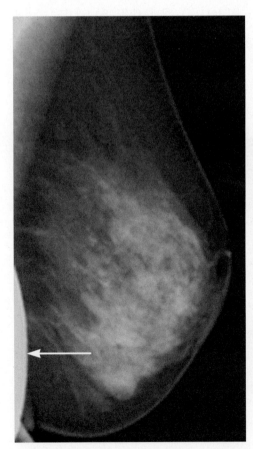

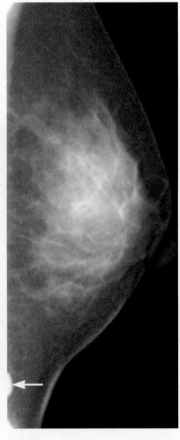

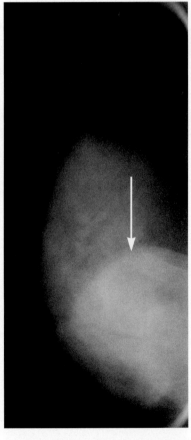

图为左乳 ML 位,显示乳腺后下纵行高密度影,
为对侧乳腺投影所致。

图 1-1-18　对侧乳房伪影

图为左乳 ML 位,显示后下高密度结
节影,为对侧乳头投影所致。

图 1-1-19　对侧乳头伪影

图为右乳 MLO 位,显示乳腺下方高密度
肿块影,为手投影所致,类似乳腺内肿块。

图 1-1-20　手伪影

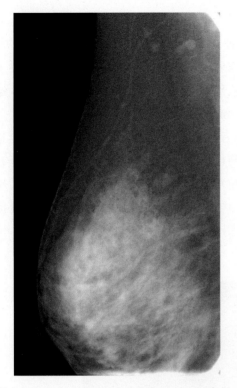

图为右乳 MLO 位,显示下部分乳腺组织未包入片内。

图 1-1-21 乳腺未包全

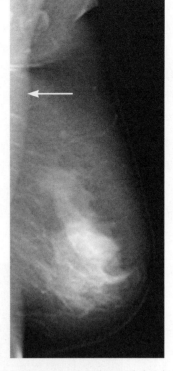

图为左乳 MLO 位,显示左侧胸大肌暴露不充分,且乳头不在切线位,重叠于乳腺内。

图 1-1-22 胸大肌显示不充分

三、乳腺病灶术前定位技术

(一) 全数字化乳腺摄影机引导的术前定位

1. 术前定位的适应证

(1) 全数字乳腺摄影发现的临床触及不到的微小钙化、结构扭曲、微小或深部肿块等,临床不能完全排除恶性,或有发展为恶性可能的病灶。

(2) 全数字化乳腺摄影 CC 位及 ML 位均能显示,且能对应为同一病灶者。

2. 术前定位准备

(1) 患者签订术前同意书:定位前医师要与患者充分沟通,了解患者疾病史,有无高血压、糖尿病及心脏病等,将手术可能出现的风险性告知患者,让患者对手术有所了解,消除患者恐惧心理,取得配合,尤其将定位时常出现的问题,如低血糖休克、晕血等情况告知患者,让患者认真阅读手术知情同意书并在上面签字。

对常发生低血糖休克或严重贫血、严重营养不良及过度紧张的患者应术前静脉给予或口服一支 50 ml 高渗糖,以免术中发生低血糖休克,对有晕血的患者可用手术帽将患者眼睛蒙住。对于高血压患者应将血压控制在正常或临床允许的范围之内,对心脏病患者尤其有心功能不全者,应要求有一定处理能力的临床医师陪同,乳腺检查室应配备简单的抢救设备及必要的药品,乳腺室设置时,能靠近具备紧急抢救设备的房间更好。

(2) 嘱患者穿宽大的手术衣,避免紧身衣服,以免造成定位后导丝因穿衣的牵拉而移位。

(3) 术前应将房间用紫外线灯消毒,平板探测器及其周围和所用压迫器用医用消毒湿巾擦拭一遍。

3. 定位方法

病灶术前定位包括手动二维定位及三维自动定位两种。二维定位简单、快捷,需要时间较短,但是技术要求相对较高。自动定位技术操作比较简单,但定位前需要设备校验,总耗时间相对较长。位于边缘部位的病灶,定位时有些受限。病灶位于脂肪组织较多的松软部位时,定位针拔出后,抬起压迫板,定位导丝有移动的可能,退针时适当给导丝一些推力是防止移位的关键。下面重点介绍二维定位技术:

(1) 确定进针体位:手术者及摆位者均应仔细研读患者乳腺图像,共同确定进针点。进针点选择的主要原则以最短的进针距离、最方便的操作体位为原则。从调整进针距离、方位和导丝退出时是否方便等角度综合考虑,进针摆位以 ML 或 LM 为好。进针之后,CC 位可以很方便、准确地调整定位针到病灶部位并退出定位针(图 1-1-23)。根据最短距离原则,如果病灶位于内侧则选择内侧进针,如果病灶位于外侧则从外侧进针,如果病灶靠近内侧则用 ML 摆位,如果病灶靠近外侧,则选用 LM 位,如果病灶紧贴胸壁,侧位操作困难时,可选用一定角度的 MLO 位。

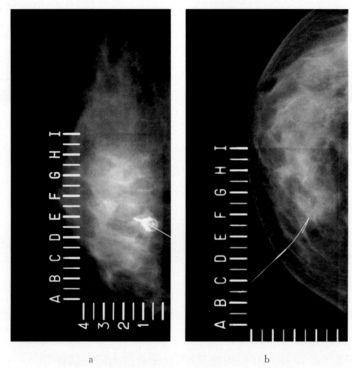

a 为 ML 进针点位;b 为 CC 调整位,可调整进针距离及方向以达病灶中心点,然后拔出穿刺针,留置导丝于病灶处。

图 1-1-23 病灶术前定位进针及调整体位

(2) 进针距离的测量:从常规 CC 位上测出病灶中心点到皮肤并平行于乳腺后缘的距离,即为进针距离的参考值。由于乳腺摄影时的加压作用,此数值并非实际进针的数值,一般进针的距离应是该数值的 1/2～2/3 即可,但是同时也应该参考病灶的部位及乳腺大小综合考虑。选择进针点时尽量避开血管。

(3) 摄片确定进针点:将定位装置放置于摄影机上,根据之前所摄图像中病灶的位置,尽量将病灶摆于定位压迫器中心的方框内,然后摄片。如果摄片中显示病灶位于方框内,而且方便进行操作的话,即达到要求;如果病灶未摄入方框或无法操作时应继续调整摄片位置,直到符合要求为止。在主机上,将配备的定位标志点击,并拖至病灶部位,将垂直交叉的中心点放置于病灶中心或要进针点的位置,然后读出定位标志上的坐标位置点,并根据这个位置点调整定位器上坐标轴,坐标轴交点即为进针点。

注意:摄取定位片时,一定要做到曝光结束后定位压迫器呈持续加压状态,否则就无法对应摄影机及主机上的位置点。有些设备,只要选择二维定位计划,定位过程中,压迫器则不会自动抬起;有些设备需要预设条件。

(4)穿刺要领:侧位确定好穿刺点后,穿刺时严格无菌操作,戴无菌手套,使用一次性消毒定位导丝穿刺针。戴好手套后检查定位针及其内导丝的完整性(穿刺针一般 20G,70～100 mm 长),然后用消毒棉球消毒交叉穿刺点及其周围区域 3 次。穿刺时穿刺针尖部首先对准交叉点,然后慢慢将穿刺针放垂直,使穿刺针尾部对准十字交叉点。然后双手保持穿刺针垂直刺入皮肤内,并继续穿至之前估算的进针距离,接着摄片观察穿刺针尖是否位于病灶区。

如果穿刺针位于病灶区,手动松开压迫器,注意保持穿刺针不动,不要接触消毒区域,之后进行 CC 位摄片,观察穿刺针距离病灶的位置及角度。如果穿刺针尖没有位于病灶内,调整至病灶内或附近,然后拔出穿刺针,留置导丝于病灶内。

注意点:① 拔针时先拔到导丝后部长 1 cm 左右黑色标志区的一半,这时导钩尚未打开。然后摄片观察位置是否正确,如果不正确仍可调整到病灶部位,再将穿刺针完全拔出。如果一次将穿刺针拔出,那么导丝一旦打开,则很难调整。② 拔穿刺针时应注意拔针的力度与抵住导丝的力度相当,以免拔针时同时将导丝拔出,造成前功尽弃。③ 导丝固定,先将穿刺点处放置消毒棉球,上面再辅以无菌纱布,以免感染,然后用胶布固定,之后让导丝保持一定的弯曲度,分别将导丝末端及最弯曲处用胶布固定于皮肤上。帮助患者穿上手术衣。嘱其同侧手臂尽量少动和牵拉,以免导丝移动。

(5)穿刺过程中低血糖休克处理:穿刺过程中常见的并发症为患者低血糖休克,定位过程中要时刻注意患者的反应并不断与其交流,缓解患者的紧张情绪,必要时让家属陪同。一旦出现脸色苍白及出虚汗,应立刻停止手术,让患者平躺休息,同时注意穿刺针部位的保护,以防发生误穿,导致气胸等。看情况可观察或口服高渗葡萄糖,严重者给予静脉推注,时刻注意患者的反应,待完全好转后可继续完成定位,如果出现反应越来越差的情况,应立即组织抢救。尽管低血糖休克的情况时常发生,但是经过适当的处理后都能继续完成定位。

(6)手术标本的处理:术前定位后切下来的手术标本,要再行全数字化乳腺摄影,目的是了解病灶是否完全切除,同时将标本再行病灶定位,以保证病理结果准确,为临床手术提供更为准确的依据,同时也降低患者再次手术的几率。

(二)超声引导的术前定位

超声显示的病灶应于超声引导下行术前定位,定位技术的操作过程与 X 线下引导的定位技术相似。在超声监视下沿与胸壁平行的方向进针,当证实针尖到达病变后不是抽吸或切割组织芯,而是释放标记线。与其他定位方法相比,超声引导下的定位是耗时最短的一种方法,但缺点是对微钙化及微小病变显示欠佳,有一定的局限性。

(三)MRI 引导下的术前定位

MRI 检查发现的乳腺可疑病灶,需要在增强的 MR 扫描下进行定位。由于呼吸运动的影响,用普通线圈的 MR 扫描进行定位的精度为 1 cm 左右,专门用于活检和定位的专用线圈具有准确的定位效果,但是代价较高,操作复杂,目前没有广泛开展。

四、全数字化乳腺摄影新进展

(一) 乳腺断层合成 X 线成像技术(digital breast tomosynthesis，DBT)

DBT 通过不同投影角度下对乳腺进行快速采集，重建获取三维图像。

断层成像技术：X 线管先以 0°为中心预曝光，确定乳腺检查中正确的曝光参数。而后在一定角度范围内扫描乳腺(不同机型角度不同)，每旋转一定角度自动曝光一次，获得低剂量图像。再经计算机重建得出层厚为 1 mm 与平板探测器平面平行的断层图像。断层图像的层数取决于受压乳腺的厚度。辐射剂量与 2D 类似。

DBT 消除了组织的重叠，提高了乳腺病变的检出及肿块边缘的显示，增加了诊断医师对乳腺病变诊断的自信度，尤其对致密型腺体背景下的非钙化病灶形态(如肿块伴毛刺、结构扭曲)的评估具有重要价值。DBT 可降低乳腺筛查召回率约 15%～37%；较二维成像提高检出率的程度，因研究对象、方法的不同，结果具有重要价值，其中有报道认为可提高浸润癌 40%的检出率，尤其对致密乳腺更具优势。

以诊断为目的的断层合成技术对肿块病变的价值在于：能清晰显示肿块的边缘特征，对良恶性鉴别诊断提供更为可靠的信息；对恶性病灶周围卫星病灶的显示优于二维(图 1-1-24)。对二维非肿块性病变，如钙化、非对称影及结构扭曲，断层的优势在于，能更清晰显示病变范围；显示可能伴发的肿块，从而帮助定性诊断和指导手术(图 1-1-25～1-1-26)。

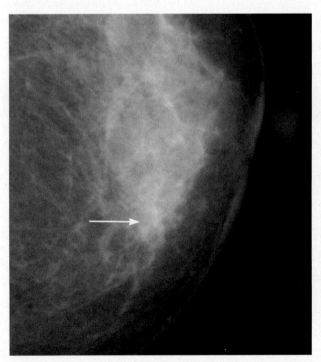
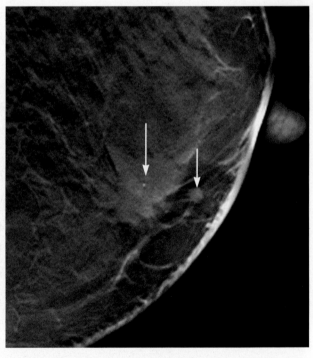

a   b

a 和 b 分别为二维及断层成像局部放大相，断层较二维相比，显示肿块边缘特征清晰，且局部伴卫星癌灶，二维图像不明显。

图 1-1-24　左乳内下多灶浸润导管癌(患者，女，57 岁)

就目前研究结果而言，断层成像对乳腺癌诊断的敏感性高于二维成像，低于 MRI，但具有较 MRI 高的阳性预计值。对 MRI 发现的额外病灶，通过"第二眼"断层合成技术，可提高探测率约 75%。随着技术的深入开发,必将进一步提高 3D 断层技术病灶检出率和降低投照剂量,会成为乳腺筛查及诊断的重要手段。

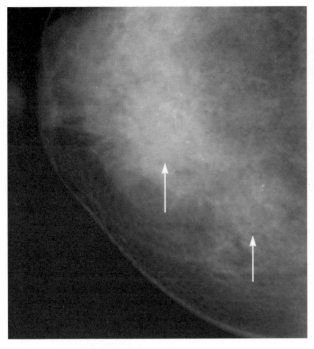
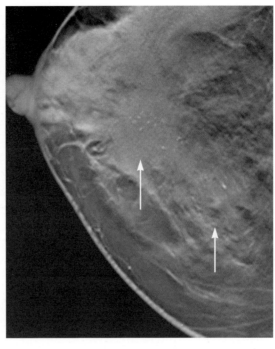

a　　　　　　　　　　　　　　　　　　b

a 和 b 分别为二维及断层成像局部放大相,二维显示为非对称影,断层不仅显示出肿块的特征,周围为非对称影,同时对病变范围的显示较二维清楚。

图 1-1-25　右乳内上浸润性导管癌(患者,女,38 岁)

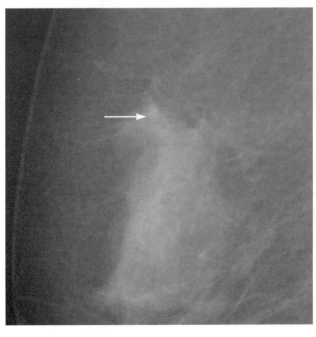
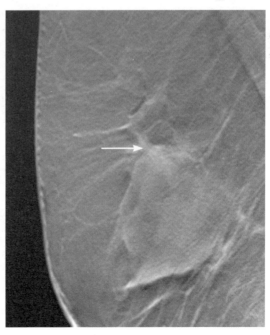

a　　　　　　　　　　　　　　　　　　b

a 和 b 分别为二维及断层成像局部放大相,断层较二维相比,显示出典型结构扭曲的特征,而且显示中心较致密。

图 1-1-26　右乳外上浸润性导管癌(患者,女,66 岁)

（二）对比增强数字乳腺摄影（contrast-enhanced digital mammography，CEDM）

CEDM 是静脉注入碘造影剂，其浓度为碘 300～350 mg/ml，剂量为 1.5 ml/kg 体重。造影剂以 3 ml/s 的速率经高压注射器团注入上臂静脉内。约 2 分钟后，摄取乳腺高低能量 MLO 或 CC 位，经过减影技术，将增强后低能和高能图像相减，获得双能减影像。所有图像必须在一次压迫下完成，压力不能过大，以免影响乳腺内病灶血供。辐射剂量约 0.7～3.6 mGy，大约相当于常规 2D 数字化乳腺 X 线摄影剂量的 1.2 倍，放射剂量高低与乳腺厚度、组织成分及摄片数量有关。CEDM 能够了解肿瘤血供情况，与 MRI 相比，简单、相对价廉、更加快速，整个过程约需要 10 分钟。

据目前研究结果显示，CEDM 对乳腺癌诊断的敏感性高于 FFDM；与 MRI 比具有相似的准确性，假阳性率较低；敏感性等于甚至略高于 MRI，对 DCIS、微浸润癌、重度实质背景强化、单纯微钙化等病变较 MRI 比，显示较高的敏感性，尽管统计学无明显差异；CEDM 显示病变大小，与病理具有很好的相关性。随着技术的改进，CEDM 对乳腺病变诊断、手术方案的制定及新辅助化疗的随访等方面，都可能具有重要价值。

参考文献

［1］Durand MA，Wang S，Hooley RJ，et al. Tomosynthesis-detected Architectural Distortion：Management Algorithm with Radiologic-Pathologic Correlation. Radio Graphics，2016；36：311～321

［2］Kim WH，Chang JM，Moon HJ，et al. Comparison of the diagnostic performance of digital breast tomosynthesis and magnetic resonance imaging added to digital mammography in women with known breast cancers. Eur Radiol，2016；26：1556～1564

［3］Clauser P. Carbonaro LA，Pancot M，et al. Additional findings at preoperative breast MRI：the value of second-look digital breast tomosynthesis. Eur Radiol，2015；25：2830～2839

［4］Lee WK，Chung J，Cha ES，et al. Digital breast tomosynthesis and breast ultrasound：Additional roles in dense breasts with category 0 at conventional digital mammography. European Journal of Radiology，2016；85：291～296

［5］Ray KM，Turner E，RT，Sickles EA，et al. Suspicious Findings at Digital Breast Tomosynthesis Occult to Conventional Digital Mammography：Imaging Features and Pathology Findings. The Breast Journal，2015；21（5）：538～542

［6］Choua CP，Lewinb JM，Chianga CL，et al. Clinical evaluation of contrast-enhanced digital mammography and contrast enhanced tomosynthesis—Comparison to contrast-enhanced breast MRI. European Journal of Radiology，2015；84：2501～2508

（刘万花）

第 2 节　乳腺磁共振检查技术及质量控制

尽管乳腺 X 线检查仍为目前乳腺疾病诊断及筛查的主要手段,但某些方面,如致密型乳腺、乳腺成形术后或手术后瘢痕的评价等,存在较大的局限性。而且 MRI 对多灶、多中心及双乳癌的显示具有明显优势,是保乳手术患者重要的补充手段。

MRI 具有较高软组织分辨率,无辐射性,已成为 X 线检查的重要补充。MRI 平扫对良恶性病变的诊断价值有限,因此乳腺 MRI 常规扫描包括平扫加增强。

MRI 的应用价值及局限性总结如下,优点:① 具有较高的敏感性,尤其对致密乳腺、乳腺癌术后局部复发、乳腺假体后的观察等;② 无辐射;③ 断层能力及任意三维成像,使病灶定位更准确,显示更直观;④ 对特殊部位(如位于高位、深部病灶)的显示优于 X 线摄影;⑤ 对多中心、多灶的检出,对胸壁侵犯的观察及胸骨旁、纵隔及腋窝淋巴结转移的显示优于其他检查;⑥ 能准确鉴别囊性及实性病变;⑦ 动态增强扫描可了解病变血流灌注情况,结合功能 MRI 成像,有助于良、恶性病变鉴别。局限性:① 对显示微小钙化不敏感,而这种微钙化有相当一部分是乳腺癌诊断的可靠依据,因此 MRI 无法取代 X 线摄影;② MRI 检查相对比较复杂,检查时间较长。

一、乳腺磁共振检查技术

乳腺检查设备尽量使用 1.5T 及以上场强磁共振。高场强可满足高空间分辨率和高信噪比以及双侧乳腺的磁场均匀性。乳腺 MRI 扫描需用乳腺专用多通道相控阵表面线圈,根据不同的机型,结合运用各种脂肪抑制技术,根据病情进行矢状位、轴位、冠状位或斜位平扫,在平扫 T1WI＋脂肪抑制的基础上,以 0.1～0.2 mmol/kg 体重的剂量,静脉快速团注顺磁性造影剂后,进行动态增强扫描。

(一) 扫描前准备

(1) 了解患者体内是否有金属异物,如动脉瘤夹、心脏起搏器、神经刺激器、人工心脏瓣膜等,上述情况应为禁忌。

(2) 了解患者是否有特殊药物过敏史,顺磁性造影剂过敏反应虽极为罕见,但仍应引起重视。

(3) 了解患者是否妊娠,因目前尚不能肯定磁共振检查对早期胎儿是否有影响,故进行此项检查仍应慎重。

(4) 了解患者月经周期情况,最佳检查时间为月经周期的第二周,应尽量避开月经前一周检查。

(5) 嘱患者去除所带金属物品,包括胸罩及带金属裤扣的裤带等。

(6) 向患者说明磁共振扫描过程中,有一定噪音,以消除患者的紧张和顾虑。

(7) 向患者说明整个检查需 15～30 min,依病变情况,可能更长;扫描过程中应保持不动包括注药期间。

(8) 了解肝肾功能,肝肾功能不全者,禁做。

(二) 患者体位

乳腺 MRI 扫描一般采用俯卧位,双乳自然悬垂于线圈的孔洞内,既保持了乳腺的自然形态又减少了呼吸运动的影响。用有孔洞的海绵垫支撑头部,双上肢自然伸直过头舒适地放在头两侧。患者体位应舒适,乳腺应完全包括在线圈内,为减少运动伪影可在线圈内填塞棉花或海绵来固定乳腺。

（三）扫描层面选择

任何扫描层面均有其优缺点。横轴位可显示放射状向乳头聚集的导管和腋尾的腺体以及对侧乳腺的情况,但视野较大,分辨率较低,且左侧乳腺(因心脏运动的影响)及腋尾腺体(远离线圈中心)易与伪影重叠;矢状位可良好地显示腺体、导管及乳头,视野大、分辨率高,改变相位编码方向,可有效地减少心脏运动伪影。但矢状位只能单独观察一侧乳腺;冠状位由于不能同时于同一层面显示腺体、导管和乳头,多数学者较少应用此层面扫描。实际应用中,依病变所在部位的不同,进行相应方向的斜位扫描更有利于病变的观察,如病变位于腋尾部或有淋巴结转移需在同一层面内同时显示乳腺内肿块和腋淋巴结转移情况时,进行斜横轴位扫描(倾斜 $20°\sim50°$),能更好地观察病变及腋淋巴结转移情况。

（四）脉冲序列选择

目前临床上常用扫描序列:自旋回波序列(spin echo)、反转恢复序列(inversion recovery,IR)、梯度回波序列(grading echo,GRE)、二维(2D)自旋回波序列,多能达到较好的平扫效果。短 T1 反转恢复序列(STIR)脂肪抑制效果好,对病变及其内部结构显示良好;快速自旋回波及梯度回波序列时间分辨率高,常用于增强扫描,但二维成像技术扫描层厚一般大于 4 mm,层间距不少于 1 mm;而三维(3D)快速成像扫描可使所有扫描层面同时激励,层厚少于 3 mm,无层间距数据采集,任意角度或方位重建图像,不会遗漏病灶,并可获得较高的信噪比。

MRI 动态增强扫描对乳腺疾病诊断尤为重要,目前临床应用的动态增强扫描技术较多,总的原则如下:

(1) 脂肪抑制技术必不可少,有时出现不全抑制现象,易掩盖相应部位内的小病灶,多数情况是因该部位靠近线圈的边缘,受限于线圈的磁场均匀性所致,可使用不同的脂肪抑制技术或变动乳腺的位置重新进行扫描。

(2) 扫描应遵循快速、多次重复的原则,有利于观察病变强化的动态改变,采用某些特殊扫描技术,如减影技术、K 空间技术、磁化转移抑制技术、平面回波技术等,可进一步提高增强 MRI 对乳腺良、恶性疾病的鉴别能力。

(3) 月经周期和年龄均对乳腺组织强化有一定的影响,在月经周期的第 1、4 周,腺体组织的强化明显高于第 2、3 周,35～50 岁年龄组则明显高于其他年龄组,扫描时应考虑上述因素。

(4) 手术后 3 个月,放疗后 6 个月之内不宜进行增强 MRI 扫描,除非特殊情况,如:① 临床高度怀疑肿瘤复发,而常规 X 线摄影和超声不能肯定或为阴性,患者又不愿意活检或不能确定活检结果时;② 难以确定肿块是否完整切除时。

二、半定量及定量动态增强

半定量动态增强是目前最常用的乳腺检查手段,是基于非参数(无模型)技术对对比剂进行灌注分析的方法,不仅能显示病灶的形态学特点,也能通过半定量分析参数,了解病灶的血流灌注及血管生成程度,目前,已成为临床工作中乳腺病变的主要检查手段。

半定量分析参数主要包括时间－信号强度曲线(time-signal intensity curve,TIC)、早期强化率(1 min)、达峰时间及最大强化斜率等。研究显示所有这些参数都具有良恶性病变鉴别诊断价值,尤其早期强化率和时间-信号强度曲线是鉴别良恶性病变的有效指标,对肿瘤定性或分级具有重要意义。TIC 是以曲线的形式客观反映病灶血流流入和流出特征,与肿瘤的微血管密度有相关性,比肉眼判断病灶的强化程度和其随时间变化的特征更直观。与良性肿瘤相比,恶性肿瘤早期即呈明显强化,达峰时间短,多表现为早期迅速强化后又迅速廓清的Ⅲ型流出型曲线(占 78.8%～94.1%),良性病变多表现为渐进持续性强化的Ⅰ型曲线(占 77.5%),良恶性病变均可表现为早期明显强化,中后期维持平台水平的Ⅱ型曲线。如果以Ⅱ型、Ⅲ型曲线作为恶性病灶诊断标准,其诊断敏感度为 90.9%～98.6%,特异度 70.8～71.2%,准确度 77%～89.7%,阳性预测值 57.1%～90.9%。

半定量动态增强具有以下优点:① 没有复杂和耗时的采集要求(不需要动脉输入函数);② 参数估算直接来源于随时间变化的信号强度;③ 能够完全描述出随时间变化的信号强度曲线。结合病变形态特征,对乳腺癌诊断敏感度达 95%～100%,但半定量增强具有特异度低(37%～97%)、难以评估组织生理量,且 TIC 类型易受主观因素影响。

定量动态增强是基于参数(模型)技术对对比剂进行灌注分析。通过监测感兴趣区内对比剂的时间-信号强度变化特点,结合适当的药代动力学模型,计算出具有生理学意义的定量增强参数,在分子水平反映组织血流灌注、血管分布情况。

目前常用的药代动力学模型有:① 经典 Tofts“两室”模型:是将感兴趣的组织作为一室,血浆为另一室,描述的是血管和周围间质间对比剂交换的双向过程,随着描述血管床和肿瘤区域对比剂分布“室”数量的增加,模型的准确性也增加,该模型要求时间分辨率小于 10 秒。②“参考区域”模型:假设参考区域(通常为肌肉组织)和感兴趣区的对比剂浓度有相同的动脉输入函数(the arterial input function,AIF)曲线,从而避免了测量 AIF 的困难,克服了传统两室模型对 DCE-MRI 数据采集的高时间分辨率要求,使得临床低时间分辨率采集的数据也能用于定量分析。③“快速交换”模型:该模型综合考虑了其他离子和造影剂之间的交换,克服了其他模型假定血管内外离子交换处于平衡状态的缺点,结果更为精确,目前有限的研究显示“快速交换模型”与经典“两室模型”比,具有更高的特异性,分别为 86.1% 和 77.8%。

定量动态增强是通过计算示踪动态参数 K^{trans}、K_{ep}、V_e 等值,定量的显示组织渗透性。K^{trans} 为容量转移常数,是对比剂由血浆向血管外细胞外间隙转移的速率,与渗透性有关。K^{trans} 值受心输出量和高血压影响。K_{ep} 代表速率常数,是对比剂由血管外细胞外间隙回流至血浆的速率。V_e 代表血管外细胞外间隙容积比,是对比剂漏出的间隙或分布间隙。

目前有限的临床研究显示:定量动态增强对乳腺良恶性病变具有较高的诊断价值。良恶性病变间 K^{trans}、K_{ep}、V_e 均有统计学差异,恶性病变 K^{trans} 及 K_{ep} 值大于良性病灶,V_e 值小于良性病变。新辅助化疗疗效判定方面,K^{trans}、K_{ep}、V_e 相比形态学能更早、更精确的反应疗效的变化。多数研究显示更高的 K^{trans}、K_{ep} 值和更低的 V_e 值与肿瘤更高的组织学级别,更高的核分级以及 ER 阴性相关,luminal 型乳腺癌相比三阴性乳腺癌具有明显的高 K^{trans} 值和 K_{ep} 值以及较低的 V_e 值,但是与 Ki-67 和 Her-2 之间是否存在相关性,仍存在争论。

尽管定量 DCE-MRI 在肿瘤良恶性鉴别、恶性肿瘤的分级以及肿瘤治疗疗效评估等方面发挥着重要作用,但是该技术目前尚不成熟,仍存在下列问题:① 定量 DCE-MRI 的扫描序列较多,参数不统一,且运算过程复杂;② 定量分析计算过程中 T1 值的准确性、对比剂的选择及注射方案、AIF 的选择及准确性、模型的选择等均会影响定量分析结果的准确性;③ 定量分析时间分辨率要求高,导致空间分辨率下降,影响病变形态学分析;④ 大多数模型的 K^{trans} 结果会受到血流的影响。

三、乳腺功能磁共振成像

乳腺功能磁共振成像(functional MRI,fMRI)包括弥散加权成像(diffusion weighted imaging,DWI)、

灌注加权成像(perfusion weighted imaging,PWI)及磁共振波谱(magnetic resonance spectroscopy,MRS)成像。

(一) 弥散加权成像

弥散加权成像(diffusion-weighted imaging,DWI)是基于组织中水分子扩散能力差异,而转化为图像的灰度信号或其他参数值,从而能够反映组织的结构特点。该技术目前研究最多,而且已广泛用于临床诊断。活体中,由于扩散受多种因素影响,因此用表观扩散系数 ADC 值(apparent diffusion coefficient,ADC)来描述每个体素内分子的综合微观运动。影响水分子扩散的因素主要包括:人体的组织均匀度、细胞构成、细胞密度、细胞膜的通透性及血管灌注,其他影响 DWI 的因素还有扩散敏感因子(b 值)及磁场强度等。

DWI 中 b 值的选择非常重要,合适的 b 值主要从以下几个方面考虑:能对病灶做出诊断和鉴别诊断;图像有好的信噪比;真实反映组织实际扩散系数。低 b 值时($b<400$ s/mm^2),灌注对 ADC 值的影响较大,使 ADC 值偏大;高 b 值时,图像 SNR 较低,图像质量差。多数研究认为取 b 值 800~1 000 s/mm^2 为最合理的范围。

关于 DWI 的临床应用已有大量报道:ADC 值用于鉴别乳腺良恶性病变,具有较高的敏感性和特异性。选择不同的磁场强度及 b 值,ADC 值会有不同。对 1.5T 磁共振,正常腺体、良性病变及恶性病变的 ADC 范围分别为($1.67\sim2.03$)$\times10^{-3}$ mm^2/s,($1.39\sim1.98$)$\times10^{-3}$mm^2/s 及($0.95\sim1.26$)$\times10^{-3}$mm^2/s;对乳腺癌诊断的敏感性和特异性范围分别为 $72.9\%\sim95.5\%$、$75.9\%\sim96.0\%$。3.0T 磁共振,正常腺体、良性病变及恶性病变的 ADC 范围分别为 1.84×10^{-3}mm^2/s,($1.49\sim1.56$)$\times10^{-3}$mm^2/s 及($1.07\sim1.15$)$\times10^{-3}$mm^2/s;对乳腺癌诊断的敏感性和特异性范围分别为 $77.8\%\sim88.9\%$、$71.4\%\sim87.5\%$。研究显示随 b 值增加,信号强度及 ADC 值下降率对乳腺良恶性病变也具有较好的诊断效能。通过快速浏览随 b 值增加 DWI 病变信号变化,对良恶性鉴别可提供重要信息。良性病变随 b 值的增加,信号强度逐渐降低,而恶性肿瘤则变化不明显,甚至增加(图 1-2-1~图 1-2-2)。ADC 值与免疫组化及预后因子之间存在一定相关性,ER、PR 阳性者 ADC 值明显低于 ER、PR 阴性者;Ki-67 表达越高,ADC 越低;Her2 与 ADC 值是否有相关性存在争议。ADC 值对新辅助化疗疗效的判断同样早于形态大小改变,多在化疗第一期就呈现变化。

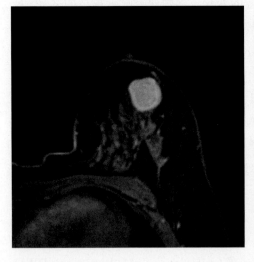

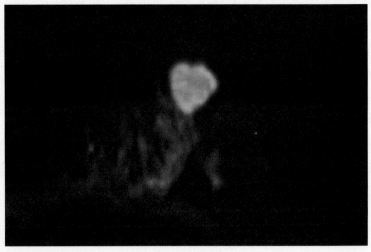

a

b

a 为 MRI 增强,显示均匀强化肿块,边缘清晰。b 到 d 分别为 b 值 400、800、1 200 s/mm² 时 DWI 图像,显示随 b 值的增加,肿块信号强度减低。

图 1-2-1　左乳外上纤维腺瘤(患者,女,44 岁)

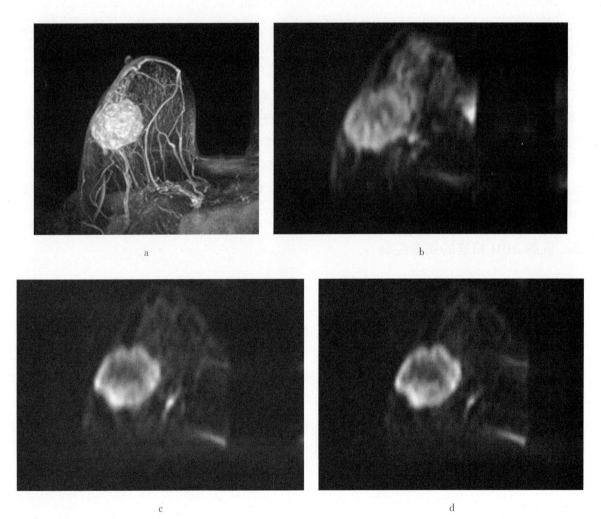

a 为 MRI 增强 MIP 图像,显示明显强化肿块伴血管增多。b 到 d 分别为 b 值 400、800、1 000 s/mm² 时 DWI 图像,显示随 b 值的增加,肿块信号强度无明显减低。

图 1-2-2　右乳外上浸润性导管癌(患者,女,67 岁)

（二）灌注加权成像

灌注加权成像(perfusion weighted imaging，PWI)是反映组织微血管分布和灌注情况的 MR 技术，可快速、准确、无创评价微血管内血流动力学变化。有研究报道 MRI T_2^*W 首过灌注成像在乳腺病变的诊断及鉴别中具有重要的价值。T_2^*W 首过灌注成像是利用磁化率效应，即当顺磁性对比剂首次通过毛细血管期间，局部磁场发生变化，使邻近氢质子共振频率改变，引起质子自旋失相，导致 T2 或 T_2^* 信号强度降低，常发生在对比剂注射后 14～20 s。对比剂首次通过期间，主要存在于血管内，血管外极少，血管内外浓度梯度最大，信号的变化受扩散因素的影响很小，故能反映组织血流灌注的情况，评估肿瘤微血管分布。恶性肿瘤时间—信号强度曲线表现为 MRI 信号在短暂的平台期后快速下降，较少或不显示信号恢复，正常腺体则不显示信号丢失表现为平直型曲线，良性病变较少出现灌注信号丢失曲线，部分良性病灶可在 20～40 s 平台期后曲线出现上升段后保持稳定。T_2^*W 首过灌注成像，采用 SS—EPI 序列扫描。

（三）磁共振波谱成像

近年来随着高场强磁共振扫描仪在人体的应用，以及各种相关技术的迅速发展，磁共振波谱分析(magnetic resonance spectroscopy，MRS)在人体应用日渐广泛，为目前唯一的无损伤性活体器官和组织代谢、生化变化、化合物定量分析的技术。

目前可用于在体波谱检测的原子核有 ${}^1H$、${}^{31}P$、${}^{13}C$、${}^{23}F$、${}^{23}Na$ 和 ${}^{17}O$ 等，其中以前二者最常用。${}^1H$ MRS 可检测 N-乙酰门冬氨酸(NAA)、肌酸(Cr)、胆碱(Cho)、肌醇(ml)、谷氨酸和谷氨酸酰胺(Glu+GLn)、乳酸(Lac)等。${}^{31}P$ MRS 可检测磷酸单脂(PME)、磷酸二酯(PDE)、磷酸肌酸(PCr)、无机磷(Pi)和三磷腺苷中的 α-ATP、β-ATP 和 γ-ATP 等。人类乳腺上皮细胞从正常到恶变的过程中，显示 Pcho/GPcho 比例倒置，且这 2 种物质代谢产物明显增高。癌细胞迅速生长及增殖是胆碱含量较正常及良性组织增高的主要原因，在恶性组织中这些物质含量是正常组织的 10 余倍。目前临床研究认为，^{1}HMRS 较 ^{31}PMRS 具有更敏感的优点，因此乳腺多采用 1H MRS 波谱成像。

四、乳腺 MRI 扫描的质量控制

影响乳腺 MRI 图像质量的主要因素有成像容积、时间分辨率、空间分辨率、频率编码和相位编码、伪影、脉冲序列的选择、成像方位的选择、造影剂的剂量等。

（一）成像容积

标准的乳腺 MRI 成像应完全包括一侧或双侧乳腺。成像时所选视野(二维)或容积(三维)应略大于乳腺实际大小。即使在临床或其他检查已发现可疑病变时，仍应进行一侧或双侧全乳腺扫描，以防止多灶性、多中心性病变的漏、误诊。双侧乳腺线圈进行二维扫描时，视野为 320 mm×160 mm 已足够，单侧乳腺扫描可降到 160 mm×160 mm；三维扫描时，冠状位和横轴位双乳成像，其三维块厚度以 128～160 mm 为宜。

（二）空间分辨率

乳腺 MRI 对空间分辨率的要求较高，至少要求能检测到 5 mm 左右的病变，因此层厚、层间距和平面内分辨的选择尤为重要。原则上所选层越薄，层间距越小，检测病变的敏感度越高，但往往图像信噪比也相应变低；层厚小于 3 mm，层间距 0～1 mm，平面内分辨 1～1.5 mm 效果较佳。

（三）时间分辨率

在进行充分的空间分辨率和足够的成像容积采集时，所需成像时间必然较长，因此时间和空间分辨率是相互对立的。要观察病变早期强化的情况，必须提高时间分辨率，此时往往不必过多迁就空间分辨率和图像的信噪比，这在动态增强扫描尤为重要。但时间分辨率在 3 min 以内时，空间分辨率相对更为重要。静脉快速注入造影剂后，成像时间超过 3～5 min 时，正常乳腺组织出现强化，对被其包绕的恶性病变的检测率减低，良、恶性病变的鉴别力下降。恶性病变的重要表现多出现在注药后 1～3 min 内，因此，其最佳成像时间应在 3 min 内。

（四）频率编码和相位编码

确定层面后，在所选层面的 X、Y 轴方向分别进行频率和相位编码。Y 轴叠加梯度场后，使 Y 轴的各条直线上的质子磁矩进动速度呈线性变化，产生相位差，称相位编码；在 X 轴上叠加梯度场使垂直于 X 轴的各条直线上质子磁矩的进动频率呈线性变化，称频率编码，由相位编码和频率编码组成 MRI 图像矩阵。为获取图像，必须在相位编码方向上重复扫描，激发次数等于相位编码数，频率编码则不必重复。通常改变频率和相位编码的方向可减少呼吸运动、心脏搏动等伪影的影响。

（五）伪影

乳腺 MRI 扫描中常见的伪影有运动伪影、呼吸、心脏搏动和金属伪影。乳腺 MRI 成像较头、脊柱等部位扫描时间长，患者不自主运动难免，而且活体乳腺的形态、位置易动，因此，可产生运动或呼吸伪影而导致图像模糊，出现条状伪影，甚至使动态扫描曲线呈现怪异形态（图 1-2-3），特别在注药期间内，患者肢体移动会影响到乳腺位置的变化，可导致增强前后图像对应关系出现偏差；三维扫描时，移动还可导致强化后仅部分病变位于增强前所确定的体素内，或者完全超出体素外。采用俯卧位扫描可相对固定患者或乳腺的位置，也可在线圈内填塞海绵或棉花等固定乳腺；也有学者认为采用乳腺挤压线圈或装置，是减少运动和呼吸伪影的最佳办法。

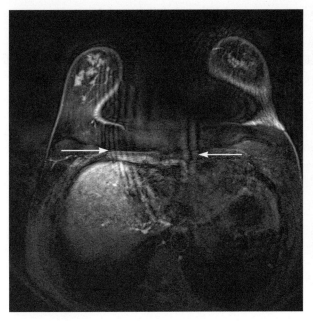
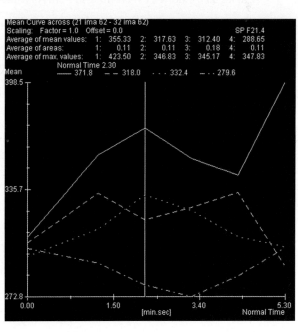

a　　　　　　　　　　　　　　　　　　　　b

a 为 T1WI 横断位，呼吸运动导致纵行条状伪影；b 为动态增强曲线，曲线形态怪异。

图 1-2-3　呼吸运动伪影

（1）心脏搏动伪影：心脏和大血管搏动可导致相位编码方向上产生波浪状伪影，对腋尾和左侧乳腺的影响最明显。选择合适的成像平面或改变相位编码方向，可减少心脏搏动伪影。冠状位和矢状位扫描时，选择 Z 轴位相位编码方向，则心脏搏动伪影应产生在 Z 轴上而不影响乳腺和腋尾。横轴位扫描，当相位编码方向是前后位时，累及左侧乳腺，相位编码方向为左右位时，累及双侧腋尾，因此应选根据病变部位择适当的相位编码方向。添加饱和带也是减轻伪影的一种方法。

（2）金属伪影：金属异物包括各种小的铁磁性物体如发针、项链、纽扣、别针、胸罩、裤带扣等。金属物体不慎带入磁体时，在 MRI 成像过程中，局部形成强磁场，干扰主磁场的均匀性，局部磁场可使周围旋进的质子失相位，在金属异物周围出现一圈无信号的"盲区"或图像出现空间错位而失真变形。只要在进入扫描前，仔细检查或嘱受检者不将金属物体带入磁体扫描空间即可避免金属伪影。

参考文献

［1］Ma ZS，Wang DW，Sun XB，et al. Quantitative analysis of 3－Tesla magnetic resonance imaging in the differential diagnosis of breast lesions. Exp Ther Med，2015;9(3)：913～918

［2］Di Giovanni P，Ahearn TS，Semple SI，et al. Use of a capillary input function with cardiac output for the estimation of lesion pharmacokinetic parameters：preliminary results on a breast cancer Patient. Phys Med Biol，2011;56：1743～1753

［3］Nogueira L，Brandao S，Matos E，et al. Diffusion－weighted breast imaging at 3T：Preliminary experience. Clinical Radiology，2014;69(4)；378～384

［4］刘敏，刘万花，王瑞，等.3.0TMR 扩散加权成像不同 b 值条件下乳腺病信噪比及信号强度比的变化。中华放射学杂志，2014;48(3)189～192

［5］Park SH，Choi HY，Hahn SY. Correlations between apparent diffusion coefficient values of invasive ductal carcinoma and pathologic factors on diffusion-weighted MRI at 3.0 Tesla. J Magn Reson Imaging，2015;41(1)；175～182

［6］江静，刘万花，叶媛媛，等.3.0TMR 扩散加权成像不同 b 值的信号强度及 ADC 值下降率对乳腺良恶性病变的诊断价值。中华医学杂志，2014;94(23)：1804～1807

（刘万花）

第 3 节　乳腺超声检查技术及质量控制

一、乳腺超声检查技术发展概况

应用超声技术检查乳腺疾病,开始于 20 世纪 50 年代初期。Wild(1952)和 Howry(1954)是进行乳腺超声检查的开拓者,他们分别采用脉冲回波法,超声辐射法探测乳腺良性或恶性肿物。因为当时超声仪器不能分辨乳腺组织的复杂层次结构,所以此项技术未能得到广泛推广应用。

20 世纪 70 年代灰阶超声诊断仪问世,并应用于乳腺检查。Kossfl 和 Telins 等人应用直接或间接复合式手动扫查方法,对乳腺疾病的超声诊断做了大量细致工作,虽然当时应用的方法已被淘汰,但他们所建立的乳腺病变的某些诊断标准,至今仍有实用价值。

20 世纪 80 年代早期,出现了 5～10 MHz 的高分辨率实时超声扫查技术,可多角度扫查,多平面观察病灶,实时获得清晰的乳腺结构图像,评价乳腺组织的弹性等。这种技术使乳腺细节显示能力明显提高。有报道,准确率由原来的 80%～85% 提高到目前的 95% 左右。不足之处是诊断水平因个人的经验、手法技巧等因素影响差异很大,分辨力尚不够理想,并难以获取乳腺整体结构图像。目前高频线阵探头工作频率提高到 10～15 MHz,有的已达到 20 MHz,探头传感器数量增加到 576 个以上,提高了横向分辨率;探头的宽带扫描提高了纵向分辨率;频率复合技术降低了噪声,使获取图像更加清晰。

20 世纪 80 年代后期,连续、脉冲波及彩色多普勒技术先后应用于乳腺检查,尤其彩色多普勒的应用,使乳腺占位性病变的诊断取得了重大进展。此项技术优势:① 对血流敏感性高,可探及直径 0.2～0.3 mm 血管血流信号,可探查的最低流速为 2～3 mm/s;② 分辨率高,借助计算机处理能力,改变了图像对比度;③ 可以显示血管的分布、多少,并可用多普勒参数进行分析。多普勒技术清晰显示乳腺解剖断面的同时显示血管的分布情况。然而迄今为止,对乳腺良、恶性病灶血流显示及多普勒参数的测定结果评价仍存在较多分歧。

二、乳腺超声检查技术

乳腺超声检查有间接法或直接法,间接法为利用水囊、水槽或垫衬进行乳腺成像,根据需要采用俯卧或仰卧位。目前,多采用直接法,用直线或扇形扫描仪,在乳腺表面涂上耦合剂,探头直接放到乳腺皮肤上,扫查整个乳腺,包括腋尾部及腋窝。扫描范围上至锁骨,下到乳房下皱褶,内侧到胸骨缘,外侧到腋中线。具体检查步骤如下:

(1)了解临床触诊的情况,注意乳腺表面的改变。

(2)了解乳腺 X 线摄影结果。

(3)患者仰卧,暴露双侧乳腺,由于体位及乳腺自身重量的关系,此时乳腺呈扁平状,可让患者举起双臂,使皮肤拉紧,胸部肌肉收缩,乳腺相对固定便于检查。如乳腺过大,可在其肩下垫一枕头并抬起上臂,使乳腺的位置适当倾斜以协助乳腺的稳定。

(4)探头直接接触皮肤,防止跳跃式检查,避免漏诊,尤其对已触到的肿块或触诊发现的皮肤增厚区更应注意,必要时应与对侧乳腺相应部位进行比较性检查,对于每一项有意义的发现,均应有至少 2 个以上切面的扫查得以证实后,方可确认。

(5)检查时应顺时针方向进行,从乳腺的一侧到中间反复扫查,沿导管方向扫查,能最佳显示病变与导管的关系及导管内病变。扫描时探头要紧触皮肤。发现病灶后,报告应注明病灶的顺时针位置、距乳头的距离、皮下深度及其与胸筋膜的关系及病灶的详细特征等,病灶描述详见 BI-RADS 超声章节。

彩色多普勒超声应对血流信号进行分级。目前公认 Adler 半定量分级方法为:0 级:病灶内无血流;Ⅰ级:少量血流,可见 1~2 处点状或细棒状血流;Ⅱ级:中量血流,可见一条主要血管,其长度接近或超过病灶半径或 3~4 个点状或细棒状血管;Ⅲ级:丰富血流,可见 4 条以上的血管或血管相互连通,交织成网(图 1-3-1~1-3-4)。

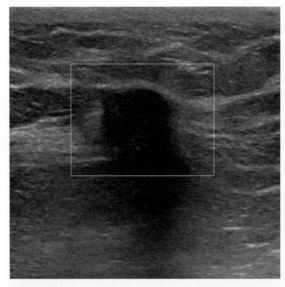

 图为彩色多普勒成像,显示低回声肿块,CDFI 内部未见血流(图为彩图)。

图 1-3-1 彩色多普勒 0 级。左乳浸润性导管癌(患者,女,52 岁)

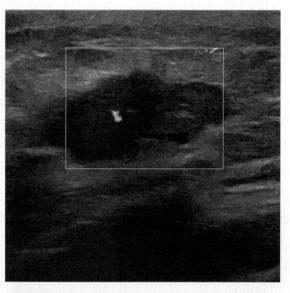

图为彩色多普勒成像,显示不规则低回声肿块,CDFI 内部见一个点状血流信号(图为彩图)。

图 1-3-2 彩色多普勒Ⅰ级。左乳浸润性导管癌(患者,女,77 岁)

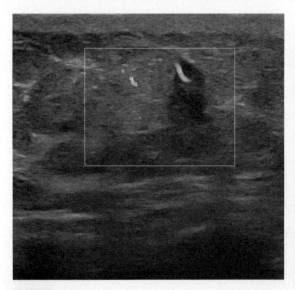

 图为彩色多普勒成像,显示低回声肿块,CDFI 内部见一支血流信号(图为彩图)。

图 1-3-3 彩色多普勒Ⅱ级。左乳浸润性导管癌(患者女,58 岁)

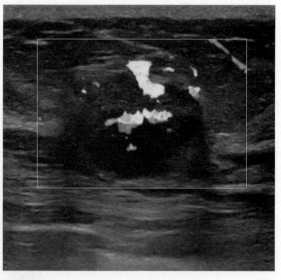

图为彩色多普勒成像,显示左乳低回声肿块,CDFI 为两支较长的血流信号(图为彩图)。

图 1-3-4 彩色多普勒Ⅲ级。左乳浸润性筛状癌(患者,女,61 岁)

三、超声检查技术的质量控制

（1）行乳腺检查时应使乳腺处于扁平状态，同时对检查部位加压，使乳腺组织相对固定，其目的是让声束有更好的穿透性，提高病灶检出的重复性。

（2）仪器调节以图像清晰、层次分明为标准。操作时应将探头与所检查部位密切接触，通常选用 2 个聚焦点。依据检查情况不同，调节 TGC 旋钮，而主增益的理想状态以出现脂肪组织回声为准，但不宜过低，否则不能区别低回声肿块和囊肿。

（3）扫查时注意发挥动态检查的优势，通过使用探头加压扫查法，来了解病灶的弹性、移动性以及轮廓的改变，声吸收特性的变化。

（4）对可触及的病变，手应固定于病变之上，以证实相应的图像，同时扫查应结合触诊，以免漏掉等回声病变。

四、超声检查的优点及局限性

1. 优点

（1）超声检查对囊性病变敏感，可明确区分囊实性病变。

（2）具有实时性，可动态观察病灶的弹性、活动性及彩色多普勒血流情况。

（3）对临床触及不到的病灶，可超声引导下活检或术前定位。

（4）可显示顶部腋窝病变。

（5）有助于致密型及置入假体乳腺内病灶显示。

（6）无辐射，对青少年、妊娠或哺乳期妇女应为首选检查方法。

2. 局限性

（1）诊断准确性很大程度上取决于所使用的设备及检查者的经验。

（2）10 MHz 以上的探头，尽管可提供微小钙化的显示率，但敏感性仍不及 X 线摄影，对于小病灶，超声常常不易显示或不能可靠区分良恶性。

因此目前超声不能作为乳腺筛查的手段，X 线摄影与超声结合使用应是最佳组合。

五、乳腺超声检查技术新进展

（一）乳腺弹性成像（Ultrasound Elastography, UE）

超声弹性成像技术的概念最早由 Ophri 等在 1991 年提出，与以往的超声检查方法不同，能够反映病灶内部硬度信息。2015 年世超联（WFUMB, World Federation of Ultrasound in Medicine and Biology）指南明确提出弹性超声在临床的应用价值，并推荐应用于乳腺病灶的检查中。乳腺位置表浅，结构简单，且后方有胸壁支撑，使成为弹性成像应用的最佳器官。超声弹性原理：是通过对感兴趣区进行机械激励，测量组织产生的应变来估计其硬度，目前常用如下几类：

1. 实时组织弹性成像（real-time tissue elastography, RTE）

RTE 为典型的助力式弹性成像方法。根据组织弹性应力不同，估计其内部不同位置的位移变化，计算出组织变形率，再通过灰阶或彩色编码成像。蓝色到红色表示感兴趣区组织从"硬"到"软"的变化。乳腺病灶的深度、病灶前方脂肪层厚度及病灶所在位置乳房厚度是影响弹性图像质量的因素。病灶浅层距离皮肤越深、病灶所在位置的乳房越厚，图像质量越差。弹性成像用于诊断的技术参数有：评分法、半定量及定量参数,如应力比、宽度比及面积比等。

目前公认 Tsukuba 5 分法弹性评分标准:1 分:病变整体发生变形,病变与周边组织为均匀绿色;2 分:病变大部分发生变形,病变内部为蓝绿色混合的马赛克状(图 1-3-5);3 分:病变周边可以变形,中心部分无变形,表现为中心蓝色,周边为绿色;4 分:病变整体均无变形,全部为蓝色覆盖(图 1-3-6);5 分:病变整体和周围组织均未变形,病变及周围组织均为蓝色。依据上述弹性评分标准,评分≥4 分为恶性病变,评分≤3 分为良性病变。"BGR"征象,即"蓝—绿—红"分层现象,代表有囊性成分存在的一种特殊超声弹性表现。

研究显示,单独弹性成像对乳腺病变诊断的特异性及准确性低于灰阶成像,分别为 87.90% 和 88.02%,敏感性差异不大;假阳性率及假阴性率较高,分别为 25% 和 7.36%。如果结合灰阶成像使用,则诊断效能明显提高,敏感性、特异性及准确性分别可达 88.23%,95.97% 和 93.23%。尤其对 BI‑RADS 4 类及小病灶(10 mm<病灶最大径≤20 mm)最具价值。

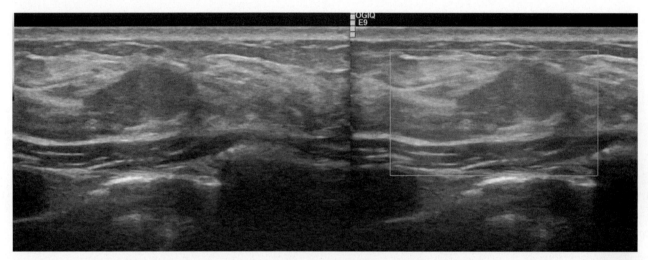

左为灰阶超声,显示低回声肿块,右为助力式弹性超声,显示均一绿色为主,弹性评分 2 分(右为彩图)。

图 1-3-5　左乳腺病伴纤维腺瘤形成(患者,女,22 岁)

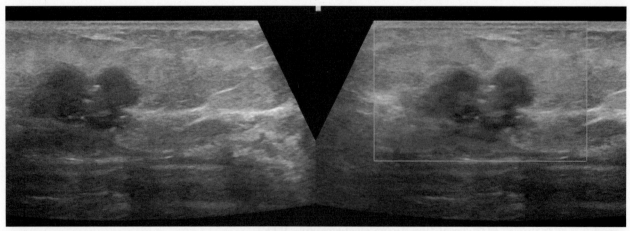

左为灰阶超声显示低回声肿块,右为助力式弹性超声,显示蓝色为主,面积与灰阶面积相仿,弹性评分 4 分(右为彩图)。

图 1-3-6　右乳浸润性癌(患者,女,53 岁)

2. 剪切波弹性成像(shear-wave elastography, SWE)

剪切波弹性成像技术是采用探头发射脉冲刺激产生声辐射力,在组织不同深度上连续聚焦,产生

MachCone效应，组织粒子高效振动引起位移变化产生剪切波。剪切波为传播速度约$1\sim10$ m/s的横波，波速较慢，可利用达20 000帧/s的超快速成像系统捕获、追踪剪切波，得到实时的组织应变分布图，并得到弹性模量参数值，用于乳腺疾病的诊断。SWE用于诊断的技术参数包括Emax、Emean、SD和Eratio，其中Emax为最优参数。

剪切波成像具有比灰阶超声要高的敏感性，尤其对小叶癌的诊断具有重要价值，尽管没有统计学差异。文献报道：良性病灶SWE平均值为45.5 kPa(图1-3-7)，恶性为$80\sim184.3$ kPa(图1-3-8)，恶性病灶显著大于良性病灶，以108.5 kPa为阈值，SWE诊断敏感性及特异性分别为86.7%、97.3%。剪切波技术与灰阶超声联合，会明显提高诊断效能。

SWE有一定的假阳性率和假阴性率。病变大小、深度、腺体层厚度及图像质量均是导致假阴性及假阳性的原因。

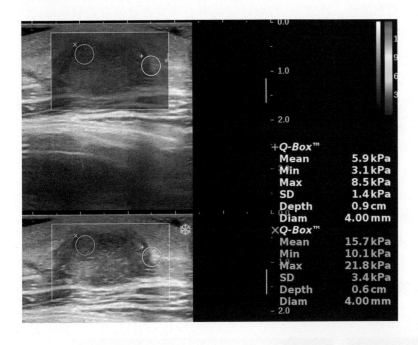

下为灰阶超声，显示低回声肿块，上为剪切波弹性成像，显示均一蓝色，Emax值：21.8 kPa（上为彩图）。

图1-3-7　左乳纤维腺瘤（患者，女,26岁）

下为灰阶超声，显示右乳不规则低回声肿块，上为剪切波弹性成像，显示Emax值：105.3 kPa，并于肿块周边可见硬环征（上为彩图）。

图1-3-8　右乳浸润性癌（患者，女,48岁）

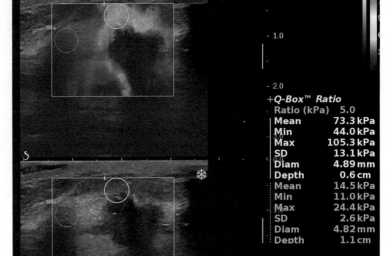

(二)乳腺对比增强超声(Contrast-enhanced ultrasound, CEUS)

20世纪90年代后期,CEUS(微气泡造影)的诞生,克服了多普勒技术在探测乳腺肿瘤新生血管中的局限性,可显示病灶内部微小血管的灌注信息,并清晰显示肿块周围和内部血管的走行和分布,不但对良恶性肿瘤的鉴别有一定作用,同时能有效预测病情的发展和预后。

CEUS是团注一定量的微泡造影剂及生理盐水冲刷后,获取连续2分钟的影像电视图片,进行诊断分析。造影剂(声诺维)经外周静脉团注,2.4 ml/次,如需第二次注射,间隔时间至少10分钟,保证微泡全部廓清。检查设备需配有超声造影成像技术。

造影技术:选择机械指数(MI)≤0.1,单点聚焦置于病灶的深部边缘,同时抑制乳腺背景显示、韧带筋膜可见。选定病灶最大切面或血流最丰富的切面,同时包括部分正常乳腺组织作为对照,然后切换至造影模式。操作者注意保持探头位置稳定,病人体位不变,调整好各参数,嘱患者平静呼吸,避免深大呼吸。经外周静脉注射造影剂,连续、实时观察病灶的动态灌注。注意点:造影时应配有心肺复苏设备及抢救药品;造影前仔细询问病史,严格掌握禁忌证;应避免过度加压病灶影响血流显示。

超声造影需要观察的内容:增强水平(与周围腺体对照,分为高增强、低增强及无增强);增强方向(向心性、离心性及弥漫性);造影剂分布特征(无增强、均匀增强、不均匀增强);增强病灶边缘特征(增强后病灶边界清晰、增强后病灶边界模糊、病灶周边放射状增强、边缘增强);造影前后病灶大小的变化;时间强度曲线(开始增强时间、增强持续时间、达峰时间、峰值强度、廓清时间、曲线下面积等数据)。恶性肿块的平均增强起始时间10~20 s,达峰时间16~30 s,开始消退时间30~90 s,完全廓清时间80~160 s;微血管显像,可以显示肿瘤血管的形态、走向和结构,类似于血管造影,对分析乳腺腺体及病灶的血管走行及分布有较大帮助;观察造影剂在排出过程中有无滞留。

恶性病灶超声造影典型表现为早期向心性不均匀高增强,较大病灶内部有时可见灌注缺损区,造影后病灶范围较造影前明显增大,边界不清,有时可见放射状增强,造影剂排出过程中会出现造影剂滞留现象,增强曲线多为快进快出或快进慢出型(图1-3-9);良性病灶多为离心性均等增强或不强化,较少出现灌注缺损,造影后病灶范围无增大,边界清晰,无周边放射状增强(图1-3-10),造影剂排出过程中很少滞留,增强曲线多为慢进慢出型。

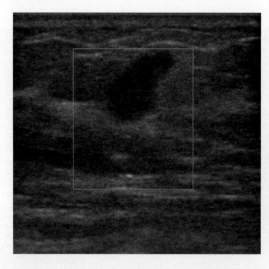
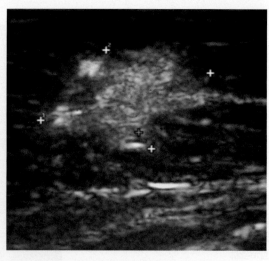

a   b

a为超声多普勒成像,显示低回声肿块,外形规则,内部回声尚均匀,边缘清晰,非平行位,CDFI无血流信号;b为超声造影成像动脉期18秒图像,显示快速增强,分布不均匀,面积明显增大,边缘见放射状增强(a和b为彩图)。

图1-3-9 右乳浸润性导管癌(患者,女性,54岁)

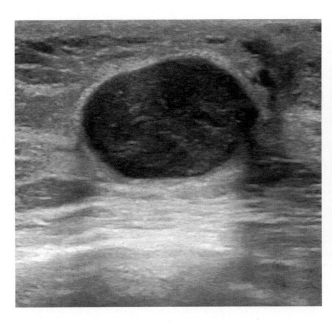
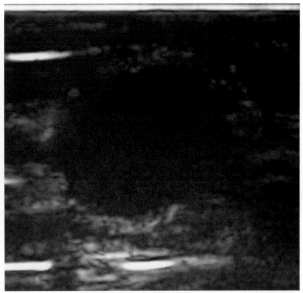

a   b

a 为灰阶超声,显示低回声肿块,边界清晰,外形规则,平行位,后方回声增强;b 为超声造影,各期均未见明显增强(b 为彩图)。

图 1-3-10 左乳导管囊性扩张伴导管上皮增生(患者,女,52 岁)

目前研究资料显示:超声造影的准确性高于常规超声(87.2%:65.5%);也显示出较高的特异性,尽管敏感性无统计学差异。对恶性病灶诊断的敏感性、特异性、准确率分别为 85.1%、89.2% 及 87.6%。

目前超声造影的局限性:应用仍处于初级阶段,尚无统一的规范标准;背景几乎不出现组织回声,检查切面可能发生偏移,应尽量使用双屏模式克服这一不足;文献报道不良事件的发生率约 11.4%,药品不良反应的发生率为 3.3%。

(三) 自动乳腺容积扫描(automatic breast volume scan, ABVS)

ABVS 是运用大线阵扫描整个乳腺,同时获得横断面、冠状面及矢状面图像。2012 年美国 FDA 将 ABVS 作为钼靶扫描的一种辅助筛查手段。

检查技术:采用仰卧位,预设好最佳扫描参数,一次扫描能够自动获取 15.4×16.8×6 cm 最大范围的容积数据,扫查间隔 0.5 mm。对每侧乳腺均行前后、外侧及内侧扫描,以覆盖全乳,扫描方向从乳腺的下缘到上缘。获取的数据自动传到工作站,通过图像重建,获得横断位、矢状位及冠状位图像。相比传统超声检查,ABVS 能多平面重建,观察者之间一致性较好,尤其冠状位能够显示病灶及导管的关系,对导管内乳头状病变诊断更具优势,且冠状面病灶回缩征象在乳腺癌的检测方面有较高的特异性和敏感性。但肿块的发现率横断面明显高于冠状面,因此冠状面应与横断面结合使用。

参考文献

[1] Adler DD, Carson PL, Rubin M, et al. Doppler ultrasound color flow imaging in the study of breast cancer: preliminary finding. Ultrasound Med Biol,1999;16(6):553~559

[2] Xia HS, Wang X, Ding H, et al. Papillary breast lesions on contrast-enhanced ultrasound: morphological enhancement patterns and diagnostic strategy. Eur Radiol,2014;24:3178~3190

［3］Zhou JQ，Zhou C，Zhan WW，et al. Elastography ultrasound for breast lesions：fat-to-lesion strain ratio vs gland-to-lesion strain ratio. Eur Radiol，2014；24：3171～3177

［4］Sim YT，Vinnicombe S，Whelehan P，et al. Value of shear-wave elastography in the diagnosis of symptomatic invasive lobular breast cancer. Clinical Radiology，2015；70：604～609

［5］Halshtok-Neiman O，Shalmon A，Rundstein A，et al. Use of automated Breast volumetric sonography as a second-look tool for Findings in Breast magnetic resonance imaging. Acad Radiol，2015；17(7)：410～413

［6］Xiao Y，Zhou Q，Chen Z. Automated breast volume scanning versus conventional ultrasound in breast cancer screening. Acad Radiol，2015；22(3)：387～399

（刘万花　高亚琴）

第2章 乳腺的发育、解剖学及正常影像表现

第1节 乳腺的发生和发育

乳腺是哺乳动物共有的特征性结构,人类有一对乳腺,来源于皮肤附属腺体,类似汗腺。从胚胎发生至老年萎缩,乳腺经历了胚胎及胎儿期、新生儿期、幼儿期、青春期、性成熟期、妊娠期、哺乳期、绝经和老年期的各种变化。各时期乳腺的变化均受体内多种内分泌激素的调控,表现出相应的规律性改变。

一、胚胎及胎儿期乳腺

胚胎第6周,在胚胎腹面中线两侧,形成两条对称的"乳线"(mammary lines)。在乳线上,有多处上皮细胞向深处增生,形成上皮细胞团,称为乳腺始基。

胚胎第9周,"乳线"上其他原始乳腺始基逐渐消退,而胸前一对继续发育,表层细胞增多而突起,发展形成实心乳芽,乳芽表层细胞增殖形成乳头芽,上皮细胞再往下生长,形成乳头凹。其附近间质逐步分化为脂肪和纤维结缔组织。

胎儿第3个月,乳头芽继续发育增大,乳头芽基部上皮基底细胞往下生长,形成乳腺芽,并延伸成为输乳管原基,乳头凹的上皮逐渐形成乳腺管,并开口于乳头凹的孔洞处。

胎儿第6个月,输乳管原基进一步增殖、分支,形成15~20个实性上皮索,伸入表皮内。

胎儿第9个月,实性上皮索有管腔形成,即为初期乳腺导管。导管末端出现原始小叶,初为几个细胞团,无腺状排列。同时,乳腺下结缔组织不断增殖,使乳头逐渐外突,乳头周围皮肤的色素沉着加深扩大,渐渐形成乳晕。至此,胎儿期乳腺基本发育。而原始乳腺小叶继续维持,直到青春期在雌激素的作用下才形成末端导管和腺泡。

二、新生儿期乳腺

由于母亲激素在新生儿体内的生理效应,约60%可出现乳腺的某些生理活动。表现为乳头下肿胀,或有小结节,有时可由乳头挤出乳汁样分泌物,称为"婴乳"。上述现象一般在出生后2~4天,持续1~3周后,随着母体而来的雌激素的耗竭而消失。此期组织学表现以增生性改变为主,镜下可见乳管上皮细胞明显增生,管腔扩张,内含粉红色分泌物。乳腺小导管末端可见萌芽性细胞小团及腺泡样结构。部分表现囊状改变,间质增生,乳管周围纤维组织及血管增多,淋巴细胞浸润。

三、幼儿期乳腺

此时两性乳腺发育差别不大,处于静止状态。乳管上皮萎缩退化,呈排列整齐的单层柱状及立方细胞,管腔狭窄或闭塞,乳管周围结缔组织呈玻璃样变,偶见游走吞噬细胞。男、女乳腺外形无明显差别。此期一直持续到青春期开始。

四、青春期乳腺

青春期指性变化开始到性成熟这一阶段,是女性一生中乳腺发育最重要的时期,历时 3～5 年。此阶段开始的早晚可因种族、地区、营养及生活条件不同而异。白种人女孩 9～13 岁乳腺开始发育,我国女性乳腺发育年龄则推迟 1～2 年。目前乳腺发育及月经初潮有逐渐提前的趋势,可能与物质文化水平提高有关。双侧乳腺多同时发育,亦可单侧先发育或一侧的部分乳腺先发育。乳腺发育成熟时,尚有约 1/3 女孩无月经,月经来潮才是乳腺基本发育成熟的标志。

女性青春期乳腺开始发育时,在性激素作用下,整个乳腺、乳晕和乳头都相继增大。乳头和乳晕因上皮内色素沉着,颜色加深,1 年左右乳腺发育成盘状,继而呈半球状或圆锥状。此期乳腺的增大主要因间质纤维组织和皮下脂肪增多所致。乳管末端基底细胞增生成群,形成腺泡芽。随后腺管延伸,轻度扩张,分支出现,但未形成腺小叶。管周结缔组织增多,血管丰富。至月经来潮时,小导管末端逐渐形成乳腺小叶芽和乳腺小叶。

男性青春期乳腺发育晚于女性,发育程度较低且不规则,发育期也较短。60%～70%的男孩此期乳头下出现纽扣大的硬结,有轻度触痛。往往一侧较明显,多在 1～2 年后退化消失。组织学变化:乳腺管延展,管腔加宽,上皮为柱状,大乳管内见少量分泌物,管周结缔组织增生,血管增多。退化后见乳管上皮萎缩,管腔缩小或封闭,管周结缔组织呈胶原变性。

五、性成熟期乳腺

性成熟期乳腺又称为月经期乳腺。成年妇女,在雌激素和孕激素作用下,乳腺的形态及组织学结构随之发生周期性改变。可分为 3 个阶段:

(1) 增生期:在月经后 7～8 天开始,到 18～19 天止。此时乳腺导管延伸增长,管腔扩大,导管上皮细胞增生肥大,末端腺管分支增多、扩张构成新的腺小叶。导管周围组织水肿,淋巴细胞浸润,血管增多,组织充血。

(2) 分泌期:行经前 5～7 天开始到月经来潮为止。此期乳腺小叶因腺管末端分支增多和腺管延伸而扩大。小叶内腺泡上皮肥大、增生。有少许分泌物在导管及腺泡内积存。但尚无分泌功能。腺管周围基质水肿,纤维结缔组织增生,淋巴细胞浸润。临床可见乳腺体积增大,有结节感,有轻度肿痛和压痛。行经开始,上述症状即可减轻或消失。

(3) 月经期:从行经开始之日起到月经结束的 7～8 天止。月经来潮后,雌激素和孕激素水平迅速下降,乳腺导管末端和腺小叶明显复原退化,小导管及其末端萎缩变小,小导管分支和腺泡上皮细胞萎缩脱落。导管周围纤维组织紧缩呈玻璃样变性,淋巴细胞浸润减少。此时乳腺松弛变软和变小,乳腺的肿痛和触痛消失或减轻。随后,乳腺又重新进入增生期变化。少数妇女,由于内分泌紊乱,致使乳腺的周期性变化与月经周期的改变不能协调一致。根据乳腺的周期性改变,影像检查最佳时间应为月经干净后 1 周左右。

六、妊娠期乳腺

乳腺在妊娠期比性成熟期变化更明显。妊娠 5～6 周时,乳腺开始增大,至妊娠中期最明显。同时乳头增大,乳晕范围扩大。乳头、乳晕色素沉着,颜色加深,表皮增厚。在乳晕的表皮内有 12～15 个凸起,称乳晕腺(montgomery glands),可分泌皮脂以润滑乳头,为婴儿吸吮做准备。由于乳腺迅速高度增大,可见皮下浅静脉曲张。

乳腺的组织学改变可分为 3 个时期:

(1) 妊娠早期:妊娠初 3 个月,乳腺小导管上皮明显增生,形成许多大小不一、形态不同的腺泡管和腺泡,乳腺小叶明显增大。乳腺小叶内和小叶间的结缔组织明显减少,但血管却显著增多。

(2) 妊娠中期:妊娠 4～6 个月,腺管末端的分支速度明显增快,数量显著增多,并集合成为较大的小叶。小叶末端分支扩张形成腺泡。在乳腺腺体迅速增生同时,其周围纤维组织越来越薄弱,腺泡之间互相密集,相邻小叶可融合成大叶。

(3) 妊娠末期:妊娠最后 3 个月,由于激素的作用,乳腺小叶内导管和腺泡扩张更明显,腺泡上皮排列整齐呈矮立方形,分化为含脂质的初乳细胞,并开始分泌活动。某些腺泡高度扩张,含有分泌物,呈现出泌乳期的状态。

七、哺乳期乳腺

妊娠末期乳腺上皮细胞即开始分泌初乳(colostrum)。初乳内脂肪少,蛋白质多,而且大部分为球蛋白,其中含量较多的是分泌型免疫球蛋白 A(SIgA)和乳铁蛋白,还有 IgA、IgG 和补体成分 C3、C4 等。一般认为,从分娩到产后 4～5 天的乳汁为初乳,量少,但含有大量抗体,产后 5～10 天为过渡乳,10 天以上为成熟乳。产后由于胎盘分泌的孕激素在血中浓度突然下降,使受其抑制的催乳素水平急骤上升,而开始大量泌乳,加之婴儿的吸吮对乳头的刺激,泌乳可持续 9～12 个月。哺乳期内乳腺小叶及乳管有分泌及储存乳汁的功能。组织学改变:乳腺小叶内腺泡高度增生肥大,小叶间隔菲薄,结缔组织中血管增多。间质中的脂肪含量减少,淋巴细胞、浆细胞及嗜酸粒细胞增多。妊娠期乳腺小叶未充分发育者,哺乳期也多处于相对静止状态。多次妊娠及哺乳可使发育不良的腺小叶得到发育,从而使慢性囊性乳腺增生病发病率减少,这可能也是多次妊娠哺乳者乳腺癌发病率较低原因。

八、断乳期乳腺

哺乳期后或中止哺乳数日后的乳腺,可迅速发生退化性改变。包括潴留在腺泡及导管内的乳汁被重吸收;腺泡变空、萎缩、破裂;细胞内分泌颗粒消失;基底膜中断;上皮和基底膜融合成较大而不规则的腺泡腔隙;腺管萎缩变细,管周结缔组织增生;萌芽性末端乳管重现。腺小叶变小,结缔组织增多。乳腺在断奶后数月大致可恢复原状。残留性的乳汁分泌可持续数年。复旧不良时,可以发生乳汁潴留囊肿,导管扩张,乳腺继发性感染等。

九、绝经期及老年期

绝经前期,由于雌激素和孕激素的缺乏,乳腺即开始萎缩,腺上皮细胞消失,管腔变细,但因脂肪堆积,外观肥大。分娩次数少或未分娩妇女,约有 1/3 在绝经前可发生腺小叶增生、腺泡囊性扩张等。绝经后雌激素、孕激素急剧下降;乳腺小叶内腺组织萎缩退化,仅残留少量导管;结缔组织和胶原纤维也明显减少;脂肪组织几乎完全取代了腺组织。少数绝经的妇女,导管上皮增生或部分导管扩张,导致多种囊性病变。

第 2 节　乳腺发育异常及影像表现

乳腺的发育异常包括先天性和后天性两类。先天性异常有两种表现:一种是数量减少,如乳腺发育不全,无乳腺或无乳头等,该畸形常与胸壁畸形合并发生,较为罕见。另一种为数量增加,如副乳、副乳头等,临床比较常见。乳腺后天性发育异常有过早发育、延迟发育、不发育、巨乳症、男性乳腺肥大等,多与雌激素或雄激素的失调有关。有文献报道副乳合并心肾异常及肾脏肿瘤及染色体异常等病变,尽管两者间的关系尚未确定,但是副乳的随访可考虑加做腹部超声。

一、副乳(accessory breast)

在人胚胎 5 周时,腹侧两旁自腋窝至腹股沟中部,外胚层增厚形成乳嵴,之后外胚层上皮增殖形成 6~8 对乳头状局部增厚,即乳房始基。出生时除了胸前第 5 肋间的一对始基继续发育成乳房外,其余的均退化,如不退化萎缩,继续发育,则形成副乳,又称多余乳(polymastia)、异位乳腺、多乳腺症、额外乳腺、迷走乳腺或多乳畸形。与人类相似,灵长类的猿、猴,以及象、海牛等也保留了一对胸部乳腺。猪、狗、猫等则保留多对乳腺。牛、羊等上胸段乳腺退化,保留一对腹股沟乳腺。无论何种哺乳动物的乳房,位置都在乳嵴线上。人类副乳腺症,男女均可发生,女性发生率为 2%~6%,男性 1%~3%。副乳最常见的发病部位是腋窝和腋前线,其次是胸壁和腹股沟,罕见肩胛区、大腿背侧、面、耳及颈、手臂、臀部、肛周旁、食指等处。1/3 为双侧同时发生,常有遗传现象。

副乳腺的形态和结构可分为完全型及不完全型两类。完全型副乳腺较为少见,指腺体、乳头、乳晕俱全者。多数副乳腺为不完全型,指腺体、乳头、乳晕部分缺失者,表现为:① 仅有腺体及乳头;② 仅有腺体,此型最常见;③ 仅有乳头;④ 仅有腺体及乳晕;⑤ 仅有乳头及乳晕。副乳最常见于腋窝偏内侧处。副乳月经前可膨胀和疼痛,妊娠期增大,哺乳期可出现泌乳。

副乳影像表现:MLO 位应尽多包含腋下组织,以很好显示副乳。正常副乳根据腺体与脂肪成分的不同,表现为不同的密度差异。X 线表现为腋部表浅部位斑片状、团片状、分支条索状及混合型不均匀高密度影,边缘欠清,期间可有条状或带状低密度脂肪影,与腋尾部不连(图 2-2-1a~d)。其中以斑片型最多(35%),分支型次之(26%),其次为混合型(20%)及团片状(19%)。部分副乳仅见乳头影,不伴有明显的腺体,常表现为腋部小肿块,需要与淋巴结或副乳内病变鉴别,观察腋部可见皮肤肿块,切线位投照时,副乳头突出于皮肤之外(图 2-2-2)。副乳也可见于其他部位,如乳腺下方、腹股沟等处,甚至有异位副乳(图 2-2-3)。超声及 MRI 显示腋下与正常腺体组织类似的片状及类肿块影回声及信号,少数病例超声实质内有点状静脉血流分布,MRI 副乳多数不强化,少数呈不均匀轻度强化(图 2-2-1e~f)。

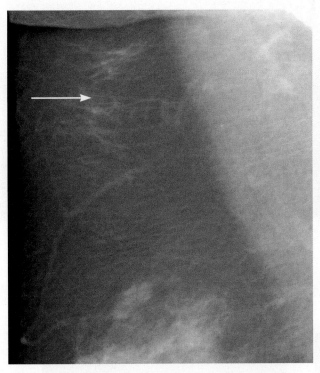

a

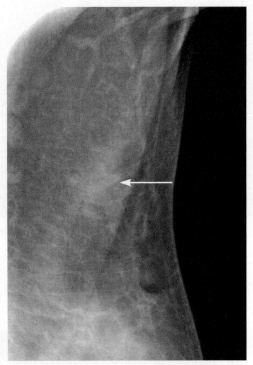

b

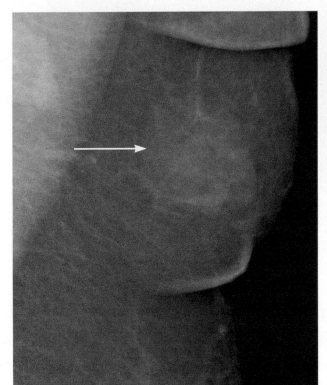

c

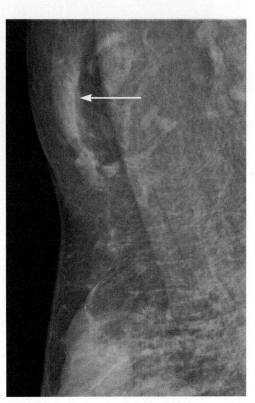

d

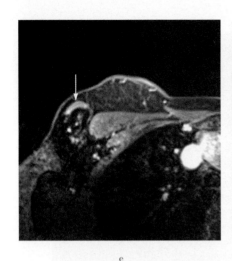
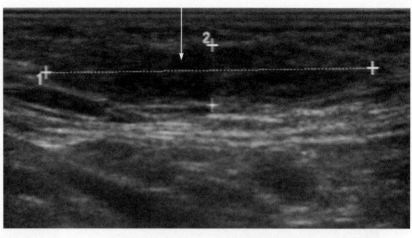

e   f

a为分支型,b为斑片型,c为团片型,d为混合型。e、f与d为同一病例MRI增强及超声成像,显示右腋部不均匀强化,超声呈低回声肿块,边缘部分清。

图 2-2-1   正常腋部副乳,根据腺体及脂肪的不同成分比例,显示不同类型的副乳腺

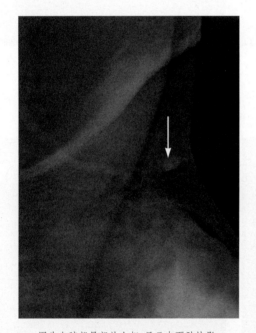
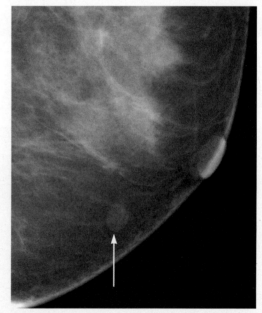

图为左腋部局部放大相,显示皮下肿块影。   图为MLO位局部放大相,显示左乳下方皮下肿块影。

图 2-2-2   左腋部副乳头   **图 2-2-3   左乳下方副乳头**

二、乳头先天性变异

先天性乳头变异包括乳头凹陷、扁平乳头、裂状乳头、小乳头、巨乳头、多乳头及无乳头,其中以乳头凹陷(congenital crater nipple)最为常见,乳头凹陷多伴有裂状乳头或小乳头。临床可于乳头后方扪及结节。

胚胎9周时,乳头芽周围组织增生,上皮向外推移,中心形成乳头凹。随后,乳头下结缔组织不断增殖,乳头渐向外突最终形成正常乳头。如上述发育过程未完成,则形成先天性乳头凹陷。组织学可见:乳头的肌纤维较正常薄弱,输乳管短且发育不全。先天性乳头凹陷是一种较常见的畸形,多为双侧,也可单侧发生,凹陷程度轻重不一,轻者可经手法牵引、按摩或手术矫正而拉出,严重者乳头缩于乳腺内,难以矫正,易发生化脓性感染,也无法哺乳。

常见的引起先天性乳头凹陷的原因有:① 乳头和乳晕的平滑肌发育不良。② 输乳管本身发育不全,发育不全的输乳管未能导管化表现为条索状。③ 乳头下缺乏结缔组织的支撑。

先天性乳头凹陷 FFDM 表现为乳头凹入乳腺内,没有外凸的乳头影,多伴有裂状乳头或小乳头。明显者可于乳头后方形成肿块,境界清晰,边缘光整。MRI 增强显示凹陷的乳头呈肿块状强化,注意不要误诊为乳腺病变(图 2-2-4)。如果乳头凹陷由导管发育不良所致,则于乳头后方形成大导管征,但是该大导管征与乳腺癌引起的导管征不同,其导管征边缘多光整锐利(图 2-2-5)。

扁平乳头,表现为乳头与乳晕在同一平面(图 2-2-6),为乳头平滑肌发育不全所致。

多乳头,表现为主乳头旁又见额外乳头影,一般小于主乳头,MRI 增强可强化(图 2-2-7)。

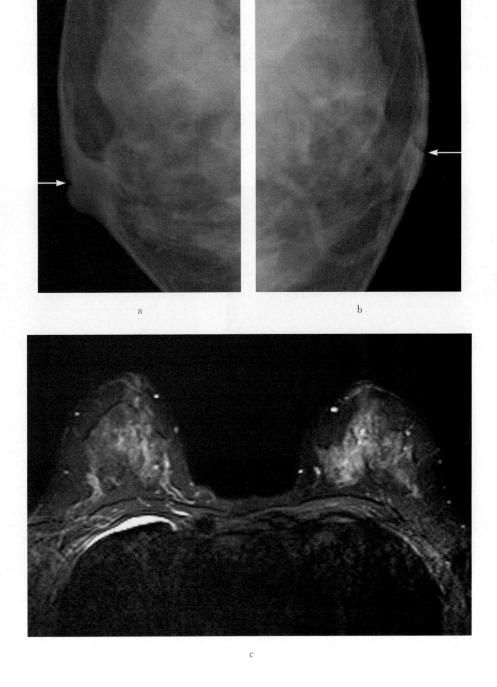

a

b

c

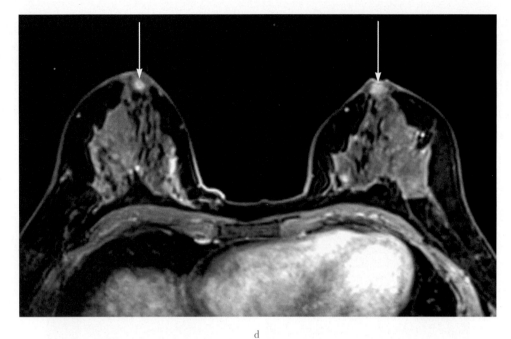

d

a和b分别为右乳及左乳MLO位局部放大相,显示双乳头凹陷,右侧凹陷乳头呈肿块状。c为MRI压脂,显示双侧凹陷乳头呈等信号。d为增强,显示双侧凹陷乳头呈肿块状强化。

图 2-2-4 双乳头先天性凹陷(患者,女,54岁)

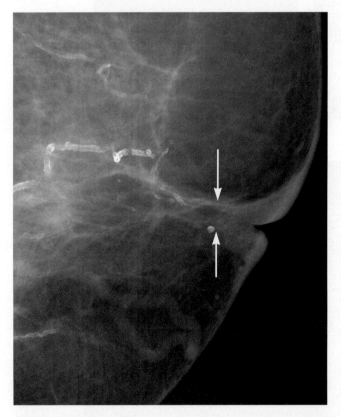

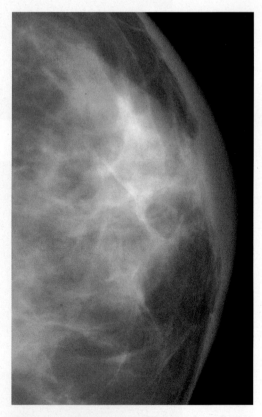

图 2-2-5 先天性大导管征。左乳头后方显示宽带状影,边缘光整,伴乳头先天凹陷。

图 2-2-6 左乳扁平乳头,表现为乳头与乳晕在同一平面。

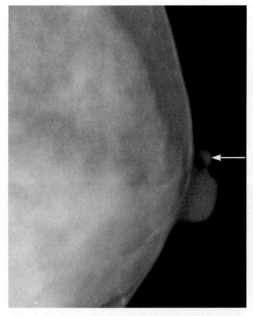
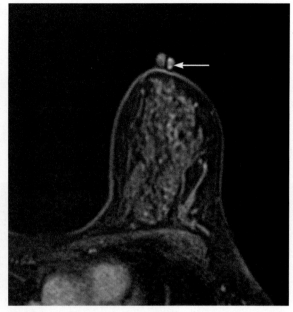

a

b

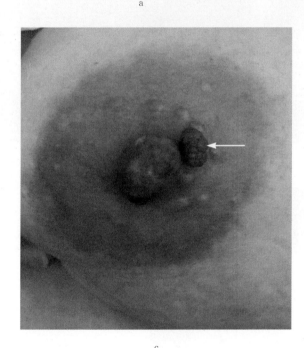

a 为左乳 MLO 位局部放大相，显示主乳头旁小乳头影。b 为 MRI 增强，显示小乳头强化。c 为体表照片，显示双乳头影(c 为彩图)。

图 2-2-7　左乳多乳头畸形(患者，女，45 岁)

c

三、巨乳症

巨乳症是指女性乳房过度发育增生，体积超常，与躯体比例明显失调，又称乳房肥大、大乳房或巨乳房。

发生于青春期者，称青春期巨乳症；发生于妊娠哺乳期者，称妊娠期巨乳症。青春期巨乳症多在月经初潮前开始发病，1～2 年乳腺迅速增大，下垂平脐甚至达腹股沟区，重量达 5～6 kg，可达正常人的 4 倍。患者月经及其他内分泌无异常发现。妊娠期巨乳症多见于 20～28 岁孕妇，一般开始于受孕后一周，可持续增长到哺乳期，断奶后亦不缩小，无其他内分泌紊乱现象，亦不影响再次妊娠和分娩。青春期巨乳症比妊娠期巨乳症更为常见，而且其肥大程度一般比妊娠期巨乳症更明显。组织学上，上皮组织增生不明显，但纤维组织和脂肪组织明显增多。巨乳症的病因至今不明，一般认为可能与患者乳腺组织靶细胞对雌激素的刺激过分敏感有关。有人认为与雌激素的过量分泌有关,但实验动物未得到证实。肥胖及遗传也可能是致病因素之一。

目前巨乳症尚无具体的量化标准。主要根据临床诊断:乳腺体积巨大,与躯体不成比例,发生胸部压迫感,疼痛、肩部酸痛沉重及乳房下皮肤糜烂等。分为单纯型和复杂型(合并病变)。据报道巨乳症病理:49.5%为正常乳腺组织伴增加的脂肪成分;47.5%表现为纤维囊性变,少数伴纤维腺瘤、导管内乳头状瘤或乳腺癌(1%~3%)等。MRI及超声对判定单纯或复杂型巨乳症明显优于FFDM,从而指导临床处理(图 2-2-8a～c)。巨乳症处理原则为缩乳治疗,并同时处理合并的乳腺病变。另外对缩乳的标本需要全面病理检查。

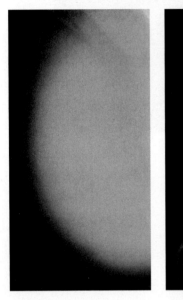

a

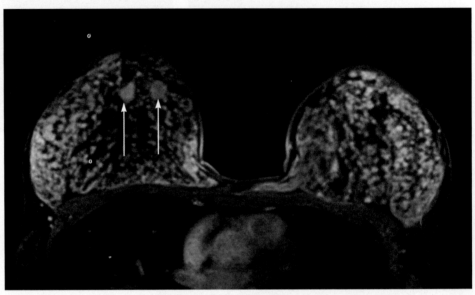

b

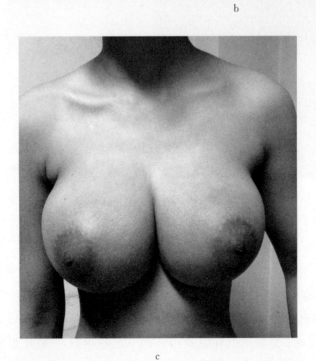

c

a为右乳 MLO 位,由于纤维腺体过度增生,导致乳腺增大,密度增高,难以显示内部是否合并病变。b为 MRI 增强,显示右乳合并多发纤维腺瘤。c为体表照片,显示双乳巨大,与躯体不成比例(c为彩图)。

图 2-2-8　双乳巨乳症(患者,女,19 岁)

四、先天性小乳症及无乳症

乳房过小,与全身体形不成比例,称为小乳症。发育不全及内分泌影响是引起小乳症的主要原因。有的给患者带来精神烦恼和忧郁,甚至影响择偶。可行隆乳术或乳房成形术加以治疗。无乳症又称先天性乳腺缺如或乳腺不发育,是一种少见的乳腺畸形。一侧缺如多见,无乳头显示,仅在乳头区域显示色素沉着。无乳症患者都合并其他畸形,如胸小肌缺如或发育不全、肋骨缺如、性器官畸形等。先天性单侧乳腺不发育,合并胸大肌缺如者,又称 poland 综合征,可合并并指及多指畸形。

五、男性乳腺发育症

男性乳腺发育症又称男性乳房肥大症,可分为生理性及病理性两大类。临床所见多属生理性。生理性发育多见于青春期及老年期,可能与此时期乳腺组织对雌激素敏感性增加,或雌、雄激素比例失衡有关。表现为一侧或双侧乳晕下扁平包块、有胀痛或刺痛感,偶见乳头淡黄色分泌物溢出。数月或数年多会自行消失,无需治疗。详见少见病男性乳腺常见病变章节。

参考文献

[1] Velanovich V. Ectopic breast tissue, supernumerary breasts, and supernumerary nipples. South Med J,1995;88(9):903~906

[2] Fama F, Gioffre Florio MA, Villari SA, et al. Breast abnormalities: a retrospective study of 208 patients. Chir Ital,2007;59(4):499~506

[3] Corriveau S, Jacobs JS. Macromastia in adolescence. Clin Plast Surg,1990;17(1):151~160

（刘万花　马莹莹）

第 3 节　乳腺正常解剖

一、乳腺的位置和形态

乳腺位于第 2~6 前肋之间,两侧胸大肌之上,内近胸骨旁,外达腋前线,其外上极形成乳腺腋尾部伸向腋窝。女性乳腺形态分为圆盘形、半球形、圆锥形、下垂形。根据乳房的长轴(基底至乳头的长度)与基底面直径比例不同及外形表现,将正常发育乳腺分为扁平乳房、钟形乳房及下垂乳房 3 型。扁平乳房:长轴径小于 5 cm,比基底面半径小;钟形乳房:长轴径 5~6 cm,与基底面半径相似;下垂乳房:轴长 6 cm 以上,大于基底面半径。乳腺主要由腺体组织、乳腺导管、脂肪组织、结缔组织以及血管、淋巴网等组成,其大小、外形与生长发育、体形、生育、哺乳和生活习惯有关。正常未生育之成年女性的乳腺,呈半球形或圆锥形,紧张而富有弹性,轮廓匀称,两侧大小相似,乳头位于中心,周围有环状乳晕。生育及哺乳后的妇女,乳腺多趋于下垂而少见扁平,两侧大小可有不同。绝经期后的老年妇女乳腺趋向萎缩,体积缩小,且松软。乳腺是容易存积脂肪的器官,妇女的胖瘦对乳腺体积影响很大。

乳腺解剖纵切面及组织示意图(图2-3-1)。乳腺的中央为乳晕,乳晕的中央为乳头。正常乳头大致位于第4～5前肋间处。乳晕和乳头的大小因人而异。但正常乳头均呈圆柱形或圆锥形,长度和宽度大致相等,平均1.5～2.5 cm。乳晕由环形肌和辐射肌组成,内有丰富的皮脂腺、汗腺和淋巴系统,稍向前突出,平均直径为3～4 cm,厚度为0.5 cm。乳头和乳晕均有深浅不等的色素沉着,由粉红至暗黑。年轻未婚妇女乳晕多呈粉红,随妊娠、生育后着色加深。乳头顶端有15～20个小孔,为输乳孔,下与输乳管相连。乳晕处有散在针尖大小的小丘,称为乳晕腺或Montgomery小结,属皮脂腺范畴。妊娠时此腺体增大突起,变得甚为明显。

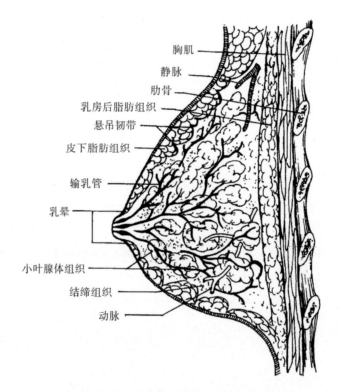

胸肌
静脉
肋骨
乳房后脂肪组织
悬吊韧带
皮下脂肪组织
输乳管
乳晕
小叶腺体组织
结缔组织
动脉

图2-3-1 乳腺解剖纵切面及组织示意图

乳腺主要由输乳管、乳叶、乳小叶、腺泡以及位于它们之间的间质(脂肪组织、纤维组织、血管及淋巴管等)几部分所构成。成人一侧乳房内共有15～20支乳管系统,它们起自乳头皮肤的开口部向乳房内部呈放射状延伸。

输乳管的开口部有2～3个皮脂腺,然后为较窄的管腔,长约0.5 cm,再下为梭形膨大部分,称为壶腹部。壶腹部以下为大输乳管,犹似树枝状分出许多分支,成为中、小输乳管,最后为末端乳管,遂与腺泡相通。乳腺导管变异很大,正常导管有3～4支分支导管,和若干小分支导管和末支导管组成。多个腺泡(可由10个至100个)汇集成为乳腺小叶。

自输乳管开口部至壶腹部,乳管表面覆有数层鳞状上皮。自壶腹以下,大输乳管中有小部为移行上皮,其后各级输乳管皆为单层柱状上皮,至腺泡时可呈立方状,即从终末导管至输乳窦随着导管变大变粗,其内衬上皮细胞依次由立方变为低柱状、柱状。

乳腺的间质及筋膜:乳腺内除了乳管、腺体系统外,即为间质,间质由纤维结缔组织和不等量的脂肪组织构成,其间有血管、神经、淋巴管等结构。乳腺组织位于皮下浅筋膜的浅层(superficial layer of superficial fascia)与深层(deep layer of superficial fascia)之间。浅筋膜的浅层纤维与皮肤之间有网状束带相连,称之为乳腺悬吊韧带(suspensory ligments),又名 Cooper 韧带。在浅筋膜深层与胸大肌筋膜之间,组织疏松呈空隙状,称为乳腺后间隙。在乳腺内部,乳腺叶和小叶被脂肪和致密结缔组织膜包裹,并构成期间的间隔。

二、乳腺的血管及淋巴(图 2-3-2)

(一) 动脉

乳腺的血液循环十分丰富,供应乳腺的动脉主要有胸廓内动脉的穿支,腋动脉分支及肋间动脉的前支。这三组动脉分布区域并非界限分明,它们之间相互吻合,构成了致密的动脉网,保证了乳腺充足的血液供应。据统计,腋动脉的分支胸外侧动脉最为重要,它供应乳腺大约 68% 的血液,居首要地位;胸廓内动脉次之;肋间动脉供应乳腺的血液较少。

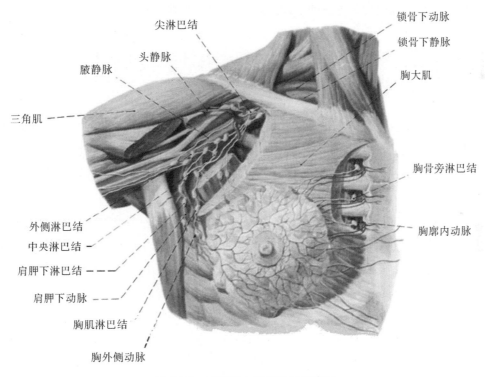

图 2-3-2　乳腺的血管及淋巴示意图

1. 胸廓内动脉的穿支

胸廓内动脉又称胸骨旁动脉或乳内动脉,主要供应乳腺内侧。从锁骨下动脉的第 1 段下壁发出,与椎动脉起始部相对应,沿前斜角肌内侧缘向下内,经过锁骨内侧端和锁骨下静脉后方,紧贴胸膜顶前面进入胸腔,距胸骨缘 0.5～1 cm。该动脉沿胸骨旁在第 1～6 肋软骨、胸膜及胸横肌的前方、肋间内肌和肋间外韧带的后面下行,达第 6 肋间隙,分为肌膈动脉和腹壁上动脉两终末支。胸廓内动脉在胸骨旁各相应肋间均发出分支,穿过肋间肌和胸大肌分布于乳腺内侧缘。主要穿支位于第 1～4 肋间,其中 1～2 穿支分别从第 2 肋软骨上、下缘穿出,较为粗大,乳腺癌根治术时应注意结扎,以免回缩引起出血,胸廓内动脉的其他肋间穿支常常很不稳定。

2. 腋动脉的分支

乳腺外侧部及上部的血液供应主要来自腋动脉的分支,但变异较大。腋动脉在第 1 肋外缘处续锁骨下动脉,通行于腋窝内,至大圆肌和背阔肌下缘移行为肱动脉。腋动脉有 6 个分支,其中有 4 支供应乳腺,自内向外依次为 4 支。

(1) 胸最上动脉:由腋动脉第 1 段发出,沿胸小肌上缘下行,向下进入乳腺实质。该血管较细,走行不稳定。在清除腋腔尖群淋巴结时,应考虑该动脉存在的可能性。

(2) 胸肩峰动脉:多数起自腋动脉的第 2 段,少数发自腋动脉的第 1 段。干粗短,该动脉的胸肌穿支从主干发出后,穿出喙锁筋膜后进入胸大肌、胸小肌之间,并营养该肌。胸肌支穿出胸肌后,分为若干小的分支于乳腺上方深侧。该动脉主要供应乳腺内上侧的血运。

(3) 胸外侧动脉:起源于腋动脉的第 2 段,从腋静脉深面穿出,经腋窝沿胸小肌下缘走行,分布于胸大肌、胸小肌、前锯肌以及乳腺的外侧部。其后约两横指有胸长神经伴行,在乳腺癌根治术结扎该动脉时,要注意勿伤及该神经。腋淋巴结前群分布于该动脉及神经的周围。

(4) 胸背动脉:为腋动脉最大分支肩胛下动脉的直接延续,肩胛下动脉在分出旋肩胛动脉后称为胸背动脉。伴随胸背神经分布于前锯肌、背阔肌。胸背动脉发出分支营养前锯肌及背阔肌,末端供应乳腺的下部及后部。胸背动脉行径分布着多组淋巴结,在乳腺癌根治清除术清除肩胛下淋巴结群时,应注意避免损伤肩胛下动脉及其主要分支而引起出血。

3. 肋间动脉的前支

肋间动脉,除第 1、2 肋间动脉来自锁骨下动脉的分支肋颈干外,其余 9 对肋间动脉和 1 对肋下动脉均发自胸主动脉。肋间动脉在脊柱两旁的肋骨小头下缘附近分为前、后两支。前支即为固有的肋间动脉,或称肋间后动脉,经肋间韧带的前面外行,至肋角处进入肋间内外肌之间,分为上、下两支:上支在肋间内肌与肋间最内肌之间紧贴肋沟走行,而下支则沿下位肋骨上缘前行。肋间后动脉的上、下支于肋间隙前部与胸廓内动脉的肋间前支吻合。肋间后动脉沿途分支供应胸前外侧区,其第 2～4 支较大,营养胸壁肌肉、乳腺和皮肤。肋间动脉的前支虽然细小,但是在乳腺癌根治术中具有重要的意义。在手术切除乳腺组织时,应该注意预先小心钳夹结扎这些血管,以免割断、撕裂和断端回缩,造成止血困难。

乳头和乳晕的血液供应:Lalardrie 在 1982 年就已指出,乳头和乳晕由 3 组细小的血管网供给,即乳晕深面的真皮下血管网、乳腺导管周围和乳头下方的毛细血管网、乳晕周围动脉环上的辐射状分支,这 3 组血管互相吻合。进一步的研究发现,营养乳头和乳晕的动脉为乳头乳晕深动脉。它发自胸廓内动脉,多数由第 4 肋间穿出,少数自第 3 肋间穿出,沿乳腺后表面水平走行 1～2 cm,自乳腺中心附近穿入乳腺腺体,在不同水平发出若干细小分支后,终支到达乳头乳晕。

(二) 静脉

乳房的静脉回流对于外科医师尤为重要,因为乳房的静脉常与淋巴管之间有紧密的伴行关系,而乳腺癌转移常常通过淋巴管和淋巴结转移。同时,癌细胞也会直接通过乳房静脉回流途径发生血行转移。

乳房的静脉分为浅深 2 组。浅组静脉即乳房皮下静脉,位于浅筋膜浅层,具有 2 个特点:一是位置表浅,可以经皮肤透见;二是形成丰富的皮下静脉网。浅静脉包括:

① 乳晕下静脉:位于乳晕下方,它是呈放射状的小静脉,从乳头引流血液至乳晕周围静脉。② 乳晕周围静脉:乳晕周围静脉为一环形(多边形)静脉网,称为 Haller 静脉环。位于乳晕边缘,并与深静脉交通。③ 乳腺浅静脉:乳晕以外的乳腺浅静脉,位于乳房皮下的浅筋膜层内,这些静脉互相吻合成网。乳腺浅静

向内与胸廓内静脉相交通,向上与颈前静脉弓相交通。乳房浅静脉的回流方向分横走型和纵走型两类。横走型的静脉向胸骨走行,在中线两侧有吻合,该组静脉大部分回流到胸廓内静脉,有的经胸骨边缘穿过中线与对侧吻合,横走型多见于正常青年妇女,占 90%;纵走型的静脉向锁骨上窝走行,呈扇形分支,分布于乳房,注入颈根部的浅静脉,而后注入颈浅静脉。纵走型多见于下垂乳房,约占 10%。由于乳房浅静脉位置表浅,妊娠时可见其明显扩张;当乳房内病变(如乳房肉瘤)发展迅速时,乳房浅静脉扩张也明显,而且此处的皮肤温度也会升高,有助于诊断。乳房浅静脉还可因剧烈的重体力劳动、扭伤或乳腺的手术等原因引起闭塞性静脉炎(Mondor 病),受累的静脉略为红肿、压痛,在乳房的皮下触之血管变硬韧如弓弦状,与皮肤粘连,而与深部组织不粘连,易推动。

乳腺的深静脉大致与供应乳腺的动脉相伴行,其主要回流途径有:

(1) 乳腺内侧的静脉主要回流至胸廓内静脉(乳腺内静脉),胸廓内静脉的穿支是乳腺最大的静脉,也是乳腺静脉回流的最主要途径。胸廓内静脉汇入同侧无名静脉后,经上腔静脉、右心房和右心室到达肺的毛细血管,这是乳腺癌转移至肺的最主要途径。

(2) 腋静脉相应各属支,主要引流乳腺深部组织、胸肌和胸壁血液,汇入锁骨下静脉及无名静脉,然后通过右半心再进入肺的毛细血管网。这是乳腺癌转移到肺的第 2 条途径。

(3) 直接注入肋间静脉,而后注入奇静脉和半奇静脉。肋间静脉主要回流乳腺深部的静脉血,左右上部 2～3 条肋间静脉常汇集成最上肋间静脉,右侧最上肋间静脉下端注入奇静脉,左侧者下端连于半奇静脉。乳腺静脉血进入肋间静脉还与椎静脉系相通,最后经过奇静脉回流入上腔静脉,再通过右半心直接进入肺的毛细血管网。因此,它是乳腺癌转移到肺的第 3 条路径。

(4) 椎静脉系:整个椎管周围均为丰富的静脉丛,称为椎静脉丛,依据其所在部位的不同可分为椎内静脉丛和椎外静脉丛。

椎外静脉丛分布于椎前方、侧方及椎弓、横突、棘突和韧带的背面,是在椎管外围绕脊柱形成的静脉丛,分为前后两部,主要收集椎体及脊柱附近肌肉的静脉血;椎内静脉丛则位于椎管内,密布于椎管的骨膜与硬脊膜之间,上起枕骨大孔,下至骶骨尖端,贯穿椎骨全长。椎内静脉丛前部位于椎体、椎间盘的后面及后纵韧带的两侧,成为两条纵行静脉及其间的吻合支;后部位于椎弓及黄韧带的前面,亦由 2 条纵行静脉干组成,两干间连以吻合支。椎内静脉丛收集椎骨、脊膜及脊髓的静脉血。

椎静脉丛与每一个肋间静脉均相交通,且椎静脉丛静脉压力低,无静脉瓣,因此血液能够倒流。癌细胞在未经上腔静脉系进入血液循环前即可经肋间静脉进入椎静脉系统,发生脊椎骨转移。另外,椎静脉系统上穿硬脊膜经枕骨大孔与硬脑膜窦相沟通,下与盆底静脉丛广泛交通,同时与颈、胸、腹、盆腔静脉的属支之间存有丰富而广泛的吻合,当腹内压略有变化时,椎静脉丛和腔静脉系统的血液可来回流通。因此,当癌细胞经肋间静脉进入椎静脉系统时,亦可直接发生骨盆、股骨上段、颅骨、肩胛骨及脑等部位的转移,而不必经过腔静脉系统。临床上乳腺癌患者出现骨转移,却未见肺转移者,已证实了这一理论。这也是目前乳腺癌患者发生早期远处转移,预后较差的一个原因。

(三) 乳腺淋巴管及淋巴结

乳腺内有丰富的淋巴网及淋巴结。乳腺癌转移的主要途径是淋巴系统,了解乳腺的淋巴系统构成及淋巴引流的方向,对乳腺疾病特别是乳腺癌的诊断和治疗具有重要意义。乳腺淋巴系统包括乳腺内淋巴管、由乳腺向外引流的淋巴管及区域淋巴结。

1. 乳腺的淋巴管

乳腺的淋巴管包括乳腺皮肤的淋巴管和乳腺实质的淋巴管。胸前外侧壁的淋巴引流与乳腺癌的淋巴转移有重要的关系。

(1) 乳腺皮肤的淋巴管:乳腺表面皮肤的表皮层内无淋巴管,真皮层内有浅深两层毛细淋巴管网。浅层毛细淋巴管网位于真皮乳头下层,网眼细小而密集,管腔内无瓣膜。浅层毛细淋巴管网与周围皮肤的浅层淋巴管网有广泛的交通,并汇入深层的毛细淋巴管网。当乳腺癌浸润乳腺实质并阻塞乳腺皮肤内淋巴管,或癌瘤累及乳房皮肤时,可以发生淋巴逆流,癌细胞可随皮肤淋巴管内逆流淋巴液转移到对侧乳腺、对侧腋窝淋巴结、胸腹部皮肤以及腹股沟淋巴结。深层毛细淋巴管网位于真皮与皮下组织的交界处,网眼大而稀疏,管腔较粗,管腔内开始出现瓣膜。自深层淋巴管网发出的淋巴管深入皮下吻合成丛,并向乳头方向汇集,在乳晕下形成乳晕下淋巴丛,又称 Sappey 淋巴丛;在乳晕周围形成乳晕周围淋巴管丛。此两丛汇集成较大的集合淋巴管,与血管伴行于皮下,最后汇流至局部淋巴结。

(2) 乳腺实质的淋巴管:乳腺实质淋巴管起自小叶周围结缔组织的毛细淋巴管网。该网较密集,网眼较小,并发出淋巴管在输乳管和腺小叶周围吻合成淋巴管丛,向乳头聚集,汇入乳晕下淋巴管丛。

(3) 胸前外侧壁淋巴管:胸前外侧壁淋巴管分为浅组淋巴管和深组淋巴管两组。

2. 乳腺区域淋巴结

(1) 腋淋巴结:腋淋巴结是上肢最大的一群淋巴结,其总数因各研究者使用的方法不同而差异很大。Haagensen 报道腋淋巴结最多可达 82 个,最少 8 个。一般认为,腋淋巴结总数为 30~60 个。腋淋巴结在腋腔内,沿腋窝神经血管排列,根据其位置和接受淋巴的范围及临床需要,目前对腋淋巴结有解剖学及临床学 2 种分组方法。

按解剖学分组:一般将腋淋巴结分为 5 群,包括:① 前群:又称胸肌群淋巴结或乳腺外侧群淋巴结,平均约 2 个,沿胸外侧动、静脉排列,位于腋窝内侧壁,接受脐以上腹前、侧壁和胸前、外侧壁及乳腺中央部和外侧部的集合淋巴管,输出至中央群和尖群淋巴结。患乳腺癌时,此群淋巴结经常受累,在腋前皱襞深面可扪及,但应与乳腺的腋尾部相鉴别。② 后群:又称肩胛下淋巴结,平均约 6 个淋巴结,位于腋窝后壁,沿肩胛下动、静脉排列,接受颈后方和胸后壁浅层的部分集合淋巴管。输出淋巴管注入中央群及尖群淋巴结。胸背神经有时穿过该群淋巴结,手术时应予以保护。③ 外侧群:又称腋静脉群,平均约 10 个淋巴结,位于腋窝外侧壁,在肩胛下血管远侧沿腋静脉排列,接受上肢的淋巴回流。此群淋巴结一旦转移,容易和腋静脉粘连,手术中应留意。④ 中央群:平均约 12 个,位于腋窝中央,为腋窝内最大的淋巴结群,接受腋淋巴结外侧群、后群、前群的输出淋巴管,并直接收纳乳腺的一部分集合淋巴管及胸前外侧壁的部分集合淋巴管,其输出管注入尖群淋巴结。该群淋巴结肿大时在腋窝中央部可触及。实际上临床上多以此估计腋窝淋巴结的状态。⑤ 尖群:又称锁骨下群,平均约 3.5 个,位于胸小肌上部和深面,接受腋淋巴结中央群、前群、外侧群、后群、胸肌间淋巴结输出淋巴管、锁骨下以及乳腺上部的淋巴管。尖群是腋窝淋巴结最后的过滤站,且左侧尖群淋巴结 92% 与锁骨上淋巴结相通,右侧 80% 与锁骨上淋巴结相通。因此,乳腺癌发现该群淋巴结转移时,提示锁骨上淋巴结转移的可能性很大,也预示可能已有血行转移。且该组淋巴结位置较深,在保留胸大肌、胸小肌的乳腺癌改良根治术时清除比较困难。

理论上,前群淋巴结为乳腺癌腋窝淋巴结转移的第 1 站;中央群可为第 1 站,也可为第 2 站,尖群淋巴结为腋窝淋巴结转移的最后一站,而后群及外侧群不直接接纳乳腺的淋巴回流,发生淋巴转移可能为淋巴逆流所致,但晚期乳腺癌有胸壁淋巴管网转移时,也可直接注入后群淋巴结。在 5 群腋淋巴结中,中央群是乳腺癌腋淋巴结转移发生率最高的一组。

临床分组:Berg 按照淋巴结群的部位与胸小肌的关系,将腋淋巴结分为三群,即三级水平:胸小肌外侧群,又称低位群或Ⅰ级(相当于前、后群的全部及外侧群和中央群的大部);胸小肌深面群,又称中位群或Ⅱ级(相当于部分外侧群及中央群);胸小肌内侧群,又称高位群或Ⅲ级(相对于尖群)(图 2-3-3)。当乳腺癌仅有Ⅰ级淋巴结转移时,5 年生存率为 62%,有Ⅱ级淋巴结转移时,5 年生存率为 47%;而Ⅲ级转移的 5 年生存率仅 31%。即转移淋巴结位置越高,预后越差。使用该方法淋巴结分组简单明确,临床应用方便,有助于选择治疗方法和估计预后。目前,这种分群方法已在国内外得到较广泛的使用。中国抗癌协会于 1998 年在《新编常见恶性肿瘤诊治规范》(乳腺癌)中再次确认该淋巴结分组方法。

(2)胸肌间淋巴结:又称 Rotter 淋巴结,平均 1.4 个,位于胸大、小肌之间,沿胸肩峰动脉胸肌支排列,接受胸大、小肌及乳腺后部的淋巴回流,输出淋巴管注入尖群。有作者将其划归腋淋巴结,但严格地说,该组淋巴结的解剖位置并不在腋窝内,仍以单列为宜。胸肌间淋巴结是乳腺癌转移的重要部位之一,在可手术乳腺癌,该组淋巴结的转移率约为 10%。

(3)胸骨旁淋巴结:又称乳内淋巴结、胸廓内淋巴结。平均约

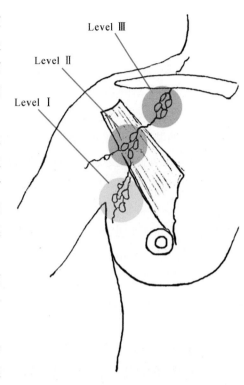

图 2-3-3　不同水平腋窝淋巴结群与胸小肌的关系

4 个,多为 3～7 个,位于胸骨两旁,肋软骨后,沿胸廓内动静脉排列,分布于上 6 个肋间,但以 1～3 肋间为主。通常将其淋巴管和淋巴结合称胸骨旁淋巴链,主要接纳来自乳腺内侧、乳头乳晕区、腹前壁上部(脐平面以上)、前胸壁、肋胸膜前部、肝(经镰状韧带)等部位的淋巴结。由于胸骨旁淋巴结在解剖学上具有血行播散的捷径,其严重性不言而喻。研究证明,任何部位的乳腺癌均可发生胸骨旁淋巴结转移,但腋窝淋巴结无转移时,胸骨旁淋巴结转移不超过 10%,已有腋窝淋巴结转移时,胸骨旁淋巴结的转移率为 20%～40%。此外,由于胸骨旁淋巴结收纳上腹壁及肝脏的淋巴回流,当发生淋巴逆流时,可转移至肝脏及腹腔。胸骨旁淋巴结与纵隔淋巴结有广泛的交通,可引起纵隔淋巴结转移及胸膜转移。

(4)肋间淋巴结:肋间淋巴结可分为前、中、后三群,临床所指肋间淋巴结实际为肋间后淋巴结。其位于肋骨小头近脊柱处,沿肋间静脉排列,每个肋间有 1～3 个淋巴结不等,接受乳腺的小部分淋巴回流。当乳腺癌侵及肋间肌时,癌细胞可沿肋间集合淋巴管进入肋间后淋巴结,再经其输出管注入胸导管或锁骨上淋巴结。肋间后淋巴结还收纳胸膜及脊柱的淋巴回流,在癌肿造成淋巴逆流时,癌细胞也可经肋间后淋巴结转移到胸膜及脊柱。

(5)锁骨上淋巴结:位于锁骨内侧 1/3 的后方,一般有 10～15 个,沿锁骨下动脉及臂丛排列。收纳腋淋巴结尖群和胸骨旁淋巴结的淋巴回流,其输出管汇入胸导管或右淋巴导管,也可直接注入静脉角。乳腺癌发生锁骨上淋巴结转移时,提示癌细胞已进入血液循环,引起全身转移,故在 1997 年 UICC 的 TNM 分类中,将锁骨上淋巴结转移定位乳腺癌 M1(Ⅳ期)。

(6)胸骨后淋巴结:Arao 等对 100 具尸体的内乳淋巴结的研究表明,56.6% 的人存在胸骨后淋巴结。位于第 1 肋间隙平面,左右淋巴干之间,平均 6.6 个,连接左右胸骨旁淋巴结。

（四）乳腺的淋巴引流

乳腺皮肤、皮下组织及腺实质的淋巴管网汇合为集合淋巴管，再汇合为较大的输入淋巴管进入淋巴结。淋巴结之间有丰富的管道交通，进入输入管的淋巴液有时可循旁路，绕过本应通过的淋巴结，进入下一站淋巴结。

1. 乳腺淋巴的正常引流途径

（1）乳腺外侧部及中央部的集合淋巴管沿胸外侧动、静脉行向外上，注入腋淋巴结前群及中央群。

（2）乳腺内侧部及中央部的集合淋巴管，行向内侧，穿过胸大肌和第1～5肋间隙，注入胸骨旁淋巴结。

（3）乳腺底部的集合淋巴管，穿过胸大肌，经胸肌间淋巴结或直接沿胸小肌上缘，穿胸锁筋膜注入腋淋巴结尖群，也可沿胸小肌下缘注入前群和中央群淋巴结，另有少部分集合淋巴管向后注入肋间后淋巴结。

（4）乳腺内上部的集合淋巴管，有的可穿过胸大肌，向上直接注入锁骨上淋巴结。

以上按解剖分区叙述的乳腺正常淋巴引流方向，实际上并非恒定分明。乳腺任何部位的淋巴均可引流至腋淋巴结，也可回流至胸骨旁淋巴结。一般认为，腋淋巴结接受淋巴引流的75%，胸骨旁淋巴结接受20%～25%。

2. 乳腺淋巴的病理性引流途径

（1）较大的乳腺癌病灶可阻塞乳腺实质正常淋巴回流，产生淋巴逆流，此时癌细胞可随乳腺皮肤淋巴管，经与对侧之间的吻合管道，转移至对侧乳腺、对侧腋窝、胸腹壁皮肤，还可沿腹直肌鞘前壁及镰状韧带转移至肝脏。

（2）当癌肿浸润胸大肌时，可沿胸大肌的淋巴引流转移至腋淋巴结、胸骨旁淋巴结及锁骨上淋巴结。

（3）癌肿侵及肋间肌时，可随肋间集合淋巴管转移至胸骨旁及肋间后淋巴结。

（4）胸骨旁淋巴逆流，可造成肝转移。

除以上病理引流途径外，当乳腺外侧癌转移将腋淋巴结堵塞后，淋巴液可转向胸骨旁淋巴结。反之，当乳腺内侧癌转移堵塞了胸骨旁淋巴结后，淋巴液可转向腋淋巴结，这也属病理性淋巴引流。

（张颖昕　刘万花）

第4节　正常乳腺 FFDM 表现

一、乳头

乳头位于乳房的顶端和乳晕的中央。其大小随年龄、乳房发育及经产情况而异。乳头密度应均匀一致，两侧大小相等。正常乳头呈圆柱形或圆锥形，长度和宽度大致相等，平均1.5～2.5 cm（图2-4-1）。乳头因受平滑肌控制，可呈勃起状态、扁平形或稍有内陷，无病理意义。顶端因有乳导管的开口，可能显示轮廓不整齐，或有小的切迹。乳头的其他边缘，也可由于皮脂腺开口处的裂隙或表皮皱褶而显示不光滑，特别是大乳头更为明显。

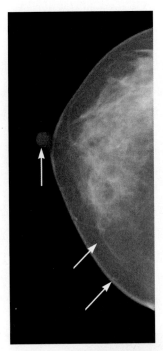

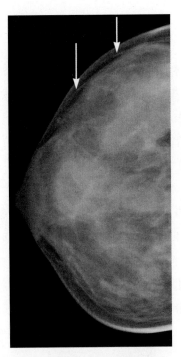

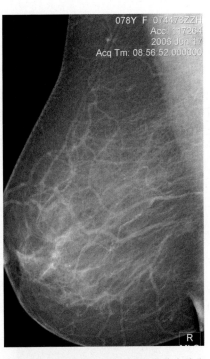

图为右乳 CC 位,显示乳头呈圆柱形,表面光整;皮肤均匀,内侧部分稍厚;皮下脂肪层呈低密度影。

图 2-4-1　正常乳头、乳晕、皮肤、皮下脂肪层

图为右乳 CC 位,年轻女性患者,乳晕较厚;皮下脂肪层内见多条线样高密度影,前端指向乳头方向,厚度小于 1 mm(箭头所示)。

图 2-4-2　正常乳晕及 Cooper 韧带

图为右乳 MLO 位,皮下脂肪层与乳腺内其他脂肪无密度差异,皮下脂肪层无法辨认。

图 2-4-3　退化型乳腺的皮下脂肪层

二、乳晕

乳晕位于乳头周围,其大小随年龄、乳房发育及生产情况而异,平均直径范围 3~4 cm。乳头上、下、内、外的乳晕应为等距离。乳晕区的皮肤厚度 0.1~0.5 cm,比乳房其他部位的皮肤稍厚,与乳房下方反褶处的皮肤厚度大致相同或略厚。正常乳晕稍向前突出,表面因有 Montgomery 腺,有时可见微小的突起。少数正常乳腺乳晕厚度可达 1 cm 以上,多两侧对称,无临床意义,多见于年轻女性(图 2-4-2)。

三、皮肤

皮肤覆盖整个乳房表面,呈线样阴影,皮肤厚度应均匀一致,下后方邻近胸壁反褶处略厚。皮肤的厚度因人而异。老年因皮肤随年龄而萎缩,显示较薄。正常皮肤的厚度为 0.05~0.15 cm,两侧边缘及下缘处可稍厚。确定皮肤有无病理性增厚或萎缩,应与对侧同部位作比较。局限的变薄或增厚,应考虑为病理改变。

四、皮下脂肪层

皮下脂肪层介于皮肤与浅筋膜浅层之间,宽度随年龄及胖瘦而异。肥胖者乳房脂肪多,此层相应增宽,青春期或处女型此层较薄。FFDM 表现为透亮低密度影,其内散在分布少许纤细而密度较淡之线样阴影,交织成网状,此为纤维间隔和小血管影所致。此层中尚可见粗细不等的悬韧带及表浅静脉影。老年,腺体退化,为脂肪组织所取代,皮下脂肪层与乳房内其他脂肪组织无密度差异,皮下脂肪层无法辨认(图 2-4-3)。

五、悬韧带(Cooper 韧带)

浅筋膜的浅层纤维与皮肤之间有网状束带相连,称为乳腺悬韧带,悬韧带的发育因人而异,发育差者,FFDM 可不显示,或在皮下脂肪层中,显示纤细的线条状阴影,或呈细锯齿状,前端指向乳头方向(图 2-4-2)。发育良好者,表现为狭长的三角形阴影,乳房上半部的悬韧带向前下方走行,下部则向前上走行。正常悬韧带厚度小于 1 mm。各种病变会导致悬韧带增密、增粗或走行方向异常。

六、乳导管

正常人有 15～20 支乳导管,开口于乳头,以放射状向乳腺深部走行,走行过程中犹如支气管树一样呈分支状,逐级变细,最后终止于腺泡。正常 FFDM 多见不到导管的影像,有时仅能见到少许导管影,起自乳头下方,呈 3～5 条 2～3 cm 线样阴影,放射状向乳腺深部走行(图 2-4-4)。如果导管弥漫分布,或范围明显超出乳头后 2～3 cm,应考虑导管增生,详见乳腺增生章节。乳腺导管造影可以显示各级导管,正常导管表现为边缘光整,密度均匀,从乳头向深部逐级分支并变细,详见乳腺导管造影有关章节。

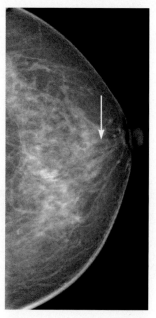

图为左乳 CC 位,显示乳头后方 3～5 条线样阴影,放射状向乳腺深部走行,经 2～3 cm 后,因分支变细,无法显示。

图 2-4-4　正常乳腺导管 FFDM 表现

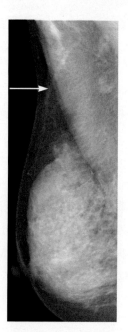

图为右乳 MLO 位,显示皮下脂肪层静脉影,腋部最明显,动脉显示不明显。

图 2-4-5　正常血管影

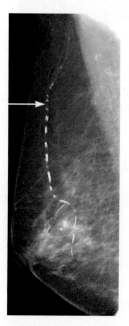

图为右乳 MLO 位,显示右侧腋动脉呈断续的轨道样钙化。

图 2-4-6　右乳动脉钙化

七、血管

两侧乳腺血管影走行和粗细大致对称,少数可能由于摄影时压力不同、发育差异等原因,导致不对称,应结合局部有无病变,综合考虑。MLO 位显示血管最为清晰,皮下条状血管多为静脉,动脉多不易显示(图 2-4-5)。静脉的粗细因人而异,未婚妇女,静脉多细小;生育及哺乳后,静脉增粗;老年脂肪型乳腺,显示最为清晰。致密型乳腺中,有时见到迂曲走行的动脉阴影,较静脉要细。当乳腺动脉壁发生钙化时,则可清晰显示动脉的走行(图 2-4-6)。医师阅片时,应注意两侧乳房血运的比较,当有乳癌或其他乳腺病变时,常表现为该处血管增粗、迂曲或增多。

八、纤维腺体

乳腺纤维腺体组织在乳腺内的分布与年龄有关,并非环绕乳头呈圆形分布,大部分位于外上象限,有一个尾部拖向腋窝,叫"腋尾部"。腋尾部与副乳的鉴别点在于,腋尾部与主体乳腺组织相连(图 2-4-7)。纤维腺体由腺小叶及其周围纤维组织间质融合而成,FFDM 表现为片状致密影,边缘不清或部分清,不同程度分布于乳腺内。纤维腺体密度的差异与年龄、月经周期、怀孕及哺乳(图 2-4-8)、是否绝经、激素水平、个体差异等多因素有关。美国放射学会影像报告和数据系统(breast imaging reporting and data system,BI-RADS)第五版,根据乳腺组织构成及分布,分为 4 种类型:极度致密型、不均匀致密型、散在纤维腺体型及脂肪型,详见 BI-RADS 分类章节。

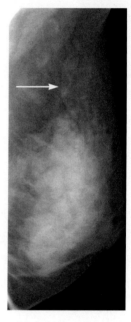

图为左乳 MLO 位,显示纤维腺体组织有一尾部拖向腋窝,即"腋尾部"。

图 2-4-7　正常腋尾部

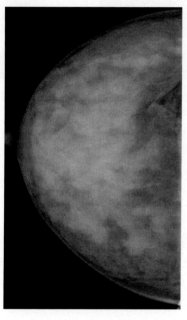

a　　　　　　　　　　b

图为右乳 CC 位及 MLO 位,显示乳腺极度致密、不均,各级导管明显扩张并贮存乳汁,呈弥漫小结节高密度影或粗条状扩张导管影。

图 2-4-8　哺乳期乳腺

九、乳腺后脂肪间隙

乳腺后脂肪间隙位于乳腺浅筋膜深层与胸大肌筋膜之间,厚度 0.5～2 mm,FFDM 该间隙显示率较低,且与乳腺后部的脂肪难以分辨。

十、胸大肌与胸骨肌

胸大肌主要于 MLO 位显示,CC 位显示率仅为 10%～25%。正常胸大肌 FFDM 仅能显示其前缘部分,表现为边缘清晰、前缘向前隆凸,部分密度均匀,但多数其内可见多条纵行线状低密度影,走行于肌间隙之间,为肌间脂肪所致(图 2-4-9)。有时胸骨肌影显示于乳腺内侧,类似乳内肿块(图 2-4-10)。

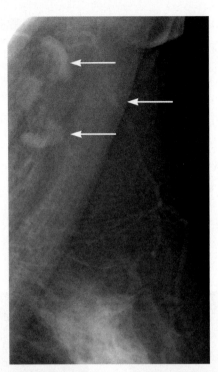

图为左乳 MLO 位局部放大相,显示胸大肌向前隆凸,前缘光整,胸大肌内可见纵行条状低密度影。

图 2-4-9　正常胸大肌及腋部反应性淋巴结

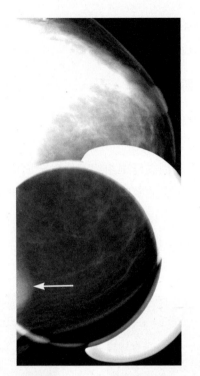

图为局部点片,显示内侧结节影。

图 2-4-10　左乳胸骨肌影

十一、淋巴结

正常腋部淋巴结 MLO 位常见显示,但直径一般小于 1 cm。多数为良性反应性淋巴结。根据其与 X 线的投照关系,于腋前或腋窝软组织内,显示圆形、卵圆形、蚕豆状、环状或半环状影,边缘光整。淋巴结一侧凹陷为"淋巴门",表现为低密度区。由疏松的结缔组织及脂肪组织构成,血管、神经及淋巴管由此进入(图2-4-9)。正常淋巴结大小差异很大,当淋巴结内含大量脂肪组织即脂肪化时,淋巴结可表现为数厘米。正常淋巴结有时可显示于乳腺内,称为乳内淋巴结,乳内淋巴结多位于外上象限,其表现与腋部淋巴结类似,呈环状或者一侧有凹陷的肿块影,边缘光整。

(刘万花)

第 5 节　正常乳腺 MRI 表现

MRI 通过各断面成像,能清晰显示乳腺各组织结构。乳腺组织的 MRI 信号强度因个体的组织特点、所选脉冲序列及所用扫描技术的不同而表现各异。

常用自旋回波序列(SE 序列)平扫:皮下及乳后脂肪组织 T1WI 与 T2WI 均为明显高信号,围绕纤维腺体周围,压脂呈低信号;皮肤及乳晕由于太薄,T1WI 与 T2WI 难以显示,压脂或增强呈均匀等信号(与胸大肌信号相比);Cooper 韧带 T1WI 与 T2WI 在皮下脂肪组织高信号的衬托下清晰可见,均呈短线样低信号;

纤维腺体组织 T1WI 与 T2WI 与胸大肌相比呈等信号,其内混杂程度不等的脂肪组织,导致信号混杂不均,压脂呈不均匀高信号(图 2-5-1a~c);乳腺导管多数不显示,部分以乳头为中心向深部周围放射,T1WI 呈低信号,与纤维腺体组织难以区分,T2WI 及压脂像可显示条状高信号,以压脂像最明显(图 2-5-2),增强扫描正常导管不强化;腋部淋巴结于 T1WI 与 T2WI 均呈低信号,压脂皮质呈明显高信号,淋巴门呈低信号,增强扫描皮质均匀强化,淋巴门不强化(图 2-5-3);血管影于 T1WI 与 T2WI 可显示皮下低信号点状或条状影,压脂可呈高信号(图 2-5-4);MRI 可清晰显示胸大、小肌的形态结构及信号特点,双侧对称、信号均匀、边缘光整(如图 2-5-3)。

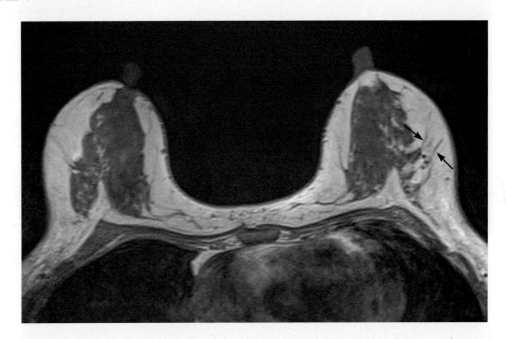

a

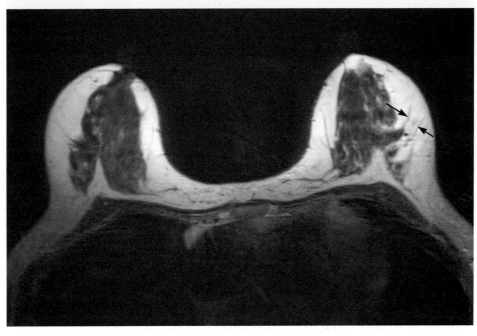

b

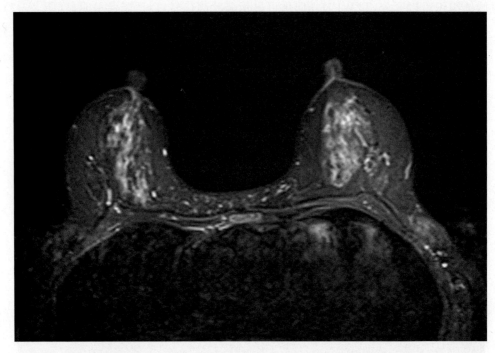

c

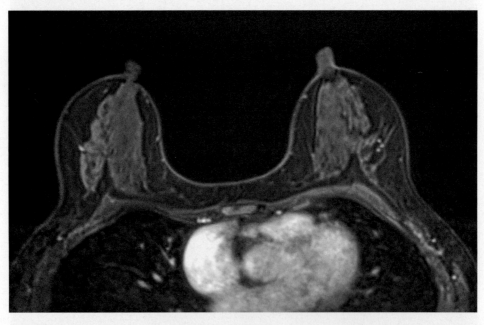

d

a 到 d 分别为 T1WI、T2WI、T2 压脂及增强,显示脂肪组织呈高信号;高信号皮下组织内见多发短条状低信号,左乳外侧明显,为 Cooper 韧带(箭头所示);纤维腺体呈不均匀信号;增强扫描乳头及纤维腺体无强化。

图 2-5-1　正常乳腺 MRI 平扫及增强

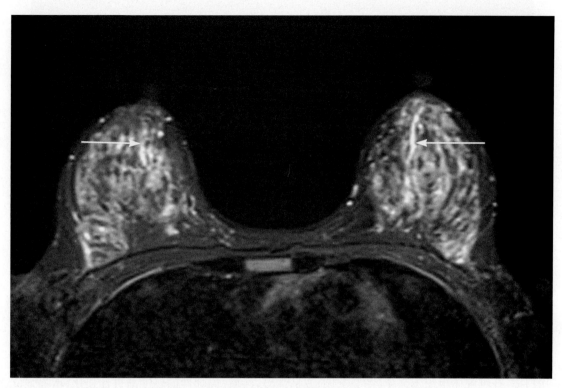

图为 MRI 压脂,显示以乳头为中心,向乳腺内分布的多条高信号影。

图 2-5-2　正常乳腺导管 MRI

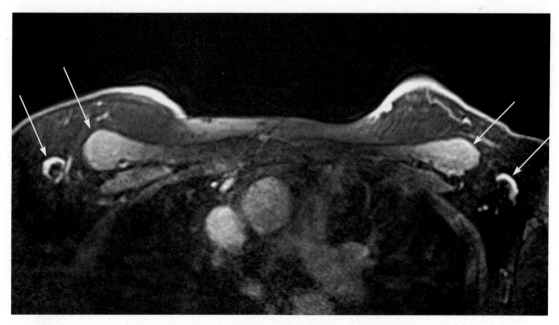

图为 MRI 增强,显示双侧腋部淋巴结皮质均匀强化,淋巴门存在,无强化。

图 2-5-3　正常腋窝淋巴结及胸大肌 MRI

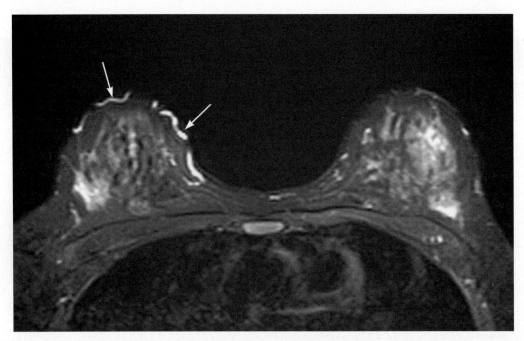

图为 MRI 压脂,显示右乳皮下点状及条状高信号血管影。

图 2-5-4 正常乳腺血管 MRI

增强扫描:纤维腺体组织不强化(图 2-5-1d)或呈弥漫、区域、局灶性的轻度渐进性强化,增强强度多不超过增强前信号强度的 1/3,增强曲线呈流入型,强化峰值出现在延迟期,详见 BI‐RADS 背景强化(图 2-5-5)。纤维腺体强化程度与月经周期有关,经前或经期可呈中到重度强化。乳腺皮肤及脂肪不强化。乳头多数不强化(如图 2-5-1d),少数表现为双侧对称、轻到中度渐进性层状强化(图 2-5-6)或整体强化(图 2-5-5)。

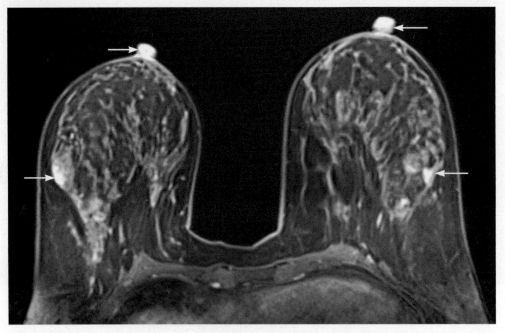

图为 MRI 增强,显示部分区域局灶性强化,双侧乳头对称性整体强化。

图 2-5-5 正常纤维腺体及乳头强化 MRI

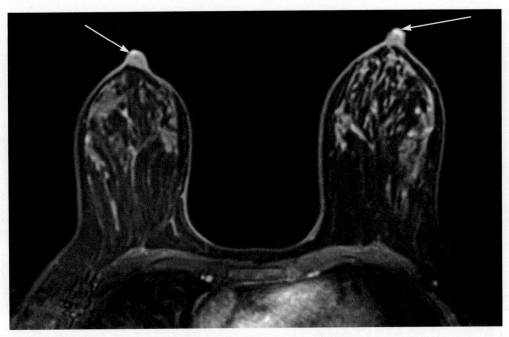

图为 MRI 增强，显示双侧乳头表面对称性层状强化。

图 2-5-6　正常乳头强化 MRI

　　根据乳腺组织构成及分布情况，BI－RADS 分类将乳腺组织分为 4 种类型：极度纤维腺体型、不均匀纤维腺体型、散在纤维腺体型及脂肪型，详见 BI－RADS 章节。

（刘万花）

第 6 节　正常乳腺超声表现

　　高频超声具有较高的分辨率，可清晰显示乳腺各组织结构。依次为：皮肤、乳头、皮下组织、纤维腺体组织、乳后脂肪、胸部肌肉等（图 2-6-1）。

一、皮肤

声像图上呈一条清晰、光滑的线状强回声，厚 1～2 mm（图 2-6-1）。

二、乳晕及乳头

乳晕及乳头处回声减弱，乳头呈低回声区，后方有乳头声影（由垂直于皮肤的输乳管所致）（图 2-6-2）。

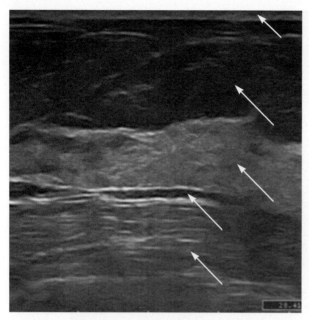

图为灰阶超声成像,从前到后依次显示皮肤、皮下、纤维腺体、乳后间隙及胸大肌各层次。

图 2-6-1　正常乳腺超声(患者,女,27 岁)

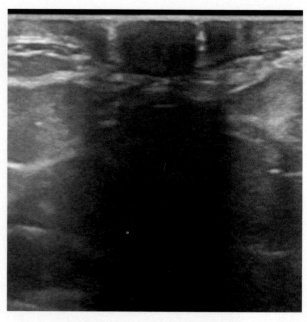

图为乳头超声局部放大相,显示乳头呈低回声,后方伴声影。

图 2-6-2　正常乳头超声(患者,女,34 岁)

三、皮下组织

由脂肪组织、浅筋膜及 Cooper 韧带构成,呈不均质的低回声。脂肪层厚度依个体的年龄及胖瘦程度差异很大,脂肪组织内含有分布不均的纤维结构,呈线条样回声;Cooper 韧带连接皮肤及浅筋膜浅层,呈三角形或线样强回声(图 2-6-3)。

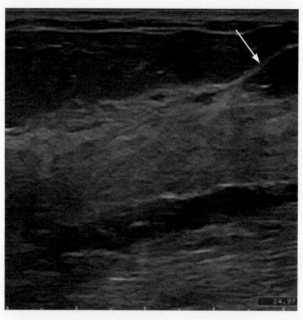

图为灰阶超声成像,从前到后依次显示皮肤、皮下、纤维腺体、乳后间隙及胸大肌各层次,于皮下脂肪层内见条状高回声,为 Cooper 韧带(箭头所示)。

图 2-6-3　正常乳腺超声(患者,女,28 岁)

四、纤维腺体层

腺体层由乳腺小叶、纤维组织、腺管和脂肪等构成。呈较均质中等回声,腺体组织较均匀,近乳晕区厚,远乳晕区逐渐变薄,腺体层边缘不整齐,表面微微隆起,腺体呈中等回声强度的光点或光斑,其内可见低回声的脂肪组织和条状中等回声的纤维组织(图 2-6-1,图 2-6-3)。导管呈圆形或卵圆形暗区,排列不整,有时可呈管状,在导管的径向连续观察时,其自乳腺边缘逐渐向乳头处汇集,乳晕下区域增宽形成乳窦,乳窦内径一般 2～3 mm。乳腺血管呈管状无回声结构,静脉比动脉位置表浅,彩色多普勒血流显像,能够显示其血流信号,乳腺动脉血流频谱呈低速低阻型,静脉为连续性低振幅频谱。正常纤维腺体组织彩色多普勒多无血流信号,少数区域可能表现为少许点状血流信号;弹性成像表现为较低的弹性评分,一般小于 2 分,个别区域可能表现为 3 分(图 2-6-4);正常乳腺剪切波弹性成像,纤维腺体组织平均硬度一般为 10～20 kPa 左右,脂肪一般 5～10 kPa(图 2-6-5)。

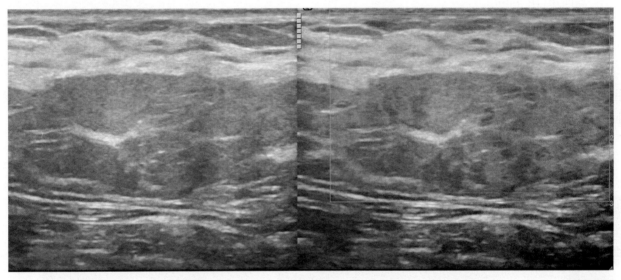

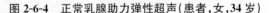

左为正常乳腺灰阶超声,未见异常,右为弹性成像,弹性评分 1 分(右为彩图)。

图 2-6-4　正常乳腺助力弹性超声(患者,女,34 岁)

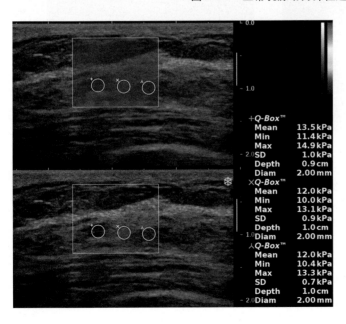

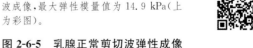

下为灰阶超声,显示正常乳腺,上为剪切波成像,最大弹性模量值为 14.9 kPa(上为彩图)。

图 2-6-5　乳腺正常剪切波弹性成像(患者,女,28 岁)

五、胸大肌及肋骨

胸大肌位于乳腺组织的深层,呈条状均匀实质性的低回声,再深层为肋骨,呈强回声,后方伴声影,肋软骨为边界清晰的卵圆形低回声。

女性一生中,乳腺的发育受内分泌的调节。幼儿期、青春期、妊娠期、哺乳期以及绝经期,各期乳腺的形态及腺体的发育变化较大,不同年龄段的女性声像图的表现不尽相同,因此观察乳腺时,应结合女性的年龄综合考虑。

(一) 青春期乳腺

国人的青春期一般从 12~15 岁开始,在卵巢分泌的雌激素作用下,乳腺和乳晕增大,皮下脂肪组织增生,血管增多,腺管系统以及周围的间质增生。声像图表现:皮下脂肪层为较薄的低回声区,腺体层呈均匀的中、高回声(图 2-6-6)。

(二) 妊娠期乳腺

妊娠早期的乳腺是以增生为主,乳头、乳晕及乳腺肥大、充血,皮肤增厚;孕中期腺体迅速增生,腺体周围结缔组织变薄;孕晚期腺叶扩展,小叶内的导管及腺泡内腔扩大。声像图表现:腺体层增厚,呈均匀的高回声,输乳管明显增宽且分布不均(图 2-6-7)。

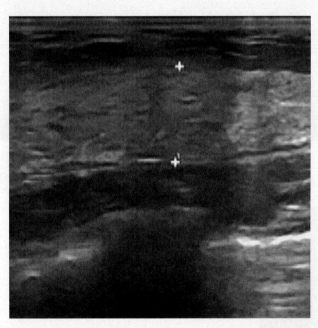

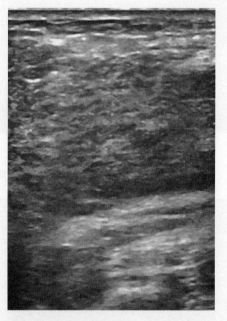

图为灰阶声像图,显示皮下脂肪层为较薄的低回声区,腺体层呈均匀的中、高回声。

图 2-6-6 青春期乳腺超声(患者,女,15 岁)

图为灰阶声像图,声像图显示腺体层增厚,呈均匀的高回声,输乳管明显增宽且分布不均。

图 2-6-7 妊娠期乳腺超声(患者,女,42 岁,妊娠 39w$^+$)

(三) 哺乳期乳腺

哺乳期在泌乳素的影响下,乳腺明显增大,乳腺小叶内腺泡因充满乳汁而明显扩大,腺管增宽。声像图表现:腺体层明显增厚,回声增强,输乳管增宽>3 mm(图 2-6-8)。

(四) 绝经期乳腺

绝经后由于卵巢功能衰退,雌激素及黄体酮水平下降,乳腺逐渐退化,腺体及腺管萎缩但脂肪组织增加。声像图表现:脂肪层较厚,腺体层萎缩变薄,腺体内纤维组织及实质结构形成高回声的花边样结构,乳晕后方偶有致密的高回声腺体组织,如果腺体完全退化,仅残留少许乳腺小梁时,则表现为低回声的脂肪组织内有强回声的线样组织网(图 2-6-9)。

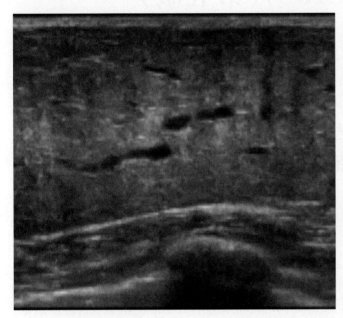

图为灰阶声像图,显示腺体层明显增厚,回声增强,输乳管增宽大于 3 mm。

图 2-6-8　哺乳期乳腺超声(患者,女,22 岁)

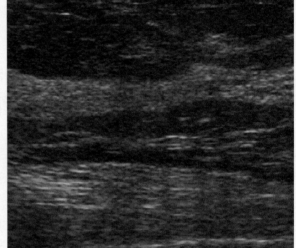

图为灰阶声像图,显示腺体层萎缩变薄,由增厚的脂肪组织取代,少许腺体及纤维组织呈强回声。

图 2-6-9　绝经期乳腺超声(患者,女,75 岁)

BI－RADS 将正常超声乳腺组成构成成分为 3 种类型:均匀背景回声—脂肪、均匀背景回声—纤维腺体、不均匀背景回声。详见 BI－RADS 分类超声部分。

参考文献

[1] Pinheiro LG,Valente PV,Aguiar PH,et al. Internal mammary lymph nodes identification from isolated sternum of human cadaver. Acta Cir Bras,2006;21(6):430~433

[2] Halperin TJ,Fox SE,Caterson SA,et al. Delayed divison of the thoracodorsal nerve:a useful adjunct in breast reconstruction. Ann Plast Surg,2007;59(1):23~25

[3] Tubbs RS,Salter EG,Custis JW,et al. Surgical anatomy of the cervical and infraclavicular parts of the long thoracic nerve. J Neurosurgery,2006;104(5):792~795

(刘万花　高亚琴)

第3章 乳腺影像报告和数据系统 (BI‑RADS)(第五版)

第1节 乳腺 X 线报告和数据系统(BI‑RADS) (第五版)介绍及附图注释

一、乳腺组织构成

最新第五版的 BI‑RADS 与第四版不同,不按照纤维腺体与脂肪的百分比进行分类,而是按照纤维腺体组织的多少及分布进行分类,具有更好的临床实用价值。分为以下四类:

ACR a 类:乳腺几乎全是脂肪构成,此型对病变的显示具有很高的敏感性;ACR b 类:散在纤维腺体型,此型为乳腺内连续散在分布一些稀薄的纤维腺体组织;ACR c 类:不均匀致密型,此型为有些区域足够致密,可能会掩盖一些小肿块;ACR d 类:极度致密型,此型会降低 X 线摄影的敏感性(图 3-1-1)。

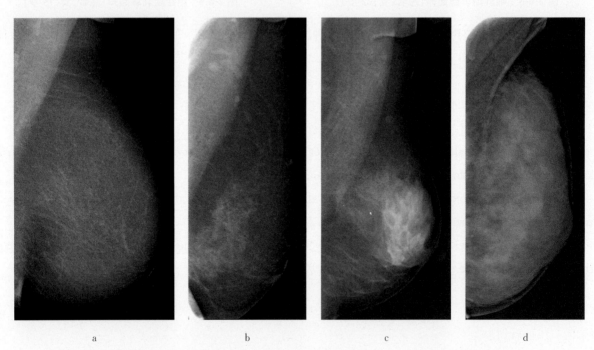

a 为几乎全是脂肪型 ACR a;b 为散在纤维腺体型 ACR b;c 为不均匀致密型 ACR c;d 为极度致密型 ACR d。

图 3-1-1 乳腺组织构成

二、常见征象

(一) 肿块

在两个不同投照位置均可见的占位性病变,有鼓出的边缘,以边缘征象对判断肿块的性质最为重要。仅在一个投照位置上见到的可疑致密影称"非对称"。肿块的描述包括 3 个方面:形态、边缘和密度。

肿块形态:有圆形(图 3-1-2)、卵圆形(图 3-1-3)及不规则形(图 3-1-4),不规则形多为恶性表现,前两种形态要结合其他征象综合考虑诊断。

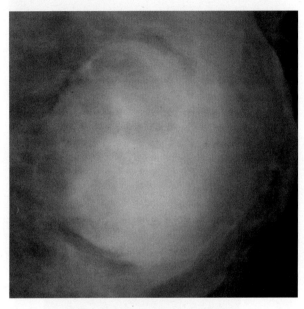

图为病灶局部放大相,显示圆形肿块。

图 3-1-2　纤维腺瘤(患者,女,17 岁)

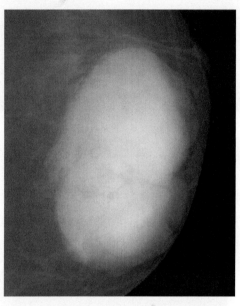

图为病灶局部放大相,显示卵圆形肿块影。

图 3-1-3　良性叶状肿瘤(患者,女,65 岁)

肿块边缘:对诊断病变的性质最为重要,包括以下五种描述:清晰、遮盖状、小分叶、模糊和星芒状。

边缘清晰:是指超过 75% 的肿块边界与周围正常组织分界清晰、锐利,剩下的边缘可被周围腺体遮盖,代表良性表现(图 3-1-3);遮盖状是指肿块被其上方或邻近的正常组织遮挡,一般用在报告者认为这个肿块的边界是清晰的,仅仅是被周围腺体遮住的情况(如图 3-1-2,病灶部分边缘被遮盖);小分叶表现为边缘呈小波浪状改变(图 3-1-5),是可疑恶性征象;模糊是由病灶本身向周围浸润而引起的边界不清晰,而不是由于周围腺体遮盖所为,为可疑恶性征象(如图 3-1-4);星芒状是从肿块边缘发出的放射状线影(图 3-1-6),为非常可疑的恶性征象。对鉴别边缘遮盖和模糊有时会有一定困难,但却是非常重要的,前者多为良性改变,而后者多是恶性征象,通过局部加压

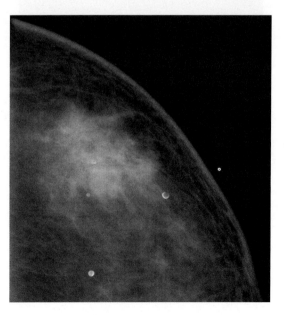

图为病灶局部放大相,显示肿块呈不规则形。

图 3-1-4　浸润性导管癌(患者,女,67 岁)

摄影或断层成像对鉴别边缘征象有帮助。

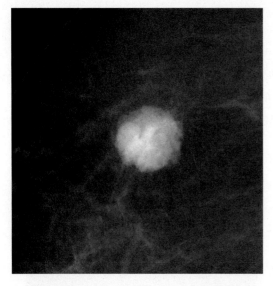

图为病灶局部放大相,显示肿块边缘呈波浪状改变。

图 3-1-5 黏液腺癌(患者,女,64 岁)

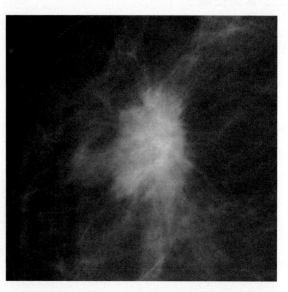

图为病灶局部放大相,显示肿块边缘向周围浸润造成边缘模糊并见星芒影。

图 3-1-6 浸润性导管癌(患者,女,63 岁)

肿块密度:以肿块与其周围相同体积的乳腺组织相比,分为高密度(图 3-1-6)、等密度(图 3-1-7)、低密度(不包括脂肪密度)和脂肪密度(图 3-1-8)4 种描述。大多数乳腺癌呈高或等密度;极少数乳腺癌可呈低密度;乳腺癌不含脂肪密度,脂肪密度为良性表现。

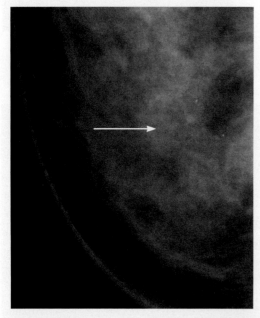

图为病灶局部放大相,显示内侧与局部腺体相比等密度肿块。

图 3-1-7 浸润性导管癌(患者,女,46 岁)

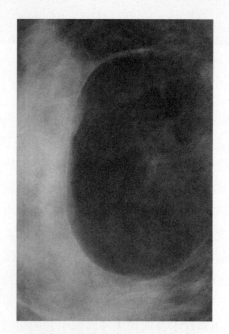

图为病灶局部放大相,肿块呈脂肪密度。

图 3-1-8 脂肪瘤(患者,女,45 岁)

(二) 钙化

乳腺良性钙化常比恶性钙化大。恶性钙化常微小,需要放大来帮助显示。对钙化的描述从形态和分布两方面进行。良性钙化在书写报告时可不描写,但当这些钙化可能会引起另外医师误解时,这些良性钙化需要描述。

形态上钙化分为典型良性钙化及可疑恶性钙化2种。

典型良性钙化:有以下9种典型表现:① 皮肤钙化(图3-1-9),较粗大,典型者中心透亮,不典型者可借助切线投照予以鉴别;② 血管钙化(图3-1-10),表现为钙化呈管状或轨道状;③ 粗糙或爆米花样钙化(图3-1-11),钙化直径常大于2~3 mm,为纤维腺瘤钙化的特征表现;④ 粗棒状钙化,钙化连续呈棒杆状,偶可呈分支状,直径通常大于1 mm,可能呈中央透亮改变,边缘光整,沿着导管分布,聚向乳头,常为双侧乳腺分布,多见于分泌性病变(图3-1-12);⑤ 圆、点状(图3-1-13、图3-1-14)钙化,圆形钙化大于1 mm,点状钙化小于1 mm甚至0.5 mm,常位于小叶腺泡中,成簇分布者要引起警惕;⑥ 环形钙化(图3-1-15),多见于脂肪坏死、囊肿或导管内分泌物碎屑钙化,偶见于纤维腺瘤;⑦ 钙奶样钙化(图3-1-16)为囊肿内钙化,在头尾位(CC位)表现可不明显,呈绒毛状或不定形状,在MLO或ML位容易显示,根据囊肿形态及钙化程度不同而表现为新月形、曲线形、线形或茶杯征,钙化形态随体位而变化是这类钙化的特点;⑧ 缝线钙化是由于钙质沉积在缝线材料上所致,尤其在放疗后常见,典型者为线形或管形,绳结样改变常可见到;⑨ 营养不良性钙化常见于放疗或外伤后,钙化形态不规则,多大于0.5 mm,可呈中心透亮改变。

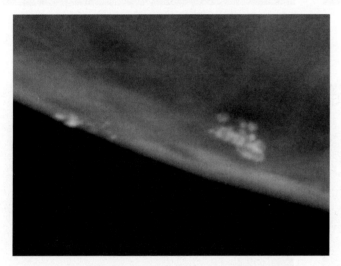

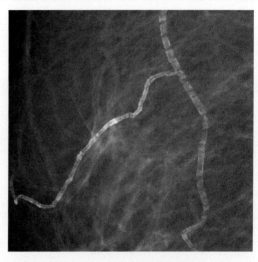

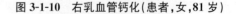

图为病灶切线位局部放大,显示钙化粗大,部分钙化中心透亮。

图3-1-9 皮肤钙化(患者,女,63岁)

图为局部放大相,显示血管呈管状及轨道状钙化。

图3-1-10 右乳血管钙化(患者,女,81岁)

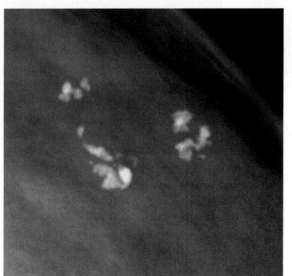

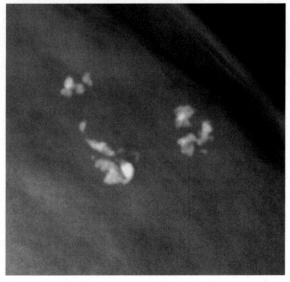

图为局部放大相,显示钙化呈爆米花样。

图3-1-11 纤维腺瘤(患者,女,38岁)

图为局部放大相,钙化呈棒状,沿导管分布,向乳头聚拢。

图3-1-12 导管扩张症所致分泌性钙化(患者,女,56岁)

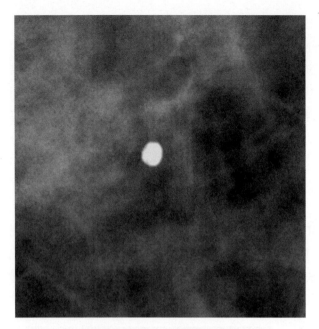

图为钙化局部放大相,显示圆形钙化。

图 3-1-13 圆形钙化

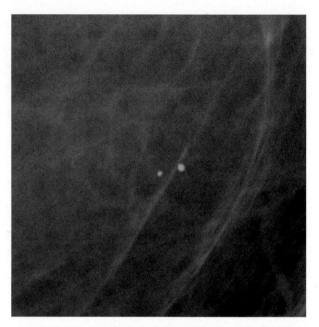

图为局部放大相,显示点状钙化。

图 3-1-14 点状钙化

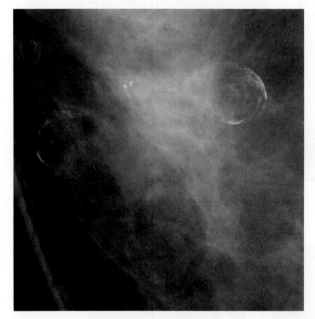

图为局部放大相,显示多个圆形低密度影,部分周边呈环形钙化。

图 3-1-15 脂肪假体注入后发生脂肪坏死所致(患者,女,46 岁)

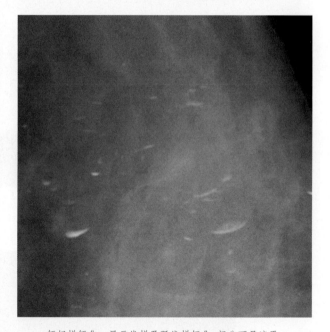

钙奶样钙化。显示线样及弧线样钙化,部分可见液平。

图 3-1-16 囊性增生(患者,女,40 岁)

可疑恶性钙化:可疑恶性钙化包括模糊不定形、粗糙不均质、细小多形性及细线样或线样分支状 4 种。模糊不定形钙化(图 3-1-17),形态上常小而模糊无典型形态特征,弥漫性分布常为良性表现,而成簇、区域性分布、线样和段样分布需提请临床活检。粗糙不均质钙化(图 3-1-18),表现为不规则、密度较高、大小 0.5～1 mm 之间,可能为恶性改变,也可出现在良性的纤维化、纤维腺瘤和外伤后的乳腺中,需结合分布情况考虑。细小多形性钙化(图 3-1-19):比模糊不定型钙化显示清晰,具有独立的形态,直径常<0.5 mm,没有线样或线

样分支状钙化。线样或线样分支状钙化(图 3-1-20)表现为不规则且细而不连续的线样钙化,偶尔可见分支,直径<0.5 mm,这些征象提示钙化是从被乳腺癌侵犯的导管腔内形成。

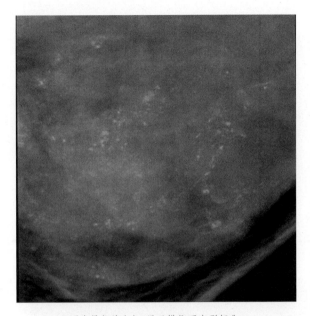

图为局部放大相,显示模糊不定形钙化。

图 3-1-17　腺病(患者,女,26 岁)

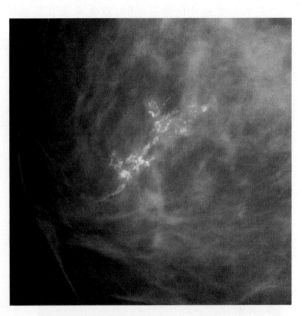

图为局部放大相,呈粗糙不均质钙化。

图 3-1-18　浸润性导管癌(患者,女,57 岁)

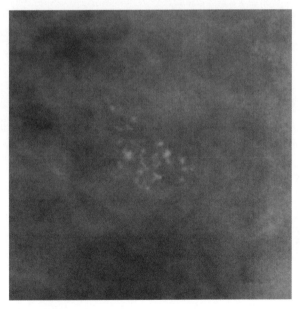

图为局部放大相,显示细小多形性钙化,无线样钙化。

图 3-1-19　浸润性导管癌(患者,女,39 岁)

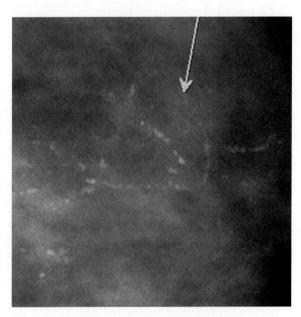

图为局部放大相,显示线样、分支状钙化。

图 3-1-20　浸润性导管癌(患者,女,51 岁)

　　钙化分布特征:常对提示乳腺病变的病理类型有帮助,根据其与恶性的危险性由低到高的顺序分为以下 5 种:① 弥漫分布,指钙化随意分散在整个乳腺,这样分布的点样钙化多为良性改变,常为双侧性;② 区域分布(图 3-1-21),是指较大范围(最大径线>2 cm)分布的钙化,常超过一个象限,这种钙化分布特点需结合形态综合考虑;③ 成簇分布(图 3-1-19)是指至少有 5 枚钙化占据在一个最大径线≤1 cm 的空间内或较多的钙化占据在最大径线≤2 cm 的范围内,良恶性病变都可以有这样的表现;④ 线样分布,钙化排列成线形,可见分支点,提示源于一支导管,多为恶性改变;⑤ 段样分布(图 3-1-22),常提示病变来源于一支或多支分支导管,也可能发生在一叶或一个段叶以上的多灶性癌,尽管良性分泌性病变也会有段样分布的钙化,但如果钙化的形态不是特征性良性时,首先考虑其为恶性钙化。

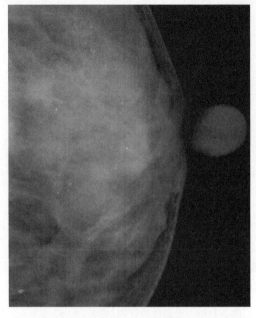

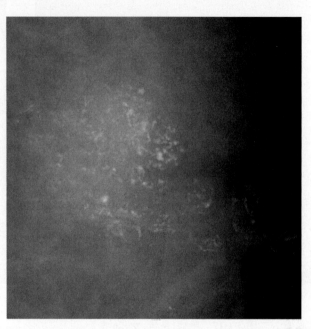

图为局部放大相,区域性分布点状钙化。显示钙化范围较大,超过一个象限。

图为局部放大相,段样分布钙化。显示钙化呈尖端指向乳头的三角形段样分布。

图 3-1-21 腺病(患者,女 41 岁)

图 3-1-22 浸润性导管癌(患者,女,45 岁)

(三) 结构扭曲

结构扭曲是指正常结构的变形失常但无明确的肿块可见,包括从一点发出的细线或毛刺影,可伴局部乳腺实质退缩、扭曲或变直。结构扭曲也可以是一种伴随征象。如果没有局部的手术和外伤史,结构扭曲可能是恶性或放射状瘢痕的征象,应提请临床切除活检(图 3-1-23)。

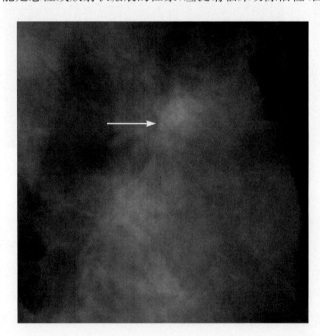

图为病灶局部放大相,显示从一点发出的条索状影,为结构扭曲。

图 3-1-23 浸润性小叶癌(患者,女 33 岁)

(四) 非对称影

非对称影是指单侧乳腺可见纤维腺体组织堆积,但又不满足肿块的定义。包括非对称、局灶性非对称、大范围非对称及进展性非对称。① 非对称:是仅在一个投照位置显示某个区域纤维腺体堆积或病变密度,多为正常组织重叠所致。② 局灶性非对称:两个投照均可见,非组织重叠所致,需要与肿块鉴别(图 3-1-24)。它可能代表一个正常的乳腺岛,尤其当其中含有脂肪组织时。当其缺乏特征性的良性征象时,需要进一步检查,由此可能会显示一个真性肿块或明显的结构扭曲改变。③ 大范围非对称:与对侧乳腺组织比较方能做出判断,范围超过一个象限,密度较正常乳腺组织为高或有较明显的导管可见,无肿块形成,无结构扭曲,无伴随钙化,通常为正常变异所致或为替代性激素治疗的结果。但当与临床触及的肿块相吻合时,则可能有临床意义(图 3-1-25)。④ 进展性非对称:与以前检查比较新发、增大或变得更明显的非对称。

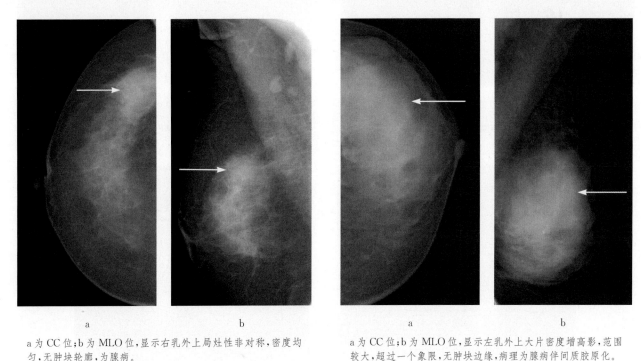

a 为 CC 位;b 为 MLO 位,显示右乳外上局灶性非对称,密度均匀,无肿块轮廓,为腺病。

a 为 CC 位;b 为 MLO 位,显示左乳外上大片密度增高影,范围较大,超过一个象限,无肿块边缘,病理为腺病伴间质胶原化。

图 3-1-24　右乳局灶性非对称(患者,女,39 岁)　　**图 3-1-25　左乳大范围非对称(患者,女,46 岁)**

三、伴随征象

伴随征象是与肿块、非对称或钙化伴发的征象,部分也可单独发生。包括皮肤凹陷、乳头凹陷、皮肤增厚大于 2 mm、小梁增粗、腋淋巴结肿大(图 3-1-26)。

四、特殊征象

有些特殊征象表现非常典型,不需要详细描述,如乳腺内淋巴结(图 3-1-27)或皮肤痣(图 3-1-28)。

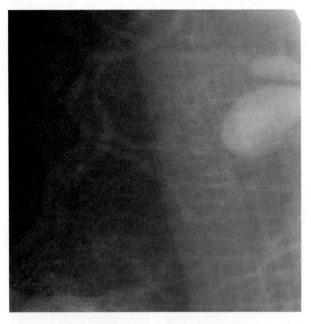

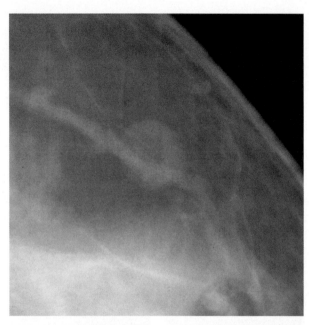

显示右腋窝淋巴结密度增高,淋巴门消失。

图 3-1-26 右腋窝淋巴结肿大(患者,女,46 岁)

图为 CC 位局部放大相,显示圆形肿块影,中心呈低密度,为淋巴门。

图 3-1-27 左乳内淋巴结(患者,女 29 岁)

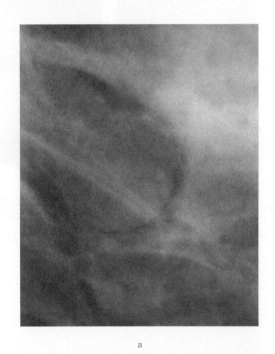

a   b

a 为局部放大相,显示乳内肿块影;b 为病灶切线位显示为从皮肤向外突起的皮肤痣。

图 3-1-28 左乳皮肤痣投照于乳腺内(患者,女 42 岁)

五、评估及处理意见

纳入评估分类后临床上才算是有效的 X 线报告,并对患者的处理提出合理化建议,最终的诊断必须对每个病变进行分类评估才算完整。

表 3-1-1 BI‑RADS 评估分类和处理建议

评 估	处 理	恶性几率
0 类:评估未完成—需要其他或以前影像学检查进一步评估	建议其他影像学检查或与老片比较	N/A
1 类:阴性,没有需要特别说明的	定期常规乳腺筛查	恶性几率基本为 0%
2 类:良性	定期常规乳腺筛查	恶性几率基本为 0%
3 类:可能为良性	建议短期(6 个月)或继续随访	恶性几率>0%,但≤2%
4 类:可疑恶性	建议组织学诊断	恶性几率>2%,但<95% 4A:>2% 至≤10% 4B:>10% 至≤50% 4C:>50% 至<95%
5 类:高度提示恶性	建议组织学诊断	恶性几率≥95%
6 类:已活检证实为恶性	选择临床合适机会手术切除	N/A

BI‑RADS 0:评估未完成。

需要其他影像检查进一步评估或与前片比较。常在普查情况下应用,在完全的影像学检查后以及与前片比较后则很少用。推荐的其他影像检查方法包括局部加压摄影、放大摄影、特殊投照体位摄影、超声及 MRI 等。

BI‑RADS 1:阴性,没有需要特别说明的。此类恶性几率基本为 0%。

1 类表现为双侧乳腺对称,无肿块、结构扭曲及可疑钙化发现。

BI‑RADS 2:良性表现。此类恶性几率基本为 0%。

2 类为良性表现,包括保乳术后的随访、钙化的纤维腺瘤(图 3-1-29)、多发的分泌性钙化(图 3-1-12)、含脂肪的病变,如脂性囊肿(图 3-1-30)、脂肪瘤(如图 3-1-8)、积乳囊肿及错构瘤(图 3-1-31)、乳腺内淋巴结(如图 3-1-27)、血管钙化(图 3-1-10)、置入假体、有手术史的结构扭曲及双侧反应性或感染导致的淋巴结肿大等。总的来说,无恶性的 X 线征象。尽管存在良性病灶,但当报告中未加以描述时,分类应为 1 类。2 类良性病灶不推荐进一步行 MRI 检查。

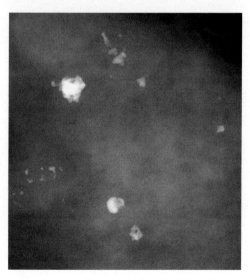

病灶为局部放大相,显示多发肿块,部分肿块边缘清晰,部分遮盖,部分肿块内伴粗大钙化,部分肿块完全钙化,为纤维腺瘤。

图 3-1-29 BI‑RADS 2 类

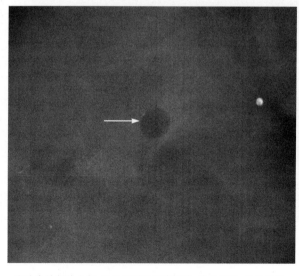

病灶为局部放大相,显示圆形低密度肿块,境界清晰,脂性囊肿。

图 3-1-30 BI‑RADS 2 类(患者,女,39 岁)

BI－RADS 3：可能为良性。此类评估恶性概率≤2%，但又不是恶性率几乎为 0%的典型良性病灶。

　　3 类包括触及不到的境界清晰的肿块伴或不伴有点状钙化(除外囊肿、乳内淋巴结及其他良性病灶)(图 3-1-32)；境界清晰无钙化的单发肿块,且超声提示典型的纤维腺瘤(图 3-1-33)、局灶性非对称、孤立成簇的点状钙化(图 3-1-34)。

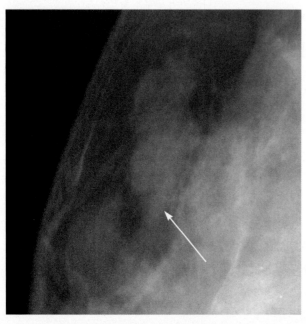

图为局部放大相,显示不均匀等、低密度混杂肿块影,病理为错构瘤。

图 3-1-31　BI－RADS 2 类(患者,女 45 岁)

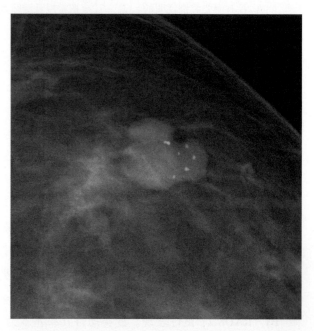

图为局部放大相,显示触及不到境界清晰的肿块伴点状钙化,病理为纤维腺瘤。

图 3-1-32　BI－RADS 3 类(患者,女,57 岁)

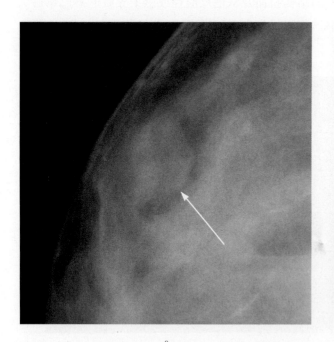

a

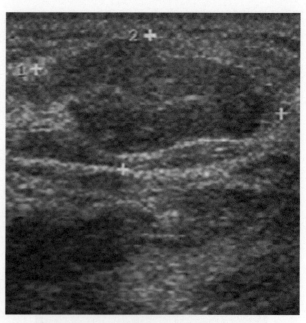

b

a 为局部放大相,显示境界清晰的肿块。b 为超声,显示低回声肿块,边缘清晰,提示典型纤维腺瘤表现。病理为纤维腺瘤。

图 3-1-33　BI－RADS 3 类(患者,女,36 岁)

3类处理原则先两个短期(6个月)随访,病灶稳定的话,之后12个月间期随访至2年甚至更长时间,以确定其长期稳定。2年或3年的稳定后,可将原先的3类判读为2类。这一分类用在完全的影像评价之后,一般不建议用在首次普查中;对临床扪及肿块的评价用这一分类不合适;对3类病变在随访中出现增大,应建议活检而不是继续随访。3类病灶不推荐进一步MRI检查。

BI－RADS 4:可疑恶性。恶性几率>2%,但<95%。

4类病灶没有典型的恶性表现,但有足够的怀疑征象判定需要活检。单侧可疑恶性的淋巴结肿大,而乳腺内未发现异常时,应归为4类,进行活检(如图3-1-26)。4类细分为4A、4B及4C。

① 4A:需活检但恶性可能性较低的病变。对活检或细胞学检查为良性的结果比较可以信赖,可以常规随访或半年后随访。包括部分边缘清晰而B超提示可能为不典型纤维

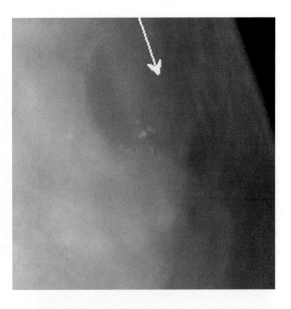

图为局部放大相,显示成簇点状钙化,病理为腺病。

图 3-1-34　BI－RADS 3 类(患者,女,40 岁)

腺瘤的肿块(图3-1-35)、可触及的复合囊肿和可扪及的脓肿(图3-1-36)均归在这一亚类。

② 4B:中度恶性可能。对这组病变穿刺活检结果可信度的认识,放射科医师和病理科医师达成共识很重要。包括单发成簇的不定型钙化或细小多形性钙化(如图3-1-19)、难以归类的单发边缘模糊的肿块(图3-1-37)。

③ 4C:更进一步怀疑为恶性,但还未达到5类那样典型的一组病变。包括新发成簇的细小线样钙化(图3-1-38)及新发模糊不规则的单发肿块(图3-1-39)。对4C类,病理穿刺为良性结果的,则应对病理结果作进一步的评价以明确诊断。

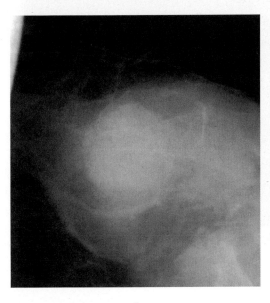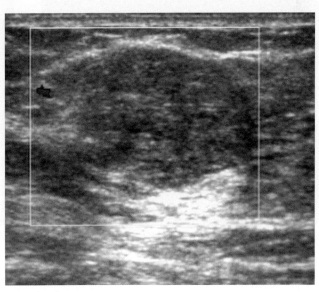

a 　　　　　　　　　　　　　　　　　　　b

a为病变局部放大相,显示边缘部分模糊肿块。b为超声成像,显示不均匀低回声,边缘部分模糊,边缘见一点状血流信号。病理为纤维腺瘤(b为彩图)。

图 3-1-35　BI－RADS 4A 类(患者,女,34 岁)

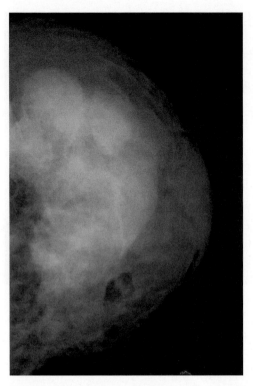

图为左乳 CC 位,临床扪及明显肿块,手术为乳腺炎伴脓肿形成。

图 3-1-36　BI－RADS 4A(患者,女,32 岁)

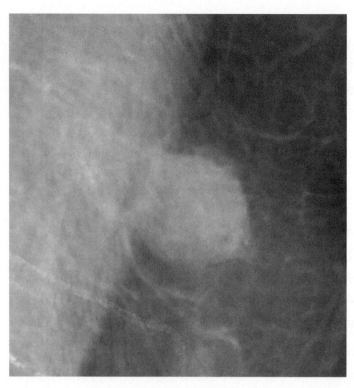

图为 MLO 位局部放大相,显示圆形边缘模糊的肿块。浸润性导管癌。

图 3-1-37　BI－RADS 4B(患者,女 58 岁)

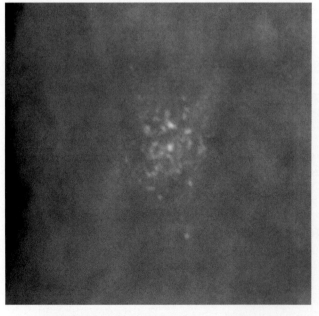

图为病灶局部放大相。显示成簇细小线样钙化。浸润性导管癌。

图 3-1-38　BI－RADS 4C(患者,女,49 岁)

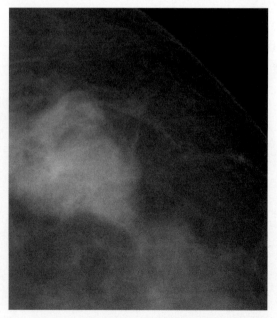

图为 CC 位病灶局部放大相。显示边缘模糊不规则肿块影。浸润性导管癌。

图 3-1-39　BI－RADS 4C(患者,女,50 岁)

BI－RADS 5：高度提示恶性,恶性几率≥95%。

　　5 类病变有高度的恶性可能性,应该采取适当的措施。包括以下几个组合征象:形态不规则＋星芒状边缘＋高密度肿块(图 3-1-40)、细小线样或分支样钙化＋段样或线样分布(图 3-1-22)、不规则星芒状边缘肿块＋多形性钙化(图 3-1-41)。需强调只有满足上述几组征象才能判为 5 类,如果仅有上述一个征象判为 4C。

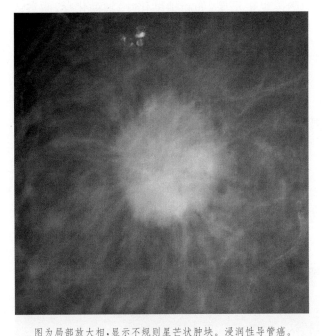

图为局部放大相,显示不规则星芒状肿块。浸润性导管癌。

图 3-1-40　BI－RADS 5 类(患者,女 80 岁)

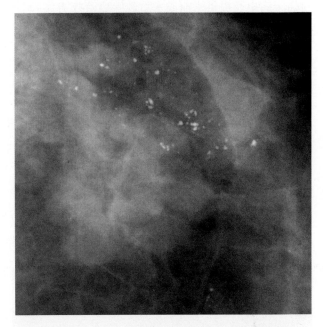

图为局部放大相,显示不规则肿块伴钙化。浸润性导管癌。

图 3-1-41　BI－RADS 5 类(患者,女,62 岁)

BI－RADS 6:已活检证实为恶性。

对未完全切除的恶性病变及行新辅助化疗检测疗效的病人判为 6 类。对手术切缘阳性、除了术后瘢痕,未发现其他异常及除了已知的癌另外发现的可疑恶性病灶(应判为 4 或 5)不能判为此类。

参考文献

ACR BI－RADS ATLAS-MAMMOGRAPHY. 2013,5th edition.

(叶媛媛　刘万花)

第 2 节　乳腺 MRI 报告和数据系统(BI－RADS)
(第二版)介绍及附图注释

乳腺 MRI 报告的结构包括:检查的适应证、MRI 技术参数,乳腺整体结构的简明描述,如组织构成及背景实质强化(background parenchymal enhancement,BPE),对重要表现的详细描述(包括形态、分布和血流动力学特征),以及各种生理、参数图结果,与既往检查的比较,评估和处理意见。

一、乳腺 MRI 检查的适应证

简要描述检查适应证(如高危人群的筛查、良性病变的随访、乳腺癌新辅助化疗评价、新患乳腺癌的评估）。由于 BPE 受周期性激素变化影响，最好能提供月经周期记录，绝经前妇女提供准确的月经周期，简要的临床病史及提供术前或术后乳腺癌治疗方案，对图像的判读也很重要（如新辅助化疗、辅助化疗、激素或放射治疗）。

二、MRI 技术

详细描述见 MRI 检查技术章节。MRI 扫描至少需要一个 T2WI 的亮水序列、钆剂增强前后的 T1WI 序列（要有脂肪抑制），双侧乳腺同时成像，减影成像和其他后处理技术和参数分析。MRI 扫描最佳时间为月经周期的第二周。

三、乳腺构成描述

根据纤维腺体组织(fibroglandular tissue,FGT)的量及分布情况将乳腺组织构成分为 4 类：ACR a. 脂肪型；ACR b. 散在纤维腺体型；ACR c. 不均匀纤维腺体型；ACR d. 极度纤维腺体型（图 3-2-1）。

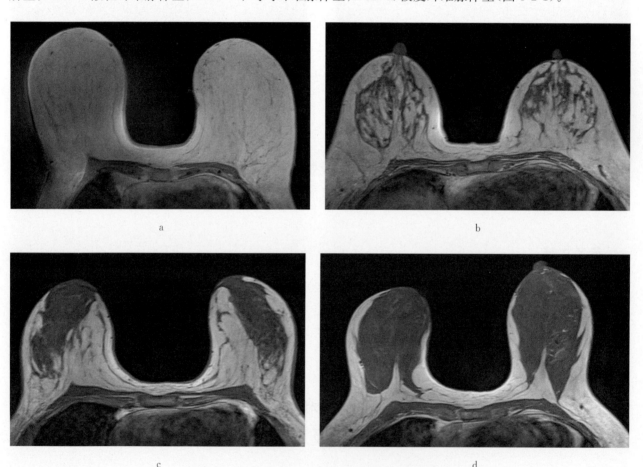

a. ACR a 脂肪型；b. ACR b 散在纤维腺体型；c. ACR c 不均匀纤维腺体型；d. ACR d 极度纤维腺体型；a,b,c,d 分别为横断位 T1WI 像。

图 3-2-1 乳腺构成分类

以上 4 种乳腺组成分型是通过目测压脂或不压脂 T1WI 评估乳腺腺体组织含量及分布进行定义的。如果双侧乳腺看起来 FGT 不等量，则取 FGT 最多一侧的乳腺应用于分类。

四、乳腺背景实质强化

背景实质强化分为4类:a. 几乎没有(minimal);b. 少量(mild);c. 中等(moderate);d. 显著(marked)(图3-2-2)。

背景实质强化是指纤维腺体组织的正常强化,是通过目测注射造影剂后第一个序列FGT的强化来定义的,包括增强的分布及信号强度。如果双侧乳腺BPE明显不等,则取BPE最明显的乳腺应用于分类。因治疗会改变单侧或双侧乳腺BPE,因此报告中应加以描述。虽然目测BPE可能有相当的变异度,但不推荐基于百分比或者四分位的分类。虽然MRI上对BPE容积及信号进行定量是可行的,但是目前还缺乏强有力的文献数据支持。BPE属于正常表现,呈渐进性强化,与是否绝经无关,黄体期最明显,与FGT的量并非一定有关,BPE一般不会降低乳腺癌的检出率,但会增加召回率,不需要短期随访。双侧扫描时,尽量描述BPE是否对称。非对称是指一侧乳腺比另一侧强化更明显,对称指双侧为镜像图像。对不能判定为BPE的正常变异或者受激素影响的短暂强化应短期(2～3月)随访。

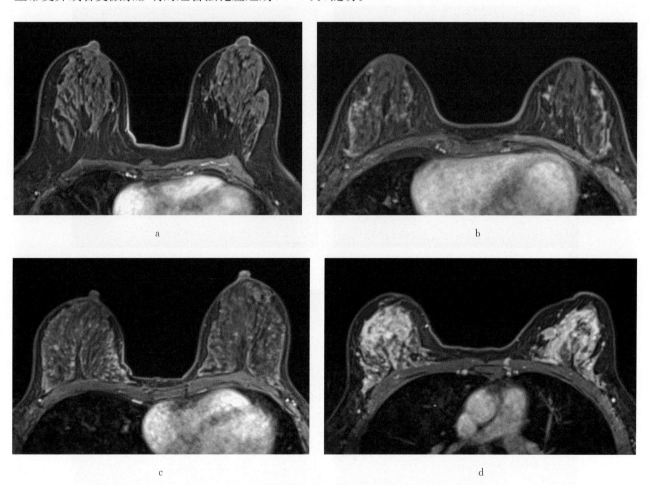

a. 几乎没有(minimal);b. 少量(mild);c. 中等(moderate);d. 显著(marked);a,b,c,d为横断位MRI增强像。

图3-2-2　乳腺背景实质强化分类

五、乳腺假体

如果乳腺内有假体应该在报告中陈述,包括假体的成分(生理盐水、硅胶或其他)、单腔或多腔及异常表现(详见乳腺假体章节)。

六、详尽描述重要表现

1. 大小

肿块要测量最长径线值及与最长径线垂直的最大距离。腋窝淋巴结要测量短轴的最大距离。

2. 位置

肿块要描述右或左;乳腺象限和时钟位置(或中央、乳晕下、腋尾);距离乳头、皮肤或胸壁的距离都要相应描述。

3. 异常强化表现

(1)灶点状强化(focus):灶点状强化由于病灶太小,多数不足以描述其形态及特征,没有明确的占位效应,需要随访。单发的良性灶点状强化特征:T2WI呈高信号、有脂肪门、呈流入型曲线及随访稳定(图3-2-3)。单发的恶性灶点状强化特征:T2WI不亮、没有脂肪门、流出型曲线及随访病灶增大或新出现的病灶(图3-2-4)。多点的强化常为BPE的一种表现。

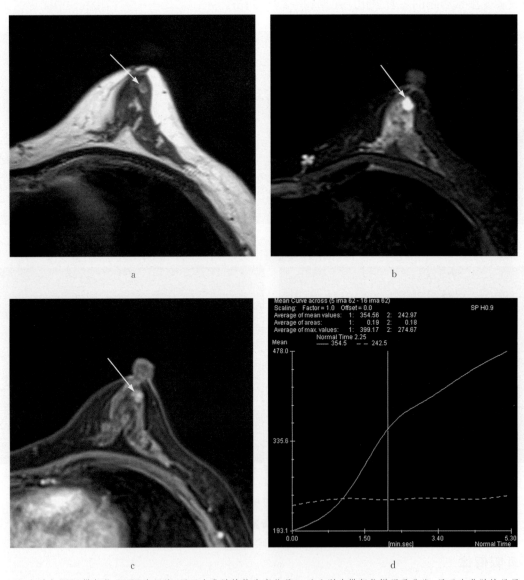

a,b分别为MRI横断位T2WI和压脂,显示左乳肿块均为高信号;c,d分别为横断位增强及曲线,显示左乳肿块呈早期缓慢均匀强化,动态增强曲线呈流入型,为纤维腺瘤。

图3-2-3 灶点状强化(患者,女,46岁)

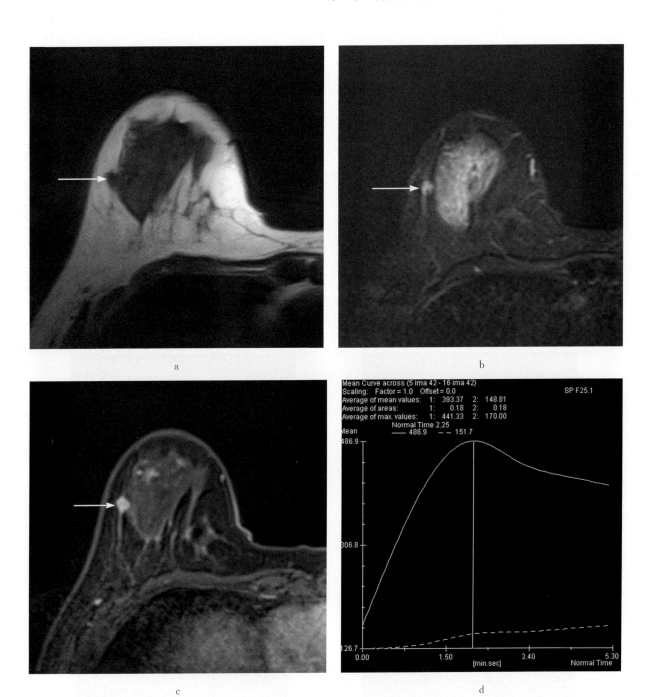

a为横断位T2WI,显示右乳肿块为低信号,b为横断位压脂,肿块为略高信号,c,d分别为横断位增强及曲线,显示右
乳肿块呈早期快速强化,动态增强曲线呈流出型,为浸润性导管癌。

图3-2-4 灶点状强化(患者,女,38岁)

(2)肿块(mass):占位性病变,可以推挤或者牵拉周围乳腺组织。肿块形状:分为卵圆形(图3-2-5);圆形(图3-2-6)及不规则形(图3-2-7)。边缘分为清晰(图3-2-5～3-2-6)及不清晰,不清晰包括不规则(图3-2-7)及毛刺(图3-2-8)。内部强化特征分为均匀(图3-2-9)、不均匀(图3-2-10)、环形强化(图3-2-11)、低信号分隔(图3-2-12)。

(3)非肿块样强化:是指一个范围或大或小的非肿块区域强化,与周围正常的乳腺组织是可以分离开的。其分布特征包括局灶(图3-2-13)、线样(图3-2-14)、段样(图3-2-15)、区域(图3-2-16)、多区域、弥漫(图3-2-17)。内部强化模式分为均匀(图3-2-18)、不均匀(图3-2-19)、集簇状(图3-2-20)、簇环状(图3-2-21)。

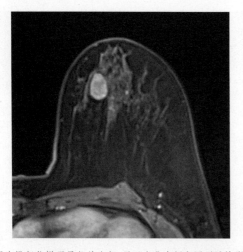

图为横断位增强局部放大相,显示左乳内侧卵圆形肿块影。

图 3-2-5　纤维腺病伴间质黏液变性(患者,女,53 岁)

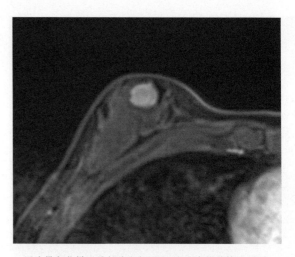

图为横断位增强局部放大相,显示右乳内侧肿块呈圆形。

图 3-2-6　纤维腺瘤(患者,女,18 岁)

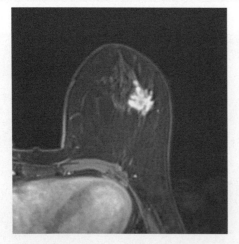

图为横断位增强局部放大相,显示左乳外侧肿块呈不规则形。

图 3-2-7　浸润性导管癌(患者,女,58 岁)

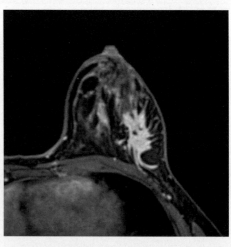

图为横断位增强像,显示左乳外侧肿块伴边缘毛刺。

图 3-2-8　浸润性小叶癌(患者,女,38 岁)

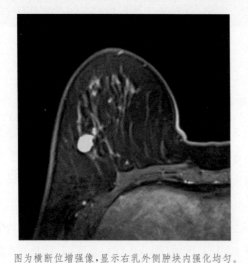

图为横断位增强像,显示右乳外侧肿块内强化均匀。

图 3-2-9　腺病伴纤维腺瘤形成(患者,女,51 岁)

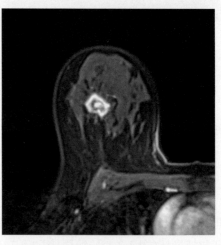

图为横断位增强像,显示右乳外侧肿块内强化不均匀。

图 3-2-10　浸润性导管癌(患者,女,60 岁)

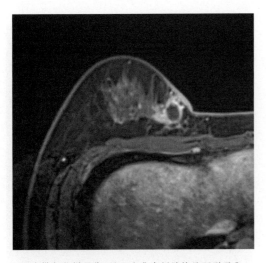

图为横断位增强像,显示右乳内侧肿块呈环形强化。

图 3-2-11 浸润性导管癌(患者,女,30 岁)

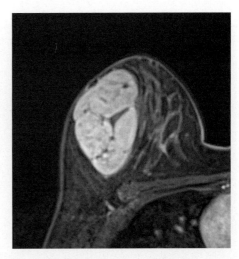

图为横断位增强像,显示右乳外侧肿块内低信号分隔。

图 3-2-12 幼年性纤维腺瘤(患者,女,15 岁)

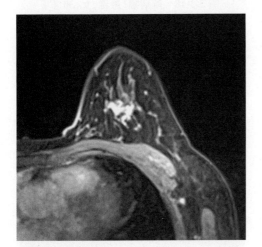

图为横断位增强像,显示左乳内侧局灶分布非肿
块样强化。

图 3-2-13 导管原位癌伴微浸润(患者,女,49 岁)

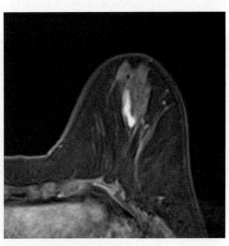

图为横断位增强像,显示左乳内侧线样分布非肿
块样强化。

图 3-2-14 导管原位癌(患者,女,62 岁)

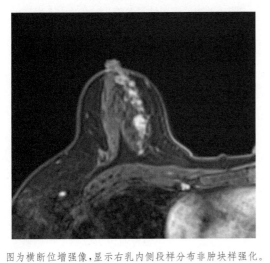

图为横断位增强像,显示右乳内侧段样分布非肿块样强化。

图 3-2-15 浸润性导管癌(患者,女,59 岁)

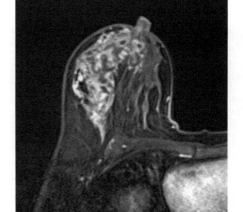

图为横断位增强像,显示右乳外侧区域分布非肿块样强化。

图 3-2-16 导管周围炎(患者,女,42 岁)

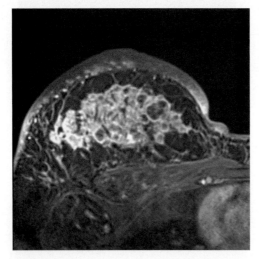

图为横断位增强像,显示右乳弥漫分布非肿块样强化。

图 3-2-17　炎性乳腺癌(患者,女,31 岁)

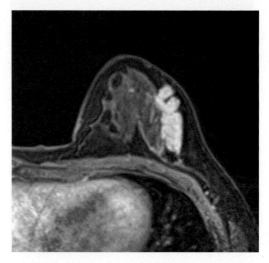

图为横断位增强像,显示左乳外侧均匀非肿块样强化。

图 3-2-18　腺病瘤(患者,女,30 岁)

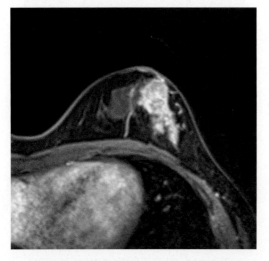

图为横断位增强像,显示左乳外侧不均匀强化。

图 3-2-19　浸润性小叶癌(患者,女,36 岁)

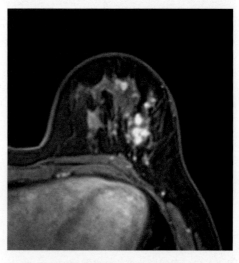

图为横断位增强像,显示左乳外侧集簇状强化。

图 3-2-20　浸润性导管癌(患者,女,52 岁)

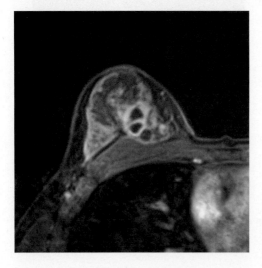

图为横断位增强像,显示右乳内侧簇环状强化。

图 3-2-21　囊性增生伴囊肿形成(患者,
女,37 岁)

4. 不强化的病灶

T1WI 平扫导管样高信号(图 3-2-22);囊肿;术后血肿或积液;治疗后皮肤或小梁增厚;不强化肿块(图 3-2-23);结构扭曲;异物、夹子等导致的伪影。

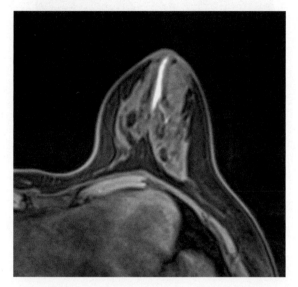

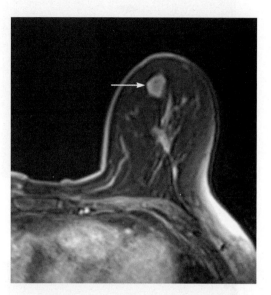

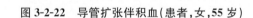

图为横断位 T1WI 压脂像,显示左乳头后方导管样高信号。　　　　图为横断位增强像,显示左乳内侧病灶无强化。

　　　图 3-2-22　导管扩张伴积血(患者,女,55 岁)　　　　　　　**图 3-2-23　纤维腺瘤(患者,女,77 岁)**

5. 伴随征象

乳头回缩;乳头侵犯(图 3-2-24);皮肤内陷(图 3-2-25);皮肤增厚;皮肤直接侵犯(图 3-2-26)或炎性乳腺癌侵犯(图 3-2-27);腋窝淋巴结肿大(图 3-2-28);胸肌侵犯;胸壁侵犯;结构扭曲。

6. 含脂肪病变

淋巴结(正常或异常的淋巴结,包括乳内淋巴结);脂肪坏死;错构瘤;术后含脂积液或血肿(图 3-2-29)。

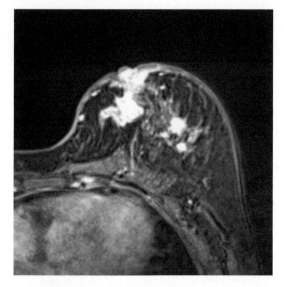

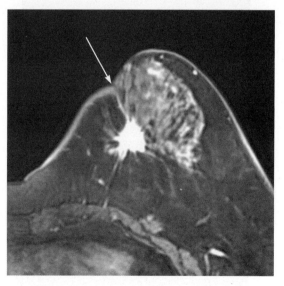

图为横断位增强像,显示左侧乳头回缩和乳头侵犯,其邻近乳腺内见不规则肿块影。　　　　图为横断位增强像,显示左乳内侧局部皮肤内陷,其邻近见一毛刺状肿块影。

　图 3-2-24　浸润性导管癌(患者,女,54 岁)　　　　　**图 3-2-25　浸润性导管癌(患者,女,46 岁)**

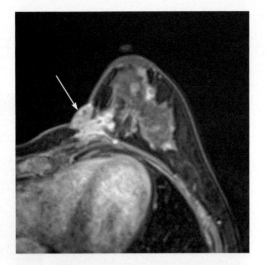

图为横断位增强像,显示左乳内侧浸润性导管癌伴皮肤直接侵犯。

图 3-2-26　浸润性导管癌(患者,女,47 岁)

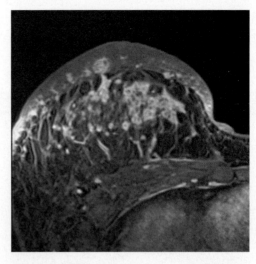

图为横断位增强像,显示右乳皮肤弥漫增厚、水肿,内可见多发强化结节影。

图 3-2-27　炎性乳腺癌伴皮肤侵犯(患者,女,31 岁)

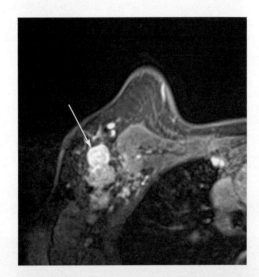

图为横断位增强像,显示右侧腋窝多发肿大淋巴结。

图 3-2-28　右乳炎性乳腺癌伴淋巴结转移(患者,女,44 岁)

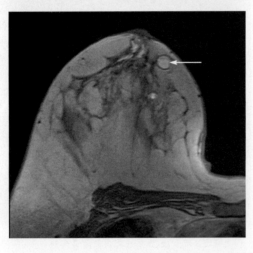

a　　　　　　　　　　　　　　b

a 为横断位 T1WI,显示右乳内侧高信号肿块,境界清;b 为横断位增强,显示右乳肿块无强化,为脂性囊肿。

图 3-2-29　含脂病变(患者,女,28 岁)

7. 动力学曲线评估

曲线评估应以记录病灶增强最快及最廓清的曲线用于分析。动态增强分为早期及延迟期,增强早期为增强后 2 分钟内或曲线形态开始改变之前,方式分为缓慢、中等及快速。延迟期为增强 2 分钟后或曲线形态改变后,包括:流入型(图 3-2-30);平台型(图 3-2-31);廓清(或流出)型(图 3-2-32)。

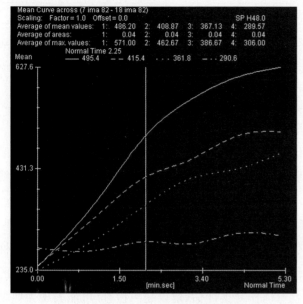

图为动力性评估曲线,显示动态增强曲线呈流入型。

图 3-2-30　纤维腺瘤(患者,女,32 岁)

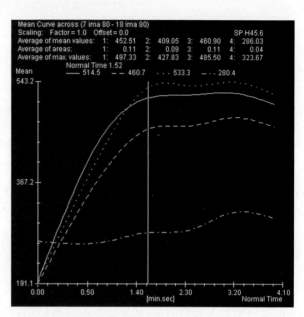

图为动力性评估曲线,显示动态增强曲线呈平台型。

图 3-2-31　浸润性导管癌(患者,女,39 岁)

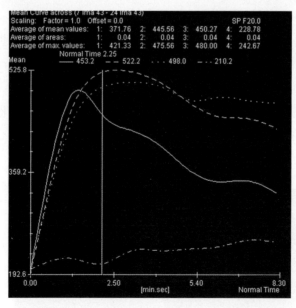

图为动力性评估曲线,显示动态增强曲线呈流出型。

图 3-2-32　浸润性导管癌(患者,女,42 岁)

七、评估及处理意见

纳入评估分类后临床上才算是有效的 MRI 报告,并对患者的处理提出合理化建议,最终诊断必须对每个病变分类评估才算完整。

表 3-2-1　BI‑RADS 评估分类和处理建议

评　　估	处　　理	恶性几率
0 类:评估未完成——需要其他影像学检查进一步评估	建议其他影像学检查:X 线或 US	N/A
1 类:阴性	如果终生累计的风险≥20%建议常规乳腺 MR 筛查	恶性几率基本为 0%
2 类:良性	如果终生累计的风险≥20%建议常规乳腺 MR 筛查	恶性几率基本为 0%
3 类:可能为良性	建议短期(6 个月)随访	恶性几率>0%,但≤2%
4 类:可疑恶性	建议组织学诊断	恶性几率>2%,但<95%
5 类:高度怀疑恶性	建议组织学诊断	恶性几率≥95%
6 类:已活检证实为恶性	选择临床合适机会手术切除	N/A

BI‑RADS 0 类:评估未完成——需要其他的影像学进一步评估。

此分类适用于需要其他影像学检查的病灶,可能原因包括扫描技术上不理想或需要更多信息来解读图像。建议的其他影像学检查可能是重复的 MRI 检查以获得满意的图像,或获得其他影像的信息(乳腺 X 线摄影或超声等)。

MRI 报告应尽可能不使用 0 类,因为通常初次乳腺 MRI 检查都可以获得足够的信息进行分类和处理。一般情况下都是基于 MRI 检查才决定做或不做活检,只有当 MRI 表现提示可疑而其他检查提示典型良性特征时才推荐 0 分类,再借助第三种检查信息进行总体评估,以避免活检。例如,MRI 上发现一个可疑小肿块,但它可能是个良性病灶,比如一个乳内淋巴结,此时就可以作 0 类评估,建议超声检查(可能表现为典型的良性特征)以避免活检。另一个例子是 MRI 上的可疑发现可能代表脂肪坏死时,建议乳腺 X 线定性检查(可能表现为典型的良性特征)以避免活检。如果 MRI 上作出 0 类评估,应对随后的影像诊断检查和可疑程度给出具体建议,尤其是其他检查也不能确定良性的病例。

补充检查完成时,应给出最终评估。如果其他检查是在同一份报告中描述,则分段描述各个检查的表现,并将所有表现综合,给出最终评估。

BI‑RADS 1 类:阴性　无异常发现。此类恶性几率基本为 0%。

没有发现异常强化,建议常规随访,无需特殊说明。乳腺形态对称、无强化肿块、无结构扭曲或者可疑的强化区域(图 3-2-33)。对 1 类的描述包括乳腺的组成和 BPE,应强调的是,BPE 是正常表现,没必要行短期随访来评估其稳定性(图 3-2-34)。

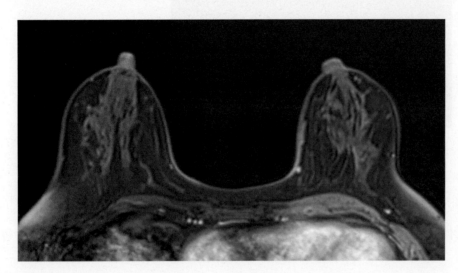

横断位增强显示双侧乳腺形态对称、无异常强化肿块、无结构扭曲或者可疑的强化区域。

图 3-2-33　BI‑RADS 1 类(患者,女,57 岁)

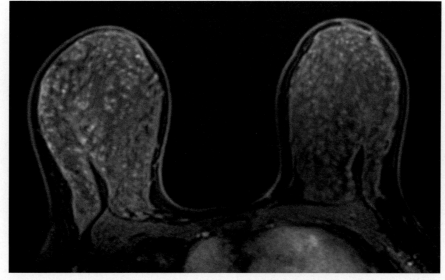

横断位增强显示双乳弥漫对称分布点状强化为背景强化。

图 3-2-34　BI－RADS 1 类(患者,女,33 岁)

BI－RADS 2 类:良性表现。此类恶性几率基本为 0%。

与 1 类类似,这是一个正常的检查结果,没有恶性肿瘤的证据,但有乳腺的良性表现。这些良性表现包括:乳内淋巴结、假体、金属异物(如活检芯或手术夹)、强化或无强化(图 3-2-35)的纤维腺瘤、单纯囊肿(图 3-2-36)、陈旧性无强化疤痕或新鲜疤痕、含脂病变(如油脂囊肿、脂肪、积乳囊肿和错构瘤)。即使良性病变存在,也可以选择报告中不描述,此时归为 1 类。即使 1 类或 2 类 MRI 评估,也建议患者每年MRI 和乳腺 X 线随访,与已建立的高风险筛查指南一致。

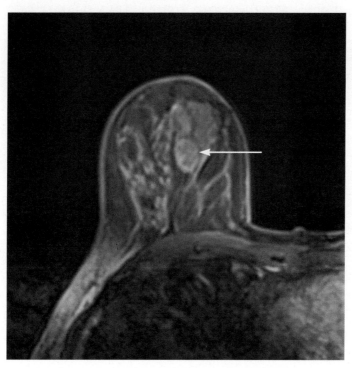

图为横断位增强,显示右乳内侧无强化肿块,境界清,为纤维腺瘤。

图 3-2-35　BI－RADS 2 类(患者,女,62 岁)

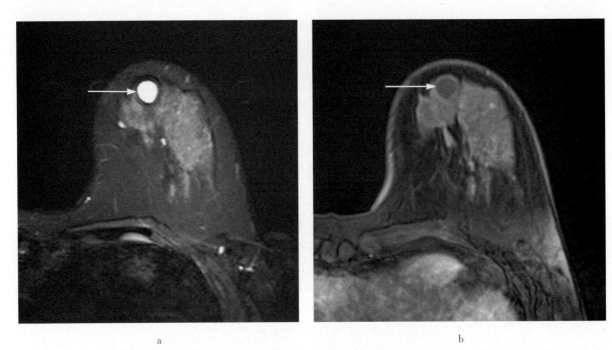

a 为横断位压脂,显示左乳肿块为高信号,境界清。b 为横断位增强,显示肿块无强化,为单纯囊肿。

图 3-2-36 BI - RADS 2 类(患者,女,45 岁)

BI - RADS 3 类:良性可能 此类评估恶性概率≤2%,但又不是恶性率几乎为 0% 的典型良性病灶。

3 类评估专用于那些有别于 BPE 和高度良性可能的病灶,最适用于某些特殊的点状病变(图 3-2-37)。3 类的随访开始采用两个短间期(6 个月),之后改为间隔期 1 年,直到 2~3 年随访证明其长期稳定,则归为 2 类或 1 类。随访后病灶变小或增强程度降低则改为 2 类,如病灶大小、范围有增加,强化显著,要考虑活检。MRI 3 类评估的理想目标频率是小于 10%。随着时间的推移,希望接近乳腺 X 线摄影(1%~2%)。

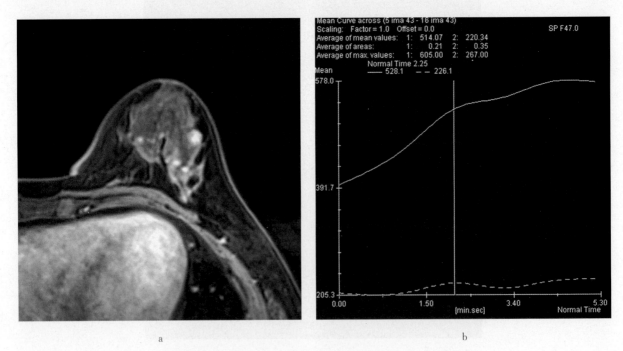

a 为横断位增强,显示灶点强化,b 为动态增强曲线呈流入型,为纤维纤瘤。

图 3-2-37 BI - RADS 3 类(患者,女,46 岁)

BI‑RADS 4 类：可疑恶性,恶性概率 2%～95%。

这一类用于不具有典型恶性征象的表现,但又足够可疑,需要活检证实(图 3-2-38)。

在乳腺 MR 检查中,目前没有将 4 类细分为 4A,4B,4C。

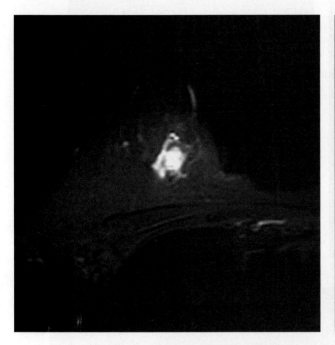

a

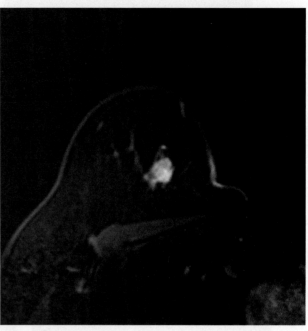

b

c

a 为横断位压脂,b 为横断位增强,c 为增强曲线,显示右乳内侧圆形肿块影,境界模
糊,压脂呈高信号,增强呈不均匀强化,曲线呈流出型,为浸润性导管癌。

图 3-2-38　BI‑RADS 4 类。为浸润性导管癌(患者,女,54 岁)

BI‐RADS 5 类：高度怀疑恶性，恶性概率≥95%。

借助 MRI 多个可疑表现组合，而非单一术语得到 5 类评估（图 3-2-39）。

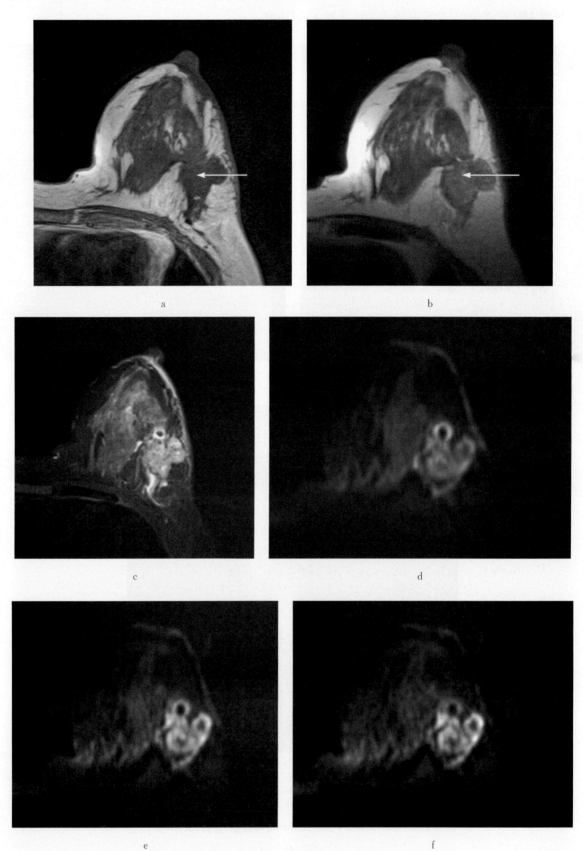

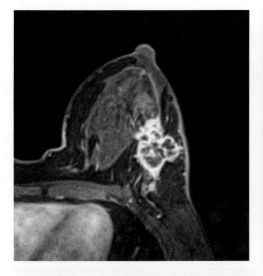
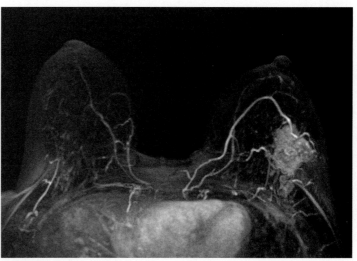

g   h

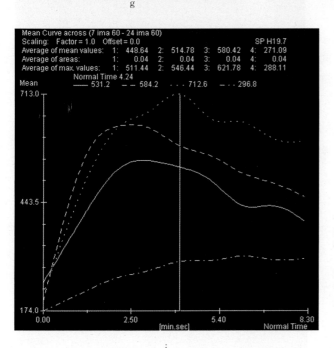

i

a,b,c 分别为横断位 T1WI、T2WI 及压脂,显示左乳外侧病灶为长 T1 长 T2、压脂高信号;d,e,f 分别为 b＝400,800,1000 时 DWI 成像,显示随 b 值增加病灶信号衰减不明显。g,h,i 分别为增强、MIP 和增强曲线,显示病灶为不规则肿块、境界模糊,并见分叶及毛刺,增强扫描呈环状强化,MIP 显示肿块周围血管明显高于对侧,动态增强曲线呈流出型,为浸润性导管癌。

图 3-2-39　BI - RADS 5 类

BI - RADS 6 类:已活检证实的恶性肿瘤。

这类用于评估活检证实后,但在手术切除前进行检查的恶性肿瘤或新辅助化疗随访复查,并非新发病灶,而且在成功切除或根治术(切缘无肿瘤)后,6 类评估是不适用的。

参考文献

ACR BI - RADS ATLAS-BREAST MRI. 2013,2th edition

（王　瑞　刘万花）

第3节　乳腺超声报告和数据系统(BI－RADS)　(第二版)介绍及附图注释

乳腺超声的报告结构与 MRI 及 X 线摄影相同。

一、乳腺检查适应证

报告开始应简单描述检查的适应证。乳腺超声常见适应证为:临床触及的肿块及 X 线或 MRI 难定性的病灶;介入治疗及活检引导;作为年轻、怀孕及哺乳期妇女的首选检查;作为高危妇女不能或不愿行 MRI 检查的补充手段;作为致密女性乳腺癌筛查的补充手段。

二、乳腺组织构成(仅用于筛查)

乳腺超声组织构成分为 3 种类型:① 均匀背景回声—脂肪,即乳腺组织大部分为低回声脂肪小叶,间以高回声带状支持结构构成;② 均匀背景回声—纤维腺体,即纤维腺体实质表现为均匀高回声;③ 不均匀背景回声,即多发小范围的低回声或更多回声区域的混合表现,多见于年轻女性。仔细实时扫查有助于鉴别正常组织的小低回声与肿块(图 3-3-1)。

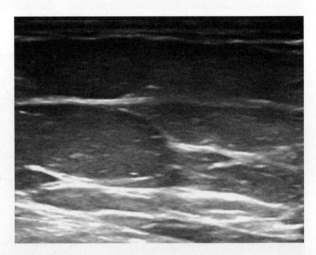

a

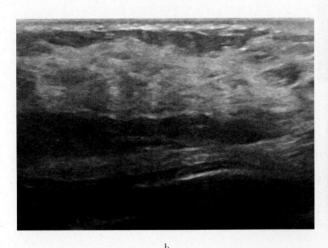

b

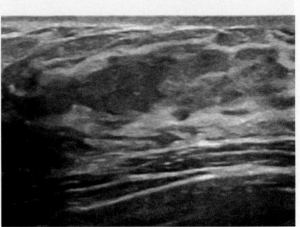

c

a 为均匀背景回声—脂肪。b 为均匀背景回声—纤维腺体。c 为不均匀背景回声。

图 3-3-1　乳腺超声组织构成

三、重要表现

(一) 肿块(mass)

肿块具有三维空间和占位效应,灰阶超声两个不同方向的切面均可见,容积成像应该在三个不同的观察断面可见。

肿块形态(shape):圆形(前后径与横径相等,肿块必须在相互垂直切面上呈圆形);卵圆形(可能包括平缓分叶或大分叶)及不规则形(难以用几何形状来描述)。卵圆形多为良性特征,不规则形多为恶性特征,圆形良恶性均可见(图 3-3-2~图 3-3-4)。

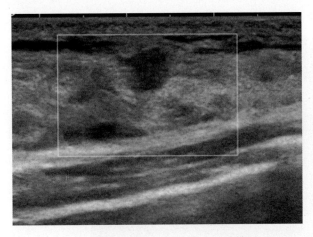

显示右乳外下4点圆形低回声结节,边缘模糊。

图 3-3-2　圆形肿块。浸润性导管癌(患者,女性,40 岁)

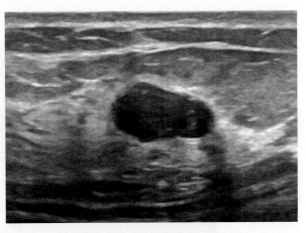

显示右乳9点低回声肿块,边缘光整。

图 3-3-3　卵圆形肿块,平行位。乳腺纤维腺瘤伴导管上皮增生(患者,女性,38 岁)

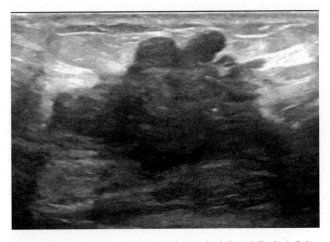

显示左乳外上象限1~3点肿块、外形不规则,边缘不光整,部分成角。

图 3-3-4　不规则形肿块。浸润性导管癌(患者,女性,63 岁)

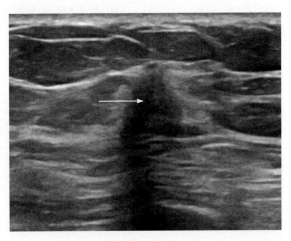

显示左乳外上象限2点肿块呈不规则形、非平行位、边缘模糊。

图 3-3-5　非平行位。浸润性小叶癌(患者,女性,71 岁)

肿块方位(orientation):方向的定义以皮肤线做参考,分为:① 平行:肿块长轴与皮肤平行,如果两者的角度较小,也列为平行(图 3-3-3);② 非平行:前后径大于水平径(图 3-3-5)。平行位代表良性特征,非平行位多预示恶性。

肿块边缘(margin):为病灶的边界,是判断肿块良恶性的重要预测指标,包括:清晰,不清晰(模糊、成角、微小分叶、毛刺)。

(1)清晰:指边缘清晰锐利,病灶和周围组织交界明显。清晰的概念用于描述肿块边缘全部都是光整的(图3-3-6)。

(2)不清晰:用于描述肿块边缘任何部分不光整,包括模糊,成角,微小分叶、毛刺或者这些征象的组合。① 模糊(包括高回声环):肿块的全部或部分边缘和周围组织间无清晰分界(图3-3-7)。② 毛刺:从肿块边缘放射状突出锐利线状物,常是恶性肿瘤的特征(图3-3-7)。③ 成角:部分或全部边缘有锐利角度,通常形成锐角,只要出现锯齿状结构就是成角(图3-3-8)。④ 微小分叶:肿块边缘有微小波动的特征,最显著的特征就是边缘不光整(图3-3-8)。⑤ 成角主要与毛刺区别,毛刺为线状突出物,成角为锯齿状突出物。

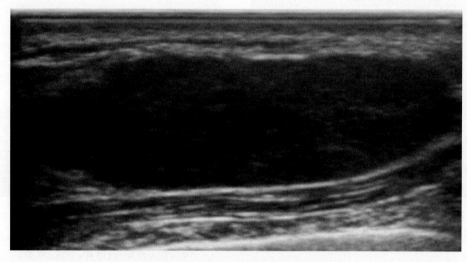

显示左乳外象限3点低回声肿块,边缘清晰、光滑。

图3-3-6　边缘清晰,纤维腺瘤(患者,女性,24岁)

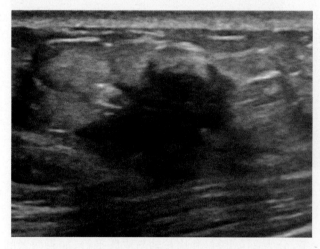

显示右乳1点不规则低回声肿块,边缘模糊及毛刺。

图3-3-7　肿块边缘模糊及毛刺,浸润性导管癌(患者,女性,61岁)

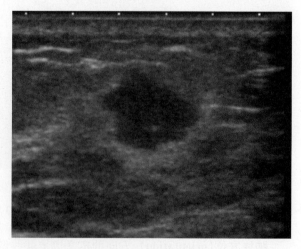

显示右乳内上象限1点低回声肿块,可见微小分叶及成角。

图3-3-8　边缘微小分叶及成角,非特殊型浸润性导管癌(患者,女性,55岁)

肿块回声模式(echo pattern):通过与乳腺脂肪组织相比较来确定肿块的回声水平。分为:① 无回声:内部无回声产生(图3-3-9)。② 高回声:回声高于脂肪,或与纤维腺体回声类似。③ 囊实性复合回声:肿块内含有无回声和有回声成分,即囊性和实性混杂(图3-3-10)。④ 低回声:对于脂肪回声而言,肿块整个为低回声水平(图3-3-11)。⑤ 等回声:指与皮下脂肪回声相同,位于脂肪层或腺体与脂肪交界处时,会被误诊为脂肪小叶(图3-3-12)。⑥ 不均匀回声:实性肿块内部呈现多种回声模式混合(图3-3-13),如果有囊性回声不能称之不均匀,应称为囊实性复合回声。不均匀回声在鉴别良恶性时预测价值有限。内部回声的诊断价值存在较大差异。

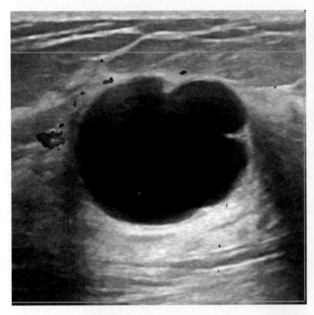

超声显示右乳9点无回声肿块,外形规则,边缘清晰,内透声好,后方回声增强(图为彩图)。

图3-3-9 无回声。囊肿伴周围腺病(患者,女性,48岁)

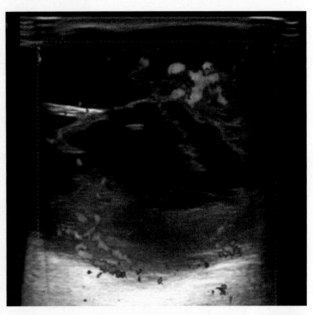

超声左乳12点显示囊实性复合包块。CDFI实质性部分见丰富血流信号(图为彩图)。

图3-3-10 左乳囊实性复合包块。浸润性癌伴明显出血坏死(患者,女性,85岁)

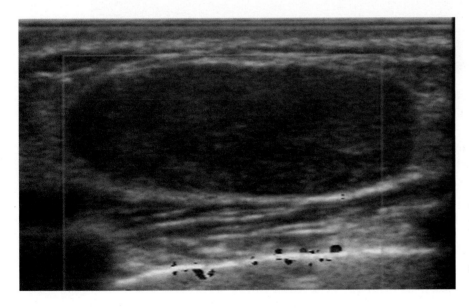

左乳3点低回声肿块,外形规则,边缘清晰,平行位(图为彩图)。

图3-3-11 低回声肿块。纤维腺瘤(患者,女性,24岁)

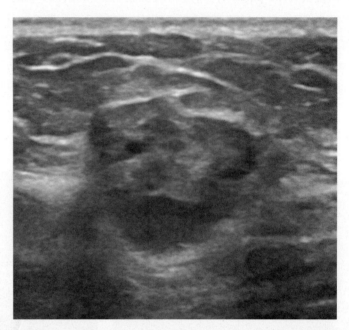

左乳外上象限2点钟显示与皮下脂肪类似回声的肿块。

图 3-3-12　等回声包块。乳腺浸润性癌,倾向为筛状癌(患者,女性,61 岁)

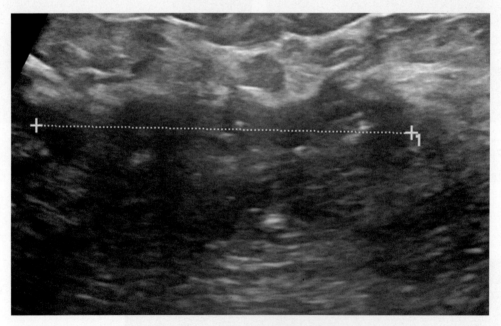

左乳2～3点显示高—低混杂回声。

图 3-3-13　不均匀回声肿块。浸润性导管癌(患者,女性,48 岁)

　　肿块后方回声特征(posterior acoustic features):后方回声特征反映了肿块相对于声传播的衰减特性。包括以下4种:① 后方回声无改变:在肿块深部无后方声影或回声增强。在紧邻肿块后方的区域,其回声和相同深度的其他区域无差异(图 3-3-14)。② 后方回声增强:表现为肿块深部回声增高的柱状结构。后方回声增强是诊断囊肿的重要指征(图 3-3-9),许多良、恶性肿块后方也可出现,只是程度不同,如内部回声均匀的高级别癌的实性肿块后方。③ 后方回声衰减:即声影。肿块的后方出现回声减低的区域用声衰减描述,结石或钙化后方用声影(图 3-3-15)。④ 后方回声混合性改变:病灶有一种以上的后方回声特征(图 3-3-16)。一般认为后方回声增强或无改变为良性特征,后方回声衰减或混合性改变可代表恶性征象。

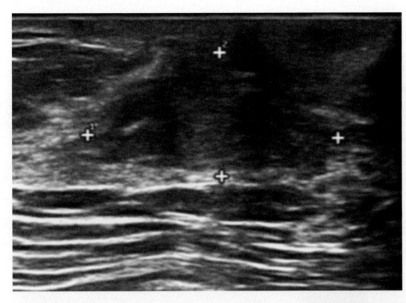

左乳 12 点大片状低回声区，边缘模糊。

图 3-3-14　后方回声无变化。乳腺腺病(患者，女性，25 岁)

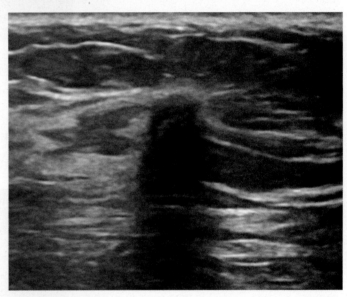

左乳 2 点低回声肿块，外形不规则，边缘模糊，非平行位，后方回声衰减。

图 3-3-15　后方回声衰减。浸润性小叶癌(患者，女性，71 岁)

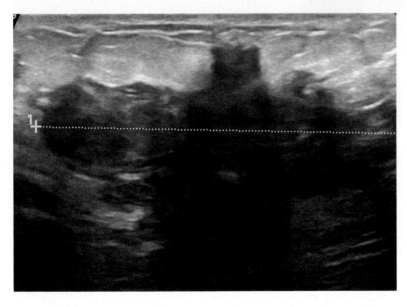

左乳外上象限 1～3 点，不规则肿块。

图 3-3-16　后方混合性回声改变。浸润性导管癌(患者，女性，63 岁)

（二）钙化（calcification）

与乳腺 X 线相比，超声不易特征性显示钙化，但是可以识别部分钙化灶。

肿块内钙化（calcifications in a mass）：与在大块纤维腺体组织内不同，肿块低回声中的钙化小斑点强回声灶较为明显，因此容易显示，但是钙化的形态不像 X 线那么容易识别，除非钙化点聚集紧密或粗大，一般不会造成声波衰减（图 3-3-17）。

肿块外钙化（calcifications out of a mass）：与位于肿块内部的钙化相比，超声不容易发现位于脂肪和纤维腺体之间的钙化，除非钙化粗大。

导管内钙化（intraductal calcifications）：未给出明确定义，只是说这种钙化属于可疑征象。

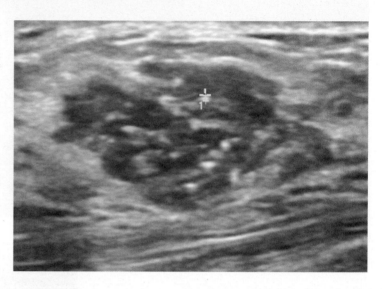

右乳低回声肿块内见散在点状强回声，后方无声衰减。

图 3-3-17　乳腺钙化。浸润性导管癌（患者，女性，44 岁）

四、相关特征

结构扭曲（architectuarl distortion）：新版 BI－RADS 未作出明确定义或描述。仅在图中标注指出肿块周围导管扭曲，Coopers 韧带缩短、变直，或肿块突破解剖平面侵犯脂肪组织。

导管改变（duct changes）：正常导管呈树枝状，光滑，规则，从乳头直至乳腺周围逐渐变细，异常表现为一支或多支导管不规则或树枝状扩张，表现为导管扩张延伸至肿瘤，或从肿瘤向外延伸，或导管内出现肿块、血栓、碎屑（图 3-3-18）。超声单根导管扩张判定为4A，其他根据导管病变的位置、大小、形态、在导管内的分布形式、范围及导管周围组织的改变判定为 4B 或 4C。

皮肤改变（skin changes）：分为皮肤增厚及皮肤回缩，皮肤改变不能用于鉴别良恶性病变。

厚度＞2 mm 定义为皮肤增厚，可以局灶性或弥漫性（图 3-3-19）。乳晕区和乳房下皱襞正常皮肤可达 4 mm。皮肤回缩为皮肤表面下凹，出现牵拉，多与受累导管或 Cooper 韧带缩短牵拉有关。

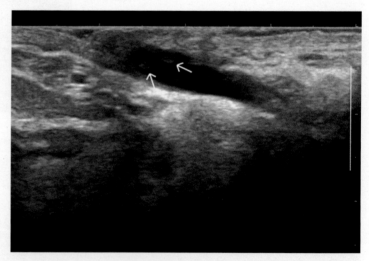

左乳外下导管扩张伴导管内多发低回声结节。

图 3-3-18　导管扩张。导管内乳头状瘤（患者，女性，45 岁）

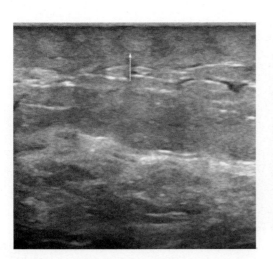

左乳浸润性导管癌保乳及放疗术后,皮肤水肿,厚度达 4 mm。

图 3-3-19　左乳皮肤层增厚(患者,女性,59 岁)

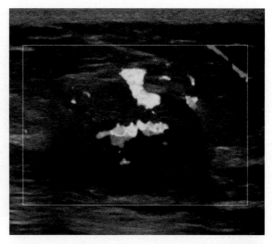

左乳外上象限 2 点不均匀回声肿块,CDFI 于肿块内部可见粗大杂乱的血流信号(图为彩图)。

图 3-3-20　内部血供。左乳浸润性癌,倾向为筛状癌(患者,女性,61 岁)

　　水肿(edema):表现为周围组织回声增强或呈网格状。常见于炎性乳癌、乳腺炎、系统性异常(心衰、肾衰等)。

　　血管供应(vascularity):应与对侧或同侧非病变区域进行对比,不能使用血供作为唯一的诊断特征,恶性病灶可能不是高血供,而良性病变可能为高血供,如乳头状瘤和炎性病变。血管供应的模式和程度高度依赖技术因素。分为:① 无血供:囊肿为最常见的无血供病灶;② 内部血供:血流出现在肿块内部(图 3-3-20);③ 边缘血供:血流出现在肿块边缘,部分或全部环绕肿块(图 3-3-21a)。

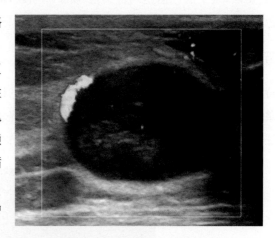

a

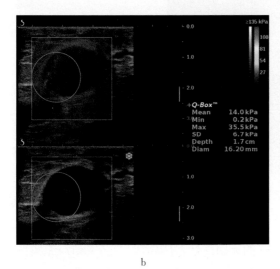

b

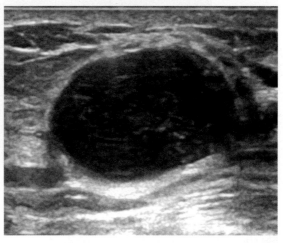

c

a 为边缘血供。显示左乳 12 点乳晕区不均匀低回声肿块,CDFI 于周边见弧形血流信号绕行。b 为剪切波弹性超声成像。杨氏模量 Emax 约 35.5kPa。c 为灰阶超声,显示卵圆形略不均匀低回声肿块(a 和 b 为彩图)。

a　　b

图 3-3-21　边缘血供。纤维囊性乳腺病伴潴留囊肿形成及组织细胞反应(患者,女性, 52 岁)

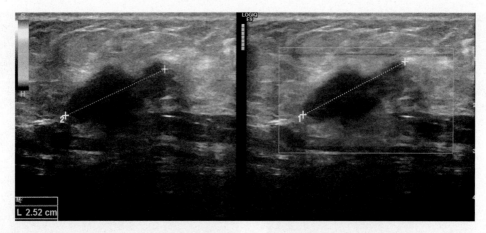

显示右乳外下10点不规则低回声肿块,定性弹性表现为蓝色为主的高硬度肿块,弹性评分为5分。(右为彩图)

图 3-3-22 应变弹性成像,浸润性导管癌(患者,女性,57岁)

弹性评估(elasticity assessment):弹性成像包括应变弹性成像及剪切波弹性成像。评估方法有定性评估、半定量法,定量法。描述词有质软、质中和质硬,但目前对这三种硬度没有具体的定义,不同厂家软硬度的颜色表示也不同,因此成像时一定要检查代表软和硬的彩色或黑白标记(图3-3-21b,图3-3-22)。

五、特殊征象

特殊征象是指具有特别诊断意义或特别表现的征象。

单纯囊肿(simple cyst):具有4个特征:边缘光整,圆形或卵圆形,无回声,后方回声增强。具有以上4个特征为典型良性表现。单纯囊肿归为BI-RADS 2类(图3-3-23)。

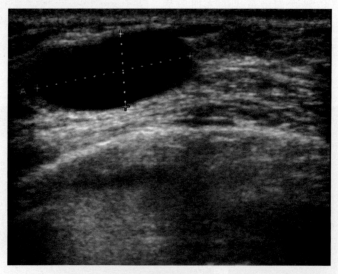

超声显示均匀无回声卵圆形肿块、平行位、边缘清晰、后方透声增强。

图 3-3-23 单纯囊肿(患者,女,57岁)

成簇小囊肿(clustered microcysts):一簇囊腔直径<2~3 mm的无回声灶,分隔薄(<0.5 mm),无实性成分。和成簇小囊肿有关的组织学诊断包括纤维囊性变和分泌腺化生。代表了乳腺的终末导管小叶单位腺泡的囊性扩张。成簇小囊肿归为BI-RADS 3类。

复杂囊肿(complicated cysts):囊肿内部包含碎屑,呈均匀或不均匀低回声,无独立的实质性成分,具有不易分辨的囊壁,可有分层现象(图3-3-21c)。注意与囊实性复合囊肿鉴别,后者囊内必须有实性成分,如厚壁、厚分隔、附壁结节。复杂囊肿归为 BI－RADS 3 类。

皮肤内部或表面肿块(mass in or on skin):包括皮脂囊肿或表皮囊肿、瘢痕、痣、神经纤维瘤、副乳头、罕见皮肤转移灶。

异物(置入物)(foreign body including implants):包括标记夹、线圈、金属线、导管套管、注射或泄漏的硅胶、外伤后的玻璃和金属以及置入物(图3-3-24)。

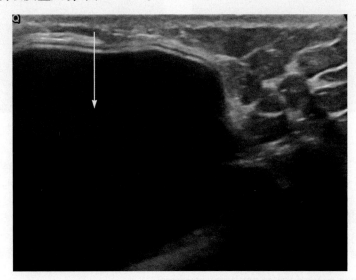

图 3-3-24　右乳假体置入后。可见假体回声(患者,女性,25 岁)

淋巴结(乳腺内)(lymph nodes-intramammary):乳房内淋巴结表现为界限清楚的卵圆形团块,常呈肾型,包括淋巴门脂肪。常见于外上象限,即腋尾部,大小 3～4 mm 到 1 cm。

淋巴结(腋窝)(lymph nodes-axillary):正常淋巴结没有一致的测量值,最大径可达 2.0 cm,甚至更大,皮质较薄且均匀,多小于 3 mm,淋巴门可见(图3-3-25)。当淋巴结不能显示淋巴门或淋巴门受压时,就要考虑可能为异常。仅凭淋巴结的大小难以预测病变性质,不规则淋巴结及局限性皮质增厚多见于淋巴结转移(图3-3-26,图3-3-27)。均匀,向心性皮质增厚多见于良性淋巴结。转移或反应性淋巴结边缘均大多光整。淋巴门受压、移位、变形或最终消失为异常淋巴结表现。

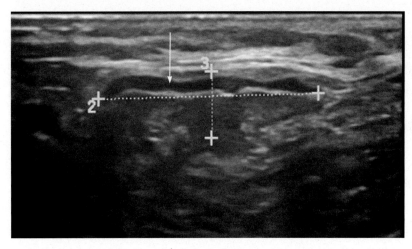

腋下一枚扁圆形淋巴结,皮髓质分界清晰,皮质菲薄且厚度均匀。

图 3-3-25　腋窝正常淋巴结(患者,女性,25 岁)

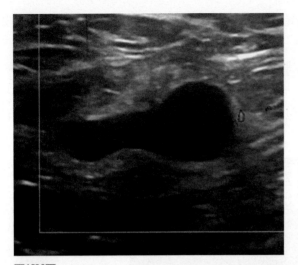

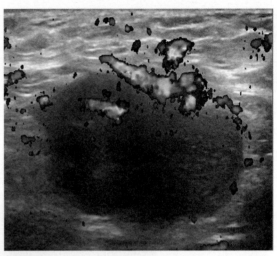

右腋窝显示异常淋巴结,皮质厚度不均匀(图为彩图)。

图 3-3-26 右乳癌腋窝淋巴结转移。浸润性导管癌(患者,女性,61 岁)

右腋窝肿大淋巴结,淋巴门消失,伴丰富血流信号(图为彩图)。

图 3-3-27 右乳癌腋窝淋巴结转移。浸润性导管癌(患者,女性,44 岁)

六、其他少见征象

血管异常(动静脉畸形、胸壁表浅血栓性静脉炎);术后积液(图 3-3-28)及脂肪坏死。

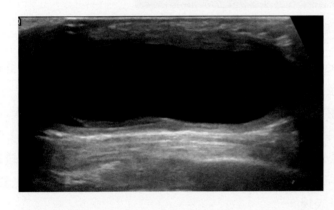

左乳非特殊型浸润性癌切除。超声提示 BI - RADS 3 类,手术病理证实为纤维囊性乳腺腺病伴潴留囊肿形成。

图 3-3-28 术后局部积液。左乳非特殊型浸润性癌切除术后(患者,女性,79 岁)

七、报告书写

乳腺超声的报告结构与 X 线摄影及 MRI 类似,在此不再重复。书写报告时肿块边缘、形态、方位必须加以描述,而回声模式、后方回声特征、彩色或能量多普勒及弹性成像仅在出现阳性发现时需要描述。应详细说明肿块的钟点位置、大小、距乳头的距离、是否位于导管内等。

八、评估及处理意见

超声 BI - RADS 分类及处理意见与 X 线摄影类似。

BI - RADS 0 类:评估未完成——需要其他的影像学进一步评估。

通常 BI - RADS 0 类只有乳腺筛查时使用,一般诊断性乳腺超声检查不使用 0 类评估。由于中美两国医疗服务的组织结构不同,超声、X 线摄影及 MRI 分属不同部门,因此在需要进一步其他影像学检查的情况下,给予 0 类评估是可行的。

BI - RADS 1 类:阴性,正常超声结果,恶性可能基本为 0%。

1 类的患者无需处理,只需行常规超声筛查(图 3-3-1)。

BI - RADS 2 类:良性表现,恶性可能基本为 0%。

单纯囊肿(图 3-3-23)、乳内淋巴结、术后积液(图 3-3-28)、置入物(图 3-3-24)、2～3 年随访无改变的复杂囊肿及可能的纤维腺瘤均归为 2 类,行常规超声筛查即可。对超声表现类似、边缘光整的双侧多发囊性肿块及实性肿块,可以做出 BI - RADS 2 类评估(多发者至少三个,每侧乳房至少一个)。

BI - RADS 3 类:可能良性,恶性概率>0%,≤2%。

归为 3 类的情况有:边缘清晰的卵圆形平行位生长的肿块(图 3-3-3,图 3-3-6,图 3-3-11)、单发的复杂囊肿(图 3-3-21)、成簇小囊肿、脂肪坏死、脂肪小叶的边缘产生的折射声影、术后瘢痕所致的结构扭曲。3 类的处理意见与 X 线及 MRI 类似,随访 2～3 年病灶稳定归为 2 类,病灶完全消失归为 1 类,6 个内病灶直径增加>20%或出现其他可疑改变,应归为 4 类,推荐活检。

BI - RADS 4 类:可疑恶性,恶性概率 2%～95%。

4 类包含了大范围的恶性可能,4 类病灶细分为 4A(恶性可能>2%,≤10%),4B(恶性可能>10%,≤50%),4C(恶性可能>50%,<95%)。但是超声 BI - RADS 目前没有提出亚分类的划分原则。囊实性复合回声肿块判定为 4 类(图 3-3-29)。

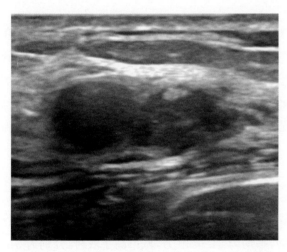

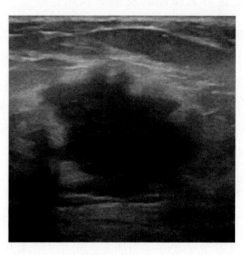

左乳外下 4 点实质性低回声肿块,外形欠规则,边缘稍模糊,内见高回声粗颗粒及囊性更低回声区。

左乳外上 2 点实质性低回声肿块、外形不规则、边缘不清晰、成角、非平行位。

图 3-3-29　BI - RADS 4 类。高级别导管原位癌伴灶性粉刺样坏死和微小浸润(患者,女性,59 岁)

图 3-3-30　BI - RADS 5 类。乳腺浸润性癌,其内见原位癌成分(患者,女性,66 岁)

BI - RADS 5 类:高度怀疑恶性,恶性概率≥ 95%。

具有非常典型恶性征象的肿块判定为 5 类(图 3-3-30)。

BI - RADS 6 类:已活检证实的恶性肿瘤。

参考文献

[1] ACR BI - RADS ATLAS-BREAST ULTRASOUND. 2013,2th edition
[2] 詹维伟,周建桥.乳腺超声影像报告与数据系统解读.人民卫生出版社,2015,北京。

(高亚琴　刘万花)

第4章 乳腺癌总论

第1节 乳腺癌流行病学

一、世界乳腺癌的发病率和死亡率

全球每年有 120 万妇女新发乳腺癌,约有 50 万妇女死于乳腺癌。20 世纪以来,乳腺癌的发病率在世界各国均呈上升趋势,据统计,全球乳腺癌发病率每年以 2% 的速度递增,其中东欧国家增长速度普遍较西欧快,高发区的增长速度较低发区慢。近年的资料表明,乳腺癌占女性恶性肿瘤构成比的 32%,美国平均每年约有 4.3 万人死于乳腺癌,占女性恶性肿瘤死亡率的 18%,居死亡原因的第二位。英国每年约有 1.3 万人死于乳腺癌,世界卫生组织统计显示:每 8 个妇女中,就有一人有罹患浸润性乳腺癌的可能。从世界范围来看,乳腺癌已成为全球妇女首发的恶性肿瘤。

二、我国乳腺癌发病率和死亡率

从 20 世纪 70 年代起,原先为低发的亚洲,乳腺癌发病率出现上升趋势。我国虽然是乳腺癌低发国家,但从 1990 年开始,发病率已增加了 2 倍,呈明显上升趋势,平均为 21.6/10 万,城市高于农村,分别为 34.3/10 万对 17/10 万。沿海及在大城市,如上海、北京等地,发病率为 46.6/10 万,已上升为女性恶性肿瘤第一位或第二位。其发病具有两个特点:① 发病率逐年增长;② 发病高峰年龄组拉长,从过去的 45~60 岁拉长到近年来的 35~70 岁。我国港、澳地区也属于乳腺癌相对高发区域。据 2000 年香港癌症资料统计中心报道,乳腺癌的标化发病率为 34.42/10 万,是女性第一大常见的恶性肿瘤和第三大恶性肿瘤死因。

近 30 年来乳腺癌虽高发,但死亡率却并未相应显著升高,这归功于乳腺癌普查及防治教育宣传。

三、乳腺癌的流行病学特征

(一) 人群分布

1. 性别

乳腺癌女性多见,男性罕见,全球男女比例为 1：100,男女比例就人种而言,以白人最低,黑人最高。男性乳腺癌的恶性程度及死亡率较女性高,考虑与临床发现时较迟有关。

2. 年龄

年龄是乳腺癌的重要危险因素之一,发病率的年龄分布,东西方国家有所不同,在高发区如北欧、北美等国家,乳腺癌从 20 岁左右开始,在绝经期前即 45～50 岁之前保持快速上升势头,大约年龄每增长 10～20 岁、发病率上升 1 倍,绝经期后上升相对缓慢,65～75 岁达到最高。在南欧、南美等中发区,发病率在绝经期前后达到高峰,而后呈小范围波动,而在亚洲等一些低发地区,乳腺癌的发病率在绝经期后会略下降。我国乳腺癌发病年龄高峰在 45～55 岁,高峰年龄早于西方女性,20 岁以下很少发病,月经初潮前罕见。55 岁以后随着年龄的增长逐渐下降,70～74 岁为另一小高峰。

3. 种族和民族

乳腺癌发病率存在一定的种族差异,如美国白人乳腺癌的发病率在绝经后会超过黑人,但在绝经期前比黑人低,具体原因未明。BRCA2 基因种系突变,可能是犹太人乳腺癌发病率较高的一个原因。我国少数民族乳腺癌死亡率都很低,蒙古族和哈萨克族稍高,藏族最低。

(二) 地区分布

乳腺癌的发病率在世界各地之间存在显著差异:北美、西欧、北欧、大洋洲和以色列犹太人居住区为高发地区,东欧、南欧以及拉丁美洲其次,亚洲和非洲的发病率最低。在我国,沿海城市是乳腺癌的高发区,其中京、津、沪发病率明显高于其他地区,上海最高,这些城市乳腺癌已成为妇女恶性肿瘤首位;西北、西南地区发病率只有京、津、沪的 1/3～1/4。随着我国城市化进程的发展,国内乳腺癌的发病率将进一步升高。

(三) 时间分布

世界范围内大多数国家的乳腺癌发病率呈逐年上升趋势。相对来说,亚洲、非洲、南美和部分欧洲国家上升趋势明显,一般每年发病率上升超过 1%,有些地区接近 5%,而一些原乳腺癌高发的国家发病率上升缓慢,约在 0.5% 左右,可能主要由于人口老龄化原因。在我国,乳腺癌发病率的增加不仅表现为大城市,也扩大到小城市及乡村,除生活方式的改变外,可能也与人口老龄化有关。

(叶媛媛　刘万花)

第 2 节　乳腺癌病因学

(一) 遗传和家族史

乳腺癌的遗传性和家族聚集发病现象受到广泛关注,已被普遍认为是乳腺癌的危险因素之一。1974 年,Anderson 等人注意到如果母亲患乳腺癌,女儿患乳腺癌的概率较无家族史的高 2～3 倍,如果母亲在绝经前患双侧乳腺癌,女儿患乳腺癌的概率较无家族史的高 8～9 倍。上海于 1988～1989 年的一项调查显示:有乳腺癌家族史的妇女,患乳腺癌的相对危险性为正常女性的 4 倍以上。上海胡震等应用 PCR、SSCP 和 DNA 序列测定方法,研究中国家族性和早发性乳腺癌患者的 BRCA1 基因突变情况,通过对 BRCA1 基因序列突变检测和分析,认为中国早发性乳腺癌患者的 BRCA1 基因突变发生率与西方国家相近,而家族性乳腺癌患者的突变发生率明显低于西方国家。一般认为多基因变异会导致家族性乳腺癌。遗传方式可能为常染色体显性遗传。

乳腺癌高危遗传因素：父系或母系中至少有 3 个亲属患乳腺癌；同时有乳腺癌和卵巢癌的家族史；有双侧和早期乳腺癌的家族史。

(二) 生殖与婚育因素

妇女的乳腺在青春期受卵巢激素的作用发育成熟，而乳腺细胞受每月体内激素水平的周期性变化以及妊娠期体内激素水平的升高，而发生生理性的增殖改变。这种细胞增殖分裂的形式于妇女绝经时终止。乳腺癌的发生与下述的多种生殖因素有着密切的关系。

1. 初潮年龄

初潮年龄越小，乳腺癌危险性越大。初潮每推迟 1 年，发生乳腺癌的危险可能降低 20％。有作者报道：初潮年龄小的育龄期妇女，其体内的激素水平较高，使月经周期较短，因此暴露于内源性激素环境中的程度较大，这可能是造成这部分妇女易患乳腺癌的主要原因。

2. 绝经年龄

绝经晚的妇女易患乳腺癌。妇女绝经每推迟一年，乳腺癌的发病率会增加 50％。无论是初潮早还是绝经晚，实际上是妇女的月经史延长了，有资料报告：40 年以上月经史者，比 30 年以下月经史者，发生乳腺癌的概率增加 1 倍。

3. 月经周期

目前较一致的观点认为月经周期的长短是乳腺癌的危险因素之一。20～39 岁期间月经周期短的妇女发生乳腺癌的危险性较大。这可能因为短月经周期者的黄体期相对较长，而雌激素与孕激素在黄体期均为高水平。月经周期较长，无论是否规律，都会降低乳腺癌的危险性。

4. 婚育及哺乳

晚孕或未孕：第一胎足月产在 35 岁以上，或者 40 岁以上未孕女性，其乳腺癌的发病率明显高于正常婚育的妇女。25 岁以前第一胎足月生产者，乳腺癌的发病率仅为 30 岁后第一胎足月生产者的 1/3 左右。由于第一次足月妊娠可以导致乳腺上皮发生一系列变化而趋成熟，成熟后的上皮细胞具有更强的抗基因突变能力，因此，第一次足月妊娠年龄越早，乳腺组织受内外环境因素影响而导致突变的概率越小。

哺乳状况：虽生育但不哺乳，或哺乳时间短，或只用一侧乳房哺乳的妇女，也可能对乳腺癌的发生产生影响。未哺乳的女性比用母乳喂养婴儿的女性，乳腺癌的发病率高 5 倍左右，哺乳次数越多，时间越长，患乳腺癌的危险性越小。

产次：高产次的妇女患乳腺癌的概率较小，表 4-2-1 显示分娩次数与乳腺癌相对危险性的对照研究结果，提示乳腺癌的发病率随产次的增加而降低。两次足月妊娠间隔时间越短，一生中发生乳腺癌的危险性越小。

表 4-2-1　足月分娩数与乳腺癌的关系

足月分娩数	乳腺癌相对危险性(95％CI)
1	1.00
2	0.72(0.45～1.16)
3	0.67(0.38～1.21)
4	0.59(0.3～1.16)
5	0.39(0.19～0.80)

（三）激素水平

1. 内源性雌激素

乳腺癌的发生与雌激素水平有非常密切的关系。雌激素中雌酮及雌二醇对乳腺癌的发病有直接的作用，雌三醇、黄体酮及泌乳素在乳腺癌发病过程中有一定关系，但各种激素间的相互关系尚未完全明了。卵巢分泌的雌激素有雌二醇、雌酮和雌三醇，现认为雌二醇、雌酮有致癌作用，雌三醇有保护作用，黄体酮低下可能与乳腺癌有关。催乳素也是促进乳腺生长的激素，是否致癌有争议，但与乳腺癌进展及转移有关联。绝经后的妇女患乳腺癌者，较绝经后健康女性体内总雌激素水平平均高 15%～24%。乳腺癌的发生还与生长激素有关，黄体酮诱导的生长激素能够在乳腺肿瘤及乳腺增生的上皮区域产生，这表明乳腺组织局部产生的生长激素，可以通过自分泌或旁分泌作用参与肿瘤的发生。

2. 外源性雌激素

在激素替代治疗和口服避孕药时，这些外源性激素是否致癌，一直受到人们的关注。口服避孕药的主要成分是雌激素和孕激素，通过改变体内的一种或两种激素水平，控制排卵的周期，从而达到避孕目的。乳腺长期暴露于雌孕激素的作用下或引起雌激素代谢平衡失调时，将增加乳腺癌发生的危险性。部分研究团队对激素替代疗法（HRT）对身体的长期影响，证明此类药物可增加服药者患乳腺癌的风险。但美国护理健康研究（Nurses Health Study）数据却表明，长期单独应用雌激素治疗 15 年，并不增加妇女乳腺癌的风险，加用的孕激素可能增加乳腺疾病的风险。

3. 其他激素

雄激素可以通过直接促乳腺癌细胞增殖的作用或间接转化为雌激素后增加乳腺癌发生的风险。

（四）营养饮食

妇女乳腺癌的发生除受自身因素的影响外，饮食也有一定关系。随着我国城市生活水平的提高，饮食中高脂肪、高蛋白、高热量食物摄入的增加，导致饮食不平衡，加强或延长雌激素对乳腺上皮细胞的刺激，从而增加乳腺癌的危险性。

（1）豆类食品：研究发现，随着豆类食物摄入量增加，妇女乳腺癌的发病率明显降低。这主要是因为豆类食物中丰富的植物雌性激素是一种类似人体雌性激素的化合物，它在肠道内被胡萝卜素转化成一种新的物质，而这种新的物质可以抑制体内的"激素依赖性致癌物质"对乳房的致癌作用。

（2）大枣：大枣可以抑制乳腺癌细胞的形成。因为大枣中含有大量的环式一磷酸腺苷和能增强机体免疫功能的丰富的维生素。

（3）大蒜：大蒜不仅可以预防乳腺癌，甚至还可以治疗乳腺癌。因为大蒜中富含一种叫"要力克"的无味物质，它对乳腺癌的形成具有明显的抑制和杀灭作用，还能激活和增强人体的免疫系统，并通过促进正常细胞的生长，达到消灭癌细胞的目的。

（4）蔬菜：菜花、茴香、菠菜、冬瓜、小白菜、胡萝卜和西红柿等蔬菜可以降低绝经前妇女乳腺癌的发病率，因为这些蔬菜中含有大量的胡萝卜素，具有抑制和杀灭癌细胞的作用。

（五）环境因素

暴露于电离辐射与乳腺癌发生有明显的相关性。40 岁以后接触射线仅使危险略微增加，而年轻时接触射线则将产生极大地危险。这种放射诱发的乳腺癌潜伏期较长，据报道：与医学有关的乳腺癌占全部乳腺癌约 1%。

(六) 其他因素

包括精神抑郁、压力过大、生活极不规律、保健品摄取、病毒感染、治疗高血压、甲状腺及前列腺的药物、糖尿病、肥胖及微量元素缺乏等均可以增加患乳腺癌的几率。

(叶媛媛　刘万花)

第 3 节　乳腺癌的临床表现

(一) 症状

乳腺癌早期常无明显的临床症状,或仅表现为轻微的乳房疼痛,多为钝痛或隐痛,少数针刺样痛,常呈局限性及间歇性表现,疼痛与月经周期无关。晚期癌肿侵犯神经时,则疼痛剧烈,可放射到同侧肩、臂部。

(二) 体征

1. 乳房肿块

肿块是乳腺癌最常见的首发症状,约占 80%。可无任何症状,由患者或专科医生检查时发现。早期乳腺癌肿块较小,甚至触及不到。随着影像检查技术的发展及乳腺筛查的普及,许多触及不到的亚临床乳腺癌被发现。

(1) 部位:以乳头为中心,用垂直和水平两条直线垂直相交,将乳房划分为"内上、内下、外上、外下"四个象限。乳腺癌多发生于外上象限,占其总数的 45%～50%,其次是内上、上方及中央区,其他部位相对较少。

(2) 大小:乳腺癌肿块大小与发病时间的长短以及被发现的早晚有关。当肿块位置表浅时,可被触及直径 1 cm 的肿块,甚至偶尔触及 0.5 cm 左右者。目前多数就诊的乳腺癌肿块以 2～5 cm 居多。

(3) 数目:乳腺癌大多为单发肿块表现,偶见多发或双侧乳房同时发生。随着 MRI 检查技术的补充应用,多灶、多中心及双乳癌的检出率明显增加。

(4) 硬度:乳腺癌肿块质地不完全相同,大多数为实质性肿块,触诊常较硬,但富含细胞的髓样癌及小叶癌常较软,黏液癌质地韧,囊性乳头状癌则呈囊状,偶有波动感。当肿瘤体积较小或位于乳房深部,周围因有脂肪包绕,触诊时可给人一种表面柔软的感觉。

(5) 形态及边界:肿块触诊多不规则,表面结节感,边界不清。但肿瘤较小时,上述特征常不典型,甚至类似良性特征。有些向四周浸润较轻的癌灶,或位于脂肪组织丰富的乳腺内的肿块,即使体积较大时,触诊边界也比较清楚。有的癌灶呈片状或局限性增厚状生长,触诊仅为增厚感,并非肿块样形态。

(6) 活动度:患病初期,肿块较小,活动度较大,有时类似良性肿瘤表现;多数表现为肿块与周围乳腺组织一起活动是其特点,与良性肿瘤广泛推动、活动范围大的性质不同。晚期肿块侵犯胸大肌筋膜,活动度较差;双手用力叉腰使胸大肌收缩时,活动度更小;如累及胸肌,则活动性消失,累及胸壁(肋间肌)时,则完全固定。

2. 乳房皮肤

（1）皮肤粘连：根据乳腺癌病期的早晚，可出现不同的皮肤改变。当癌肿侵犯乳房悬韧带（Cooper 韧带）时，韧带失去弹性而短缩，向深面牵拉皮肤可导致局部皮肤凹陷，轻者表现为"酒窝征"，重者则为稍大面积的皮肤凹陷。

（2）皮肤水肿：当癌细胞堵塞皮下淋巴管时，可引起皮肤水肿，由于表皮在毛囊处与皮下组织连接紧密，周围水肿较严重时，可使毛囊处表现为点状凹陷，形成"橘皮征"。

（3）浅表静脉曲张：生长速度较大的肿瘤，血液供应丰富，当体积较大时，表面皮肤由于膨胀性压迫，表皮变薄，使肿瘤表面皮肤下的浅表血管，特别是静脉呈曲张样表现。多见于长径 10 cm 以上的癌肿或肉瘤。

（4）类炎症表现：炎性乳腺癌由于皮下淋巴管网内充满癌栓，导致癌性淋巴管炎，表现为乳房明显增大，皮肤水肿、发红、发热，类似于急、慢性乳腺炎或癌肿伴发局部感染时表现，但是炎性乳腺癌以水肿及橘皮样改变为主，而乳腺炎症以红热为主，炎性乳腺癌发展迅猛，预后较差。

（5）皮肤溃疡：肿瘤发展到晚期，肿块较大，可使皮肤隆起，局部血供不足，导致皮肤发红、变薄，发生溃疡，常伴有难以止住的渗血甚至坏死感染，溃疡较大时则呈"火山口"样。

（6）卫星结节：生长较快的肿瘤，侵入皮内淋巴管，则在肿瘤周围形成小的癌灶，成为卫星结节。

（7）铠甲状癌：当皮肤广泛受侵时，可在表皮形成多数坚硬小结节或小条索，甚至融合成片。当病变累及胸背部时，可限制呼吸，呈铠甲状癌。

3. 乳头改变

（1）乳头回缩、固定：正常乳头双侧对称，指向前方并略向外下。乳头发育不良或产后未曾哺乳的妇女，乳头可以深陷，部分可以牵出如常态，无固定现象。当肿瘤位于乳晕下方及其附近，侵及乳头后方大导管时，可使乳头较健侧抬高，或出现凹陷。有时在凹陷的乳头下方触及肿块。当肿瘤侵犯较广，使大导管硬化、抽缩，造成乳头固定，是晚期乳腺癌的征象。

（2）乳头表皮脱屑、糜烂：乳头湿疹样改变多为乳腺湿疹样癌（或称乳腺佩吉特病，即 Paget 病）的临床表现。早期为乳头刺痒、灼痛，接着出现乳头和乳晕的皮肤发红、糜烂、潮湿，有时覆盖黄褐色的鳞屑样痂皮，经久不愈，揭去痂皮，则为渗血的鲜红糜烂面。病变皮肤发硬，边界较清。此处做印片、刮片细胞学检查或取活检，常为阳性。病灶向深部发展，则乳头内陷、破损，有时可在乳晕深部扪及肿块。

4. 乳头溢液

乳腺癌表现的乳头溢液多为血性，部分可表现为水样、浆液性、乳汁样。乳腺癌伴有乳头溢液的发生率为 2.4%，可因肿瘤坏死、出血、分泌增多等原因造成。乳头溢液尤其是血性溢液，可能是一些早期癌，特别是导管内癌的首发症状。对 50 岁以上妇女，有单侧、单孔导管溢液者，应警惕乳腺癌可能。

5. 区域淋巴结转移

乳腺癌生长过程中，随着肿瘤向周围组织浸润，可发生区域淋巴结转移。腋窝淋巴结转移最常见，发生率为 50%～60%。腋窝和胸骨旁同为乳腺淋巴引流的第一站，而锁骨上和纵隔淋巴结同为乳腺癌淋巴结转移的第二站，乳腺癌可沿第一站转移到第二站淋巴结。

少数乳腺癌以淋巴结转移为首发征象，被称为隐性乳腺癌。隐性乳腺癌腋下淋巴结肿大，常由患者自己或体检时偶然发现。少数隐性乳腺癌患者，表现为同侧锁骨上淋巴结肿大或其他远处转移的表现。

需注意的是：乳腺癌患者腋窝淋巴结肿大并不意味着一定有癌转移，也可能为炎性反应或其他病变所致。反之，腋窝淋巴结未见肿大也并非意味着无腋部淋巴结转移。

6. 血行转移

晚期乳腺癌除了经淋巴途径进入静脉，也可直接进入血液循环。最常见的转移和复发部位为骨（30％）、肺（20％）、肝（10％）和局部复发（5％～30％）。脑转移较少见，而且一般转移较晚。血行转移是乳腺癌治疗失败的主要原因。

（叶媛媛　刘万花）

第 4 节　WHO(2003)乳腺肿瘤组织学分类

1. 上皮性肿瘤

浸润性导管癌，非特殊类型

混合性癌

  多形性癌

  伴破骨巨细胞的癌

  伴绒癌特征的癌

  伴黑色素细胞特征的癌

浸润性小叶癌

小管癌

浸润性筛状癌

髓样癌

黏液癌和富于黏液的其他肿瘤

  黏液癌

  囊腺癌或柱状细胞黏液癌

  印戒细胞癌

神经内分泌肿瘤

实性神经内分泌癌

  非典型类癌

  小细胞/燕麦细胞癌

  大细胞神经内分泌癌

浸润性乳头状癌

浸润性微乳头状癌

大汗腺癌

化生性癌

纯上皮化生性癌

  鳞状细胞癌

  腺癌伴梭形细胞化生

  腺鳞癌

黏液表皮样癌

上皮/间叶混合性化生性癌

富于脂质癌

分泌型癌

嗜酸细胞癌

腺样囊性癌

腺泡细胞癌

富于糖原透明细胞癌

皮脂腺癌

炎症型癌

小叶瘤变

  小叶原位癌

  导管内增生性病变

   普通型导管增生

   平坦型上皮非典型增生

   非典型性导管增生

   导管原位癌

微小浸润癌

导管内乳头状肿瘤

  中心型乳头状瘤

  外周型乳头状瘤

  非典型性乳头状瘤

  导管内乳头状癌

  囊内乳头状癌

良性上皮增生

  腺病及其亚型

   硬化性腺病

   大汗腺腺病

盲管腺病

微腺性腺病

腺肌上皮腺病

放射状瘢痕/复杂硬化性病变

腺瘤

　　管状腺瘤

　　泌乳腺瘤

　　大汗腺腺瘤

　　多形性腺瘤

　　导管腺瘤

2. 肌上皮病变

肌上皮增生症

腺肌上皮腺病

腺肌上皮瘤

恶性肌上皮瘤

3. 间叶性肿瘤

血管瘤

血管瘤病

血管周细胞瘤

假血管瘤样间质增生

肌纤维母细胞瘤

纤维瘤病(侵袭性)

炎性肌纤维母细胞瘤

脂肪瘤

血管脂肪瘤

颗粒细胞瘤

神经纤维瘤

施万细胞瘤

血管肉瘤

脂肪肉瘤

横纹肌肉瘤

骨肉瘤

平滑肌瘤

平滑肌肉瘤

4. 纤维上皮性肿瘤

纤维腺瘤

叶状肿瘤

　　良性

　　交界性

　　恶性

导管周围间质肉瘤,低度恶性

乳腺错构瘤

5. 乳头部肿瘤

乳头腺瘤

汗管腺瘤

乳头 Paget 病

6. 恶性淋巴瘤

弥漫性大 B 细胞淋巴瘤

Burkitt 淋巴瘤

结外边缘区 MALT 型 B 细胞淋巴瘤

滤泡性淋巴瘤

7. 转移性肿瘤

8. 男性乳腺肿瘤

男性乳腺发育

癌

　　浸润性

　　原位性

第 5 节　乳腺癌的 FFDM 表现

　　FFDM 是乳腺癌诊断的首选检查方法,对肿块及非肿块乳腺癌多数都能做出明确诊断,尤其对肿块伴钙化及单纯钙化型乳腺癌具有最高的敏感性。乳腺癌 FFDM 表现分为直接征象和间接征象两大类,直接征象包括肿块、钙化、非对称影及结构扭曲。间接征象包括皮肤增厚、乳头凹陷、局部血管增粗、大导管征、漏斗征、悬韧带增粗(牛角征)、淋巴管癌栓(塔尖征)、彗星尾征及瘤周水肿环等。

一、直接征象

(一) 肿块

肿块是乳腺癌最常见、最基本的X线征象，是诊断乳腺癌的主要依据，约70%的乳腺癌以肿块为表现形式。肿块显示率随乳腺致密度及乳腺癌病理类型而存在差异。脂肪型乳腺中，肿块的显示率较高；致密型乳腺中，因腺体组织掩盖，肿块显示率较低。小叶癌、炎性乳腺癌、导管内癌多为非肿块表现。

1. 肿块大小

FFDM测量肿块大小绝大多数（94.2%）小于临床触诊，此为恶性征象之一。根据Lebourgne定律，二者之比一般为1：2～3。尤其当肿块边缘有明显毛刺或浸润者，差异会较大，一般1～2 cm，最大可相差4 cm之多；肿块边缘光整者，差异较少，可仅0.5 cm左右；个别情况（约占5.8%）可表现为两者相差不大，甚至X线摄影测量值大于临床。乳腺X线摄影测量时，常将肿瘤周围的炎性或肿瘤浸润、纤维组织增生等包含在测量的范围内，因此X线摄影肿块大小更接近于大体标本瘤体的实际大小。对于肿块大小的测量，尤其对伴有毛刺或钙化的肿块大小的测量，是否将毛刺及钙化计算在肿块径线之内，颇有争议。就目前而言，实际工作仍是测量肿块本身大小。

2. 肿块密度

肿块密度一般高于正常腺体密度，且密度不均，可表现为块中之块（图4-5-1）。形成原因：瘤细胞排列紧密，癌周不等量纤维组织增生，瘤内可能有出血、含铁血黄素沉着、肿块边缘不规则及分叶投照时重叠于肿块内等。肿块密度的高低不仅与肿块本身有关，与周围背景的密度差异有更直接的影响。

3. 肿块形状

大多数乳腺癌由于各部分生长速度的差异，或生长过程中受到周围组织的不同压迫，或肿块内部发生坏死及向周边浸润等原因，呈现不规则形态（如图4-5-1）。少数表现为圆形或卵圆形（图4-5-2）。

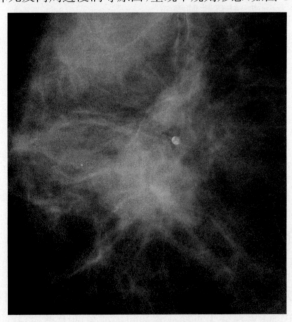

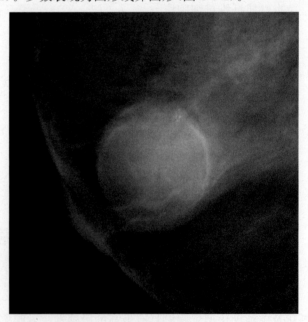

图为病灶局部放大相，显示不规则形肿块，密度不均，肿块内见更高密度肿块，有"块中之块"感，边缘模糊，并见长毛刺。

图为病灶局部放大相，显示肿块呈圆形，边界清晰，肿块周边见环形钙化。

图4-5-1 右乳浸润性导管癌（患者，女，68岁）

图4-5-2 右乳浸润性导管癌（患者，女，79岁）

4. 肿块边缘

典型乳腺癌肿块边缘不规则,境界模糊,可见轻微和明显的毛刺;生长较缓慢的乳腺癌,周边可有假包膜形成,导致肿块边缘大部分清晰(图 4-5-2),多见于黏液腺癌、髓样癌、囊内乳头状癌等。

肿块周边的毛刺是从肿块边缘向周围呈放射状分布的条索状致密影,长度不一,可以长达数厘米(图 4-5-1)或十分细小呈毛刷状,需放大观察才能辨认(图 4-5-3)。根据形成原因病理上分为以下 5 种毛刺类型:① 浸润型:直接由癌组织向周边浸润所致,毛刺根部即为癌床带,部分位于肿块内,高倍镜下可见癌细胞为主,并夹杂炎性细胞和纤维组织,毛刺中段为炎性细胞渗出带,主要由结缔组织和大量炎性细胞组成,毛刺尖部为纤维组织增生带,主要由纤维组织组成;② 淋巴管型:淋巴管向外浸润,形成放射状细条状致密影,病理为淋巴管扩张并可见癌栓形成;③ 导管型:癌肿向邻近的导管浸润所致,毛刺粗而长,容易合并大导管征及导管内钙化;④ 血管型:扩张的供应血管及新生的肿瘤血管围绕肿瘤呈放射状分布;⑤ 悬韧带型:肿瘤向周边浸润,累及乳房悬韧带,毛刺短、粗,呈牛角状。

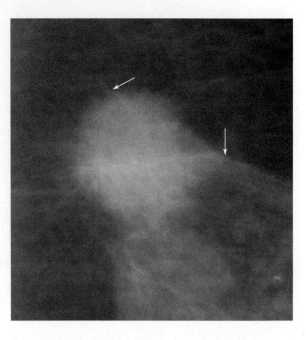

图为病灶局部放大相,显示肿块边缘大部分为短毛刺,呈刷状排列,少许为长毛刺。

图 4-5-3　左乳浸润性导管癌(患者,女,50 岁)

文献报道显示:毛刺并非代表癌肿的恶性程度,而与肿瘤 ER 表达呈正相关。毛刺的出现预示肿瘤具更低的侵袭性,可能由于癌肿周围间质纤维结缔组织反应性增生,限制了癌细胞的扩散。此类肿瘤对内分泌治疗效果及预后较好。

(二) 钙化

钙化在乳腺癌的诊断中占有非常重要地位,作为乳腺癌的直接征象之一,相当一部分(约 4%~10%)病例,钙化是诊断乳腺癌的唯一依据。绝大多数亚临床乳腺癌(临床触摸不到肿块的乳腺癌,在医学上被称为"肿瘤的亚临床状态",又称为"隐匿性乳癌"或"T0 癌")或不典型增生是以单纯微钙化为唯一 FFDM 表现。

乳腺癌钙化的形成原因尚不十分明了,目前存在两种观点:坏死细胞矿化学说和细胞活跃分泌学说。前者认为钙化癌细胞变性、坏死,钙盐沉积所致。钙化可位于导管或腺腔内、肿瘤边缘、癌巢内、黏液腺癌的黏液基质,甚至癌旁正常组织末梢乳管腔及间质内。后者认为:癌细胞代谢旺盛,有氧和无氧糖酵解比正常细胞活跃,化生过程中产生出 CO_2 及 H_2O,很容易在腺泡和导管内出现钙盐沉积,因为癌细胞内有丰富的钙、磷元素。

钙化发生率与肿瘤组织类型有关,容易发生钙化的乳腺癌有导管癌、粉刺样癌、单纯癌、大汗腺癌等;黏液腺癌、腺癌、良性肿瘤恶变等则较少合并钙化。

乳腺癌钙化 BI-RADS 分类中归为可疑恶性钙化,根据钙化的形态及分布特征,综合判定其分类。详见 BI-RADS 分类章节 X 线部分。典型恶性钙化表现为细小线样或分支样钙化呈段样或线样分布,甚至个别病例钙化充满导管腔,类似导管造影表现(图 4-5-4)。

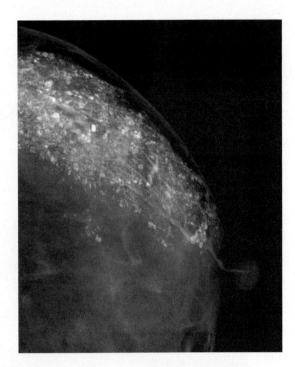

图为 CC 位病灶局部放大相,显示段样分布线样及
铸形钙化。

**图 4-5-4　左乳外上浸润性导管癌伴广泛导
管内癌及坏死(患者,女,40 岁)**

(三) 非对称影

部分乳腺癌以非对称影为主要表现,与良性增生所致非对称影相比,密度高而致密,尤其中央部位,向
周边逐渐变淡,其内很少或无脂肪组织;可伴结构扭曲或微钙化;周围血管征象明显;可伴乳晕增厚、乳头凹
陷、腋窝淋巴结肿大等(图 4-5-5)。非对称影可能由于腺体致密掩盖真实肿块,或肿瘤非肿块生长所致,局部
加压放大点片或 MRI 及超声可帮助鉴别。

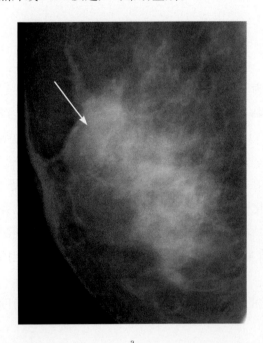
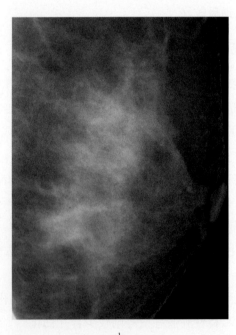

a   b

a 和 b 分别为右乳及左乳 MLO 位,两侧对比观察,显示右乳上象限非对称影,密度均匀,边缘欠清,伴乳晕增厚、乳头凹陷。

图 4-5-5　右乳浸润性导管癌(患者,女,37 岁)

为提高非对称影的显示率,建议尽量行双侧乳腺检查,仔细比对双侧乳腺结构,发现不对称时,先排除体位及重叠等因素,结合触诊及点片,可帮助诊断。

(四) 结构扭曲

乳腺癌结构扭曲 FFDM 表现为以病灶为中心,向周围呈放射状的不规则短线状或粗细不均的纤维条索状阴影。其病理基础是由于癌细胞沿结缔组织间隙蔓延,并引起结缔组织增生所致。结构扭曲也可以是肿块、非对称影及钙化的伴随征象。活检、手术后瘢痕、脂肪坏死、硬化性腺病、局限性纤维化等也会导致乳腺实质局部结构扭曲。与良性结构扭曲相比,乳腺癌的结构扭曲多表现粗乱;中心区域密度较高;触诊多扪及肿块(图 4-5-6)。

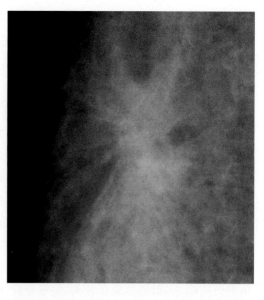

图为病灶局部放大相,显示放射状排列的粗乱条索状影伴中心高密度。

图 4-5-6　右乳浸润性导管癌(患者,女,42 岁)

二、间接征象

1. 皮肤增厚

当肿瘤越过浅筋膜浅层及皮下脂肪层后,可侵犯局部皮肤,或由于癌肿周围血供丰富、静脉淤血及淋巴回流受阻等原因,导致局部皮肤增厚。癌细胞也可侵及皮肤内淋巴管,导致皮肤广泛增厚(图 4-5-7),常起始于乳房的下半部,逐渐发展甚至波及整个乳腺或累及对侧内侧皮肤,厚度可达 1 cm。皮肤增厚常合并局部皮下脂肪致密、浑浊、网状条索影、韧带模糊等。皮肤增厚常与皮肤凹陷并存,可使邻近 Cooper 韧带增厚和缩短,导致皮肤凹陷,形成"酒窝征"。

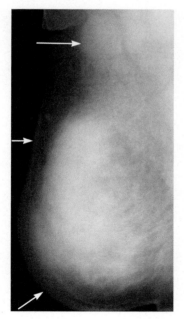

图为 MLO 位,显示乳腺弥漫密度增高,皮肤增厚、皮下水肿,淋巴结多发肿大。

图 4-5-7　右乳浸润导管癌(患者,女,44 岁)

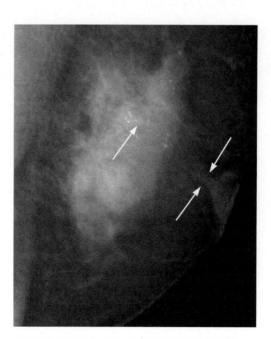

图为病灶局部放大相,显示乳后密度增高,其内伴细小多形性钙化,部分延及乳头,形成乳头后方带状高密度影,即为大导管征伴乳头凹陷。

图 4-5-8　左乳浸润性导管癌(患者,女,49 岁)

2. 乳头凹陷

乳腺癌患者，约有12%的病例出现乳头凹陷，多发生于乳腺癌的中、晚期（图4-5-8）。判断乳头是否有凹陷，CC位或MLO位投照位置必须标准，即乳头的切线位观察。同时注意双侧对比及病史，以除外先天性乳头凹陷。

3. 大导管征

乳腺正常导管FFDM多不显示或仅在乳头后方显示3～5条短细的导管影，如在乳头后显示一支或数支乳腺导管增密、增粗、边缘粗糙，并指向癌灶方向，则称为大导管征（图4-5-8）。乳腺癌大导管征的出现率约22%。形成机制是癌细胞沿乳腺导管浸润；或癌肿附近乳腺导管被牵拉集中；或癌附近乳腺导管非特异性上皮增殖，管腔内充满脱落上皮细胞残屑等。大导管征在良、恶性病变均可见到，导管周围炎或先天乳头发育不良导致的大导管征，边缘多较清晰，临床病史及体征可帮助鉴别，且局部无恶性肿瘤征象。

4. 漏斗征

大导管征进一步增粗、增密，乳头进一步牵拉凹陷，形成前宽后窄的三角形影，X线表现为乳头后方的三角形致密影，三角形的底在乳头，尖端指向深部，形似漏斗（图4-5-9），故得名。此征象良、恶性病变均可见。病理多数为胶原基质、炎性细胞及淋巴细胞增多，仅少数为癌肿侵犯乳晕下区所致。

5. 局部血运增加

局部血运增加是指肿瘤和瘤周的异常血供，多发生于乳腺癌的中、晚期。乳腺癌的血运增加表现为3种形式，即血管直径较健侧明显增粗（乳腺动脉常因搏动而不显示，故X线片上显示的血管影多由静脉组成）；病灶周围出现细小血管丛；病变区出现粗大的引流静脉（图4-5-9）。文献报道，可根据两侧乳房最粗血管直径的比率，即静脉直径比率（venous diameter ratio，VDR）来鉴别良、恶性病变。但该参数对早期病例价值有限。当血管横径＞2 mm，数目超过3条，走行迂曲，呈花瓣状或残端状，或病灶周边出现多数细小血管丛或血管在病灶周围突然中断，均提示恶性可能。肿瘤周边有明显血运增加者，提示癌细胞分化差，转移机会大。血管异常若不合并其他征象，常无重要临床意义，多为哺乳期惯用该侧乳房哺乳或摄片时乳房加压不均所致。

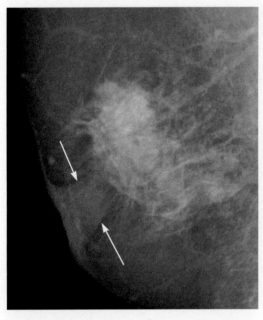 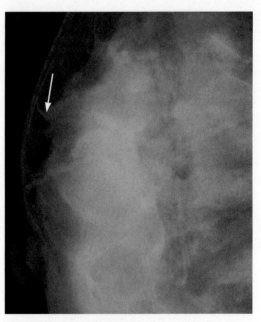

图为病灶局部放大相，显示乳头后方三角形致密影，为漏斗征，伴乳头凹陷，邻近后方见不规则肿块影伴周围血管增粗、增多。

图为局部放大相，显示右乳上方致密，境界欠清，局部血管增粗，癌肿侵及局部Cooper韧带，导致韧带增厚呈牛角征。

图4-5-9 右乳浸润性导管癌（患者，女，48岁）　　**图4-5-10 右乳浸润性导管癌（患者，女，50岁）**

6. 乳房悬韧带增粗(牛角征)

乳房悬韧带增生、扭曲并向上翻起,状如"牛角",故名"牛角征"(图 4-5-10)。病理组织结构与乳腺癌浸润型毛刺相似,即具有癌床、炎性细胞渗出、纤维组织增生三带结构。正常乳房悬韧带不显影或呈细锯齿状,小于 1 mm,某些良性疾病也可以引起牛角征,局部恶性肿瘤征象为鉴别关键。

7. 淋巴管癌栓(塔尖征)

癌细胞沿淋巴管扩散形成癌栓,淋巴管扩张在肿块周围产生细条状致密影,如果发生在乳腺顶部的粗大淋巴管时,会形成笔直的杆状致密影,形似"塔尖",病理由于淋巴管极度扩张,管内有成堆的癌细胞及炎性细胞浸润。此征象对判断有无淋巴结转移有重要提示意义。

8. 彗星尾征及瘤周透亮晕征

当癌肿侵犯或牵拉乳腺实质后会形成一条向外逐渐变细的狭长三角形致密影,常位于病灶的后方或上方,称为彗星尾征。部分肿瘤周围环绕一圈低密度的透亮带,且边缘模糊,此为"透亮晕征",是由于癌肿周围脂肪因纤维化牵拉而聚集在肿瘤周围所致(图 4-5-11)。

9. 淋巴结转移

反应性增生、乳腺癌淋巴结转移及淋巴瘤等各种疾病均可导致腋窝淋巴结肿大(如图 4-5-7)。需要根据淋巴结大小、形态、边缘、密度进行综合分析,以判断其是否存在转移可能。详见少见病淋巴结章节。典型转移淋巴结 FFDM 表现为淋巴结明显肿大、密度增高、淋巴结门消失(如图 4-5-7)。

10. 导管造影表现

导管内乳头状癌、导管内癌及浸润性导管癌均可导致导管异常,临床表现为乳头溢液或溢血,以导管内乳头状癌常见。导管造影表现为导管内不规则的充盈缺损;导管中断,断端不整齐或形成鼠尾状;导管分支分布紊乱、管腔不规则扭曲、狭窄与变形、分支减少;管壁僵硬、破坏、造影剂外溢形成潭湖征(图 4-5-12)。

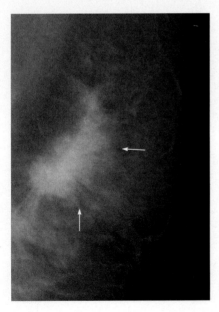

图为局部放大相,显示左乳肿块向周边浸润,在其周围形成环形低密度带影。

图 4-5-11　左乳浸润性导管癌(患者,女,47 岁)

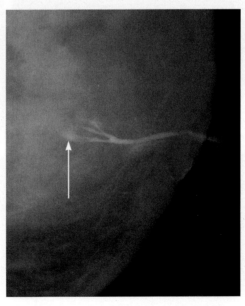

图为导管造影,显示导管末端多处管壁不连续,局部造影剂外渗,形成潭湖征,周围腺体密度增高伴其内点状钙化,部分成簇,下方及乳晕皮肤增厚、皮下水肿、乳头凹陷。

图 4-5-12　左外上浸润性导管癌伴导管内癌(患者,女,46 岁)

(叶媛媛　刘万花)

第 6 节　乳腺癌 MRI 表现

乳腺 MRI 是乳腺诊断重要的补充手段,尤其随着保乳手术的广泛开展,MRI 对了解有无多灶、多中心及双乳癌具有重要的价值。

一、平扫表现

MRI 平扫对乳腺癌诊断价值有限,因为多数乳腺癌于各扫描序列仅呈等信号或略高信号,如果不仔细观察,病灶容易忽略,或者病灶与周围组织确实无信号的差异,尤其以非肿块方式生长的乳腺癌。典型肿块型乳腺癌平扫表现为肿块不规则、边缘模糊,伴或不伴有毛刺(图 4-6-1);T1WI 呈低或等信号;T2WI以略高混杂信号多见,部分呈等或低信号;病灶合并出血时,T1WI 及 T2WI 均可见高信号;STIR 压脂序列可以更好地显示病灶边界,多数表现为略高或等信号,周围伴少许点、索状高信号影,为水肿所致。只有少数非特殊类型乳腺癌、黏液腺癌、囊内乳头状癌等,压脂呈明显高信号(图 4-6-2a)。边缘恶性特征不明显的肿块型乳腺癌,如果平扫各序列均呈等信号时,则漏诊可能性很大(图 4-6-3)。非肿块型乳腺癌T1WI 及 T2WI 多呈等信号,与周围组织分界欠清,STIR 压脂多数表现为不均匀的略高信号区域,可能提示病变存在,但平扫对病变确切范围的显示有限(图 4-6-4a～c)。因此不管肿块或是非肿块病变,增强是MRI 用于乳腺诊断的必须项。

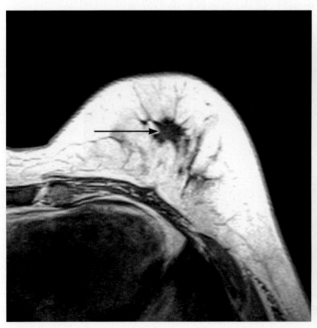

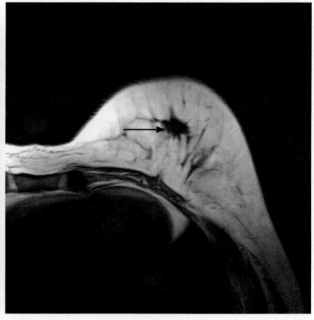

a　　　　　　　　　　　　　　　　　　　　b

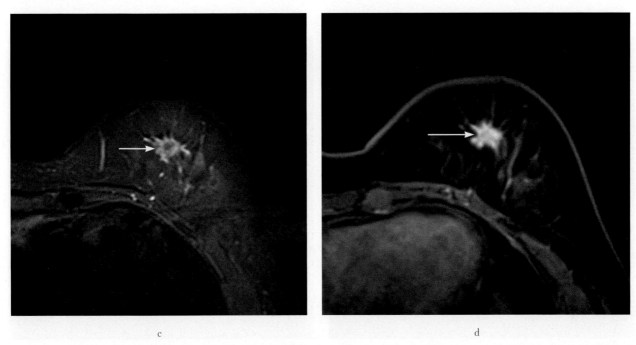

a～d分别为T1WI、T2WI、压脂及增强相,显示不规则肿块,边缘模糊并见毛刺,T1WI及T2WI均呈低信号,压脂呈不均匀略高信号,增强呈不均匀强化。

图4-6-1　左乳浸润性导管癌(患者,女,44岁)

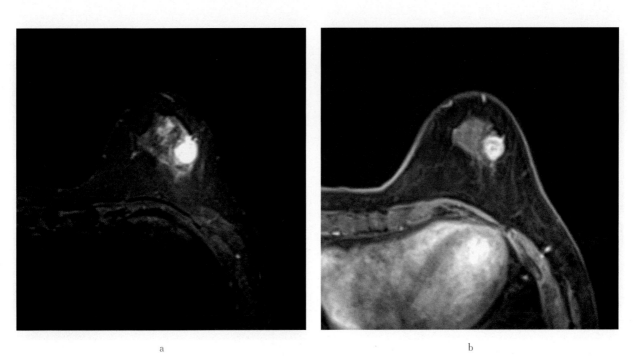

a为MRI压脂,显示明显均匀高信号,局部边缘伴小分叶。b为MRI增强,显示不均匀强化,边缘见少许毛刺。

图4-6-2　左乳浸润性导管癌(患者,女,53岁)

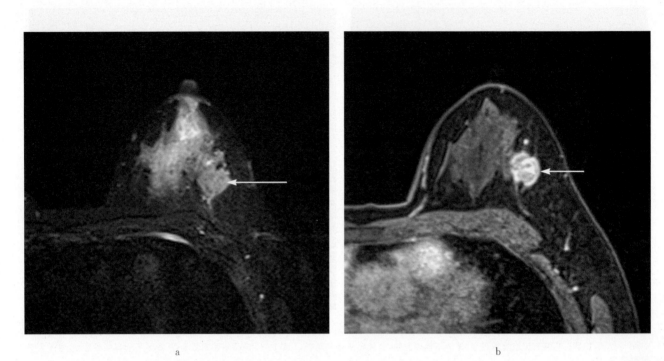

a

b

a 为 MRI 压脂，显示肿块呈等信号。b 为 MRI 增强，显示肿块不均匀强化伴边缘小分叶。

图 4-6-3　左乳外上浸润性导管癌（患者，女，45 岁）

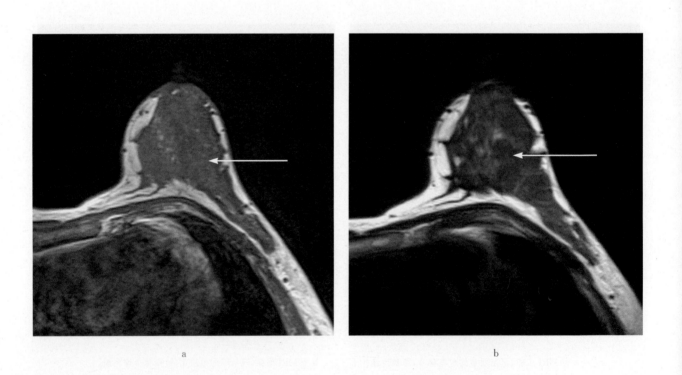

a

b

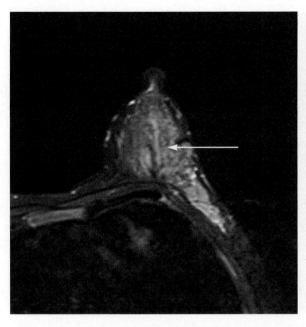
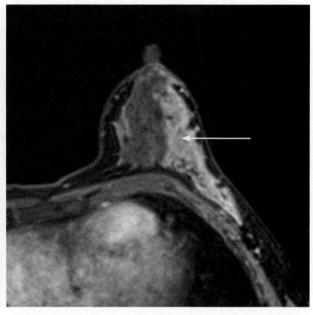

c   d

a～d 分别为 T1WI、T2WI、压脂、增强，T1WI 及 T2WI 显示左乳外侧等信号，压脂呈略不均匀高信号，增强呈段样分布不均匀强化，明确显示病灶范围。

图 4-6-4　左乳外上浸润性导管癌伴广泛导管内癌及坏死(患者，女，41 岁)

二、增强表现

乳腺增强扫描具有不可缺少的重要诊断价值，敏感度达 90%～100%。典型肿块型乳腺癌表现为不均匀或环状强化、边缘模糊、不规则，伴或不伴小分叶及毛刺(图 4-6-1d，图 4-6-2b～3b)。呈早期(1 min 左右)迅速明显强化，早期强化率达 70%～100%。动态增强曲线多呈流出型，部分表现为平台型，个别为流入型。非肿块型乳腺癌生长及分化多不均衡，导致增强程度不一，强化形态多为不均匀或集簇状，分布特征多为线样或段样(图 4-6-4d)，增强曲线以平台为主，少数呈流出或流入型。

乳腺癌 MRI 增强不仅对常见伴随征象包括乳头凹陷、皮肤增厚、淋巴结肿大等容易显示，同时对胸大肌及胸部其他组织的受累情况也能很好显示，有助于乳腺癌分期(图 4-6-5)。也能很好显示乳腺癌乳内转移情况，表现为除主癌灶外，双乳或单侧乳腺内多发境界清晰强化肿块，随化疗的进程，与主病灶同时缩小、减少或消失(图 4-6-6)。

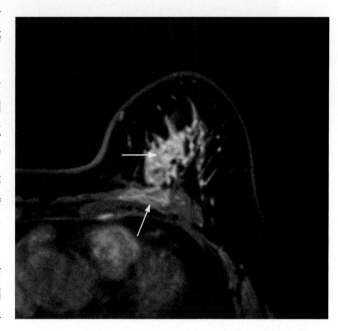

图为 MRI 增强，显示左乳内侧不均匀非肿块强化，并侵犯胸大肌，呈局灶不均匀强化。

图 4-6-5　左乳内上浸润性导管癌(患者，女，63 岁)

125

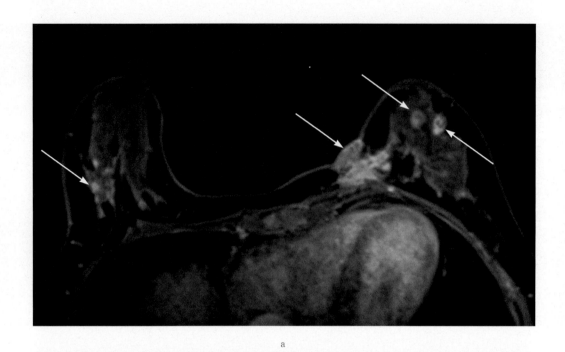

a

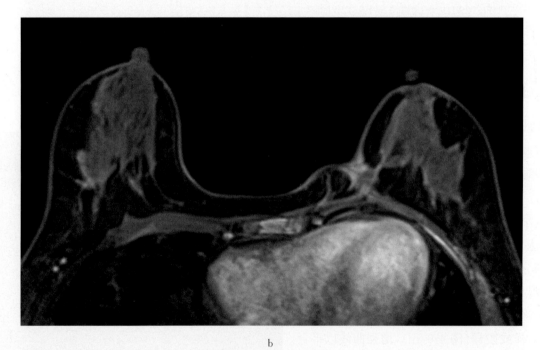

b

a 为化疗前 MRI 增强,显示左乳内侧不规则强化肿块并侵犯局部皮肤,伴双乳多发大小不等小肿块强化,为
乳内转移。b 为化疗 8 个疗程后,主病灶明显缩小,强化程度减低,转移灶消失。

图 4-6-6　左乳内后浸润性导管癌伴双乳多发转移(患者,女,47 岁)

三、DWI 表现

磁共振扩散加权成像(DWI)是目前唯一能观察活体水分子微观运动的成像方法,是目前用于乳腺诊断最常用、最成熟的功能成像。可从分子水平反映人体组织的空间组成信息和病理生理状态下,组织水分子的功能变化。低 b 值扫描,反映的是灌注特征,只有高 b 值时,才能反应弥散特性。与良性病变比较,典型乳腺癌高 b 值(一般＞600 s/mm²)扫描时,DWI 表现为高信号,ADC 值低于良性肿瘤及正常乳腺组织,均值多＜1 mm²/s(图 4-6-7)。如果采用多 b 值扫描,则典型乳腺癌表现为随 b 值的增加,信号强度衰减不明显,而良性病变信号强度则逐渐减低。详见影像检查技术及质量控制有关章节。

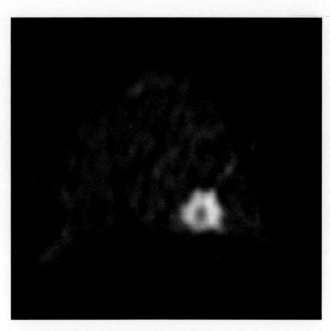

图为 DWI 横断位病灶局部放大相,b 值取 1 000 s/mm²,显示明显高信号肿块,ADC 值为 0.85 mm²/s。

图 4-6-7　右乳内上浸润性导管癌(患者,女 42 岁)

(刘万花　叶媛媛)

第 7 节　乳腺癌的超声表现

一、乳腺癌典型灰阶超声表现

肿块型乳腺癌典型表现为形态不规则肿块,回声不均匀,多为低回声,少数呈等或强回声,内部液化坏死时,可见肿块内不规则无回声或更低回声区。癌细胞成分为主时,回声较低,纤维组织成分为主时,回声较强;肿块边界多模糊,可见毛刺,无包膜,常呈蟹足样向周围组织浸润性生长,少数可见强回声晕征(图 4-7-1b,图 4-7-2a);纵径多数大于横径,纵横比大于 1,为乳腺癌诊断的重要指标;肿块后方回声可衰减或无变化,少数回声增强,侧壁声影少见;超声对微钙化显示敏感性较低,可表现为微粒状强回声光点,后方伴或不伴声影。

非肿块型乳腺癌超声多表现为不均匀低回声区域,边界欠清,伴或不伴血流信号,与增生性病变有时鉴别困难。

乳腺癌超声的伴发征象:侵犯周围小血管时,可见血管内癌栓;侵及淋巴管时,造成淋巴管阻塞和淋巴液回流障碍,引起皮肤增厚,皮下水肿;肿瘤较深时,表现为乳后间隙变薄或消失或肌肉的不规则增厚;侵及腋窝、锁骨上淋巴结时,表现为圆形或椭圆形低回声肿块,髓质偏心或消失,可探及丰富的血流信号。

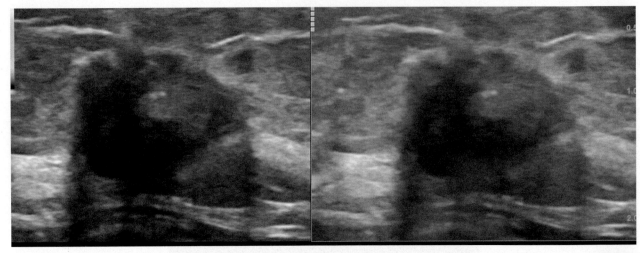

a

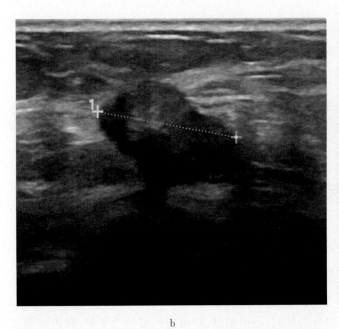

b

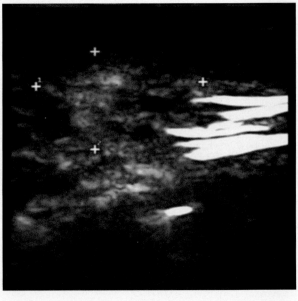

c

a 为弹性超声,显示肿块较硬,弹性评分 4～5 分。b 为灰阶超声成像,显示不规则低回声肿块,回声不均,边缘部分模糊伴分叶,部分边缘呈蟹足样生长。c 为超声造影,显示动脉期肿块不均匀强化,增强范围大于灰阶超声(a 和 c 为彩图)。

图 4-7-1 右腋尾部浸润性导管癌(患者,女,60 岁)

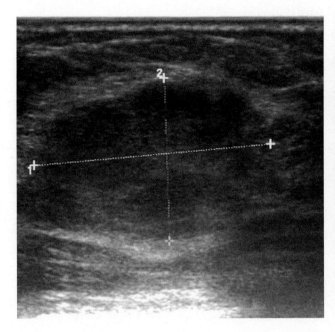
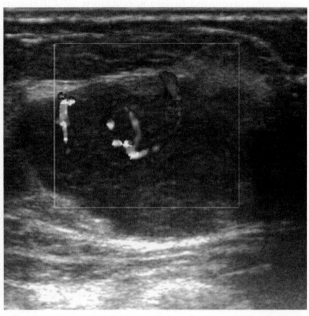

a   b

a 为灰阶超声成像,显示不均匀低回声肿块,边缘模糊,周围可见高回声晕征。b 为彩色多普勒显像,显示肿块伴明显血流信号
(Ⅲ级)(b 为彩图)。

图 4-7-2 左乳外上浸润性导管癌伴坏死(患者,女,38 岁)

二、乳腺癌彩色多普勒表现

乳腺癌肿瘤内部及周边常可探及丰富血流信号,肿瘤内部可见新生血管,呈湍流频谱,可有动静脉瘘现象,阻力指数较高($RI>0.7$),$PSV>20 \text{ cm/s}$。肿瘤滋养血管的分布及内径常不规则(图 4-7-2b)。

三、乳腺癌超声造影表现

乳腺癌超声造影典型表现为早期向心性不均匀增强、高增强(增强水平高于周围组织),较大病灶内部有时看见灌注缺损区,造影后病灶范围较造影前明显增大,边界不清,有时会看见放射状增强造影剂排出过程中出现造影剂滞留现象。恶性肿块的平均增强起始时间 10～20 s,达峰时间 16～30 s,开始消退时间30～90 s,完全廓清时间 80～160 s(图 4-7-1c)。

四、乳腺癌弹性超声表现

乳腺癌类型很多,组织结构不尽相同,导致弹性表现各异。依据日本 Tsukuba 弹性成像评分标准(5 分法),乳腺癌评分多为 4～5 分(图 4-7-1a)。

参考文献

[1] Xiao Y,Zhou Q,Chen Z. Automated breast volume scanning versus conventional ultrasound in breast cancer screening. Acad Radiol,2015;22(3);387～399

[2] Chae EY,Cha JH,Kim HH,et al. Comparison of lesion detection in the transverse and coronal

views on automated breast sonography. J Ultrasound Med,2015;34:125～135

[3] Halshtok-Neiman O，Shalmon A，Rundstein A，et al. Use of automated Breast volumetric sonography as a second-look tool for Findings in Breast magnetic resonance imaging,2015;17(7):410～413

（刘万花　高亚琴）

第5章　乳腺癌各论

第1节　导管原位癌

一、概述

导管原位癌(ductal carcinoma in situ，DCIS)是指一类限于导管基膜以内无间质侵袭的癌。乳腺原位癌包括导管原位癌和小叶原位癌，两者比例约为 6∶1。导管原位癌又称为导管内癌(intraductal carcinoma)、导管上皮内肿瘤(ductal intraepithelial neoplasia，DIN)。可同时累及同一导管的多个位置或不同的导管。

导管原位癌由 Gillis 在 1960 年首先描述，其组织学定义在很长时间内未达成一致，在较早文献中包含浸润性癌。虽然超微结构研究表明，某些 DCIS 的基底膜层有不同程度的崩解、破坏，但是大多数学者认为 DCIS 唯一可靠的诊断，应是光镜下的观察。随着研究的深入，人们对 DCIS 的认识有了很大的提高。基于分子生物学、细胞基因学和临床研究认为，DCIS 并非孤立性病变，而是疾病的谱系。虽然对乳腺癌发生的初始步骤和准确途径尚无准确定论，但几乎所有的浸润性乳腺癌都源于原位癌。

2003 年 WHO 肿瘤分类中将 DCIS 定义为肿瘤性导管内病变，归入导管内增生性病变一大类中，与一般性增生、不典型增生、平坦型上皮不典型性病变等，同属于浸润前病变。由于新的分类中，只有浸润性癌才定义为真正意义上的乳腺癌，因而 DCIS 从概念上应是癌前期病变(precursor lesion)，具有发展为浸润性癌的趋势，并非必然发展为浸润性癌，约 14%～75% 的 DCIS 会进展为浸润性乳腺癌。

1980 年以前 DCIS 在所有乳腺的活检标本中占不足 1%。随着认识的逐步深入和乳腺检查技术的广泛应用，DCIS 的检出率有了明显的提高。在美国，导管原位癌的发病率从 1973 年至 1997 年，在小于 50 岁的白人妇女人群中增长了 146%，在黑人妇女人群中增长了 283%；在年龄大于 50 岁的白人妇女人群中增长了 308%，在黑人妇女人群中增长了 349%。而过去 10 年，浸润性乳腺癌发生率仅增加了 16%。由于 X 线摄影能够很好地显示不可触及的微小钙化，大大提高了 DCIS 的诊断率。目前在西方国家，DCIS 占新诊断乳腺癌的 20%，占普查筛选出的乳腺癌的 30%，占有症状乳腺癌的 5%。

DCIS 是一种高治愈率的疾病，10 年生存率>97%。DCIS 患者发病年龄为 26～87 岁，中位年龄为 45～65 岁，并呈年轻化趋势。男性导管内癌罕见，发病年龄高于女性。

二、临床表现

DCIS 常表现为乳房肿块、乳头溢血或溢液、乳头佩吉特病或乳房疼痛不适。随着影像检查技术的发展,患者可以无任何症状,而经影像检查发现。个别病例报道显示:导管内癌表现为乳腺局部反复炎症,而影像检查无明显肿块或钙化等阳性发现,仅超声表现为局部皮肤增厚及水肿,反复炎症的机理,目前尚不清楚。

三、病理表现

1. 大体观

切面见癌组织范围较广,呈散在的结节状、条索状、颗粒状。肿瘤坏死呈灰色,粉刺型 DCIS 挤压时可挤出牙膏样条索。

2. 镜下观

DCIS 发生于中小导管,癌细胞位于扩张的导管内,导管的基底膜完整。

新版 WHO 乳腺癌分级中按细胞核形态将 DCIS 分为低、中、高三级。这种分级更有利于临床医师对治疗的选择以及对预后的评估。

(1) 低级别 DCIS:低级别 DCIS 由小的单形性细胞组成,呈拱桥状、微乳头状、筛状或实性等排列。细胞核大小一致,染色质均匀,核仁不明显,核分裂象罕见。

(2) 中级别 DCIS:通常由类似低级别 DCIS 的细胞组成,排列呈实性、筛状或微乳头状等,但有些导管腔内有坏死。

(3) 高级别 DCIS:通常范围大于 5 mm,但即使病变<1 mm,也可呈现典型的形态特征。排列呈单层的高度异型性细胞,或微乳头状、筛状或实体状。管腔内有特征性的伴有大量坏死碎屑的粉刺样坏死,其周围绕以大而多形性的肿瘤细胞。

(4) 少见的变型:少数 DCIS 可由梭形细胞、大汗腺细胞、印戒细胞、神经内分泌细胞、鳞状或透明细胞组成。对于这些特殊变型无统一的或一致分级方法。一些学者认为高级别 DCIS,有时可发现与透明细胞和梭形细胞共存。

四、影像表现

1. FFDM 表现

FFDM 是检测 DCIS 最重要的方法。FFDM 最常见表现为单纯钙化(占 74%～80%),其次为肿块、非对称影、结构扭曲等多种表现伴或不伴钙化。FFDM 对钙化型导管内癌的诊断敏感性为 100%,而对非钙化型为 51%。

(1) 单纯钙化:单纯钙化是导管原位癌最常见的表现。形成原因为导管原位癌中央发生坏死,引起钙盐沉积,或由于肿瘤细胞分泌钙质所致。钙化形态特征:发生频率由高到低为细小多形性钙化、粗糙不均质钙化、模糊不定形钙化及线样钙化。钙化分布特征:以段样及成簇最常见,其次为区域或线样分布。部分表现为多发成簇钙化,反映 DCIS 中的多小叶结构排列特点,以前认为是多中心性分布,目前认为是沿着 1 个导管束发展的多个病灶。钙化密度特征:钙化密度中等、边缘欠光整(图 5-1-1a～图 5-1-4a)。少数病例钙化点大于 0.5 mm,甚至呈粗糙不规则钙化,边缘光整,类似良性钙化(图 5-1-5、图 5-1-6)。

(2) 肿块:导管内癌的肿块一般较小,多呈等密度,FFDM 假阴性率较高,尤其发生于致密的乳腺;部分呈高密度,形态不规则或卵圆形,边缘可伴小分叶,其内伴或不伴有钙化(图 5-1-7a)。

(3) 非对称影伴或不伴有钙化:常见表现为不均匀致密影伴散在或成簇细小钙化;少数伴粗大钙化,类似腺病表现(图 5-1-8a)。

（4）结构扭曲伴或不伴钙化：表现为局部乳腺实质结构紊乱，伴粗乱的条状结构，结构扭曲中心密度多不均匀，但密度高于不典型增生（图 5-1-9a）。

（5）导管造影异常：表现为导管内不规则充盈缺损；管壁破坏呈虫蚀征、鼠尾征及潭湖征；或表现为导管紊乱，不连续（图 5-1-10、图 5-1-11）。导管内癌淋巴结或远处转移较少，仅见个别转移的病例（图 5-1-12）。

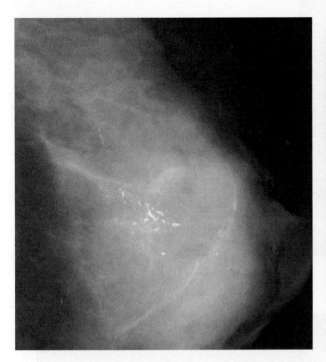

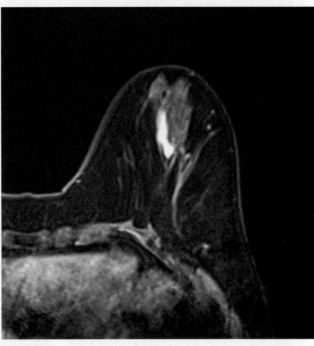

a

b

a 为 CC 位病灶局部放大相，显示段样分布细小多形性钙化，少许呈线样。b 为 MRI 增强，显示线样强化。

图 5-1-1　左乳后下导管内癌（患者，女，62 岁）

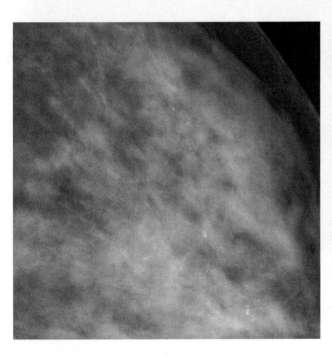

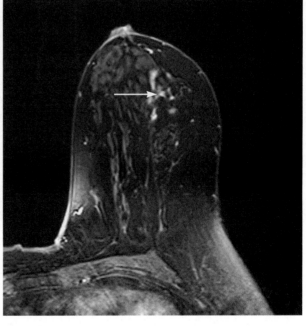

a

b

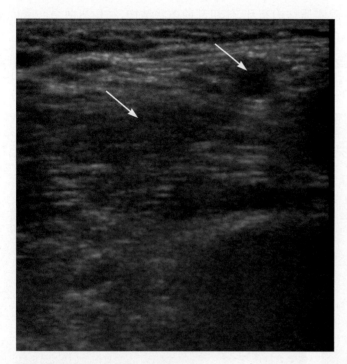

c

a 为病灶局部放大相,显示段样分布细小多形性钙化,少许呈线样。b 为 MRI 增强,显示非肿块集簇状强化。c 为超声成像,显示不均匀低回声区域,境界欠清。

图 5-1-2　左乳外上导管内癌(患者,女,58 岁)

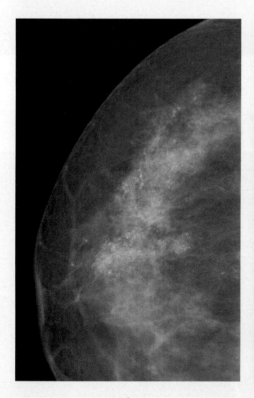

a

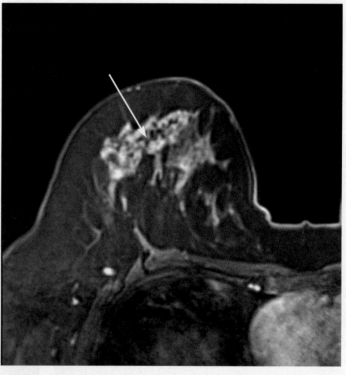

b

a 为 CC 位病灶局部放大相,显示段样分布模糊不定形钙化。b 为 MRI 增强,显示段样分布非肿块不均匀轻度强化。

图 5-1-3　右乳外上导管内癌(患者,女,50 岁)

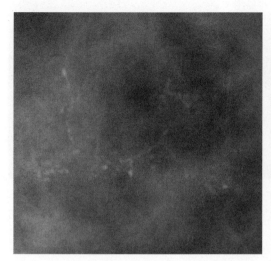
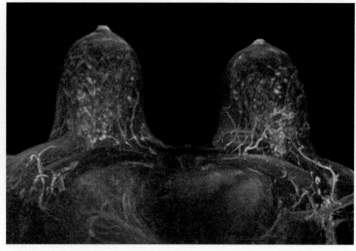

a

b

a 为病灶局部放大相,显示成簇分布线样钙化。b 为 MRI-MIP 图像,右乳未见明显强化病灶。

图 5-1-4　右乳外上导管内癌(患者,女,43 岁)

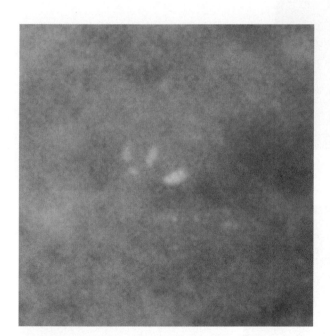

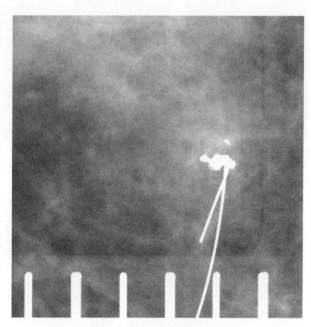

图为病灶局部放大相,显示成簇钙化,钙化点边缘清晰,>0.5 mm。

图 5-1-5　左乳外上导管内癌(患者,女,45 岁)

图为术前定位,显示局灶性非对称影伴斑状钙化。

图 5-1-6　右乳内上导管内癌(患者,女,63 岁)

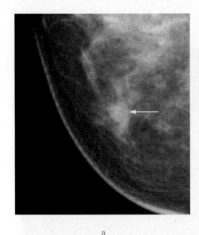
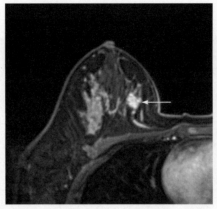
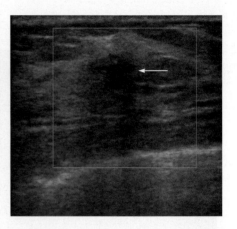

a   b   c

a 为 CC 位病灶局部放大相,显示内侧小肿块,边缘模糊并见毛刺。b 为 MRI 增强,显示肿块明显强化伴边缘小分叶。c 为超声成像,显示低回声肿块,边缘模糊,伴少许点状血流信号(c 为彩图)。

图 5-1-7 右乳导管原位癌(患者,女,46 岁)

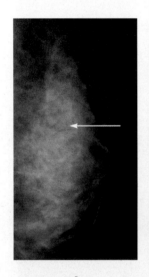
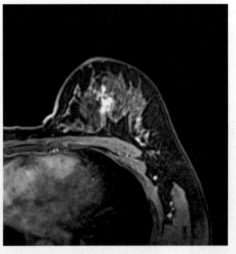

a 为 MLO 位病灶局部放大相,显示上象限非对称影,境界欠清,伴局部血管增多,其内见少许点状钙化。b 为 MRI 增强,显示非肿块局灶性不均匀强化。

图 5-1-8 左乳后上高级别导管内癌(患者,女,49 岁)

a   b

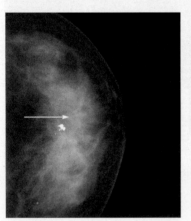
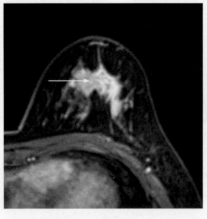
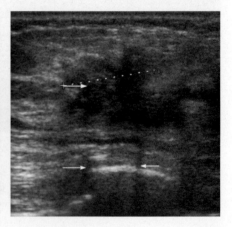

a   b   c

a 为 CC 位病变局部放大相,显示结构扭曲伴钙化。b 为 MRI 增强,显示非肿块不均匀强化。c 为超声成像,显示不均匀低回声区域,边缘欠清,伴后方声影。

图 5-1-9 左乳后上导管内癌(患者,女,47 岁)

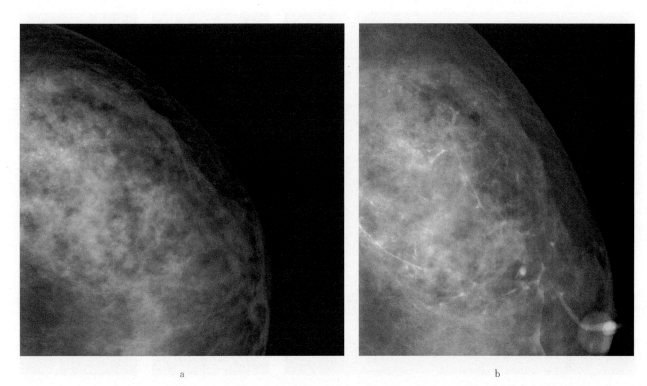

a 为 CC 位病变局部放大相,显示外侧段样分布细小多形性钙化。b 为导管造影局部放大相,显示导管紊乱,不连续。

图 5-1-10 左乳外上导管内癌(患者,女,56 岁)

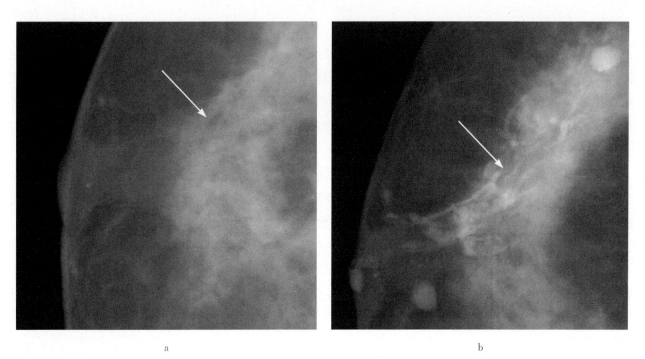

a 为 CC 位病灶局部放大相,显示外侧局灶性非对称影伴钙化。b 为导管造影局部放大相,显示导管内多发充盈缺损,形态不规则,部分导管狭窄或中断,边缘欠光整。

图 5-1-11 右乳外上导管内癌(患者,女,41 岁)

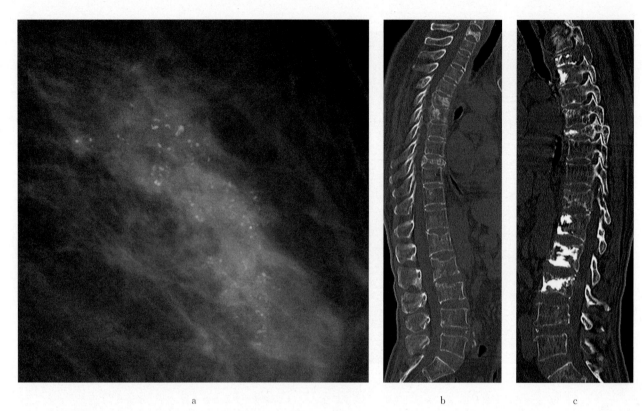

a为病灶局部放大相,显示外侧细小多形性钙化伴局部密度增高。b为胸腰椎CT-MPR,显示多个椎体转移致融骨性破坏。c为椎体成形术后,见椎体内高密度骨水泥影。

图 5-1-12　左乳外上导管内癌伴多个椎体转移(患者,女,76 岁)

2. MRI 表现

尽管 MRI 对钙化显示具有局限性,但对导管内癌的诊断仍具有以下优势:① 对 X 线阴性的致密乳腺患者(尤其小肿块或非对称),MRI 是重要的补充手段,能准确显示病变的范围及微血管生成情况。② 对 X线、超声可疑导管内癌患者,MRI 检查可明确有无多灶、多中心及双乳癌,尤其对年龄超过 50 岁及病灶范围大于 2.5 cm 的患者获益最大。③ MRI 可一定程度预测导管内癌是否伴有浸润(详见导管内癌伴微浸润章节),以调整活检及治疗方案。

尽管 MRI 对导管内癌诊断的假阴性率低于超声,但其诊断的敏感性,会因研究病灶的形态、大小、血管生成情况不同,而有所差异。少数钙化型导管内癌,MRI 可能呈阴性表现(图 5-1-4b)。另外 MRI 检查,也会因为导管内癌合并乳头状瘤病及导管增生等原因,导致范围高估。

导管内癌 MRI 常见表现为非肿块样强化,约占 52%～92%。强化形态特征:以集簇状、不均匀强化为主,占 38%～60%,少数呈簇环状强化。强化分布特征:发生频率由高到低的顺序为段样、局灶、线样、区域及弥漫强化(图 5-1-1b～5-1-3b,图 5-1-8b～5-1-9b)。增强曲线特征:多表现为早期快速强化,平台型曲线,其次为流出型及流入型。以肿块表现的导管内癌少见,多呈类圆形不均匀强化,边缘模糊伴小分叶,流出型曲线常见(图 5-1-7b)。

3. 超声表现

超声对导管内癌总的显示率约为 85%。对微钙化的显示较为困难,假阴性率为 13%～59.6%。即使能够显示肿块内的微钙化,对钙化形态特征及范围的显示也不可靠,且多数低估。但是超声对肿块及伴有乳头溢液和 Paget 病表现的病例,是重要的补充手段。

导管内癌常见超声表现为非肿块不均匀低或等回声区域,呈导管样或非导管样分布,可伴钙化或结构扭曲,后方回声无改变或伴声影(图 5-1-2c,图 5-1-9c),与浸润性乳腺癌比较,多表现为低弹性值及少许血流信号。超声对肿块型导管内癌的诊断具有较高的敏感性,显示率达 97.9%,常见表现为圆形或卵圆形肿块,边缘模糊伴小分叶,平行位,不均质略低回声,后方回声多数正常,少数伴声影,伴或不伴导管扩张及内部血流(图 5-1-7c)。导管内癌一般病灶较小,可由于操作者技术的差异,导致超声假阴性结果,"第二眼"超声在一定程度上可以弥补这一缺憾,从而进一步辅助诊断。

五、鉴别诊断

1. 孕期及哺乳有关的钙化

与怀孕及泌乳有关的乳腺生理及病理改变,开始于怀孕的第二个月。这些改变包括乳腺实质密度增高、乳腺增大、积乳囊肿、泌乳性腺瘤、纤维腺瘤增大、少见的有乳腺癌等。与孕期及哺乳有关的钙化,多具有良性特征,表现为双乳弥漫或散在的点状钙化,局部可密集或成簇分布。钙化形态多为细点状,或粗糙不均质,钙化密度较低,边缘清晰。导管铸型粗棒状钙化是泌乳有关钙化的特征表现。

2. 乳腺黏液囊肿性病变

黏液囊肿性病变又称黏液样乳腺病,1986 年由 Rosen 首先描述。尽管该病多为良性病变,但可合并导管不典型增生或乳腺癌,所以最近认为该病是不典型增生、导管原位癌到浸润性乳腺癌这一过程的初始阶段。乳腺黏液样病变少见,多见于 40 岁以前。临床上多无明显的症状与体征,普查时偶然发现。少数表现为触及肿块。影像表现与导管内癌类似,以单纯钙化多见,或表现为非对称影及肿块伴钙化,FFDM 钙化特征类似导管内癌(图 5-1-13)。超声表现为多发、边界清晰、卵圆形低回声或管状结构伴内部更低回声,类似复合性囊肿,无血流信号。由于黏液样病变可合并不典型增生或乳腺癌,一旦抽吸活检证实为乳腺黏液样病变,建议进一步行外科手术切除,并仔细病理切片及密切随访。

3. 普通型导管增生

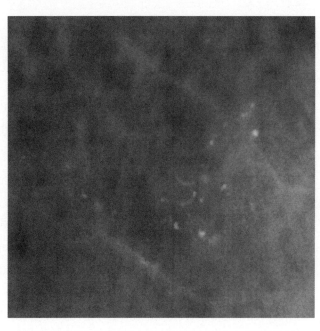

图为 MLO 位病灶局部放大相,显示成簇分布细小多形性钙化。

图 5-1-13　左乳后上黏液囊肿性病变(患者,女,46 岁)

高级别 DCIS 与良性增生病变的鉴别一般不难。FFDM 显示两者均以钙化为主要表现,导管内癌的钙化多呈多形性、钙化点边缘模糊、多伴局部腺体密度增高、钙化分布以段样、成簇或线样为主。而良性增生,钙化多以弥漫或区域性分布为主、钙化形态多呈圆点状、边缘清晰。

4. 非典型导管增生

乳腺非典型增生的影像表现与导管内癌类似,均可表现为单纯钙化、非对称影、结构扭曲、肿块等。非典型增生与导管内癌相比,以下几点更多考虑导管内癌可能:钙化多形性更明显(可见少许线样钙化)、段样或线样分布、钙化局部腺体密度较高、结构扭曲伴微钙化、结构扭曲中心密度较高,呈"白心"表现,毛刺粗细不均,分布无规律。尽管两者影像表现有程度上的差异,仍有部分借助影像表现难以区分,活检是重要的鉴别手段。

六、治疗

鉴于乳腺导管原位癌的潜在恶性特征,要对其采取恰当的治疗方法。治疗目的是为了防止局部复发,特别是防止其发展成为浸润性乳腺癌可能。

DCIS的治疗方法包括:① 乳房切除手术;② 局切＋放疗;③ 单纯局切;④ 内分泌治疗;⑤ 生物基因治疗。由于DCIS是一种无转移性疾病,淋巴结转移多为阴性,全乳房切除可以达到99％的治愈率,因此,多常规放弃淋巴结切除。但据报道,即使切缘阴性,没有行放疗的患者,导管原位癌的复发率为22.5％,切缘阳性者复发率更高。

需要注意,术前活检诊断为导管内癌的病例,术后标本显示伴有浸润癌的比例为14％～44％,而且与肿块大小有关,对≤10 mm、10～20 mm和≥20 mm肿块,低估可能性分别为37％、64％和91％。因此主张外科阴性切缘要大于2 cm,且强调术前MRI评估。如果病灶广泛,建议全乳切除;如果显示向乳头延伸的导管周围或线样强化并与主病灶相连,多为导管内癌延伸到乳头,应行乳头切除。

参考文献

[1] Uematsu T. Non-mass-like lesions on breast ultrasonography: a systematic review. Breast Cancer,2012;19:129～301

[2] Muna HS, Shin HJ, Kim HH, et al. Screening-detected calcified and non-calcified ductal carcinoma in situ: Differences in the imaging and histopathological features. Clinical Radiology, 2013; 68: e27～e35

[3] Tozaki M. BI-RADS-MRI terminology and evaluation of intraductal carcinoma and ductal carcinoma in situ. Breast Cancer,2013;20:13～20

[4] Baura A, Bahrsa SD, Specka S, et al. Breast MRI of pure ductal carcinoma in situ: Sensitivity of diagnosis and influence of lesion characteristics. European Journal of Radiology,2013;82;1731～1737

[5] Bael MS, Moonl WK, Cho N, et al. Patient Age and Tumor Size Determine the Cancer Yield of Preoperative Bilateral Breast MRI in Women With Ductal Carcinoma In Situ. AJR,2013;201:684～691

[6] Santamaria G, Velasco M, Farrus B, et al. Dynamic Contrast-Enhanced MRI Reveals the Extent and the Microvascular Pattern of Breast Ductal Carcinoma In Situ. The Breast Journal,2013;19(3):402～410

[7] Lee MH, Ko EY, Han BK, et al. Sonographic Findings of Pure Ductal Carcinoma In Situ. Journal of Clinical Ultrasound,2013;41(8):465～471

（刘万花 李逢芳）

第 2 节　导管原位癌伴微浸润

一、概述

虽然在乳腺癌病理诊断中"微小浸润"这个名词已存在多年,但迄今为止,其定义仍有争议。1997 年美国癌症联合会(American joint committee on cancer,AJCC)的癌症分期指南,将微小浸润定义为"癌细胞超出基膜进入邻近组织或小叶间质,但其最大径不超过 1 mm"。并将满足该定义的病变,定义为 T1mic,为 T1 期乳腺癌的一个亚型。分期指南进一步规定:"如果存在若干微小浸润灶,则微小浸润的大小只以最大径的病灶为准,而不应该将各个病灶的大小加到一起,同时应标明多灶微浸润"。WHO 在 2003 年《乳腺和女性生殖器官肿瘤的病理学与遗传学分类》中将导管原位癌伴微浸润(ductal carcinoma in situ with microinvasion,DCMI)定义为单个浸润病灶最大长径不超过 2 mm,或者 3 个以内浸润病灶每个不超过 1 mm,并认为 DCMI 仍是非浸润性癌。目前多数病理学者以后者作为判定依据。

尽管近年来随着乳腺普查的广泛开展,使得 DCMI 的病例逐渐增多。但是,符合 AJCC 癌症分期系统最新定义的 DCMI 仍然少见,发病率不到全部乳腺癌发病率的 1%,占浸润性乳腺癌的 1.06%,原位癌的 5.1%。

二、临床表现

导管原位癌伴微浸润与导管原位癌临床表现类似。发病年龄 25～87 岁,中位年龄 45 岁,病程从 1 周至 10 年不等。部分为查体偶然发现,部分以触及肿块、乳头溢液或乳头糜烂为首发症状。肿块多界限不清,与皮肤不粘连。与导管内癌相比,导管原位癌合并微浸润触及肿块的几率要高(63%:33%)。

三、病理表现

大体观:肿物大小不等,最大长径 0.5～10 cm 不等,包膜不清,切面呈散在小结节或颗粒状,用手挤压常挤出粉刺样物。

镜下观:癌细胞突破基底膜,向管壁外"出芽",芽顶部常有纤维反应和淋巴细胞浸润;或仅在邻近导管内癌周围出现单个的癌细胞;或见数个癌细胞构成的小条索。周围没有肌上皮细胞层。

导管原位癌伴微浸润的组织学诊断标准:① 间质有恶性上皮细胞;② 浸润灶的最大径≤1 mm;③ 浸润灶周围有明显的基膜或肌上皮细胞层的缺如;④ 在微小浸润癌附近有导管内癌。

四、影像表现

导管原位癌伴微浸润的影像学表现多数与导管原位癌类似。相比导管原位癌,以下几点可提示导管原位癌伴微浸润可能:边缘模糊的肿块、细小多形性钙化中线样钙化比例增多、微钙化伴局部腺体密度明显增高,甚至部分区域呈类结节状改变,伴或不伴结构扭曲、超声显示血流信号更为明显等(图 5-2-1～图 5-2-3)。MRI 对导管原位癌是否浸润的预测较 X 线及超声可靠。尽管存在一定的假阳性率,但 MRI 增强显示非肿块强化范围大、T2WI 病灶信号强度较高及流出型曲线,是提示导管原位癌伴微浸润的重要线索。

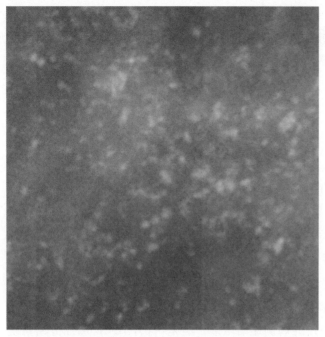

图为病灶局部放大相,显示细小多形性钙化,可见线样钙化。

图 5-2-1　左乳内上导管原位癌伴微浸润(患者,女, 45 岁)

图为 CC 位病灶局部放大相,显示段样分布细小多形性钙化,伴局部腺体密度增高,部分区域呈类结节状,部分钙化沿导管延伸至乳头内。

图 5-2-2　右乳内下导管原位癌伴微浸润(患者,女, 32 岁)

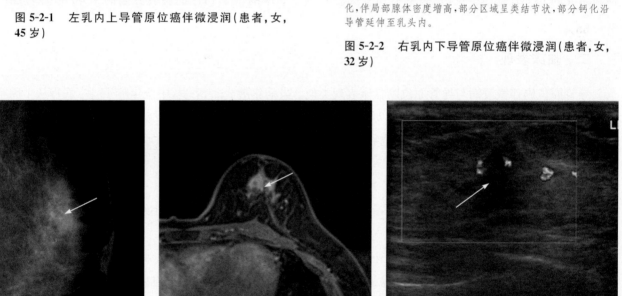

|a|b|c|

a 为 MLO 位病灶局部放大相,显示密度较均匀的局灶性非对称影伴散在点状钙化。b 为 MRI 增强,显示非肿块不均匀强化。 c 为超声成像,显示低回声区,边缘欠清,伴血流信号(c 为彩图)。

图 5-2-3　左乳后上导管原位癌伴多灶微浸润(患者,女,57 岁)

五、治疗原则

　　根据具体情况选择保乳手术加放疗或全乳房切除±Ⅰ期重建。行保乳手术时,切除范围要足够。关于是否切除腋窝淋巴结一直存有争议。鉴于文献报道导管原位癌伴微浸润的淋巴结转移率为 2%～20%,因此不论是行乳房切除术或行保乳手术,都应进行前哨淋巴结活检。

参考文献

[1] Deurloo EE, Sriram JD, Teertstra HJ, et al. MRI of the breast in patients with DCIS to exclude the presence of invasive disease. Eur Radiol, 2012; 22: 1504～1511

[2] Goto M, Yuen S, Akazawa K, et al. The role of breast MR imaging in pre-operative determination of invasive disease for ductal carcinoma in situ diagnosed by needle biopsy. Eur Radiol, 2012; 22: 1255～1264

（刘万花）

第 3 节　浸润性导管癌

一、概述

乳腺非特殊型浸润性导管癌（infiltrating ductal carcinoma，IDC）是乳腺癌最常见的类型，占全部乳腺癌的 65%～75%。浸润性导管癌由 Armed Forces Institute of Pathology 提出，旧版 WHO 分类一直采纳这一命名。浸润性导管癌由异型乳腺导管上皮发展而来，应与来源于乳腺小叶的小叶癌进行区分，有学者倾向于采用浸润性导管癌，非特殊型。

二、临床表现

浸润性导管癌好发于中老年人，罕见于青少年。最常见的症状是触及无痛肿块，约占 65%。好发于外上象限，约占 36%。触诊病变大小通常大于影像学检查所示病变大小，肿块边界不清、质地较硬、活动度差。

当病情发展到一定程度，可有不同程度的疼痛，表现为阵发性或持续性刺痛、钝痛、胀痛或放射性痛，有沉重感或深部灼热感。部分伴患侧上肢和肩部牵拉样痛。浸润性导管癌的详细临床表现，可见乳腺癌总论章节。

三、病理表现

大体观：肿瘤切面呈灰白颗粒状，质硬，界限不清，边缘呈蟹足样向周围组织浸润性生长，主瘤体周围有时可见子瘤形成，即卫星灶，之间多由条索样组织互相连接。肿瘤可伴出血、坏死及囊性变。

镜下观：肿瘤细胞呈巢状、条索状、片块状排列。癌细胞大小不一，胞浆丰富，核大而深染，异型性明显，核分裂易见，可伴坏死和钙化形成。癌周可见慢性炎细胞浸润，部分区域伴灶状鳞状上皮化生、大汗腺化生、透明细胞变性等。

四、影像表现

（一）FFDM 表现

浸润性导管癌相比导管内癌及导管内癌伴微浸润，发现较迟，因此影像表现较为典型。二维 FFDM 多能明确显示出病灶的恶性特征，融合断层则更清晰直观。包括肿块伴或不伴钙化、非对称伴或不伴钙化、单纯钙化、结构扭曲伴或不伴钙化,可伴皮肤局限性增厚或回缩、乳头凹陷、血供异常、腋窝淋巴结肿大及导管改变等。

1. 肿块伴或不伴钙化

肿块是浸润性导管癌最常见的征象,约占 75.9%。典型表现为不规则肿块,边缘模糊伴分叶及毛刺征(图 5-3-1a～图 5-3-2a,图 5-3-3a～b);少数表现为境界清晰的圆形或卵圆形肿块,类似于良性肿瘤,约占 3%。多数文献报道,境界清晰的浸润性导管癌以三阴性乳腺癌多见,具有更差的预后。超声和 MRI 可显示某些恶性征象,帮助诊断(图 5-3-4)。境界清晰的原因,考虑为肿瘤生长缓慢或快速生长、肿瘤液化坏死而膨胀等,压迫周围脂肪组织形成假包膜所致。浸润性导管癌肿块多 3 cm 以下,个别表现为巨大肿块,注意与肉瘤、叶状肿瘤、未分化癌等鉴别(图 5-3-5)。浸润性导管癌肿块多呈均匀高或稍高密度,部分可伴微钙化,钙化多位于肿块内,少数肿块内外均见;成簇分布为主,少数呈段样、区域或散在分布;钙化多呈细小多形性、少数呈模糊不定形或粗糙不均质、个别呈散在点状或圆形钙化(图 5-3-6～图 5-3-7)。

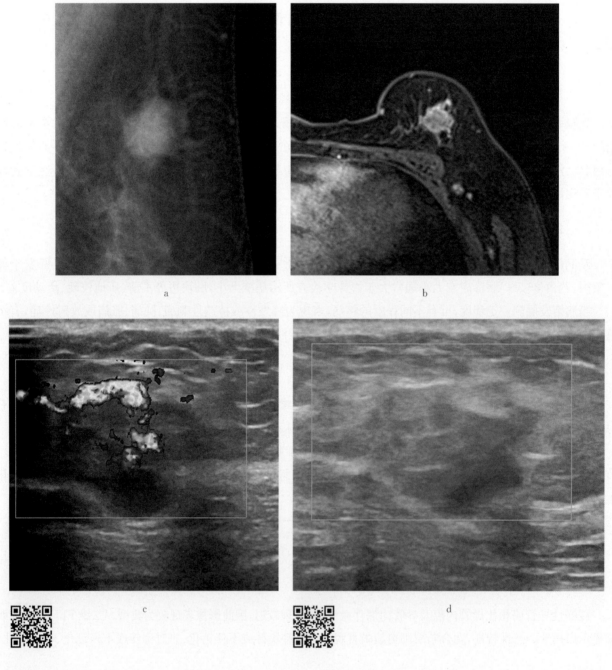

a

b

c

d

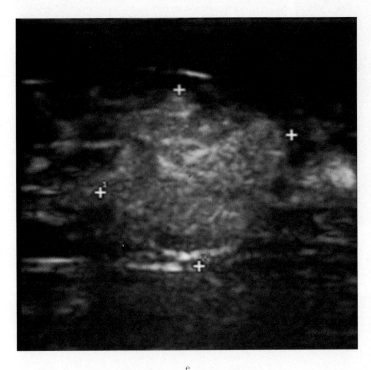

a 为 MLO 位病灶局部放大相,显示高密度肿块,边缘模糊伴毛刺及分叶,局部血管增多、增粗。b 为 MRI 增强,显示环状强化。c 为超声成像,显示不均匀低回声肿块,边缘模糊伴分叶,内见丰富的血流信号。d 为弹性成像,弹性平分 4 分。e 为超声造影,显示肿块明显均匀强化(c、d、e 为彩图)。

图 5-3-1　左乳外上浸润性导管癌(患者,女,61 岁)

e

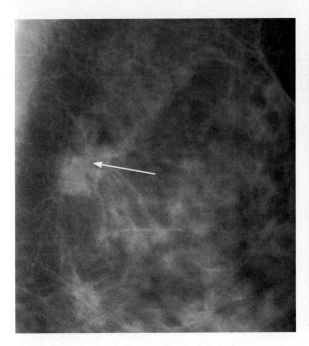

a

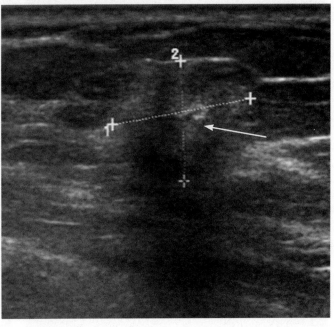

b

a 为 MLO 位病灶局部放大相,显示毛刺状肿块,边缘模糊伴分叶。b 为超声成像,显示不均匀高回声肿块,边界欠清,伴后方声影。

图 5-3-2　左乳内上浸润性导管癌(患者,女,57 岁)

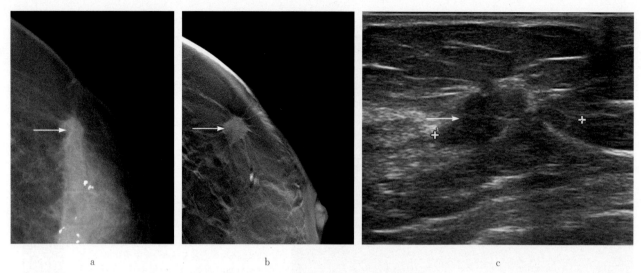

a   b   c

a 为 CC 位局部放大相,显示毛刺状肿块,边缘模糊伴分叶,并见 Cooper 韧带增厚延及皮肤,导致局部皮肤凹陷。b 为融合断层成像,显示病灶更清晰、直观。c 为超声成像,显示不规则略低回声肿块,内部回声不均,边缘模糊伴周围结构有牵拉。

图 5-3-3　左乳外上浸润性导管癌伴少量中级别导管内癌(患者,女,61 岁)

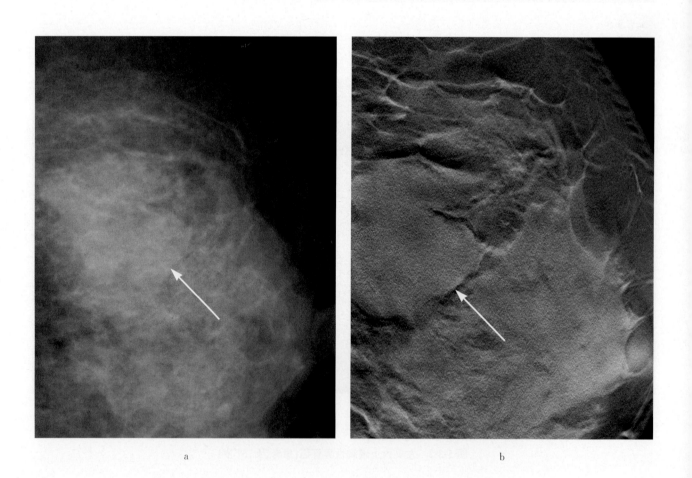

a   b

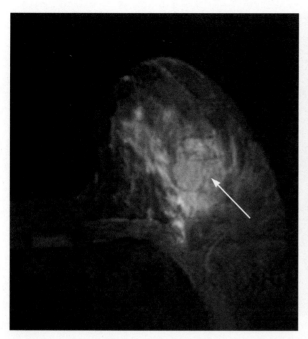
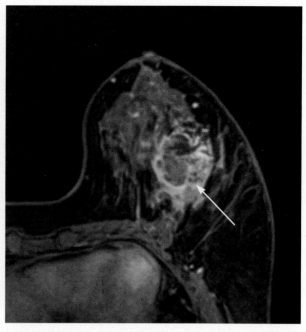

c

d

a和b分别为CC位二维及断层融合成像病灶局部放大相,显示境界清晰的肿块,边缘伴分叶,断层病灶更清晰。c和d为MRI压脂及增强,提示恶性征象:压脂肿块呈略高信号,部分边缘模糊,肿块后方见局部条状更高信号水肿影;增强肿块呈环状强化,边缘模糊不规则,内部不强化的低或更低信号为肿瘤变性或液化坏死。

图 5-3-4 左乳外上浸润性导管癌(患者,女,54 岁)

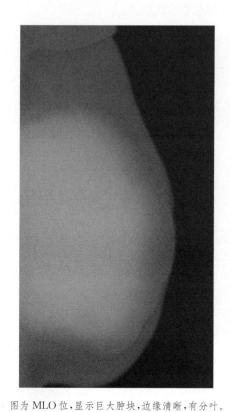
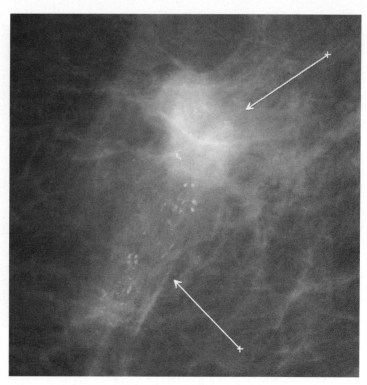

图为 MLO 位,显示巨大肿块,边缘清晰,有分叶。

图为病灶局部放大相,显示肿块内、外均有细小多形性钙化。

图 5-3-5 左乳浸润性导管癌(患者,女,62 岁) **图 5-3-6 右乳外上浸润性导管癌(患者,女,45 岁)**

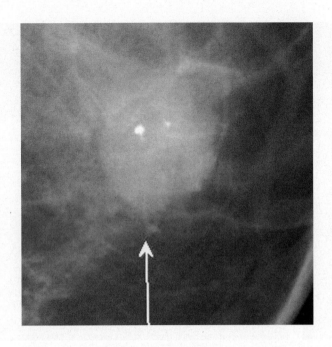

图为病灶局部放大相,显示边缘部分清晰部分模糊肿块伴内少许圆点状钙化。

图 5-3-7 左乳外上浸润性导管癌(患者,女,74 岁)

2. 局灶性非对称影伴或不伴有钙化

局灶性非对称影也是浸润性导管癌常见征象之一,尤其多见于致密型乳腺。表现为局部密度增高(与对侧乳腺相比),边界欠清,无具体肿块形态及轮廓。形成原因:乳腺癌早期尚未形成肿块、肿瘤非肿块浸润生长、腺体致密掩盖肿块等。与增生所致的非对称影相比,多数伴结构扭曲,非对称影密度较高、均匀、脂肪含量少,局部血管增多或增粗(图 5-3-8a~图 5-3-9a)。局灶性非对称影可伴钙化,钙化形态及分布特点与肿块所伴钙化相似,多数呈细小多形性,个别呈良性钙化特点,邻近血管可增粗、增多。

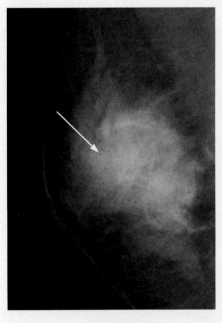

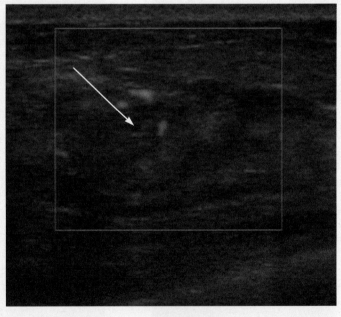

| a | b |

a 为 MLO 位病灶局部放大相,显示乳头后方大范围非对称影,境界欠清,伴结构扭曲及血管增多,其内见少许点状钙化。b 为超声成像,显示不均匀低回声区域,边缘欠清,内伴少许血流信号(b 为彩图)。

图 5-3-8 右乳内上浸润性导管癌(患者,女,39 岁)

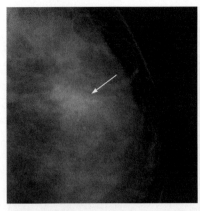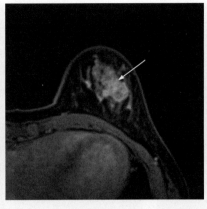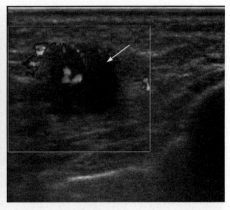

| a | b | c |

a 为 CC 位病灶局部放大相,显示局灶非对称影,密度较高,且均匀,伴局部结构扭曲,血管增多。b 为 MRI 增强,显示不规则、不均匀强化肿块。c 为超声成像,显示低回声肿块,边缘模糊伴内部及周边丰富的血流信号(c 为彩图)。

图 5-3-9　左乳外下浸润性导管癌(患者,女,49 岁)

3. 单纯钙化

钙化在乳腺癌的诊断中占据重要地位,单纯钙化可以是浸润性导管癌的唯一征象,更是早期乳腺癌唯一而且常见的 X 线表现。浸润性导管癌钙化形态及分布多具有较为典型的恶性特征。多数表现为细小线样钙化,边缘模糊;其次为细小多形性钙化、模糊不定形或粗糙不均质钙化;呈段样、线样或成簇分布,少数呈区域甚至个别呈弥漫分布(图 5-3-10a,图 5-3-11~图 5-3-12)。线样钙化对浸润性导管癌诊断的敏感性为70%,特异性高达 97.8%,阳性预测值达 93.3%。与周围组织相比,钙化局部多伴有不同程度的腺体密度增高。与二维 FFDM 相比,断层融合成像对微钙化的显示,没有提供更多信息,反而有可能导致不能全貌显示线样钙化(图 5-3-10b),但是对钙化局部所伴有的腺体密度,会较好显示,因此一定程度帮助显示病灶范围。少数浸润性导管癌钙化可能分散分布,个别甚至呈类似良性钙化形态(图 5-3-13),可以结合超声及 MRI 以发现可能由于腺体致密而隐藏的恶性肿块或非肿块病灶,从而帮助诊断。

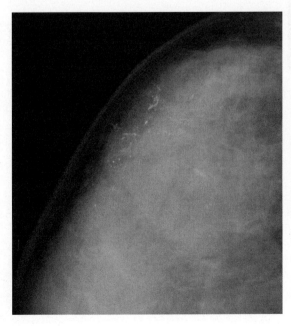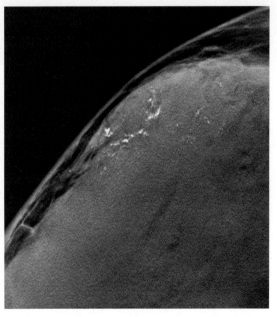

| a | b |

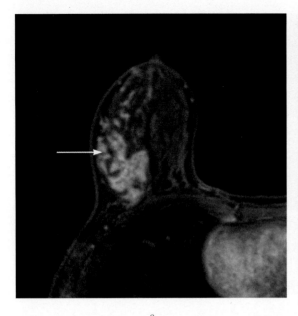

c

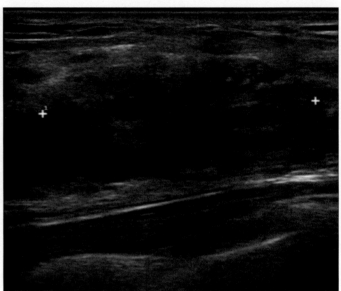

d

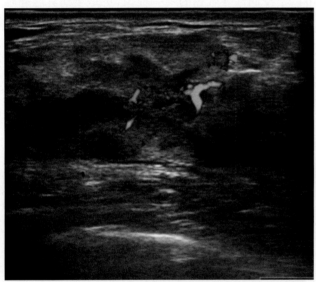

e

a和b分别为CC位二维及断层融合成像病灶局部放大相,显示段样分布细小线样钙化,断层成像对线样钙化形态的显示不及二维。c为MRI增强,显示段样分布非肿块不均匀强化,清晰显示病变范围。d和e分别为灰阶及彩色多普勒超声成像,显示非肿块不均匀低回声区,边缘欠清,伴内部血流信号,病灶范围小于MRI(e为彩图)。

图5-3-10 右乳外上浸润性导管癌(患者,女,43岁)

图为病灶局部放大相,显示细小线样钙化,边缘模糊。

图5-3-11 左乳外上浸润性导管癌(患者,女,45岁)

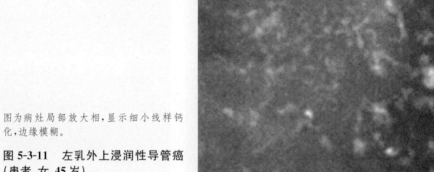

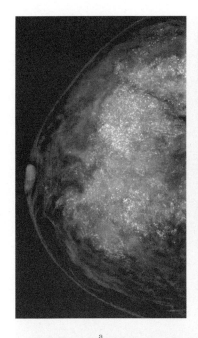
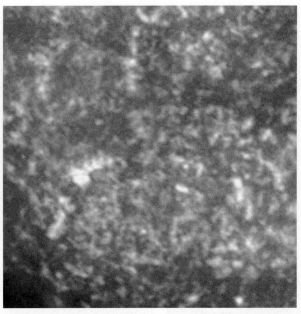

a 为 CC 位;b 为病灶局部放大相,显示右全乳弥漫粗糙不均质钙化。

图 5-3-12　右全乳浸润性导管癌(患者,女,57 岁)

a

b

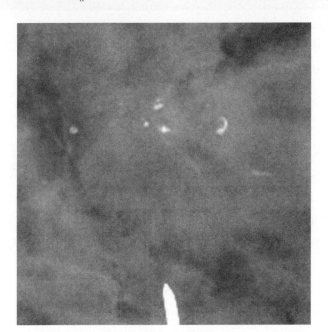

图为病灶术前定位,显示成簇圆点状钙化。

图 5-3-13　左乳外上浸润性导管癌(患者,女,47 岁)

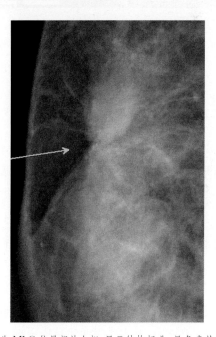

图为 MLO 位局部放大相,显示结构扭曲,呈条索状影及局部乳腺实质凹陷。

图 5-3-14　右乳外上浸润性导管癌(患者,女,50 岁)

4. 结构扭曲伴或不伴钙化

　　乳腺结构扭曲是浸润性导管癌的征象之一,较其他征象相对少见,更多见于浸润性小叶癌。结构扭曲可单独存在,也可为肿块、非对称影或钙化的伴随征象。FFDM 表现为以病灶为中心,向周围呈放射状不规则、短线状或粗细不均的纤维条索状影,形似局限性收缩,可伴局部乳腺实质边缘部凹陷。与良性及早期乳腺癌所致的结构扭曲相比,浸润性导管癌结构扭曲中心密度较高,多呈"白心"改变,临床多扪及明显肿块。MRI 及超声可帮助显示结构扭曲的详细特征:如是肿块还是非肿块、是否具有恶性特征等,从而帮助定性诊断并明确病灶范围(图 5-3-14~5-3-15)。

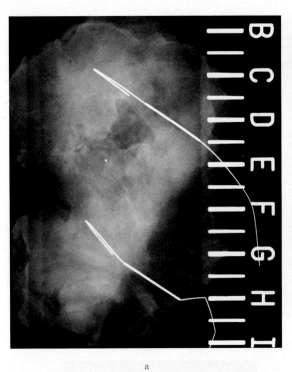
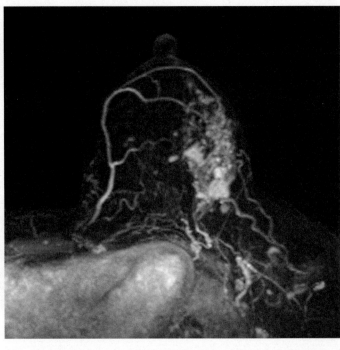

a   b

a 为左乳病灶定位标本,显示两处中心密度较高的结构扭曲,b 为 MRI 增强 MIP 图像,显示明显强化肿块对应结构扭曲并伴周围非肿块强化。

图 5-3-15　左乳外上浸润性导管癌(患者,女,48 岁)

(二) MRI 表现

以肿块为表现的浸润性导管癌,FFDM 及超声表现典型,容易做出明确的诊断。而 MRI 对浸润性导管癌的诊断价值,主要有两个方面:① 除了主癌灶之外,了解有无多灶、多中心、双侧乳腺癌灶及局部组织的侵犯及转移情况,为保乳手术或肿瘤分期提供重要指导价值。② 对非肿块型导管癌,提供确切的病灶范围。以钙化、结构扭曲及部分非对称影为表现的浸润性导管癌,及浸润性导管癌周围所合并的导管内癌成分,MRI 均呈非肿块强化,MRI 对非肿块病灶评估的敏感性及准确性明显高于超声及 FFDM,可为手术范围提供重要依据。

肿块型浸润性导管癌 MRI 具有典型恶性特征:不规则肿块、边缘模糊、边缘分叶及毛刺。T1WI 呈低信号,T2WI、STIR 及 DWI 多呈等或略高信号,伴周围局部条片状高信号水肿影,仅少数肿块呈明显高信号。增强呈不均匀或环状强化,动态增强曲线呈流出型,少数呈平台型(图 5-3-1b)。非肿块型浸润性导管癌:多为不均匀强化,其次呈均匀、集簇状或簇环状;分布特征以段样为主,其次为区域、线样或成簇表现(图 5-3-10c)。

(三) 超声表现

浸润性导管癌典型超声表现为不规则低回声肿块伴或不伴后方声影;肿块内部回声不均,周边回声强于中心,如果伴坏死,中心可显示无回声;肿块内及周边可见丰富的血流信号,并可见肿瘤滋养血管;彩色多普勒呈现高速高阻型;弹性超声肿块评分为 4～5 分,超声造影多呈明显不均匀或均匀强化(图 5-3-1c～e,图 5-3-3c,图 5-3-9c);部分肿块边缘可显示毛刺、成角、小分叶、肿块周围高回声晕、不规则高回声肿块(图 5-3-2b)、周围结构可伴扭曲;肿块内可伴钙化,但超声对微钙化的显示,具有较低的敏感性;发生淋巴结转移时,表现为淋巴结体积明显增大,内部回声减弱,髓质强回声消失,伴丰富的血流信号。浸润性导管癌不典型表现:圆形肿块、边界清楚,血供不丰富,甚至无明显血流、后方透声增强、弹性评分低、超声造影无明显强化或轻度强化,注意与良性肿瘤鉴别。非肿块型浸润性导管癌,超声表现为不均匀低回声区域,境界欠清,伴或不伴血流信号(图 5-3-8b)。对非肿块范围的判定,超声不及 MRI 准确,多存在低估现象。

部分浸润性导管癌,肿块内结缔组织含量较多,故肿块后方可伴声影。浸润性导管癌伴中心纤维性灶由 Hasebe 等于 1996 年首先提出,具有这种特征的浸润性导管癌具有更大的侵袭性,生存率较低,容易发生脑及肺转移。病理纤维灶是一种肿瘤内瘢痕样区域,由成纤维细胞及胶原纤维组成,由于肿瘤内低氧,刺激血管形成所致。超声对显示纤维灶具有特征性,表现为内部局灶性回声增强,增强灶可为中心或偏心分布,有"湖中之岛"之称。这里的湖即低回声肿块,岛为肿块内的纤维灶。

五、鉴别诊断

(一) 与肿块型浸润性导管癌的鉴别

呈典型肿块表现的浸润性导管癌诊断比较容易,少数境界清晰表现的浸润性导管癌,需要与良性肿瘤、黏液腺癌、乳头状癌等肿块鉴别,详见有关章节。也要注意与一些少见病变鉴别。

1. 局灶性纤维化(纤维性肿瘤)(focal fibrosis, fibrous tumor)

局灶性纤维化又称纤维性乳腺病或纤维性疾病,类似于假性血管瘤样间质增生,主要发生于经前妇女,临床主要表现扣及硬块,X 线表现为边界清晰或不规则的肿块,或局灶非对称性致密影。病理表现主要由致密的胶原性间质构成,散在腺体及血管成分。

2. Wegener 氏肉芽肿

Wegener 氏肉芽肿是一种少见的系统性自身免疫性疾病,病理特征为坏死性肉芽肿性血管炎。主要累及肺脏、上呼吸道和肾脏。发生于乳腺罕见,通常中年开始发病,男性略多于女性。诊断主要依靠组织活检。血清中抗中性白细胞细胞浆抗体的存在具有特异性。X 线可表现为边缘不规则的高密度肿块,类似乳腺癌表现。

(二) 与钙化型浸润性导管癌的鉴别

1. 自身免疫性胶原血管性疾病

自身免疫性疾病如皮肌炎、硬皮病或系统性红斑狼疮等,可导致乳腺钙化。X 线主要表现为广泛分布于皮下的营养不良性钙化,钙化边缘模糊,类似于乳腺癌的线样钙化。询问病史可帮助鉴别诊断。也有报道,皮肌炎容易伴发乳腺癌及卵巢癌,活检是重要的诊断依据。

2. 甲状旁腺机能亢进

甲状旁腺机能亢进的患者,尤其是由于慢性肾衰伴继发性甲旁亢的患者,乳腺内可发生广泛的弥漫血管钙化。或表现为皮下弥漫粗糙的钙化,尤其常见于透析的患者。

3. 中药 Go yak 治疗乳腺脓肿后沉积

1970 以前,韩国常用"Go yak"这种中草药治疗女性乳腺脓肿,多作为一种民间疗法。女性乳腺脓肿引流后,用中药"Go yak"附于伤口处,之后可导致钙化。随着乳腺普查的增加,这种病变可能会发现的越来越多,认识其征象并结合病史有助于鉴别诊断,避免不必要的活检。这种药物多沉积于乳晕后或乳腺中心部位,钙化形态典型为圆点状,密度较高,线样钙化少见,钙化可呈段样、区域性分布,钙化多数延及到皮下脂肪区域,即脓肿引流的部位,约占 85%。组织分析发现高浓度的锂为钙化的主要成分,也是治疗乳腺脓肿的原因。当发现乳腺内钙化密度极高,中心性分布并延及皮下脂肪的亚洲女性,具有乳腺脓肿病史的患者,应考虑到该病的可能。

4. 淀粉样变性

淀粉样沉积可见于原发性淀粉样变性、多发性骨髓瘤、慢性感染性疾病及慢性炎性病变(如类风湿性关节炎)。临床少见,最常累及老年女性。有局限性及弥漫浸润两种类型。病理显示钙化沉积于血管及导管周围。临床表现类似于乳腺癌,多扪及较硬的肿块。X线表现多为肿块或局灶性、弥漫性密度增高伴或不伴有钙化,也可呈单纯钙化。肿块多为不规则或毛刺状,常伴细小多形性钙化;单纯钙化可表现为可疑恶性钙化或边缘光整、较为粗大的分支状钙化;弥漫浸润的淀粉样变性表现为双乳弥漫密度增高、皮肤增厚,类似炎性乳腺癌表现,淀粉样变性可与乳腺癌共存。

5. 乳腺脓肿或乳腺炎后钙化

乳腺炎及乳腺脓肿后,会后遗乳腺内钙化表现,钙化特点为点状、密度较高、成簇或区域分布,部分可表现为沿脓肿壁呈带状分布特点(图 5-3-16～图 5-3-17),与乳腺癌钙化多为密度中等,边缘模糊,形态多样,线样为主,段样、线样分布不同。

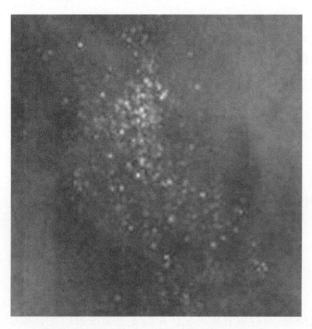

图为病灶局部放大相,显示密集成簇的圆点状钙化,钙化点密度较高,境界清晰。

图 5-3-16　左乳乳腺炎后钙化(患者,女,35 岁)

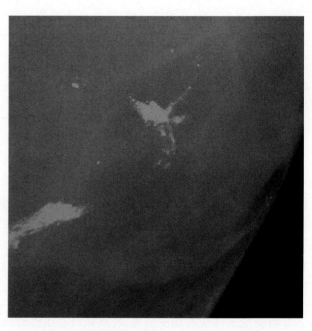

图为 CC 位病灶局部放大相,显示乳腺炎后点状钙化及不规则脓肿壁钙化。

图 5-3-17　左乳乳腺炎后及脓肿腔钙化(患者,女,42 岁)

(三) 与非对称影浸润性导管癌的鉴别

1. 乳腺增生

70%～80% 的女性有不同程度的乳腺增生,多见于 25～45 岁,临床主要表现为乳腺胀痛,有时疼痛向腋部、肩背部、上肢等处放射。经前疼痛加剧,经后疼痛减退或消失,可扪及肿块。X线常表现局灶非对称影,少数伴点状钙化,需要与浸润性导管癌鉴别。乳腺增生非对称影内部脂肪含量相对较多,导致密度明显不均匀、多不伴结构扭曲及血管增粗等表现,详见乳腺增生章节。

2. 慢性炎症

乳腺慢性炎症是乳腺常见疾病之一,其发病率占乳腺疾病 1/4。慢性乳腺炎多由于急性炎症治疗不及时或治疗不当后所致;也可能由于低毒力细菌感染的结果。部分病例累及范围较大,常合并大小不等的脓肿。临床常表现为疼痛及触痛明显,可扪及肿块,质地硬,边界不清,有压痛,可与皮肤粘连。乳房局部没有典型的红肿热痛现象,发热、寒战等全身症状不明显。X 线常表现为非对称影,少数表现为肿块。由于合并脓肿形成,非对称影密度较高,且均匀,导致与乳腺癌鉴别困难。临床病史及触诊疼痛是鉴别的关键要素。FFDM 伴有典型良性钙化及 MRI 及超声显示脓肿形成,是诊断的重要征象。

(四)与结构扭曲浸润性导管癌的鉴别

1. 术后瘢痕

常有手术史,在病灶手术局部呈星芒状或毛刺状改变,临床常无特殊症状。表现为乳腺结构变形,腺体收缩,但无实体病变存在,收缩腺体走行方向杂乱,无向心性纠集,可延及皮肤瘢痕处。

2. 硬化性腺病

发生于小叶增生基础之上,小叶间纤维组织增生,主要由上皮成分和纤维组织混杂形成复杂结构,当纤维组织增生明显时,可使小叶内末梢导管受压、萎缩、变形,类似乳腺癌。大体标本见病变与周边分界欠清,呈放射状,质地硬,切面呈灰白色。临床多见于 20~50 岁,以 30 岁左右多见。常可触及肿块,境界不清,直径一般不超过 2 cm。影像多数表现为结构扭曲,伴或不伴钙化,钙化多呈圆形,较粗糙。少数表现为边缘模糊的肿块及非对称影。

参考文献

[1] Zhang L,Liu YJ,Jiang SQ,et al. Ultrasound Utility for Predicting Biological Behavior of Invasive Ductal Breast Cancers. Asian Pac J Cancer Prev,2014;15 (19):8057~8062

[2] Kim JY,Kim YJ,Kim SH,et al. Invasive ductal carcinoma of the breast in a 14-year-old girl. Pediatr Radiol,2014;44:1446~1449

[3] Xie J,Wu R,Xu HX,et al. Relationship between parameters from virtual touch tissue quantification (VTQ) imaging with clinicopathologic prognostic factors in women with invasive ductal breast cancer. Int J Clin Exp Pathol,2014;7(10):6644~6652

[4] Wang ZY,Zhou QC,Liu J,et al. Tumor size of breast invasive ductal cancer measured with contrast-enhanced ultrasound predicts regional lymph node metastasis and N stage. Int J Clin Exp Pathol,2014;7(10):6985~6991

(刘万花　叶媛媛)

第4节　黏液腺癌

一、概述

乳腺黏液腺癌(mucinous carcinoma)也称胶样癌,是乳腺癌中较为少见的类型,据报道乳腺黏液腺癌的发病率为1%～7%,约占全部浸润癌的2%。分为纯黏液腺癌及混合型黏液腺癌,其中纯黏液腺癌小于10%。黏液腺癌的预后明显好于其他类型的乳腺浸润癌,尤其纯黏液腺癌。

二、临床表现

黏液腺癌发病年龄范围18～81岁,以老年多见,高峰年龄55～59岁。临床多表现为缓慢生长的肿块。黏液腺癌肿块颇具良性肿瘤特征,触诊境界清楚、活动,质地中等或较软,单发多见,长径2～20 cm不等,平均4.3 cm。呈推进式向周围生长,当肿块体积较大时可与皮肤粘连和胸壁固定。淋巴结转移率低是本病的另一特点,文献报道,其转移率为1.5%～7.1%,且发生晚,发生转移的肿瘤最大长径多为3 cm以上。患者从发现病变到就诊时间1周～15年不等,平均为21.5个月。

三、病理表现

(1) 大体观察:单纯黏液腺癌肿瘤边界清楚,膨胀性生长,但无包膜,质地较软,切面灰白色,胶冻样,略带光泽,部分呈暗红色。混合型肿瘤直径较纯黏液腺癌稍大些,切面无包膜,灰白,质地粗糙,较硬实。

(2) 镜下观:癌组织中有大量细胞外黏液,癌细胞漂浮于黏液之中,大小相似,异型性明显,分裂象易见,单纯的黏液腺癌较混合型异型小。单纯黏液腺癌根据形态分为完全型、不完全型及中间型,完全型为细胞外黏液丰富,占60%～90%,胞质内黏液较少;不完全型为细胞外黏液占33%～75%,胞浆内黏液较丰富,可呈印戒状;中间型为两者之间的状态。

(3) 免疫组化:单纯型黏液腺癌比混合型具有更高的ER表达,这与预后良好有关。有报道黏液腺癌与其他乳腺癌类似,部分具有神经内分泌分化的特点,细胞内可见嗜银颗粒,但是该颗粒存在与否与预后无关。

Rasmusen等提出黏液腺癌诊断标准:25%的实质区漂浮在丰富的细胞外黏液内,黏液至少占整个肿瘤的1/3。根据是否合并其他类型乳腺癌而将乳腺黏液腺癌分为单纯型和混合型,如果肿瘤合并其他类型的乳腺癌,并且黏液腺癌成分占1/3以上称为混合型黏液腺癌,没有合并其他类型的乳腺癌称为单纯型黏液腺癌,区别的意义在于单纯型预后明显好于混合型,而混合型的预后更取决于非黏液癌成分。

四、影像表现

1. FFDM表现

乳腺黏液腺癌可发生于任何象限,以外上象限多见。单纯黏液腺癌FFDM典型表现为圆形或卵圆形肿块影,边缘大部分清晰,多伴小分叶,类似良性肿瘤,但没有晕征。肿瘤附近的乳腺小梁可有扭曲、牵拉及变形,亦可出现局部皮肤增厚、血运增加等继发X线征象帮助鉴别诊断(图5-4-1a～图5-4-2a)。少数肿块内可合并微钙化,尤其多见于混合型,甚至个别黏液腺癌仅表现为微钙化或非对称影。钙化在肿块内呈散在或成簇分布,钙化形态以点状为主,个别呈线状(图5-4-3a)。若肿块伴出血,可迅速增大,且密度较高。混合型及少数单纯型黏液腺癌,FFDM 表现与其他乳腺癌表现类似,形态不规则,边缘模糊,甚至伴长毛刺(图5-4-4a)。腋部淋巴结的转移情况与肿瘤的大小有关,淋巴结阳性患者,肿块平均大小约为 2.7 cm,阴性患者肿块平均大小约 1.5 cm,肿块小于 1 cm 的黏液腺癌一般没有淋巴结转移。

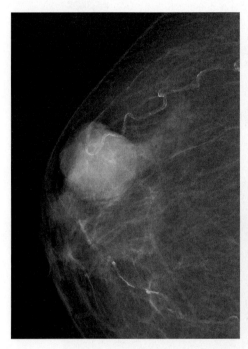

a

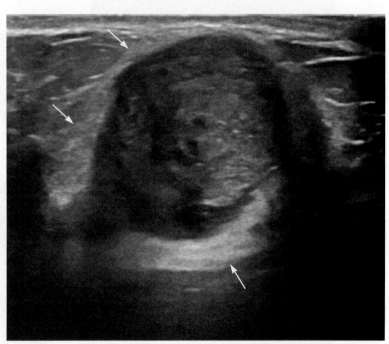

b

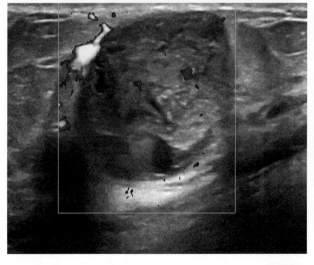

c

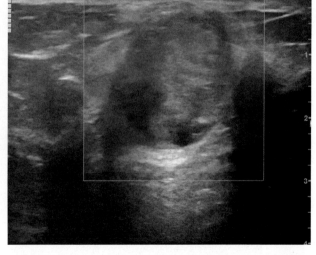

d

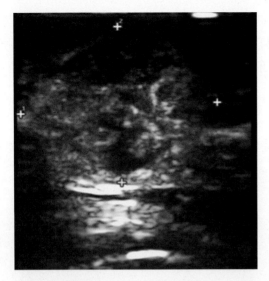

e

a 为 CC 位病灶局部放大相,显示圆形高密度肿块,边缘清晰,部分伴小分叶。b 为灰阶超声显像,显示不均匀低回声肿块,边缘部分清晰,周围伴声晕。c 为能量多普勒成像,显示肿块周边少许血流信号。d 为弹性超声成像,显示肿块蓝绿参半,评分 4 分。e 为超声造影,显示肿块呈中等程度不均匀强化(c、d、e为彩图)。

图 5-4-1　右乳外上黏液腺癌(患者,女,82 岁)

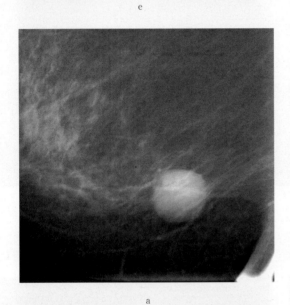

a

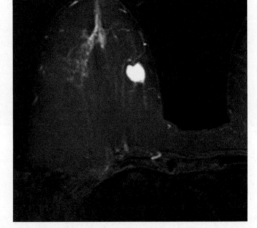

b

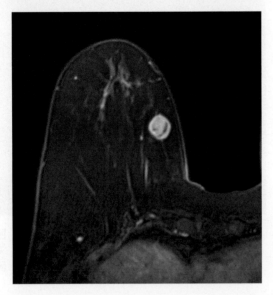

c

a 为 MLO 位病灶局部放大相,显示圆形高密度肿块,边缘清晰。b 为 MRI 压脂,显示肿块呈均匀明显高信号。c 为 MRI 增强,显示不均匀强化,边缘清晰。

图 5-4-2　右乳内下黏液腺癌(患者,女,67 岁)

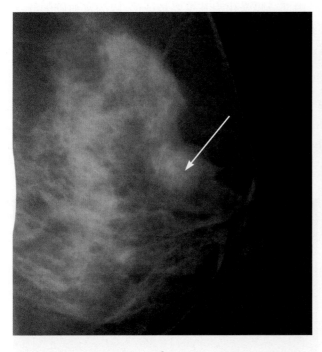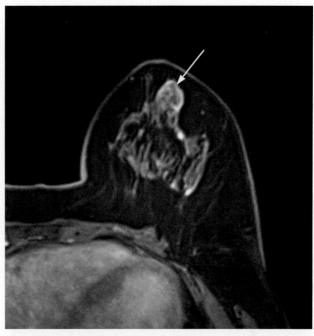

a

b

a 为 MLO 位病灶局部放大相,显示等密度肿块影,边缘模糊伴分叶,其内见少许点状钙化。b 为 MRI 增强,显示肿块边缘略强化。

图 5-4-3　左乳后上黏液腺癌(患者,女,59 岁)

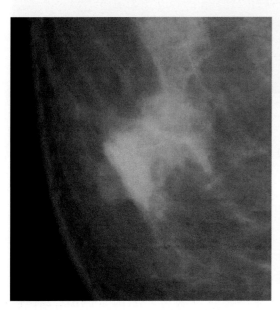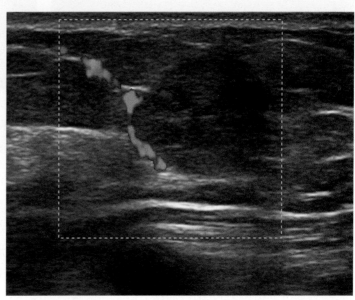

a

b

a 为病灶局部点片,显示不规则肿块影,边缘模糊。b 为超声彩色多普勒成像,显示低回声肿块,边缘见一条状血流(b 为彩图)。

图 5-4-4　右乳内下黏液腺癌(患者,女,45 岁)

2. MRI 表现

单纯黏液腺癌 MRI 典型表现为边界清楚的肿块,T1WI 根据黏液中所含成分不同,表现为不同程度低或等信号。不管单纯型或是混合型黏液腺癌,T2WI 及 T2WI 压脂呈明显高信号为其特点,且信号强度多高于血管(图 5-4-2b),少数肿块内可见分隔(图 5-4-5a)。如果高信号内伴有等或低信号,提示混合黏液腺癌可能。增强扫描多呈轻到中等程度环形或不均匀强化(图 5-4-2c),内部分隔强化为其重要特征(分隔为富血管的纤维间隔)(图 5-4-5b),有助于和黏液变的纤维腺瘤鉴别,少数肿瘤可无明显强化(图 5-4-3b)。动态增强曲线多为流入型,呈早期强化者多提示混合型或细胞丰富的黏液腺癌。扩散加权成像对黏液腺癌具有重要的诊断参考价值,其 ADC 值明显高于多数良性肿瘤。b 值取 800 s/mm² 时,平均值为 1.78×10^{-3} mm²/s,其中单纯黏液腺癌多大于 2×10^{-3} mm²/s,混合黏液腺癌约 1.49×10^{-3} mm²/s。即使预后较好的单纯黏液腺癌,肿块周围也可伴广泛导管内癌成分(extensive intraductal component,EIC),发生率约为 17%,因此采用保乳治疗时,EIC 的术前诊断非常重要。MRI 比 X 线及超声检查对 EIC 显示具有更高的敏感性(55%~94%),增强扫描表现为肿块周围线状,导管状、段样或区域分布非肿块样强化。

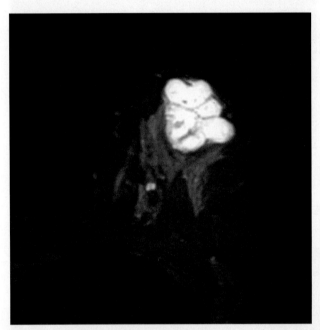
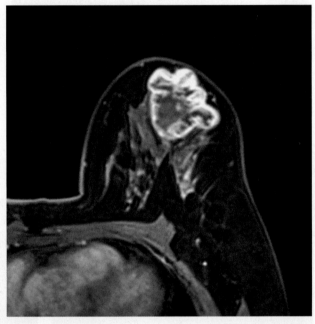

a   b

a 为 MRI 压脂,显示高信号肿块,境界清晰伴分叶,内见低信号分隔。b 为 MRI 增强,显示环状强化,并见分隔强化。

图 5-4-5　左乳黏液腺癌(患者,女,44 岁)

3. 超声表现

超声对黏液腺癌诊断的敏感性较高,有报道可达 85%~100%。但因其特殊的病理特点,超声容易将其误诊为纤维腺瘤或者无法确切鉴别良恶性。术前提示乳腺癌者仅 59% 左右,对黏液腺癌诊断的准确性远远低于浸润性导管癌。单纯黏液腺癌典型表现为不均匀低回声肿块,形态规则,边缘呈浅分叶,无钙化,后方回声轻度增强,血流信号不丰富,腋窝淋巴结无肿大(图 5-4-1b~c,图 5-4-4b)。混合黏液腺癌多呈边缘不规则低回声,半数后方伴声影,与其他浸润癌类似。黏液腺癌弹性评分多为 2~3 分,少数为 4 分(图 5-4-1d)。超声造影多呈不均匀低到中等程度强化(图 5-4-1e)。

五、鉴别诊断

1. 乳头状癌

乳头状癌多见于老年人,临床及 FFDM 表现与黏液腺癌类似,两者鉴别比较困难。黏液腺癌含有较多黏液成分,T2WI 压脂显示明显高信号及 ADC 值高于良性肿瘤可提供重要的诊断价值。超声及 MRI 可显示囊内乳头状癌的壁结节,有助于定性诊断。

2. 乳腺转移癌

乳腺转移癌也多见于老年女性,如果表现为单发的乳腺肿块,应注意与黏液腺癌鉴别。两者 FFDM 均可表现为肿块境界清晰,但黏液腺癌伴微钙化的几率较转移癌高,MRI 及超声显示黏液成分的存在对鉴别诊断非常重要,原发癌病史也是重要的诊断依据。

六、治疗与预后

单纯黏液腺癌的临床特点及预后与混合型黏液癌有显著差别,而后者的所有特点均接近于所混合的乳腺癌类型。因此,临床上,有必要将单纯黏液腺癌与混合型黏液腺癌区分对待。如果术前检查无淋巴结肿大,而术中冰冻切片报告为单纯黏液腺癌,可行乳腺象限切除或乳房单纯切除术,如果淋巴结有转移或肿块大于 5 cm,病史较长,应行根治手术。如果冰冻切片报告有其他浸润癌合并存在,则应按乳腺癌的常规原则处理。

乳腺黏液腺癌的预后良好。单纯黏液腺癌 10 年生存率可达 90%～100%,混合型可达 60%。许多文献报道该病的死亡率、复发率均低于其他类型乳腺癌。主要预后因素为淋巴结转移状态,与肿瘤大小无明显的相关性。此外,多数研究者认为肿瘤组织中黏液的产生和量的多少在其预后中起重要作用,黏液越多,预后越好。病理标本显示黏液腺癌多伴有导管内癌成分,因此广泛导管内癌成分存在与否也是影响预后的重要因素。

参考文献

［1］Nardello SM，Kulkarni N，Aggon A，et al. Invasive Mucinous Carcinoma Arising in Ectopic Axillary Breast Tissue：A Case Report and Literature Review. Am J Case Rep,2015;16:153～159

［2］Tsuji K，Goto M，Yuen S，et al. Post-traumatic rapidly enlarging mucinous carcinoma of the breast with intratumoural haemorrhage：MRI appearances with pathological correlation. The British Journal of Radiology,2011;84:e118～e120

［3］Woodhams R，Kakita S，Hata H，et al. Diffusion Weighted Imaging of Mucinous Carcinoma of the Breast：Evaluation of Apparent Diffusion Coefficient and Signal Intensity in Correlation With Histologic Findings. AJR,2009;193:260～266

［4］Okafuji T，Yabuuchi H，Sakai S，et al. MR imaging features of pure mucinous carcinoma of the breast. European Journal of Radiology,2006;60:405～413

（刘万花　潘淑淑）

第 5 节　乳腺髓样癌

一、概述

乳腺髓样癌(medullary carcinoma，MC)是由低分化癌细胞组成的边界清楚的一种乳腺癌，是少见的浸润性乳腺恶性肿瘤，占所有乳腺癌的 5％～7％，平均年龄 40～50 岁。有文献报道，髓样癌占 35 岁以下女性乳腺癌的 11％。典型髓样癌(typical medullary carcinoma，TMC)与非典型髓样癌(atypical medullary carcinoma，AMC)组织结构与细胞类型类似，但预后差异显著。典型髓样癌病理显示伴大量淋巴细胞浸润，预后良好，属于低度恶性。

二、临床表现

临床上多表现为乳腺内无痛性肿块，多见于外上象限。肿瘤体积常较大，早期肿块边界清楚，似有包膜，质地较软，易与乳腺内良性肿块混淆。

三、病理表现

大体观：肿瘤体积较大，质地中等，境界较清，边缘多有假包膜，伴或不伴分叶。切面呈灰白色或灰红色，可见出血和坏死，尤其较大的肿瘤。

镜下观：主质多，间质少，癌细胞丰富，体积较大，形态不一，胞浆丰富，核大呈空泡状，癌细胞相互融合成片状、间质中常伴有不同程度的淋巴细胞及浆细胞浸润(见表 5-5-1)。

表 5-5-1　根据淋巴细胞和浆细胞浸润的多少分为典型与不典型髓样癌

髓样癌分类的组织学标准	
典型髓样癌	不典型髓样癌
明显的合体生长(75％)	明显的合体生长(75％)
镜下肿瘤与周围乳腺组织分界清楚	肿瘤边缘区有灶性或明显的浸润
无导管原位癌成分	有导管原位癌成分甚至较明显
中到多量弥散性淋巴细胞浸润	少量或仅肿瘤边缘浸润
显著多形性核	中度多形性核
无腺管形成	可见腺管形成

髓样癌在病理学上常存在过度诊断现象，即典型髓样癌与非典型髓样癌混为一谈，甚至将一些浸润型导管癌也诊断为髓样癌。MC 的扩大诊断造成了一个错误的乐观预后印象，以至于导致治疗不充分。

四、影像表现

1. FFDM 表现

典型髓样癌 FFDM 表现为密度较高的圆形或卵圆形肿块，边界较清，或部分清晰部分稍模糊，多伴小或大分叶，甚至个别分叶深度达 1 cm 以上，多无毛刺征，部分肿块边缘可见晕征(halo sign)(图 5-5-1)。肿块周围可见血管增粗或增多征象,提示肿块生长活跃,可帮助与良性肿瘤鉴别。肿块内钙化少见,如果有钙化,则钙化密度较淡,一般呈点状,分布较散或成簇分布(图 5-5-2)。钙化的出现,提示可能合并导管内癌成分。

髓样癌不典型 FFDM 表现:肿块不大,边缘模糊或伴毛刺征,与其他浸润癌表现类似(图 5-5-3a～图 5-5-4a);或由于周围腺体的遮盖表现为局灶性非对称影,境界欠清,密度等或略高于周围腺体,类似于乳腺增生(图 5-5-5);或表现为非对称影伴乳腺弥漫肿胀、皮下水肿,类似炎性乳腺癌表现。

髓样癌淋巴结转移的发生率明显低于其他浸润癌,但 X 线显示及手术时清扫腋窝淋巴结的平均数量一般多于其他乳腺癌,浸润性导管癌一般 19 个,浸润性小叶癌 17 个,髓样癌 40 个。多数为反应性淋巴结,是由于浆细胞浸润及滤泡增生所致。

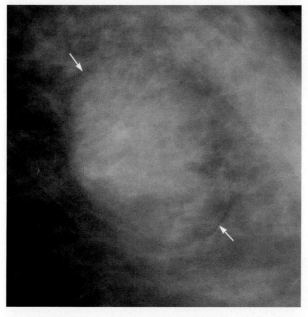

图为病灶局部放大相,显示边缘清晰的肿块影伴小分叶,可见晕征。

图 5-5-1　左乳外上髓样癌(患者,女,33 岁)

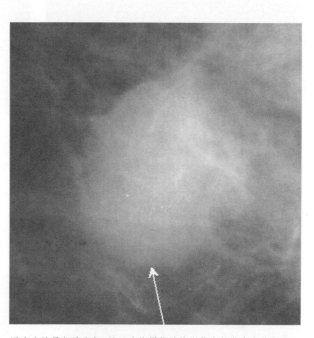

图为病灶局部放大相,显示边缘模糊肿块影伴内部散在点状钙化。

图 5-5-2　左乳外下髓样癌(患者,女,56 岁)

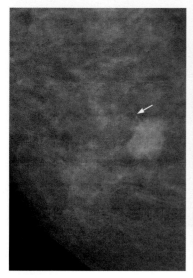

a

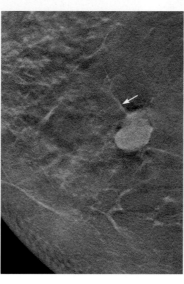

b

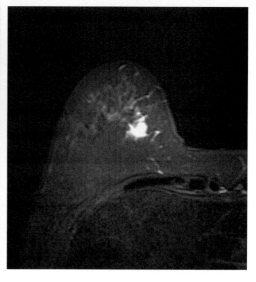

c

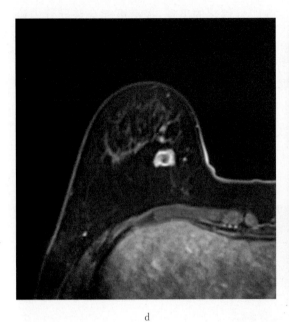
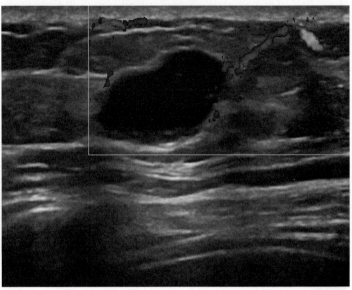

d　　　　　　　　　　　　　　　　　e

a为病灶局部放大相,显示境界清晰肿块,边缘见少许毛刺。b为三维断层,显示边缘更清晰,并见毛刺。c为MRI压脂相,显示明显高信号。d为MRI增强,显示环状强化。e为超声成像,显示极低回声肿块,境界清晰,周边伴明显血流信号(e为彩图)。

图5-5-3　右乳内下髓样癌(患者,女,55岁)

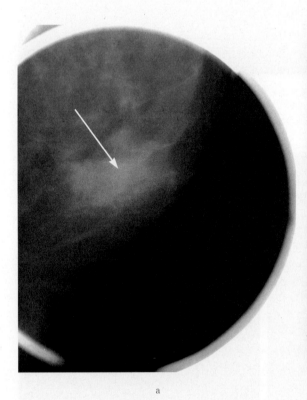
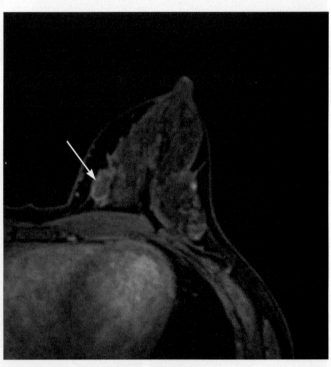

a　　　　　　　　　　　　　　　　　b

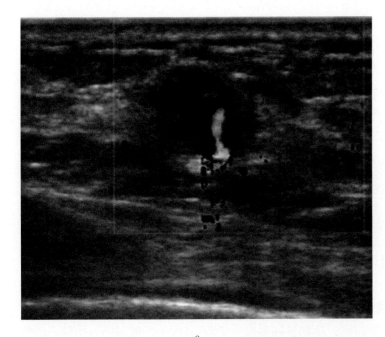

c

a为病灶局部放大相,显示边缘模糊肿块影。b为MRI增强,显示轻度环状强化。c为超声成像,显示低回声肿块,边缘稍模糊,伴粗大血流信号(c为彩图)。

图5-5-4 左乳内下髓样癌(患者,女,41岁)

a及b分别为CC位及MLO位局部放大相,显示内上局灶性非对称影,境界欠清。

图5-5-5 左乳内上髓样癌(患者,女42岁)

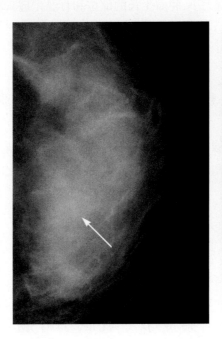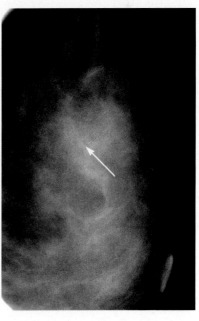

a   b

2. MRI表现

乳腺髓样癌典型表现为边缘清晰伴分叶状肿块,T1WI低信号,T2WI多呈明显高信号,内部信号比较均匀,无明显低信号分隔。呈现均匀或不均匀强化及周边环状强化,动态增强曲线呈平台或流出型(图5-5-3c～d,图5-5-4b)。

3. 超声表现

典型表现为低回声肿块,边界清晰,形态规则,无明显包膜,内部回声较低,后方透声增强,CDFI可见明显血流信号(图5-5-3e,图5-5-4c)。病灶中囊性结构是常见声像图表现,因为肿瘤内继发出血、坏死是其特征,文献报道可达75%,但这不能作为诊断髓样癌的特殊征象。肿块周围可见脂肪浸润,或者伴有肿瘤细胞浸润的管状结构。

五、鉴别诊断

1. 黏液腺癌

黏液腺癌 FFDM 类似髓样癌表现,年龄因素是两者鉴别的关键要素。黏液腺癌常见于绝经后老年妇女,而髓样癌中年女性多见。

2. 叶状肿瘤

叶状肿瘤瘤体较大,境界清晰,超声表现为不均质低回声肿块,内可见囊性变,这些征象均需要与髓样癌鉴别。叶状肿瘤可呈短期内快速生长的特点,分叶较髓样癌明显。

六、治疗及预后

治疗原则为手术加术后辅助化疗。腋窝淋巴结转移 3 个以上,或肿块位于内侧、中央区和肿瘤大于 5 cm 者术后辅以放疗。

髓样癌预后良好,特别是腋窝淋巴结阴性的典型髓样癌,3 年生存率可达 95％ 以上。10 年生存率为 92％,非典型髓样癌 62％,其他非髓样浸润癌约 61％。后期转移多发生于肺,其次为肝脏、骨骼、颅脑。治疗效果与患者的年龄、发病时间、肿瘤大小、肿瘤生长的部位和月经生理状况无明显关系。

参考文献

[1] 吴名凤,何松,蒋晓娟,等. 彩色多普勒超声对乳腺髓样癌的鉴别诊断价值. 医学影像学杂志,2013;23:1715～1717

[2] 顾雅佳,王玖华,张廷. 乳腺黏液腺癌的钼靶 X 线与病理对照研究. 中华放射学杂志,2002;36:973

[3] Tominaga J, Hama H, Kimura N, et al. MR imaging of medullary carcinoma of the breast. Eur J Radiol,2009;70(3):525～529

（刘万花　瞿献莉）

第 6 节　乳腺小叶癌

一、概述

浸润性小叶癌(invasive lobular carcinoma,ILC),是发病率仅次于浸润性导管癌的原发性乳腺癌,通常伴有小叶原位癌。发生率占乳腺癌的 3％～4％。具有特殊的生长形式:在纤维间质中,由单个散在或单行线状分布的非黏附性细胞组成,早期阶段常不损害乳腺内在解剖结构,也不引起基质的结缔组织反应,无明显肿块形成。这种特殊生长方式,导致临床及影像学诊断困难。多灶性和双侧发生是小叶癌的特征之一,据报道发生率分别为 50％ 和 30％。扩散和转移亦有其特殊性,除了淋巴转移外,血行转移与导管癌有些不同,常转移至骨、胃肠道、子宫、脑膜、浆膜表面、卵巢和骨髓,但肺的转移率低于导管癌(图 5-6-1a)。

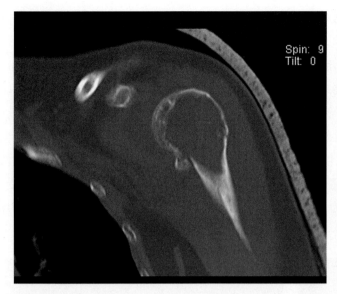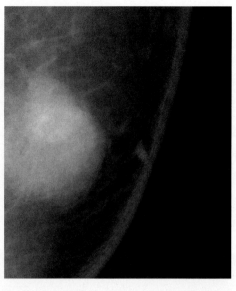

a   b

a为左肩部CT二维重建,显示左肱骨颈骨质破坏。b为病灶局部放大点片,显示内侧肿块影,边缘大部分光整,呈浅分叶。

图5-6-1 左乳内侧浸润性小叶癌伴左肱骨颈转移(患者,女,53岁)

小叶原位癌的临床意义一直存在争议。以前认为小叶原位癌是发展为浸润癌的高危因素,并非癌前病变,其发展为浸润性癌的时间约15~20年,且几率比导管内原位癌低。但是目前观点认为小叶肿瘤(包括小叶不典型增生及小叶原位癌)就是癌前病变。多数小叶原位癌为组织病理活检时偶然发现,影像表现多为阴性。

二、临床表现

乳腺小叶癌由于其特殊的生长方式,常导致临床与影像学表现不符,即临床扪及明显肿块,但影像表现肿块不明显,甚至无异常发现。好发于乳房外上象限,其次是乳晕附近,浸润性小叶癌多见于绝经后50~60岁女性,平均年龄比导管癌小1~3岁。小叶原位癌多发生于45岁左右,以扪及肿块及腺体增厚多见。

三、病理表现

1. 小叶原位癌

肉眼观:1至数毫米稍硬的颗粒区,向周围组织呈树根状生长。镜下观:扩张的乳腺小叶末梢导管和腺泡内充满实体排列的癌细胞,癌细胞体积较导管内癌小,大小形状较为一致,核分裂象罕见。癌细胞未突破基膜。小叶结构完整,一般无癌细胞坏死,亦无间质的炎症反应和纤维组织增生。

2. 浸润性小叶癌

由小叶原位癌穿透基膜向间质浸润所致。典型ILC有以下特点:① 细胞形态:肿瘤细胞小而形态一致,缺乏黏附性,常伴有胞质内空泡;② 组织结构:肿瘤细胞像撒石头子样,散布在纤维性间质中,常见单列线样浸润,或围绕终末导管呈靶样浸润。

四、影像表现

乳腺小叶癌沿导管及间质周围生长,表现为病灶弥散,境界欠清,甚至多灶性生长,给影像诊断带来很大挑战。所有影像检查对病变大小均存在不同程度低估。

1. FFDM 表现

FFDM 对浸润性小叶癌诊断的敏感性较低,假阴性率可达19%~66%不等,考虑为病灶密度较低、肿块较小且多灶或腺体致密所致。FFDM 表现呈多样性,不规则毛刺状肿块及结构扭曲最为常见。其他有钙化和非对称性影等。

　　毛刺状肿块为浸润性小叶癌最常见表现,肿块边缘模糊、不规则(图 5-6-2a),少许表现为境界部分清晰的肿块(图 5-6-1b);结构扭曲和非对称影表现多于导管癌,结构扭曲发生率 10%～25%。结构扭曲多数不及浸润性导管癌典型,密度较低,部分不显示放射状收缩,仅表现为局部结构排列紊乱,在不同投照位置变化较大,需与对侧乳腺仔细对比,才可能发现异常(图 5-6-3a～b)。微钙化在浸润性小叶癌中相对少见,且无特异性,发生率约为 3%,可为单纯钙化或伴发征象,呈现钙化时,需警惕与其他病变并存的可能,如腺病或导管癌,约 1/3 的小叶癌合并导管内癌或浸润性导管癌。也有个别文献报道单纯钙化是小叶原位癌的常见表现,约占 69%;局灶性非对称影发生率为 3%～25%,表现为 2 个投照位置均无外凸肿块边缘,边缘欠清(图 5-6-4a,图 5-6-5a)。

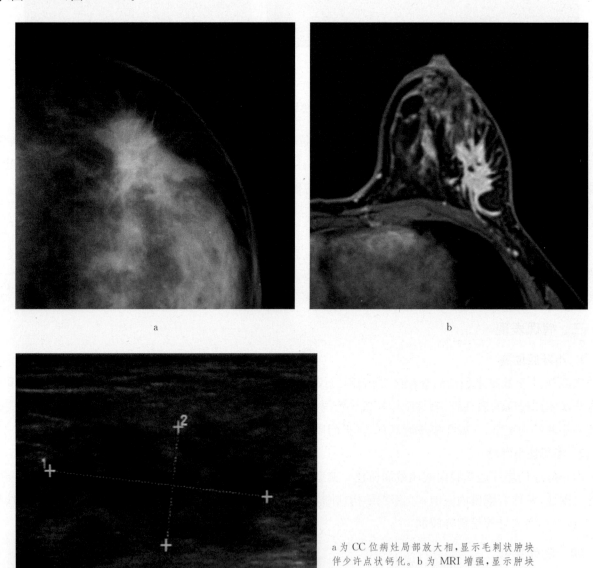

a 为 CC 位病灶局部放大相,显示毛刺状肿块伴少许点状钙化。b 为 MRI 增强,显示肿块略不均匀强化,边缘见毛刺。c 为超声成像,显示不均匀低回声区域,境界欠清。

图 5-6-2　左乳外上浸润性小叶癌(患者,女,38 岁)

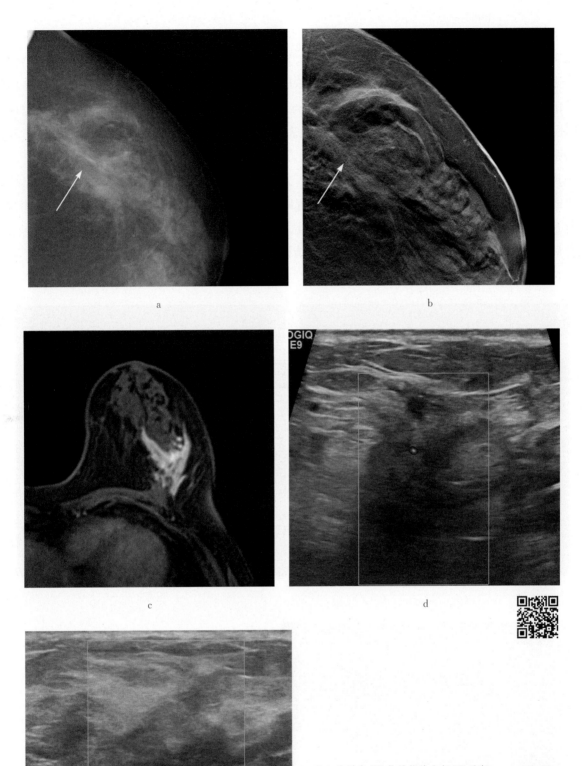

a 和 b 分别为 CC 位局部放大相 2D 及断层融合图像,显示不典型结构扭曲,c 为 MRI 增强,显示非肿块不均匀强化。d 和 e 为多普勒超声及弹性成像,显示不均匀低回声区域伴少许点状血流信号,弹性评分 4 分(d 和 e 为彩图)。

图 5-6-3　左乳外上浸润性小叶癌
(患者,女,75 岁)

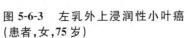

2. MRI 及超声表现

双乳发生及多中心或多灶是小叶癌的重要特点,发生率为 6%～36%,是浸润性导管癌的 2 倍。因此 MRI 及超声是小叶癌诊断重要的补充手段,尤其 MRI 对多灶及多中心的显示更为敏感,敏感性为 83%～100%,准确性达 80%～90%(图 5-6-5b)。尽管浸润性小叶癌可能因合并小叶原位癌而导致高估的可能,但是 MRI 仍是评估病灶大小最为准确的方法。最常见表现为不规则、毛刺状类肿块强化(图 5-6-2b)。其次为非肿块强化,约占 20%～40%(图 5-6-3c,图 5-6-4b)。周围水肿及环状强化少见。

超声对浸润性小叶诊断的敏感性为 81%～83%。对病变的测量、多灶及多中心的检出及淋巴结的评估比 FFDM 具有更高的准确性。最常见表现为不规则、不均匀低回声肿块,约 54%～85%,边缘模糊,伴或不伴后方声影及不同程度血流信号,伴声影的发生率为 68%～84%。与导管癌比较,肿块呈不均匀高回声及伴后方声影但无明显肿块显示更常见,考虑为结构扭曲及特殊的生长方式所致(图 5-6-2c,图 5-6-3d,图 5-6-4c)。

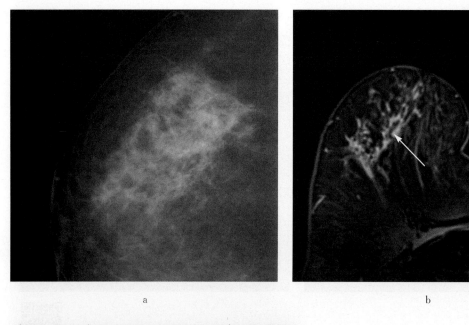

a

b

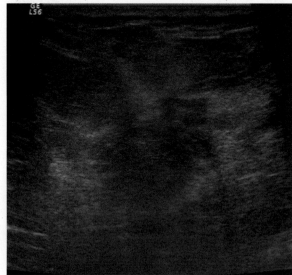

c

a 为 CC 为病灶局部放大相,显示局灶性非对称影伴结构扭曲。b 为 MRI 增强,显示非肿块不均匀强化。c 为超声成像,显示不均匀略低回声区,伴后方声影。

图 5-6-4 右乳外上浸润性小叶癌(患者,女,58 岁)

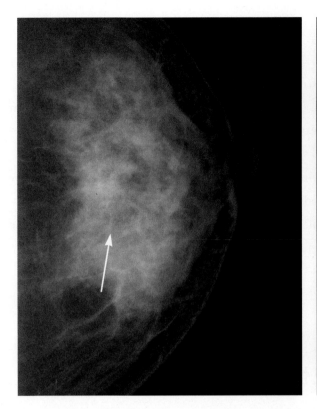
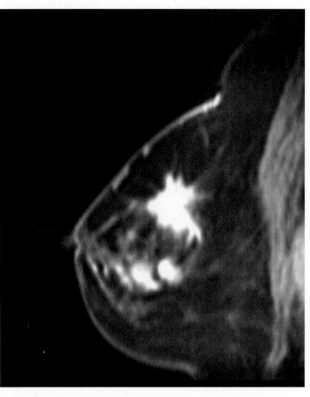

a   b

a 为 CC 位病灶局部放大相,显示大范围非对称影伴结构扭曲,境界欠清。b 为 MRI 增强矢状位,显示多灶性强化病灶。

图 5-6-5 左乳浸润性小叶癌(患者,女,57 岁)

五、鉴别诊断

1. 术后瘢痕

乳腺术后纤维增生可以形成永久性瘢痕组织,此时局限皮肤增厚或凹陷,皮下及乳腺实质内出现粗长索条状结构,与小叶癌的结构扭曲类似。病史是重要的鉴别要点,动态增强陈旧瘢痕多不强化。

2. 放疗后改变

放疗后可导致局部乳腺组织结构扭曲。鉴别要点:放疗病史;放疗所致的皮下瘢痕性改变,条索感较强,随时间有减轻趋势。

六、治疗原则及预后

鉴于小叶癌独特的生物学特点,早期诊断和保乳手术均比较困难,治疗原则也尚不统一。尽管浸润性小叶癌具有一些预后好的因素,如低分级、异型小、激素受体阳性及 Her2 低表达等,但是总生存率与导管癌无明显差异,可能由于分期较导管癌高所致。对于活检结果为小叶不典型增生或原位癌病例,多存在低估问题,需根据情况密切随访或外科切除。浸润性小叶癌治疗原则:一期乳癌:采用根治性手术为主;二期乳癌:采用根治性手术;三期乳癌:原则上应采用以放射疗法为主的综合性治疗;四期乳癌:以内分泌、化学药物和中草药治疗为主。

参考文献

[1] Zhang X, Hanamura N, Yamasita M, et al. A case of lobular carcinoma in situ presenting as a solid mass. The British Journal of Radiology, 2011;88:e48～e50

[2] Destounis SV, Murphy PF, Seifert PJ, et al. Management of Patients Diagnosed With Lobular Carcinoma in Situ at Needle Core Biopsy at a Community-Based Outpatient Facility. AJR, 2012;198:281～287

[3] Oliveira TMG, Jr JE, Melo AF, et al. Evolving concepts in breast lobular neoplasia and invasive lobular carcinoma, and their impact on imaging methods. Insights Imaging, 2014;5:183～194

[4] Jones KN, Magut MM, Henrichsen TL, et al. Pure Lobular Carcinoma of the Breast Presenting as a Hyperechoic Mass: Incidence and Imaging Characteristics. AJR, 2013;201:765～769

（刘万花）

第 7 节　炎性乳腺癌

一、概述

炎性乳腺癌(inflammatory breast cancer, IBC)为临床诊断,又称急性乳腺癌或癌性乳腺炎,是一种较少见的乳腺癌。1924 年 Lee 和 Tannenbaum 首先使用了炎性乳腺癌这一概念,报道了 24 例患者,并认为是一类独特的、侵犯性的、致命的乳腺癌。炎性乳腺癌分原发和继发 2 种。Taylor(1938)指出原发者为炎性表现与肿瘤同时发生,继发者是长期存在肿瘤之后或肿瘤切除之后发生炎症表现。炎性乳腺癌发病年龄早、核分化差、激素受体阴性、侵袭性强、进展快、恶性程度高、预后差,TNM 属于 T4d。占所有乳腺癌的 1％～6％,发病率 50 岁以前呈快速增长趋势,50 岁之后趋于稳定。炎性乳腺癌更多见于黑人妇女,发病平均年龄比非炎性乳腺癌早。

二、临床表现

多发生于年轻、妊娠及哺乳期妇女,年龄范围 28～60 岁,中位年龄 30～40 岁。约 20％发生于妊娠或哺乳期。起病急骤(病史多小于 3 个月),病变发展迅速,部分患者可扪及肿块。典型病例可见局部皮肤发红且有明显的水肿,似急性乳腺炎或蜂窝状炎,开始皮肤呈较淡的粉红色(图 5-7-1a),逐渐加深呈暗红色,有的呈丹毒样改变,伴有皮肤水肿者呈橘皮样改变,累及范围>1/3 乳房皮肤,70％患者波及全乳(图 5-7-2a)。同时可伴乳房疼痛及触痛、皮肤温度升高、卫星结节和乳头内陷。没有畏寒、发热、白细胞升高等全身炎症反应。触诊乳房普遍坚实。腋下淋巴结经常受累肿大,常在早期发生转移,当淋巴结周围的腋神经、血管受累时,会出现腋窝疼痛和上肢水肿。

IBC 专家共识诊断标准:① 快速发作的乳腺红肿热及橘皮样改变,伴或不伴乳腺内触及肿块;② 病史少于 6 个月;③ 红肿范围>乳腺的 1/3,抗炎治疗无效;④ 病理结果为浸润性癌。

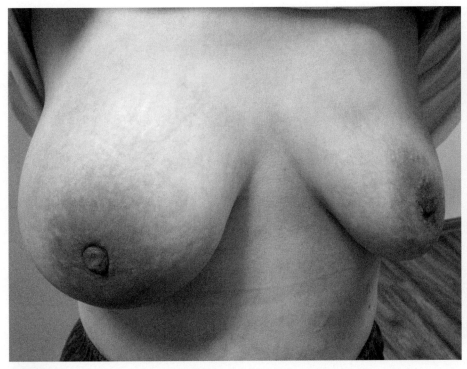
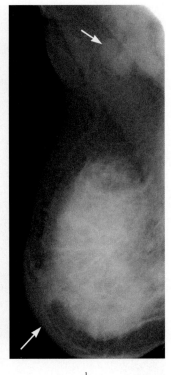

a

b

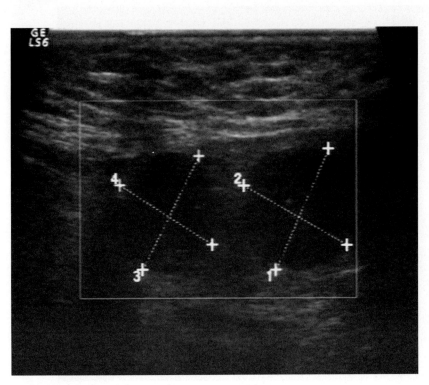

c

a 为乳腺体表照片，显示右乳增大，局部皮肤略红伴乳头凹陷。b 为 MLO 位，显示乳腺实质密度明显增高，皮肤增厚、皮下水肿，腋窝淋巴结肿大融合，淋巴门消失。c 为超声成像，显示皮下不均匀，实质内见两个低回声肿块(a 和 c 为彩图)。

图 5-7-1 右乳炎性乳腺癌(浸润性导管癌)(患者，女，44 岁)

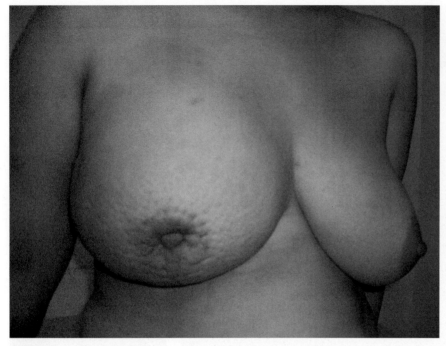

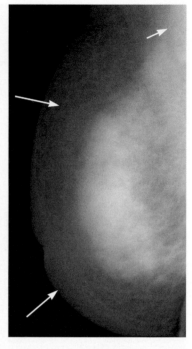

a

b

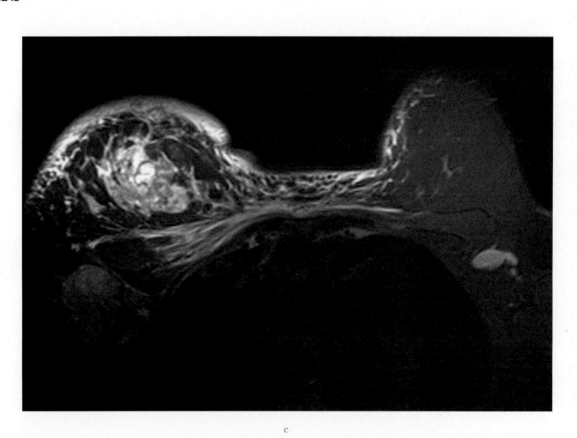

c

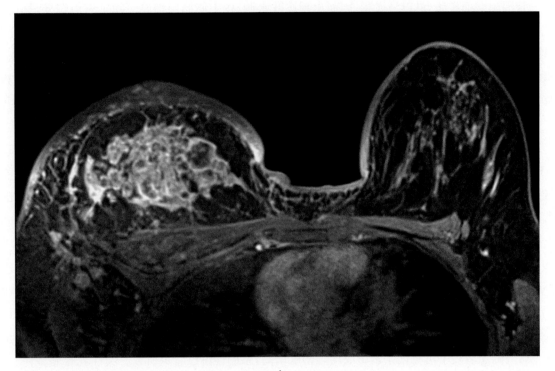

d

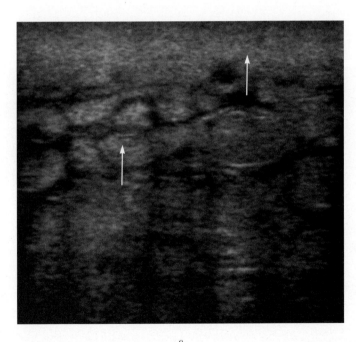

e

a为乳腺体表照片,显示右乳增大,皮肤呈橘皮样改变伴乳头凹陷。b为MLO位,显示乳腺实质密度明显增高,皮肤增厚、皮下水肿,腋窝肿大淋巴结仅部分显示。c为MRI压脂相,显示皮肤、皮下广泛水肿呈高信号,并延及左侧乳腺。d为MRI增强,显示右乳弥漫非肿块不均匀强化,部分区域呈环状强化,皮肤及皮下见点、条状强化。e为超声成像,显示皮肤明显增厚,皮下水肿呈"卵石"征(a图为彩图)。

图5-7-2 右乳炎性乳腺癌(浸润性导管癌)(患者,女,31岁)

三、病理表现

炎性乳腺癌属于临床分类,病理并无特殊类型,均为浸润型且多呈弥漫性浸润。它不是一个独立的病理诊断类型,组织学可见于各种类型的乳腺癌,大部分为分化差的浸润性导管癌、单纯癌、硬癌、髓样癌等,其他如大汗腺癌、鳞状细胞癌、浸润性小叶癌等都有报道。病理特点主要是广泛的皮肤及皮下淋巴管癌栓形成,淋巴管因阻塞而扩张,淋巴液淤积,因而出现皮肤水肿、皮下脂肪层增厚。除了癌组织外,见皮肤淋巴管和毛细血管间质中伴有急、慢性炎性细胞浸润,但以淋巴细胞为主。有淋巴管癌栓而无临床特征者称为隐性炎性乳腺癌,约占3.2%,其转归与典型炎性乳腺癌相似。严格讲,病变皮肤、皮下淋巴管有癌细胞浸润,是确诊炎性乳腺癌的主要依据。但目前大多数学者认为,有典型的临床表现或/和皮下淋巴管内有癌栓形成,都可诊断为炎性乳腺癌。

四、影像表现

1. FFDM 表现

炎性乳腺癌 FFDM 典型表现为:全乳弥漫性密度增高伴或不伴肿块、钙化、非对称影及结构扭曲;皮下水肿、皮肤增厚;腋窝淋巴结肿大;乳头凹陷的伴发率约为43%(图5-7-1b～5-7-3b)。超过90%的病例表现为全乳密度增高,也因此导致了 FFDM 对实质内肿瘤病灶显示的局限性,对肿块的显示率仅为16%,多数仅表现为局灶性非对称(约61%)。如上述典型征象同时合并乳腺内毛刺状肿块及微钙化,则高度提示炎性乳腺癌(图5-7-4);如合并结构扭曲或非对称影,应进一步 MRI 及超声检查,帮助诊断或排除炎性乳腺癌。皮肤弥漫性增厚及皮下水肿是炎性乳腺癌常见表现,发生率为84%～100%。相比急性炎症所致皮肤增厚及皮下水肿,炎性乳腺癌累及范围广泛而严重,多累及1/3以上,厚度可达4 cm(如图5-7-2b)。81%的患者皮下可见细条索影或均匀密度增高,系癌性淋巴管炎所致。炎性乳腺癌多伴有腋下多个淋巴结肿大,发生率为24%～58%,肿大的淋巴结密度较高,淋巴结门消失或局部皮质增厚(图5-7-1b～2b,图5-7-3a～b)。

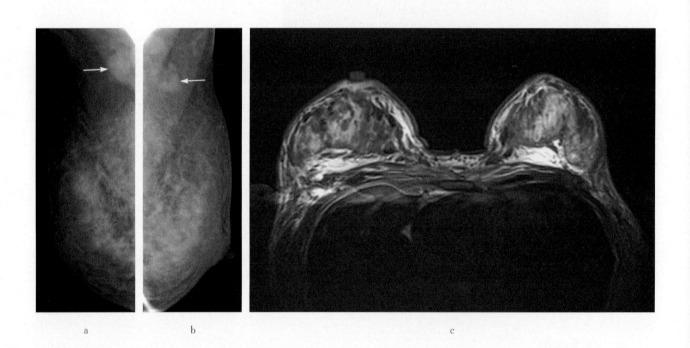

a   b   c

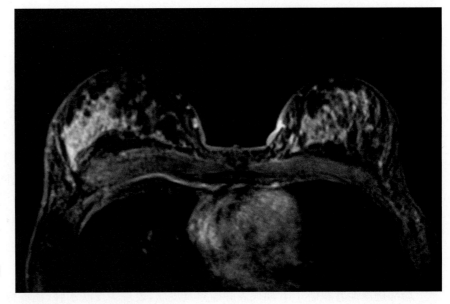

a 和 b 为右乳及左乳 MLO 位,显示双乳密度增高,皮肤增厚,皮下水肿,腋窝淋巴结肿大。c 为 MRI 压脂,显示双乳皮肤、皮下、胸大肌内及周围广泛水肿呈高信号。d 为 MRI 增强,显示双乳弥漫非肿块不均匀强化,右侧明显。

图 5-7-3 双乳炎性乳腺癌(浸润性导管癌)(患者,女,46 岁)

d

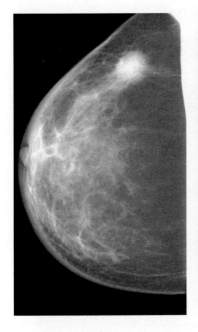

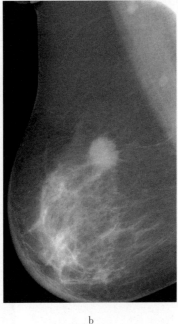

a 和 b 分别为 CC 位及 MLO 位,显示全乳弥漫密度增高,皮肤增厚,皮下水肿,外上象限可见毛刺状肿块影。

图 5-7-4 右乳炎性乳腺癌(浸润性导管癌)(患者,女,85 岁)

a   b

2. MRI 表现

炎性乳腺癌又称弥漫性乳腺癌,肿瘤弥漫分布累及乳腺的大部或全部。MRI 不仅对新辅助化疗后随访具有重要价值,对肿瘤范围及多灶、多中心显示,也是最敏感而准确的检查方法,尤其对隐性炎性乳腺癌。常见表现为弥漫非肿块不均匀强化,部分呈类肿块样表现,时间信号曲线多为流出型(图 5-7-2d,图 5-7-3d)。病灶分布密集度多不均衡,密集度高的区域,应是考虑肿瘤活检的部位,以保证更高的阳性率。T2WI 及 STIR 显示皮肤、皮下及胸大肌内和周围广泛明显高信号,甚至延及到对侧乳腺,为炎性乳腺癌的重要特征(图 5-7-2c,图 5-7-3c);皮肤累及超过 1/3 及皮肤、皮下点条状强化也是炎性乳腺癌诊断要点(如图 5-7-2d)。

3. 超声表现

超声常见征象为皮肤、皮下水肿及乳腺实质回声增强、紊乱,约占96%。由于广泛的皮肤及皮下脂肪内淋巴管癌栓形成及淋巴管因阻塞而扩张,形成特征声像图表现:"卵石"或"龟裂状"结构(图5-7-2e),但该征象无特异性,同样见于其他水肿性病变;乳腺实质水肿及Cooper韧带增厚导致腺体层增厚,正常解剖层次消失,回声增强并紊乱;超声对实质内肿块的显示优于FFDM,显示率约为80%,甚至能显示一些多灶及多中心病灶(约8%)。表现为单发或多发不规则低回声肿块,可伴血流信号及后方声影(图5-7-1c);其他超声表现可能为异常回声区,无明显肿块特征。超声对淋巴结的探测率明显高于FFDM。对腋窝淋巴结的显示率约93%,同时可显示锁骨上、下及胸骨旁淋巴结。表现为孤立或融合的低回声肿块,长径/短径<2,淋巴门消失与偏移,周边及中央可探及血流信号。

五、鉴别诊断

1. 局部进展期乳腺癌(local advanced breast cancer,LABC)

局部进展期乳腺癌T4b期代表肿瘤累及皮肤,表现为皮肤水肿、橘皮样变、皮肤炎症、发红、溃疡及皮肤的卫星结节,需要与炎性乳腺癌鉴别。T4b期乳腺癌累及多为局部皮肤,呈局限性,一般限于乳内肿瘤附近皮肤。而炎性乳腺癌累及范围广泛,明显超出乳内病灶范围,甚至全乳皮肤受侵(图5-7-5)。

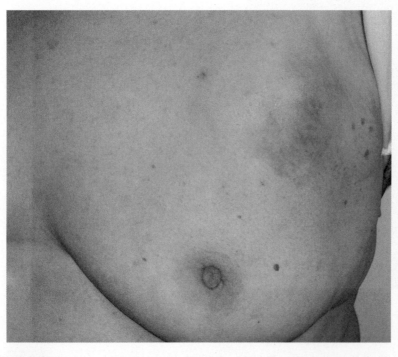
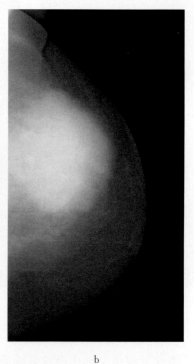

a   b

 a为左乳体表照片,显示左乳外上肿块,伴局部皮肤紫红改变。b为CC位,显示边缘模糊高密度肿块(a为彩图)。

图5-7-5　左乳外上局部进展型浸润性导管癌(患者,女,64岁)

2. 急性乳腺炎

炎性乳腺癌与急性乳腺炎临床表现相似,尤其发生于妊娠及哺乳期时,更易混淆,从而延误诊断。鉴别点:① 病程:急性乳腺炎病程短,可短期内化脓,抗感染治疗有效,预后好,无远处转移;炎性乳癌病情凶险,抗炎治疗无效,预后差,可有远处器官的转移。② 淋巴结改变:急性乳腺炎腋下淋巴结相对柔软,与周围组织无粘连,推之活动性好;炎性乳癌腋下淋巴结质硬,与皮肤及周围组织粘连,用手推之不活动。③ 肿块穿刺：急性乳腺炎为脓液和坏死组织，涂片见炎性细胞；炎性乳腺癌为"鱼肉样"颗粒，可找到癌细胞。④ 影像表现：乳腺炎症皮肤增厚、皮下水肿范围小；炎性乳腺癌受累范围及程度十分明显。⑤ 影像检查显示乳腺实质内典型恶性病灶，是鉴别要点。乳腺炎症腋窝淋巴结肿大程度不及炎性乳腺癌（包括局限皮质增厚、淋巴结大小及淋巴门消失或受压程度等）。

3. 变应性肉芽肿血管炎（churg strauss syndrome，CSS）

CSS 是一种非常罕见的综合征，其特征为哮喘、肺部病变、外周血嗜酸性粒细胞增多及坏死性血管炎。发病原因尚不清楚，多数认为是一种免疫过敏性疾病。病理有 3 个重要特征：血管炎，嗜酸性粒细胞浸润及血管外肉芽肿形成。肺是最常受累的器官，可同时累及皮肤及神经系统。70% 的肺部有异常表现，表现为片状实变，以外围分布突出，多伴淋巴结肿大。累及乳腺者罕见，X 线表现为乳腺实质弥漫密度增高伴皮肤增厚。激素治疗效果显著。

4. 乳腺恶性淋巴瘤

原发乳腺恶性淋巴瘤少见，占乳腺全部肿瘤 0.1%～0.5%。以肿块为主要表现，少数淋巴瘤表现为乳腺弥漫肿大，类似炎性乳腺癌。详见少见病章节。

5. 转移性乳腺癌

乳腺转移性癌少见。血行转移多表现为境界清晰的双乳或单乳多发肿块。而淋巴途径转移者，则表现为乳腺皮肤弥漫增厚，呈橘皮样改变，与炎性乳腺癌相似，详见乳腺转移性癌章节。

6. 心肾病变、低蛋白血症及放疗后等病变所致水肿

先天性心脏病、肾病综合征、低蛋白血症及放疗后，均可导致乳腺弥漫水肿、皮肤增厚，需要与炎性乳腺癌鉴别。病史是鉴别的要点，且心肾疾病及低蛋白血症导致的乳腺水肿多为双侧发生（图 5-7-6）；放疗后导致水肿可持续较长时间，程度逐渐减轻，少数可持续 2 年以上。

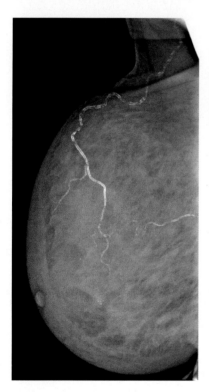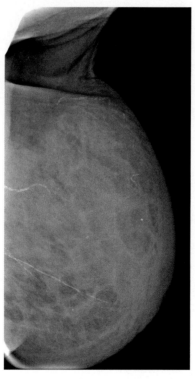

a　　　　　　　　　　　　　　　b

a 和 b 为右乳及左乳 MLO 位，显示双乳弥漫皮肤增厚、皮下水肿。

图 5-7-6　肾病第四期导致双乳水肿（患者，女，64 岁）

六、预后及治疗原则

炎性乳腺癌预后差,平均生存期2.9年,转移率高达30%～40%。2年、5年、10年及20年的总生存率分别为82%、42%、32%～38%和19%。影响IBC生存率主要影响因素:① 就诊时乳房皮肤红肿区的范围。② 新辅助化疗后,皮肤及肿块的变化情况。③ 腋窝淋巴结转移及局部血管受累情况。

目前没有行之有效的治疗方法,主要治疗原则为综合治疗。术前新辅助治疗—局部治疗—术后辅助化疗或＋内分泌治疗及免疫调节和生物靶向治疗的综合模式。由于IBC普遍存在免疫缺陷,可考虑进行免疫治疗,如给予卡介苗等治疗。最近一些研究认为,大剂量化疗联合自体造血干细胞移植,可以获得良好的效果,可能成为炎性乳腺癌的先导治疗方法。

参考文献

［1］Harrison AM，Zendejas B Ali SM，et al. Lessons Learned from an Unusual Case of Inflammatory Breast Cancer. Journal of Surgical Education，2012；69：350～354

［2］Alunni JP. Imaging inflammatory breast cancer. Diagnostic and Interventional Imaging，2012；93：95～103

［3］Uematsu T. MRI findings of inflammatory breast cancer，locally advanced breast cancer，and acute mastitis：T2-weighted images can increase the specificity of inflammatory breast cancer. Breast Cancer，2012；19：289～294

［4］Levit A，Voci SL. Inflammatory Breast Carcinoma. Ultrasound Quarterly，2013；29：232～224

（刘万花　瞿献莉）

第8节　乳腺 Paget's 病

一、概述

乳腺Paget's病是合并乳头和乳晕病变的一种有特殊临床表现的乳腺癌。由于乳头及乳晕区皮肤常呈慢性湿疹样病变,又称乳腺湿疹样癌(eczematoid carcinoma of breast)。临床少见,发病率占女性乳腺癌的0.5%～4.3%,占男性乳腺癌的1%～5%。

Velpean在1856年首次描述了该病的临床表现。20年后James Paget(1874年)报道了15例,并命名为Paget's病,强调与其后发现的乳腺癌的关系。Georg Thin 1881年最早用显微镜诊断Paget's病,证实Paget细胞是恶性的,首次阐明了Paget's病和乳腺导管内癌的联系。

《新编常见恶性肿瘤诊治规范乳腺癌分册》(1999年)明确提出,乳腺Paget's病皆继发于导管内癌,伴浸润性癌者不列入此类,故乳腺Paget's病应归为原位乳腺癌。2003年WHO提出新的乳腺肿瘤分类标准,将乳腺Paget's病归入乳腺肿瘤,并定义:乳头鳞状上皮中存在恶性腺上皮细胞;几乎所有病例均与乳头下导管内癌相关;通常侵犯一个以上的输乳管和远处导管;伴或不伴乳腺深部组织浸润。

　　本病的发病机制尚不清楚,原发病变在乳房内还是皮肤内仍有争论,有 2 种理论:① 主张 Paget 细胞本质上是导管癌细胞沿导管迁移至乳头表皮;② 认为 Paget 细胞起源于表皮,是转化为恶性的角化细胞,是一种独立的疾病。多数认为第一种可能性更大,因为 Paget′s 病伴乳内导管内癌或浸润癌的比例可达 67%~100%,多数研究显示达 90% 以上,由此认为乳头 Paget′s 病为乳腺癌的征象之一。

二、临床表现及分类

　　Paget′s 病的发病年龄峰值为 50~60 岁,中位年龄 56 岁,比浸润性癌的发病峰值年龄高 5~10 岁,2/3 发生于绝经后的妇女。典型临床表现:乳头乳晕部出现湿疹样改变,并呈渐进过程。病变初期,患者往往无异常发现,仅感到乳头部的瘙痒或/和烧灼感,进一步出现局部红斑、粗糙、增厚、脱屑、糜烂、渗液、少量出血及结痂(图 5-8-1a,图 5-8-2a),可伴有乳头溢液、溢血或疼痛,易误诊为湿疹。病变开始多局限于乳头,少数可逐渐蔓延到乳晕。部分临床可触及肿块。

　　临床表现分为 3 类:① 单纯型:仅为乳头乳晕复合体病变,不伴有乳腺内乳腺癌,如未突破基底膜,则属于原位癌;② 混合型:乳头乳晕复合体病变,同时存在同侧乳腺实质内乳腺癌(乳腺内病变至少距离乳头 2 cm 以上);③ 隐型:约占 10%~28%,乳腺实质内乳腺癌为首发表现,不伴有明显的乳头乳晕病变,诊断依赖于术后病理学检查,发现乳头部特征性 Paget 细胞。因此乳腺癌术前乳头刮片病理学检查,可以考虑常规应用。

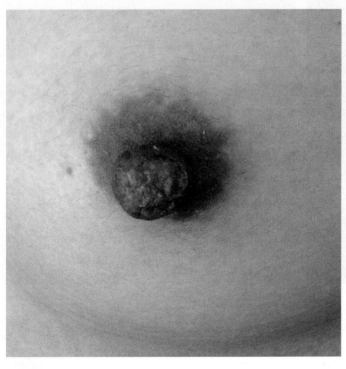 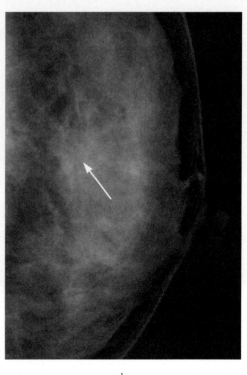

a　　　　　　　　　　　　　　　　　　b

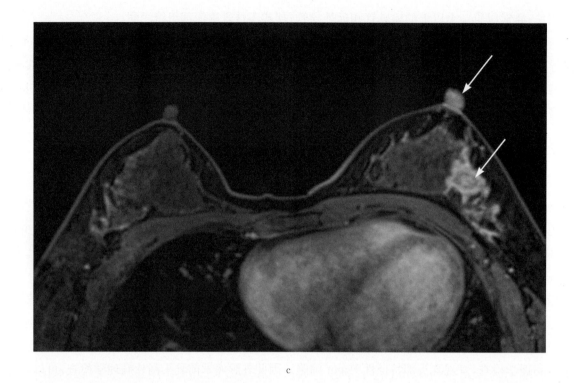

c

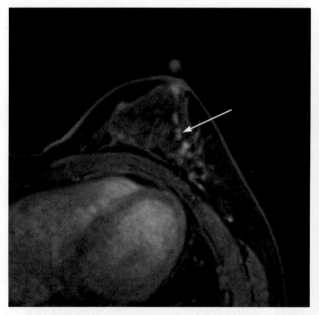

d

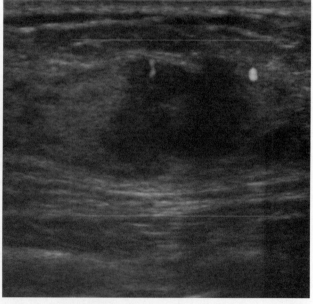

e

a为左乳头体表照片,显示乳头表面粗糙、结痂、增厚。b为左乳ML位局部放大相,显示上方肿块,边缘模糊伴毛刺。c为MRI增强,显示肿块呈不均匀强化,边缘不规则,左侧乳头均匀强化,右侧乳头正常。d为MRI增强另一层面,显示乳内强化病灶呈线样延及到乳头。e为超声成像,显示不规则低回声肿块伴少许血流信号,肿块周围及向乳头延伸的病灶未显示(a和e为彩图)。

图5-8-1　左乳外上浸润性导管癌伴乳头Paget′s病(患者,女,26岁)

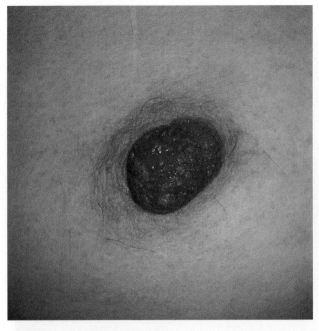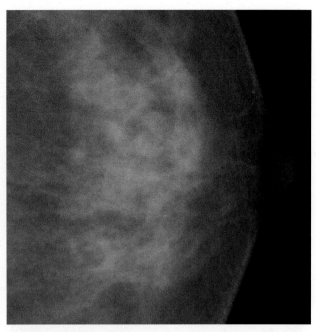

a 为左乳头体表照片,显示乳头粗糙、增厚、糜烂、渗液、少量出血。b 为 CC 位乳头局部放大相,未见明显异常(a 为彩图)。

图 5-8-2　左乳头 Paget's 病(患者,女,61 岁)

三、病理表现

组织病理学特征:典型特征为存在 Paget 细胞。Paget 细胞呈圆形或椭圆形、胞质丰富、细胞核大而圆、细胞体积大,其体积较同层的上皮细胞大 2～3 倍、细胞界限清楚,无角化现象、胞质胞核均染色较淡,有时胞质透亮、胞核内染色质颗粒细,核分裂象易见,核仁清晰。

组织病理有 3 种类型:① 乳腺 Paget's 病伴乳腺导管内癌,此型最常见。这种导管内癌可能仅限于乳头下导管、乳头管内,也可沿导管系统广泛蔓延;② Paget's 病仅局限于乳头和乳晕区表皮内,乳腺内未见癌组织,此型较少见;③ Paget's 病伴乳腺实质内浸润性癌。

四、影像表现

影像学检查是乳头 Paget's 病诊断不可缺少的手段。其目的是:了解乳头 Paget's 病是否合并乳腺实质内癌,及寻找乳腺实质内癌与乳头 Paget's 病的关联证据。

1. FFDM 表现

(1)阴性表现:早先的文献认为,Paget's 病 X 线阴性比例可高达 50%。可能由于普通 X 线检查方法的局限性,限制了微小钙化及细微异常的显示,尤其致密的乳腺组织。随着影像检查技术的发展及 FFDM 的广泛应用,大多于乳内有异常发现,少数仍为阴性表现(图 5-8-2b)。

(2)乳头乳晕改变:与对侧正常乳头相比,病变乳头增大变形、乳晕增厚是常见表现,为乳头、乳晕皮肤内癌细胞浸润所致。少见表现为乳头变平、变低或缺损,为乳头反复溃烂、炎性坏死所致(图 5-8-3a～b)。

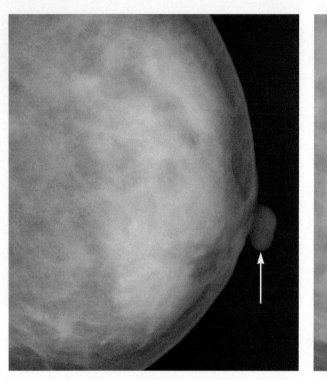

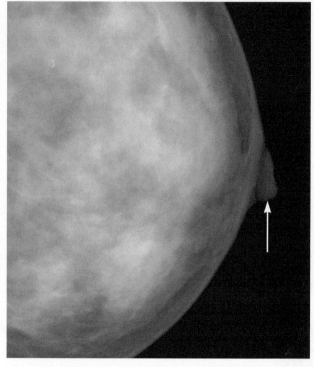

a

b

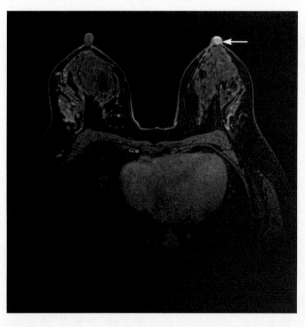

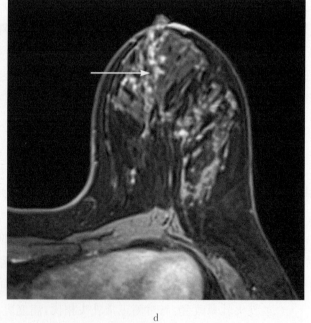

c

d

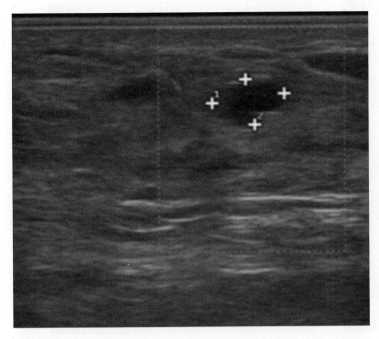

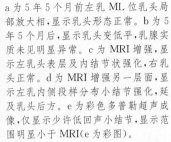

a为5年5个月前左乳ML位乳头局部放大相,显示乳头形态正常。b为5年5个月后,显示乳头变低平,乳腺实质未见明显异常。c为MRI增强,显示左乳头表层及内结节状强化,右乳头正常。d为MRI增强另一层面,显示左乳内侧段样分布小结节强化,延及乳头后方。e为彩色多普勒超声成像,仅显示少许低回声小结节,显示范围明显小于MRI(e为彩图)。

图5-8-3 左乳内后高级别导管内癌伴左乳头Paget's病(患者,女,51岁)

e

(3)钙化:钙化为Paget's病最常见表现,可伴局部密度增高,以乳头后方多见,也可远离乳头发生于乳腺实质内。钙化形态呈多形性或点状;成簇、段样、区域性或线状分布;部分患者钙化沿乳晕后大导管方向延伸到乳头,显示两者之间相关联的依据,为本病的特征。断层融合成像对向乳头方向延伸的征象更容易显示(图5-8-4,图5-8-5)。

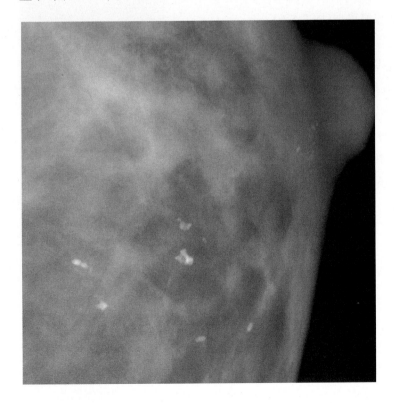

图为CC位局部放大相,显示乳头后方偏内侧段样分布点状钙化,沿导管方向延及乳头内。

图5-8-4 左乳内上导管内癌伴微浸润伴左乳头Paget's病(患者,女,54岁)

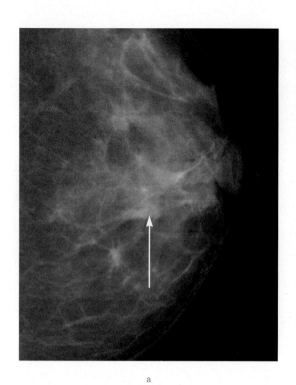 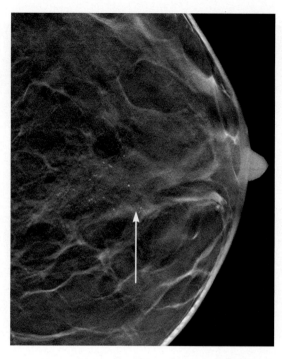

a   b

a 和 b 分别为二维及断层融合成像 CC 位病灶局部放大相,显示成簇分布细点状钙化,并见条状结构延及到乳头,断层融合成像显示更为清晰。

图 5-8-5　左乳内上浸润性导管癌伴乳头 Paget's 病(患者,女,38 岁)

　　(4)乳腺内肿块或非对称影:可发生于乳腺的任何部位,多见于乳头后方,肿块表现与其他类型乳腺癌类似。

　　(5)Paget's 病伴乳腺实质内乳腺癌时,可出现腋窝淋巴结肿大,后期导致乳腺弥漫肿大、皮肤增厚,皮下水肿等炎性乳腺癌表现(图 5-8-6)。

2. MRI 与超声表现

　　MRI 与超声检查是重要的补充手段,尤其对 FFDM 或临床乳头表现阴性的病例。可显示乳腺实质及深层组织是否有可疑恶性病变、病变范围及数目、乳腺内病变是否与乳头区相连等。相比超声,MRI 更具敏感性(图 5-8-1d～e,图 5-8-3d～e)。MRI 对乳头乳晕复合病变的评估也优于 FFDM 及超声,显示乳头扁平、不对称、皮肤增厚,呈非对称结节状、不规则或盘状强化(图 5-8-1c,图 5-8-3c)。相比较可见,正常乳头 MRI 增强显示对称性不强化、轻度强化或明显强化。

五、鉴别诊断

1. 乳腺癌累及乳头

　　乳腺实质内乳腺癌,不管是否邻近乳头,都可能引起乳头改变,从外表看,类似乳头 Paget's 病。显示乳头发红、表面不平,但溃烂、渗液及鳞屑改变不明显(图 5-8-7a～b)。病理学检查显示乳头内肿瘤浸润,但找不到 Paget 细胞。分析可能有 2 个原因:第一,癌细胞尚未累及乳头表皮;第二,乳头表面层的 Paget 细胞在病理处理过程中脱落。同样约 8% 的病例,临床具有乳头 Paget's 病表现,而病理未发现肿瘤细胞。

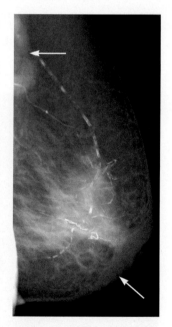

图为 MLO 位,显示乳头后方非对称影,全乳弥漫肿胀,皮肤增厚,皮下水肿,左腋部淋巴结肿大。

图 5-8-6　左乳炎性乳腺癌(浸润性导管癌)伴左乳头 Paget's 病及左腋部淋巴结转移(患者,女,79 岁)

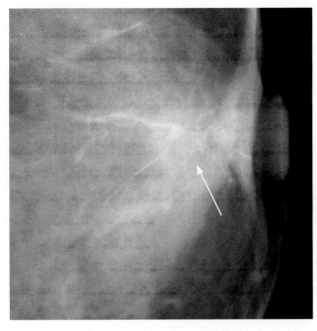
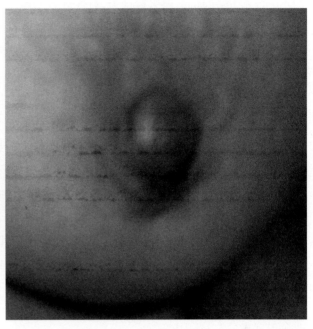

a   b

a为左乳头局部放大相,显示乳头凹陷,乳晕增厚,乳头后方偏内见肿块影,边缘模糊。b为左乳头照片,显示乳头发红,表面不平,未见溃烂,渗液及鳞屑改变,病理未见Paget细胞(b为彩图)。

图5-8-7 左乳后浸润性导管癌伴左乳头类Paget's病改变(患者,女,68岁)

2. 乳头湿疹

乳头湿疹多见于年轻人,常双侧乳腺同时发病,有奇痒,受累乳头不变形,病变区湿润,触之软,正常与异常界限不清,乳头乳晕周围皮肤呈炎性征象,镜下偶见增大的角化细胞,细胞浆呈灰暗色,细胞核无恶性表现。

3. 乳头管腺瘤

乳头管腺瘤是发生于乳头导管的一种少见良性病变,由Jones 1955年首次报告。常见临床表现与乳头Paget's病类似,乳头瘙痒、反复糜烂、结痂、破溃、出血,有时伴乳头凹陷、乳头内小肿物。以下几点为诊断参考要点:① 乳头管腺瘤发病年龄低于Paget's病;② 乳头管腺瘤仅累及乳头管开口处小范围皮肤,而Paget's病多累及整个乳头,甚至乳晕区;③ 乳头管腺瘤仅触及乳头内孤立小肿块,而Paget's病可触及乳腺实质内肿块。

4. 皮肤鲍温病

Bowen 1912年首次描述了该病,曾被称为上皮内癌、皮肤原位癌。好发年龄60~70岁,单侧多见。表现为乳头淡红、暗红色、微隆起的皮损,表面有少许脱屑或结痂,病灶逐渐扩大可形成环状丘疹。若强行剥离表面的厚痂,可显露其下细颗粒状或细乳头状湿疹创面。鲍温病为鳞状细胞原位癌,镜下病理容易和Paget's病鉴别。

5. 过敏性接触性皮炎

临床表现为持续性瘙痒,红斑,渗液及乳头区结痂变硬。影像检查乳腺实质无异常。病变区皮肤活检,可发现炎性及淋巴细胞。

六、治疗原则

乳头Paget's病的外科治疗方式选择,尚未达成共识。部分认为,影像表现阴性病例,采用乳头—乳晕全切或部分切除即可。但多数认为,行保乳手术应持谨慎态度,治疗应以根治术、改良根治术或单纯乳腺切除术为主,因为 Paget's 病合并乳腺实质内乳腺癌的可能性很大,可能由于病灶太小或限于影像学检查,尚未发现而已。术后是否需辅助治疗应根据术后病理情况决定。

参考文献

［1］DominiciLS，Lester S，Liao GS，et al. Current surgical approach to Paget's disease. The American Journal of Surgery,2012;204:18～22

［2］Lim HS，Jeong SJ，Lee JS，et al. Paget Disease of the Breast:Mammographic,US,and MR Imaging Findings with Pathologic Correlation. Radiographics,2011;1974～2011

［3］Moon JY，Chang YW，Lee EH，et al. Malignant Invasion of the Nipple-Areolar Complex of the Breast:Usefulness of Breast MRI. AJR,2013;201:448～455

(刘万花)

第 9 节　双侧乳腺癌

一、概述

双侧乳腺癌(bilateral breast cancer，BBC)包括双侧原发性乳腺癌及双侧转移性乳腺癌。前者为双侧乳腺各自发生的原发癌,又分为同时性双侧乳腺癌(synchronous bilateral primary breast cancer，sBPBC)即双侧乳腺癌发现时间间隔在 6 个月以内;大于 6 个月为异时性双侧乳腺癌(metachronous bilateral primary breast cancer，mBPBC),间隔最长可 10 年至 20 年,平均 13～51 个月不等。双侧乳腺癌发生率为 1%～15%,国内偏低,约 1.8%～7%。这可能与诊治水平、治疗效果以及术后生存期有关。一侧有乳腺癌患者,其对侧发生癌变的机会是普通妇女的 2～7 倍。随着诊断技术与治疗水平的提高及单侧乳腺癌生存时间延长,对侧乳腺癌的发病率随之升高。

原发及继发性双侧乳腺癌的诊断标准(Robbing 及国内阚秀归纳并被公认):① 部位:原发性乳腺癌大多位于外上象限,转移癌多通过淋巴通路,病灶位于乳头后方、胸正中线处的脂肪组织中,或从腋下逆向扩散至乳腺尾叶脂肪组织中;② 生长方式:原发癌常为单发,浸润性生长,边缘呈毛刺状。转移癌常是多发,膨胀性生长,边界较清楚;③ 原位性病变:乳腺癌组织中找到原位癌成分是原发癌最可靠证据;④ 组织类型:双侧乳腺癌的组织学类型完全不同可以作为诊断依据。

同时及异时双侧原发性乳腺癌诊断标准:同时癌的诊断标准(Farrow):① 双侧病变体积相似;② 双侧病变均为首次治疗;③ 双侧腋窝淋巴结均无肿大;④ 双侧均有手术治疗条件,组织学检查无皮下淋巴管侵犯。异时癌诊断标准(Guiss):① 已经治疗的首发侧肯定为癌;② 首发术后 2 年无复发征象;③ 无其他部位的转移癌灶;④ 双侧乳腺癌术后均无局部复发;⑤ 首发一侧乳腺癌根治术后 5 年出现对侧乳腺癌,无其他远处转移证据。

二、临床表现

双侧乳腺癌的临床表现与单侧乳腺癌的临床表现类似,症状与体征及患者就诊的时间有关,普查发现的双侧乳腺癌,临床表现可为阴性。发病年龄较单侧乳腺癌提前一个年龄组,高峰年龄为 31～40 岁。双侧乳癌发生骨转移,尤其多发骨转移的比例,高于单侧乳腺癌[84.5%:(40%～50%)]。

三、病理表现

双侧乳腺癌与单侧乳腺癌病理类型相似。可能有以下特点:① 原位性病变多见;② 特殊型浸润癌的发生率高,以腺管癌最多见;③ 双侧乳腺癌虽能各自独立发病,但其组织类型多两侧一致;④ 双侧乳腺癌常多种组织类型混合存在。

四、影像表现

1. 同时性双侧乳腺癌

部分同时性双侧乳腺癌影像特征及大小相似,部位多呈镜像分布,甚至 MRI 病灶增强程度及曲线类型也类似(图 5-9-1～图 5-9-3)。多数同时性双侧腺乳腺癌呈不同的表现。大小不对等的双侧双乳癌,第二癌假阴性率较高,可达 9%～29%。仔细比对双侧乳腺 FFDM 表现,是发现同时性双侧乳腺癌的关键。超声及 MRI 对不明显侧乳腺癌灶的显示,能提供重要补充,尤其 MRI,具有更高的敏感性,有 3.1%～11% 的病灶可被 MRI 单独发现(图 5-9-4)。在此需强调,即使活检一侧为原位癌患者,MRI 也应列为必要的补充检查,以防止多灶、多中心及双侧乳腺癌的存在。据文献报道,MRI 能够额外增加 3%～6% 的同时性乳腺癌检出率。

2. 异时性双侧乳腺癌

异时性双侧乳腺癌以肿块为主,伴或不伴有钙化,其他表现为结构扭曲、非对称影或钙化(图 5-9-5),异时性乳腺癌中,第二癌多数较第一癌要小,可能由于第一癌的发现,提高了患者自查、临床检查及影像检查的自觉性,从而得以早期发现。

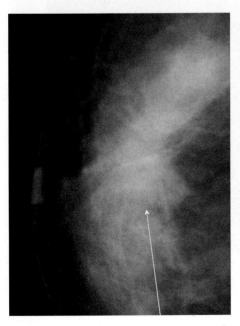
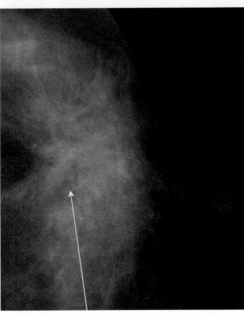

a 和 b 分别为右乳及左乳 CC 位病灶局部放大相,均显示结构扭曲,位置呈镜像分布,范围类似。

图 5-9-1　同时性双侧乳癌(双乳外上浸润性导管癌)(患者,女,43 岁)

a　　　　　　　　　　　　　　b

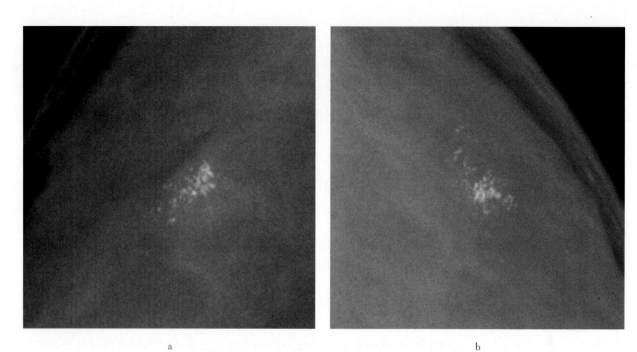

a   b

a和b分别为右乳及左乳CC位病灶局部放大相,均显示成簇细小多形性钙化,位置呈镜像分布,范围类似。

图 5-9-2　同时性双侧乳癌(右乳外上浸润性导管癌,左乳外上导管内癌)(患者,女,33 岁)

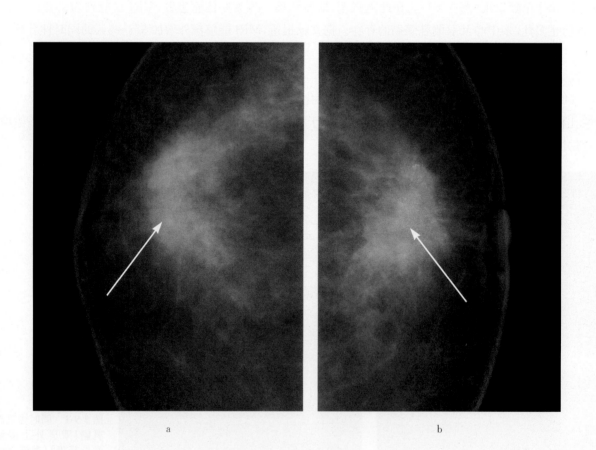

a   b

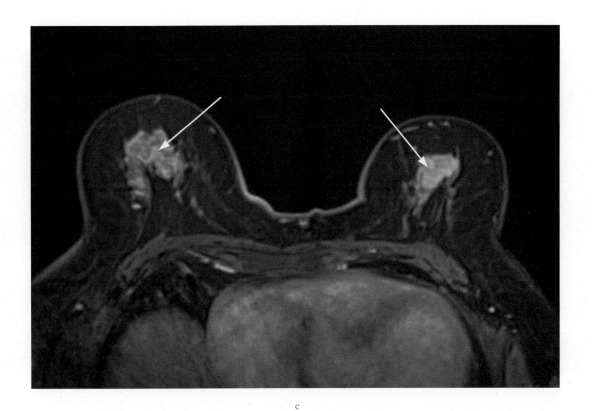

c

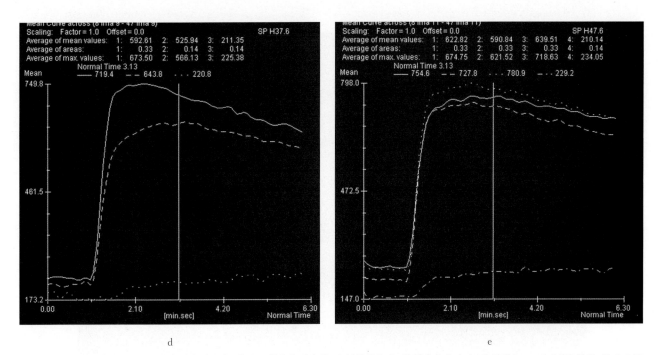

d　　　　　　　　　　　　　　　　　　　　　　　e

a 和 b 分别为右乳及左乳 CC 位病变局部放大相,均显示局灶非对称影,左侧伴微钙化,位置呈镜像分布,范围类似。c 为 MRI 增强,显示双侧均呈非肿块不均匀强化,强化程度类似。d 和 e 分别为右乳及左乳动态增强曲线,均呈流出型。

图 5-9-3　同时性双侧乳腺癌(右乳后上导管内癌,左乳后上导管内癌伴微浸润)(患者,女,61 岁)

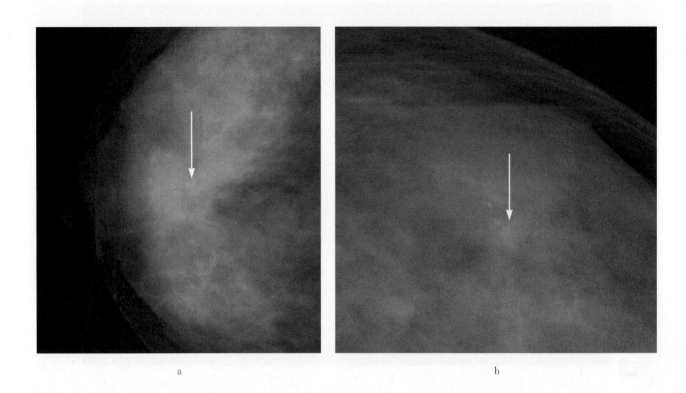

a

b

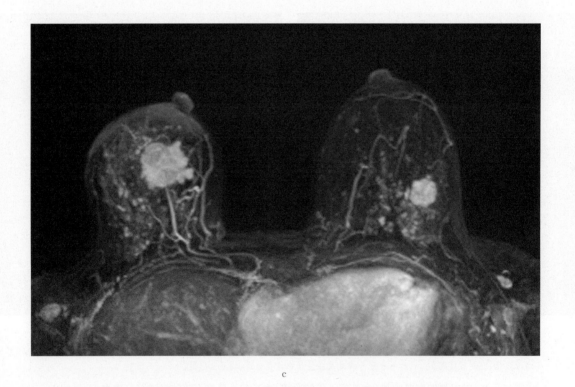

c

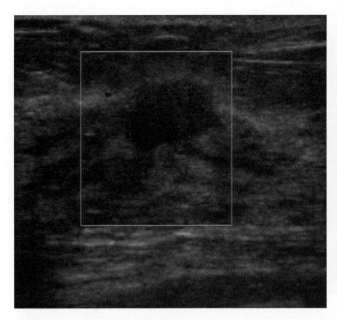
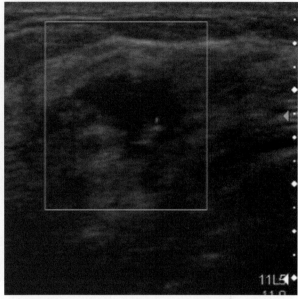

d　　　　　　　　　　　　　　　　　　　　　　　　　　　　　　　　e

a 和 b 分别为右乳及左乳 CC 位病变局部放大相,显示右乳结构扭曲伴微钙化,左乳类肿块伴微钙化。c 为 MRI 增强 MIP 图像,显示双侧肿块样强化,右侧范围大于左侧。d 和 e 分别为右乳及左乳超声成像,显示右乳低回声肿块伴周围结构扭曲,左乳低回声肿块伴周围回声不均,均伴少许点状血流信号(d 和 e 为彩图)。

图 5-9-4　同时性双侧乳腺癌(右乳后上及左乳外后浸润性导管癌)(患者,女,49 岁)

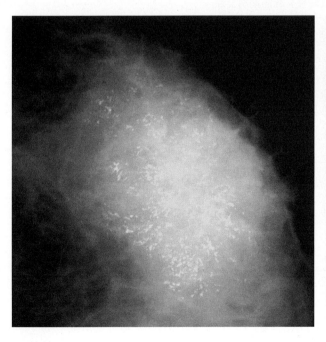
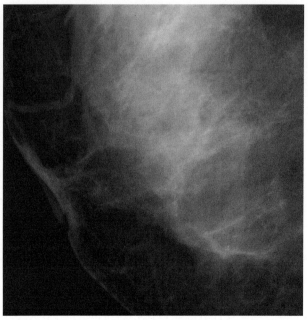

a　　　　　　　　　　　　　　　　　　　　　　　　　　　　　　　　b

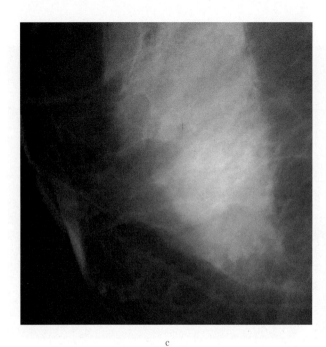

a 为 4 年前左乳病灶局部放大相,显示肿块伴细小线样钙化。b 为 4 年前右乳摄片,未见明显异常。c 为 4 年后摄片,右乳头后方略偏下显示肿块影,边缘模糊。

图 5-9-5　异时性双侧乳癌(左乳外上浸润性导管癌,4 年 6 个月后,右乳后下浸润性导管癌)(患者,女,62 岁)

五、鉴别诊断

1. 第一癌为原发癌,第二癌为转移癌

一侧原发乳腺癌可向对侧乳腺转移,且淋巴转移为常见途径。如果第二癌由原发乳腺癌转移所致,其治疗原则与双乳原发性乳腺癌不同,因此鉴别诊断非常重要。鉴别要点见表 5-9-1 所示。

表 5-9-1　双侧原发或转移乳腺癌鉴别要点

	原发性	转移性
时间顺序	可同时或异时发生	多为发现一侧乳腺癌以后
时间间隔	较长	较短
生长部位	外上象限多见	常在中线附近或腋尾部
肿瘤位置	乳腺实质内	皮下脂肪内
生长方式	浸润性	膨胀性
肿瘤数目	常单发	常多发
病理组织学表现 组织学类型 细胞分化 原位癌成分 淋巴管癌栓	与第一癌相似或不同 可比第一癌分化好 常有原位癌成分 较少出现	与第一癌相同 与第一癌相似或差 无 常见

2. 一侧原发性乳腺癌,另侧不典型增生

一侧原发性乳腺癌,对侧可能同时存在不典型增生或良性病变,分析时应根据病变特点综合诊断。不典型增生可表现为钙化、结构扭曲、局灶非对称或肿块。不典型增生的钙化多以细点状为主,个别可能为短线状,长线样钙化罕见;结构扭曲及非对称影密度一般较低,结构扭曲的毛刺排列规律,粗细一致,中心密度较低;不典型增生的肿块境界清或部分清,边缘无包膜。

六、双侧性乳腺癌的治疗及预后

双侧原发性乳腺癌的治疗原则与单侧乳腺癌基本相同,以手术治疗为主的综合治疗原则。双侧同时性乳腺癌手术后,综合分析两侧肿瘤的临床、病理和生物学活性,按严重者优先原则确定术后治疗方案和治疗顺序。异时性双侧原发性乳腺癌的治疗与单发乳腺癌完全相同。双侧原发性乳腺癌的预后与单侧乳腺癌无明显差别。5 年和 10 年累计生存率分别达 73%～78.73% 及 51%～69.09%。

参考文献

[1] Hollingsworth AB, Stough RG. Multicentric and Contralateral Invasive Tumors Identified with Pre-op MRI in Patients Newly Diagnosed with Ductal Carcinoma In Situ of the Breast. The Breast Journal, 2012;18:420～427

[2] Berg1 WA, Madsen KS, Schilling K, et al. Comparative Effectiveness of Positron Emission Mammography and MRI in the Contralateral Breast of Women With Newly Diagnosed Breast Cancer. AJR,2012;198:219～232

(刘万花)

第 10 节　多灶性与多中心性乳腺癌

一、概述

多灶性及多中心性乳腺癌由英国的一位外科医师 John Hunter 于 18 世纪首先报道。发病率根据不同的定义、不同的研究方法及不同的影像检查技术而有所差异,范围为 10%～70% 不等,尸检发现率较高。目前关于多灶性及多中心性乳腺癌的定义较混乱,多数认为多灶性及多中心性乳腺癌是根据病灶间所处的位置距离来界定。

多灶性乳腺癌是指癌灶至少两个或以上,多个癌灶位于同一个象限内,病理示每个癌灶间的距离大于5 mm。一般认为多灶性乳腺癌为主癌灶周围出现范围与数量不等的微小癌灶,确切发病机制尚不明了,可能存在两种机制,一是主癌灶向周围扩散,另一种是多中心发生。

多中心性乳腺癌为多个癌灶位于不同的象限内,或癌灶间距离大于 5cm,癌灶间有正常腺体和组织相隔,组织学上相互间不存在沿导管、淋巴管、血管转移或直接侵犯的证据。

多灶性与多中心性乳腺癌病理类型以浸润性小叶癌为多。与单灶性乳腺癌相比,局部复发率、总存活率及远处转移情况等方面是否存在差异,仍有争议。多数认为前者具有较高的淋巴结转移率及较高的分期。对于多灶性及多中心性乳腺癌的分期,美国癌症协会(AJCC)建议以其中最大肿块大小作为分期标准。

二、临床表现

多中心性（multicentric）或多灶性（multifocal）乳腺癌，可发生于任何年龄，以家族性乳腺癌患者多见，各癌灶大小可相似，也可有明显的差异。当癌灶长径大于 4 cm 时，发生多灶及多中心性乳腺癌的可能性亦明显增加。

三、病理表现

多灶性乳腺癌绝大多数在病理切片上表现为以多个导管为中心的病变，可能是由于导管癌沿同一导管系统播散造成。病理类型以浸润性导管癌及浸润性小叶癌多见，其次为小叶原位癌及导管原位癌或髓样癌。

四、影像表现

X 线检查仍然是多灶性或多中心性乳腺癌重要的检查手段，据报道敏感性为 15％～45％，断层融合成像一定程度提高了诊断的敏感性及诊断医生的自信度（图 5-10-1）。结合超声，可使敏感性增加到 43％～63％。MRI 对多灶性及多中心性乳腺癌具有更高的敏感性，分别可达 67％～81％及 81％～89％，并降低多灶性及多中心性乳腺癌漏诊率约 40％，可使 11％的患者改变治疗方案（图 5-10-2）。但 MR 具有一定的假阳性率、增加了全乳及病灶扩大切除的机会、扫描费用高、耗时长，因此不能作为首选检查方法，应是致密乳腺或超声非均匀乳腺组织的补充检查手段。

多灶性及多中心性乳腺癌影像表现与单灶乳腺癌相同。多灶性表现为多个病灶位于同一象限内（图 5-10-3）。多中心为多个病灶位于不同的象限或相距大于 5cm（如图 5-10-1）。多个病灶的影像特征及大小范围可类似（图 5-10-4），或差异较大（图 5-10-5）。

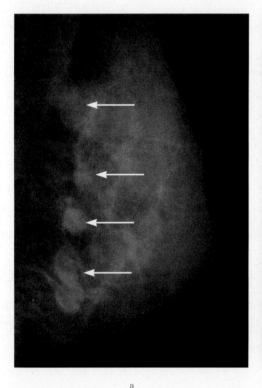
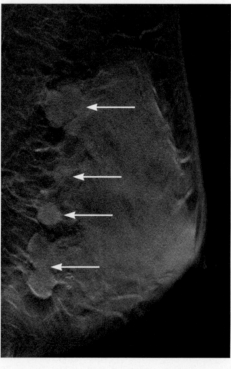

a和 b 分别为二维及断层融合 MLO 位病灶局部放大相，断层成像更清晰显示病灶边缘特征，增加了诊断的自信心。

图 5-10-1　左乳多中心性浸润性导管癌伴高级别导管内癌（患者，女，36 岁）

a　　　　　　　　　　　　　b

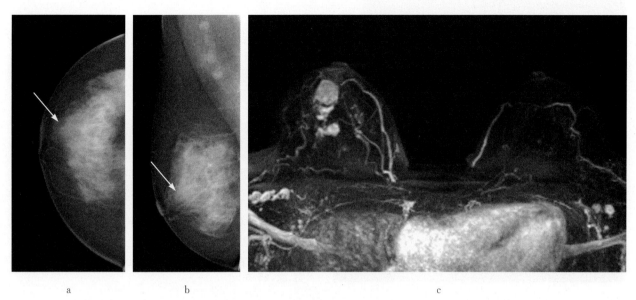

a 和 b 分别为 CC 位及 MLO 位,仅显示乳头后方密度稍高。c 为 MRI 增强 MIP 图像,显示右乳多灶性强化肿块。

图 5-10-2　右乳后多灶性浸润性导管癌(患者,女,54 岁)

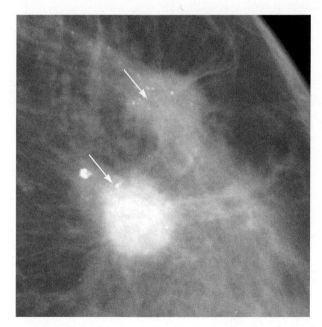

图为病灶局部放大相,显示两个相邻的毛刺状肿块位于同一象限内,肿块内均伴微钙化。

图 5-10-3　左乳外上多灶性浸润导管癌(患者,女,65 岁)

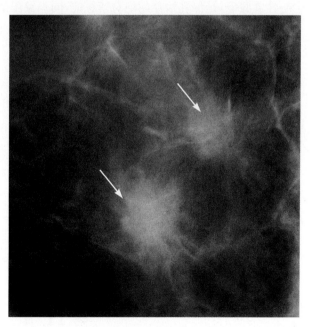

图为病灶局部放大相,显示两个相邻的毛刺状肿块位于同一象限内,两肿块特征与大小相似。

图 5-10-4　右乳内上多灶性浸润导管癌(患者,女,49 岁)

197

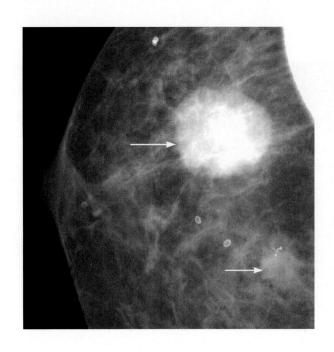

图为 CC 位局部放大相,显示两毛刺状肿块位于不同的象限内,大小差异较大。

图 5-10-5　右乳外上及内上多中心性浸润导管癌(患者,女,65 岁)

五、治疗与预后

多灶性及多中心性乳腺癌的治疗原则,目前仍存在争议。保乳手术后的局部复发率明显高于单灶乳腺癌。多灶性及多中心性乳腺癌比单灶乳腺癌具有更高的分期,因此治疗应更激进些。分布于不同象限的多中心性乳腺癌,是保乳治疗的绝对禁忌证,同一象限的多灶性乳腺癌是相对禁忌证。

参考文献

[1] Hollingsworth AB, Stough RG. Multicentric and Contralateral Invasive Tumors Identified with Pre-op MRI in Patients Newly Diagnosed with Ductal Carcinoma In Situ of the Breast. The Breast Journal, 2012;18:420~427

[2] Berg1 WA, Madsen KS, Schilling K, et al. Comparative Effectiveness of Positron Emission Mammography and MRI in the Contralateral Breast of Women With Newly Diagnosed Breast Cancer. AJR,2012;198:219~232

(刘万花)

第 11 节　乳腺小管癌

一、概述

乳腺小管癌(tubular carcinoma, TC)又称管状癌或高分化腺癌(well-differentia adenocarcinoma),首先由 Carnil 和 Ranvier 在 1869 年首次报道,McDivitt 等于 1968 年第一个用小管癌命名。WHO(2003)乳腺肿瘤病理学及遗传学分类将其定义为:一种预后极好、由高分化小管结构所组成的特殊类型乳腺癌。

本病发病率较低,国外文献报道为 1%～10%,国内报道占乳腺癌总数的 1.128%,而在 T1 期乳腺癌中则可高达 7%。在广泛的应用钼靶影像检查之前,TC 不足乳腺癌的 1%～4%,随着钼靶检查的不断普及和病理诊断技术的进展,其检出率有所增加,达 9%～19%。TC 可发生在 23～84 岁女性,平均发病年龄在 50 岁左右,以高龄和绝经后女性多见。

二、临床表现

由于小管癌多数病灶较小,60%～70%患者常常仅表现为 X 线异常,而临床扪及不到到肿块,或是查体无意间发现。小管癌的肿块多呈圆形或卵圆形,边界大多清楚,质地较硬,与皮肤无粘连,与乳腺良性肿瘤难区分。因肿瘤生长缓慢,橘皮征、乳头凹陷、腋窝淋巴结肿大等乳腺癌典型体征少见,多发生在乳房的外上象限,常为单侧。

三、病理表现

WHO(2003 年)在乳腺肿瘤分类中建议将小管癌分为单纯型与混合型 2 种,小管状结构>90%者为单纯型,50%～90%为小管状结构且同时伴有其他类型癌者为混合型。一般认为单纯型和混合型的比例为 2∶1 左右。

(1)大体病理:单纯小管癌一般肿瘤较小,长径 0.2～2 cm,多数在 1 cm 左右。肿瘤多呈边缘不规则的结节状,界限不清,常呈放射状。

(2)组织病理:由单层柱状或立方状细胞构成腺管,无肌上皮细胞伴随,癌性腺管与正常乳腺小管形态相似,癌性腺管呈浸润性生长,可侵入周围正常乳腺及脂肪组织中,致整个病灶边界不清,小管上皮细胞小且规则,核大小一致,核仁一般不明显,核分裂象很少见,无坏死。约 65%的病例同时伴有导管内癌。混合型小管癌中常有普通性浸润性导管癌成分。

(3)免疫组化:几乎所有的小管癌中 ER、PR 阳性,Her2 及 EGFR 表达阴性。肌上皮标志 p63、SMA 阴性。

四、影像表现

乳腺小管癌多肿块小,触诊不易发现,通常首先在乳腺 X 摄影中发现,但部分病例表现隐匿。FFDM 典型表现为小肿块,长毛刺(图 5-11-1),53%的病例显示毛刺长度大于肿块的长径,肿块密度不均,稍高于腺体密度,中心密度最高,形态不规整,有时肿块不明显,仅表现为非对称影伴结构扭曲(图 5-11-2a)。因此对缓慢生长的具有毛刺的小肿块或局灶性非对称伴结构扭曲,应提示小管癌的可能。8%～19%的乳腺小管癌在 X 线摄影可见微小钙化。

乳腺小管癌 MRI 表现为不规则小肿块强化或局灶性点、片状强化灶,动态增强曲线多呈平台型。对非肿块小管癌,由于增强病灶微小而分散,因此单层图像可能仅显示点状强化,导致漏诊或错误解释,MIP 可显示病灶的增强全貌,不仅可以提示诊断,同时可提供手术范围(图 2b～c)。

由于小管癌病灶多较小,以往认为超声检查多无法显示病灶。但是 Sheppard 等研究认为绝大多数小管癌超声表现为形态不规则、边缘不清、后方回声衰减的低回声肿块。声像图上探查到最小的小管癌灶为 0.3 cm。有文献报道:93.33%的乳腺小管癌伴后方声影,但这不是小管癌的唯一征象,伴纤维成分的良性病变也可导致声影。超声的声像特征并不能准确地区别乳腺小管癌与放射状瘢痕,且超声表现为非低回声肿块并不能排除小管癌,依靠灰阶超声和彩色多普勒诊断小管癌的价值有限。

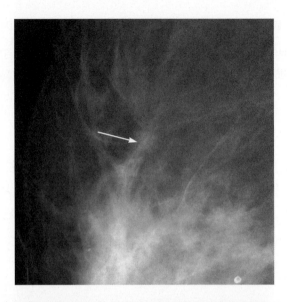

图为CC位病灶局部放大相,显示小肿块影,边缘模糊伴长毛刺。

图5-11-1　右乳外上小管癌(患者,女,54岁)

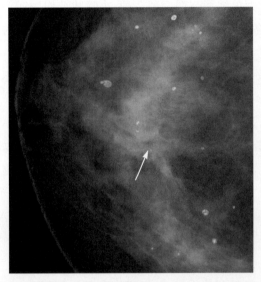

a

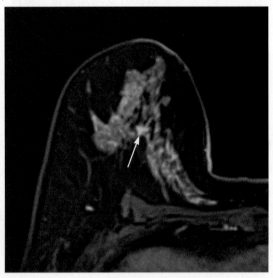

b

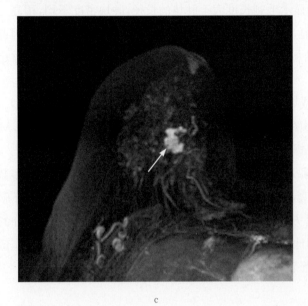

c

a为CC位病灶局部放大相,显示局灶性非对称伴结构扭曲。b为MRI增强,仅显示点状强化。c为MIP图像,显示全部病灶的增强范围。

图5-11-2　右乳内上浸润性小管癌伴少许导管内癌(患者,女,48岁)

五、鉴别诊断

乳腺小管癌影像表现多呈毛刺状肿块,因此应与具有类似影像表现的病变鉴别,鉴别依据主要靠病理。

1. 硬化性腺病

硬化性腺病,病理上小叶结构完整,间质增生,压迫管腔可萎缩,闭塞,但导管仍有上皮及肌上皮构成,细胞较小,有基膜包绕。而小管癌多散在,分布紊乱,呈真正的浸润性生长,由单层细胞构成,无肌上皮,管腔轻度扩张,常有棱角。

2. 高分化浸润性导管癌

预后较小管癌差,肿块常>2 cm,有明显腺管形成时,其腺管一般中度分化,腺癌管腔大小不等,局部区域上皮增生明显,细胞多层,细胞异形性较明显,核分裂象较多见,无顶浆分泌现象。影像表现导管癌伴钙化的几率高于小管癌。

3. 放射状瘢痕

放射状瘢痕中增生的导管均有肌上皮细胞,导管也不向脂肪内浸润,周围组织内无导管内癌或其他类型浸润癌表现。

六、治疗原则及预后

影响乳腺小管癌预后的因素主要包括病理分型和腋窝淋巴结转移率。单纯型小管癌的预后好于混合型小管癌。肿瘤体积与预后无关。

由于小管癌淋巴结转移率低,而且即使出现淋巴结转移也往往不影响生存率,故一些学者认为不需要进行腋窝淋巴结清扫。小管癌的复发率低,有报道保乳术后无辅助放疗患者,复发率为5%,小管癌被认为是保乳手术的最佳适应证。随着前哨淋巴结活检技术的发展和成熟,单纯小管癌的患者可以考虑用前哨淋巴结活检来替代腋窝淋巴结的清扫。

至于术后其他的辅助治疗,对于 ER 和/或 PR 阳性且腋窝淋巴结阴性,肿瘤长径<1 cm 者可以不行辅助治疗,1～2.9 cm 者可以考虑内分泌治疗,≥3 cm 者需行内分泌治疗。ER 和/或 PR 阳性且腋窝淋巴结阳性者可辅助内分泌治疗,并行或不行化疗。

参考文献

[1] 王崇杰,王春霞,左文述.乳腺小管癌的研究进展.中华肿瘤防治杂志,2010;17(10):795～798

[2] 茅枫,孙强,周易冬.乳腺小管癌 11 例诊治分析.中华普通外科杂志,2010;25(6):446～448

[3] Sheppard DG, Whitman GJ, Huynh PT, et al. Tubular carcinoma of the breast: mammographic and sonographic features. AJR Am J Roentgenol,2000;174(1):253～257

[4] Sheppard DG, Whitman GJ, Fornage BD, et al. Tubular Carcinoma of the Breast. AJR,2000;174:253～257

（叶媛媛　刘万花）

第 12 节　乳腺神经内分泌癌

一、概述

乳腺神经内分泌癌(neuroendocrine carcinoma)少见,占乳腺癌的 2%~5%,在所有全身神经内分泌癌中的比例少于 1%。最早由 Cubilla 等在 1977 年报道,因在肿瘤细胞内发现嗜银颗粒,提出乳腺神经内分泌肿瘤概念。

乳腺神经内分泌癌,其形态特征类似于肺及胃肠道。其他部位神经内分泌肿瘤起源于正常组织内的 APUD 细胞,而正常乳腺组织中至今尚未发现神经内分泌细胞,因此目前乳腺神经内分泌癌的发生机制及组织学来源尚不清楚。有研究者发现在正常乳腺组织和一些良性病变的乳腺组织内,未见或仅偶见嗜银细胞,尚不能证实乳腺神经内分泌癌由此发生。也有学者认为乳腺神经内分泌癌可能是乳腺组织中的干细胞向神经内分泌分化而来。或者来自乳腺导管上皮细胞不典型增生所致,为黏液腺癌分化而成。更有学者认为从发病年龄来看,常为绝经后的妇女及男性,因此认为可能与雌激素水平有关。

二、临床表现

乳腺神经内分泌癌多见于老年女性,中位年龄 60~70 岁,男性也可发病。国内文献报道年龄范围为 28~81 岁,临床特点无特殊表现,常为可触及肿块,肿块大小不等,最大可超过 10 cm,平均最大长径约为 2.8 cm。肿块可类似良性肿块,境界清晰,表面光滑,活动度可,也可表现与其他恶性肿瘤类似,质硬,境界欠清,与局部皮肤粘连、凹陷,活动度差。部分患者可伴有乳头溢液,甚至溢血,为导管内神经内分泌癌的表现。

三、病理表现

2003 年版 WHO 乳腺及女性生殖系统肿瘤组织分类将乳腺神经内分泌癌分为实性神经内分泌癌、非典型类癌、小细胞/燕麦细胞癌及大细胞神经内分泌癌。

1. 大体病理

切面多为灰白或灰红色,质地比周围正常乳腺组织硬。多数呈膨胀性生长,肿瘤边界清楚。少数浸润性生长,可有明显出血坏死。

2. 镜下观察

乳腺神经内分泌癌的 4 个病理学亚型均由密集的细胞构成,肿瘤细胞排列呈实性巢团和片块状,并可见器官样、栅栏状或菊形团结构,部分区域巢状周围有纤细的纤维血管间质,胞质丰富、略嗜酸性,呈细颗粒状,偶可见灶性坏死。小细胞/燕麦细胞癌,癌细胞体积小,多呈圆形、短梭形、燕麦形,大小一致,胞浆少,胞核深染,核分裂象 0~4 个/10HPF。大细胞神经内分泌癌,是一种分化差的肿瘤,癌细胞大、排列紧密、呈簇状、细胞浆中等或丰富,核染色质呈小泡状或细颗粒状,核分裂象多见,18~65 个/10HPF。

3. 免疫组化

肿瘤细胞表达突触素(synaptophysin, Syn)、嗜铬颗粒蛋白 A(chromo-Granin, CgA)和神经元特异性稀醇酶(neuron specific enolase, NSE)等神经内分泌标记,同时还表达 ER 和 PR,但 Her2、p53、Ecadherin 阴性。目前公认的诊断性标志物为 CgA 和 Syn。此类分泌标志物需>50%的肿瘤细胞有表达,方可确定乳腺神经内分泌癌的诊断,当肿瘤诊断性标志物<50%时,提示仅有神经内分泌分化。但是有的肿瘤对 CgA

表达敏感,而有的对 Syn 表达敏感。因此不能因某种标志物阴性而否认神经内分泌癌的判断。

四、影像表现

乳腺神经内分泌癌多数表现为卵圆形境界清晰的肿块,类似良性肿瘤表现,部分呈边缘模糊或不规则,少数肿块内可伴钙化,多为点状或细小多形性钙化(图 5-12-1),或呈蛋壳样钙化(图 5-12-2)。少数可表现为非对称性致密影,但结构扭曲及星芒状肿块少见。导管内神经内分泌癌,可表现为导管扩张伴导管内充盈缺损(图 5-12-3)。

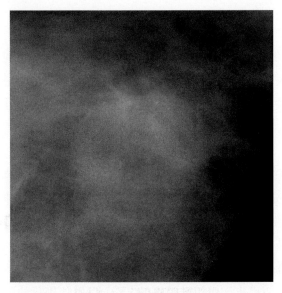

图为病灶局部放大相,显示边缘模糊的肿块影,其内见点状钙化。

图 5-12-1　左乳外上神经内分泌癌(患者,女,40 岁)

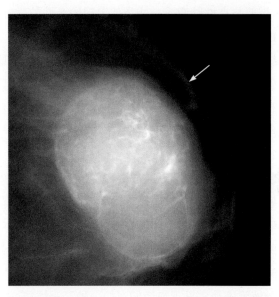

图为 CC 位病灶局部放大相,显示边缘部分清晰部分模糊肿块,肿块边缘见环状钙化,其内见条片状钙化伴局部血管增粗。

图 5-12-2　左乳后上神经内分泌癌(患者,女,69 岁)

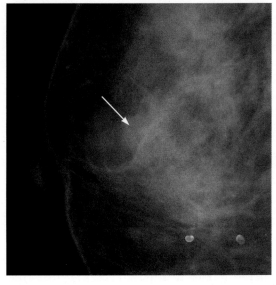

a

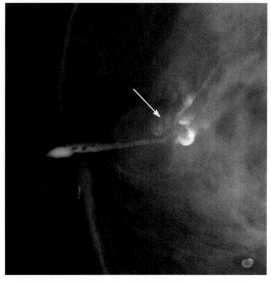

b

a 为 MLO 位局部放大相,显示乳头后偏上肿块影,边缘部分清晰;b 为导管造影,显示导管内多发充盈缺损,部分导管内肿块突破管壁向外生长形成肿块,与图 a 肿块对应。

图 5-12-3　右乳内上导管内神经内分泌癌(患者,女,79 岁)

MRI肿块呈均匀或不均匀强化,边缘多清晰,部分模糊不规则,动态增强曲线多为流出型,部分为平台型。

超声多数表现为境界清晰均质或不均质低回声实性肿块,囊变发生率低,形态呈卵圆形或不规则形,多数伴丰富血流,少数肿块不规则,边缘模糊,后方回声略增强或无明显改变。但边缘毛刺、周围强回声晕、内部钙化的点状强回声比浸润性导管癌少见。

五、鉴别诊断

乳腺神经内分泌癌好发于大部分退化的腺体类型中,因此多以肿块为主要表现,肿块多数表现为境界清晰,需要与良性肿瘤或一些类似表现的恶性肿瘤鉴别。

1. 纤维腺瘤

纤维腺瘤边缘光滑,因瘤体有完整的包膜而表现为肿瘤周边的透亮晕环,易与神经内分泌癌鉴别。部分呈分叶状的纤维腺瘤,边界为周围腺体遮盖时,可以表现为部分边界不清,这时X线上与神经内分泌癌的鉴别有一定的难度。但纤维腺瘤多发生在青春期及育龄妇女,触诊肿块光滑,活动度较好,而神经内分泌癌则好发于老龄女性,活动度差。

2. 髓样癌

髓样癌多表现为圆形或卵圆形不伴钙化的肿块,部分有假包膜导致肿块边缘境界清晰,与部分神经内分泌癌特征较为相似,结合患者的发病年龄对鉴别有一定的帮助。髓样癌多发于50岁以下女性,而神经内分泌癌发病年龄晚,中位年龄在68岁,X线片上腺体多呈退化型和散在纤维腺体型,与发病年龄较年轻的髓样癌的丰富腺体背景有一定的区别。髓样癌边缘小分叶状或稍模糊更常见。

3. 黏液腺癌

黏液腺癌是常见于绝经妇女的一种浸润性癌,占75岁以上年龄组乳腺癌的7%。以不伴钙化的肿块多见,单纯型黏液腺癌肿块边界多清晰或呈小分叶状,混合型边缘多呈浸润改变,这些特征与神经内分泌癌有相似之处,两者在X线片上鉴别有时较困难,超声和MRI可帮助鉴别,黏液腺癌MRI压脂肿块呈明显高信号,ADC值高于良性肿瘤视为鉴别要点。

六、治疗原则及预后

乳腺神经内分泌癌治疗原则与其他乳腺癌类似,目前多采用以手术为主的综合治疗,由于小细胞神经内分泌癌属于未分化癌,预后较差,可考虑新辅助化疗。若ER、PR阳性可给予内分泌治疗,Her2强阳性可行分子靶向治疗。

乳腺神经内分泌癌预后与肿瘤亚型及临床分期有关。小细胞癌作为一种未分化癌,有特殊的组织学和临床特征,进展快,预后较差。其他类型预后较好,有黏液分化是预后好的指征。临床分期较早,组织学分级较低,无淋巴结转移者,预后较好。

参考文献

[1] 孙琨,严福华,柴维敏等.乳腺神经内分泌癌的MRI征象.肿瘤影像学,2013;(22)2;104～106

[2] Jeon CH, Kim SM, Jang MJ, et al. Clinical and Radiologic Features of Neuroendocrine Breast Carcinomas. J Ultrasound Med,2014;33;1511～1518

[3] Hanna MY, Leung E, Rogers C, et al. Primary Large-cell Neuroendocrine Tumor of the Breast.

The Breast Journal，2013；(19)2：204～206

[4] Yoon YS，Kim SY，Lee JH，et al. Primary neuroendocrine carcinoma of the breast：radiologic and pathologic correlation. Clinical Imaging，2014；38：734～738

[5] Chang ED，Kim MK，Kim JS，et al. Primary Neuroendocrine Tumor of the Breast：Imaging Features. Korean J Radiol，2013；14(3)：395～399

（刘万花　叶媛媛）

第 13 节　乳腺基底细胞样癌

一、概述

乳腺基底细胞样癌(basal-like breast carcinoma，BLBC)是近年来人们依据基因表型的不同分出的一类具有特征性免疫表型的乳腺癌，是一组具有肌上皮/基底细胞免疫表型特征的乳腺癌。呈高度侵袭性，其预后较一般浸润性癌差，较多发生局部或远处转移(尤其在发病后 5 年内)，但较少发生淋巴结转移，BLBC 较易通过血道转移至脑和肺，而较少转移至骨骼，提示肿瘤具有独特的转移机制，并且发生转移后预后极差。

典型 BLBC 的免疫表型为 ER、PR 和 Her2 阴性，同时表达基底细胞型细胞角蛋白，包括 CK5、CK14 或 CK17，并以此为诊断标准。BLBC 占所有乳腺癌的 2%～18%。

近来研究发现：BLBC 与家族性 BRCA1 相关性乳腺癌具有以下相似性：① 有相似的细胞遗传学异常；② 有相似的形态学表现，如细胞增殖指数高、肿瘤存在推挤性边缘和肿瘤周围淋巴细胞浸润等；③ 有相似的免疫表型，如雌激素受体(ER)、孕激素受体(PR)、人表皮生长因子受体 2(Her2)三联阴性表达；④ 此外，两者均存在较高频率的 X 染色体异常。这些类似点均提示：BLBC 可能存在 BRCA1 基因参与的 DNA 修复通路的缺陷，这一点也为 BLBC 的治疗提供了新的线索和思路。

二、临床表现

乳腺基底细胞样癌的发病年龄为 25～68 岁，平均约 50 岁，较高级别浸润性导管癌发病年龄(平均 54 岁)略轻。临床多为无意中发现乳房肿块而就诊，肿块临床触诊表现与其他乳腺癌表现类似。

三、病理表现

1. 大体病理：肿瘤边界清楚，呈膨胀性、非浸润性生长，分级较高，容易发生粉刺样坏死。

2. 组织病理：BLBC 具有以下特点：① 多数呈现高级别导管癌形态特点，肿瘤中央瘢痕多见，有时可见地图样或粉刺样坏死；② 肿瘤具有推挤性边缘；③ 肿瘤缺乏导管结构；④ 瘤细胞显著多形性、合体细胞样或基底细胞样，核分裂象和细胞凋亡多见；⑤肿瘤间质极少，其间微血管增生并有中等至多量淋巴细胞浸润。此外，BLBC 中常见化生成分，如梭形细胞、骨细胞或鳞状细胞化生。

BLBC 的形态学特点与髓样癌及化生性癌在形态学上有很大程度的重叠，提示髓样癌和化生性癌可能是 BLBC 的一个形态学亚型。

四、影像表现

乳腺基底细胞样癌的 FFDM 表现以圆形或卵圆形肿块最常见,少见表现为结构扭曲及局灶非对称影等,而钙化更常见于激素受体阳性乳腺癌。肿块边界模糊比其他浸润癌多见(图 5-13-1a),而毛刺状、不规则边缘改变不及激素受体阳性乳腺癌常见(图 5-13-2)。

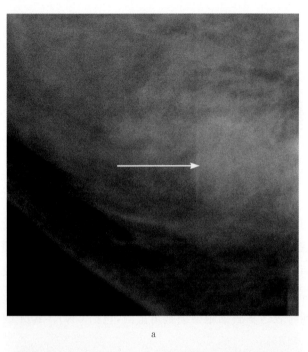

a

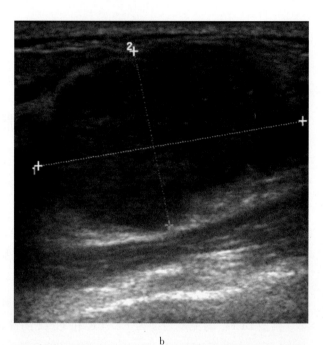

b

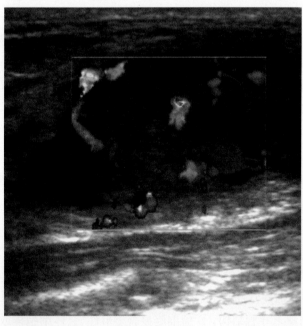

c

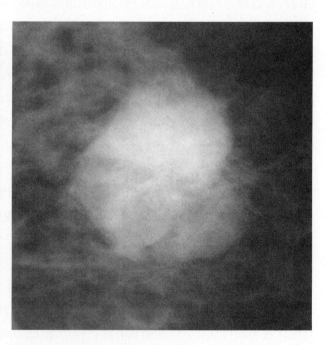

a 为病灶局部放大相,显示边缘模糊的肿块影;b 为灰阶超声成像,显示不均匀明显低回声肿块,边缘大部分清晰伴分叶;c 为彩色多普勒显像,显示肿块丰富血流(c 为彩图)。

图 5-13-1　右乳内下基底细胞样癌(患者,女,46 岁)

图为病灶局部放大相,显示分叶状肿块,边缘部分清晰,部分模糊,局部见毛刺。

图 5-13-2　右乳外上基底细胞样癌(患者,女,43 岁)

基底细胞样癌 MRI 最常见表现为境界清晰的肿块,多呈环状不均匀强化,而均匀强化更多见激素受体阳性乳腺癌,T2WI 表现多为高信号,而激素受体阳性乳腺癌更多表现为 T2WI 低或略高信号。基底细胞样乳腺癌 ADC 值多高于 ER 及 Her2 阳性乳腺癌,考虑与肿瘤容易坏死有关。

乳腺基底细胞样癌超声多表现境界清晰,边缘小分叶肿块,后方回声增强,而边缘模糊、成角及毛刺状改变更多见激素受体阳性乳腺癌。基底细胞样癌比激素受体阳性乳腺癌肿块边缘更具有截然的边界、内部具有更为明显的低回声(如图 5-13-1b),而声衰减及肿块周围回声晕更常见于受体阳性乳腺癌。鉴于基底细胞样癌具有某些良性肿块的征象,因此术前超声诊断更多分为 BI-RADS 4 类,而激素受体阳性乳腺癌更多分为 BI-RADS 5 类。

五、治疗及预后

手术仍是最主要的治疗方法。BLBC 中 ER、PR 及 Her2 呈阴性表达,因此传统的抗雌激素及靶向治疗无效。对于这类所谓三阴性乳腺癌,唯一的治疗方案为系统性化疗,这类肿瘤可能对蒽环类、烷化剂和铂类药物敏感,但其预后仍远比其他类型乳腺癌差。新的分子靶向治疗尚在摸索阶段。最新的研究表明:EGFR 在 BLBC 中表达增高,因此 EGFR 的酪氨酸激酶抑制剂,对 BLBC 治疗可能有效。

参考文献

[1] Boisserie-Lacroixa M，Groganb GM，Debledc M，et al. Radiological features of triple-negative breast cancers (73 cases). Diagnostic and Interventional Imaging,2012;93:183～190

[2] Youk JH，Son EJ，Chung J，et al. Triple-negative invasive breast cancer on dynamic contrast-enhanced and diffusion-weighted MR imaging:comparison with other breast cancer subtypes. Eur Radiol,2012;22:1724～1734

[3] Kojima Y，Tsunoda H，Honda S，et al. Radiographic features for triple negative ductal carcinoma in situ of the breast. Breast Cancer,2011;18:213～220

[4] Boisserie-Lacroix M，Macgrogan G，Debled M，et al. Triple-Negative Breast Cancers:Associations Between Imaging and Pathological Findings for Triple-Negative Tumors Compared with Hormone Receptor-Positive/Human Epidermal Growth Factor Receptor-2-Negative Breast Cancers. The Oncologist,2013;18:8028～11

[5] Luck AA，Evans AJ，James JJ，et al. Breast Carcinoma with Basal Phenotype:Mammographic Findings. AJR,2008;191:346～351

（刘万花）

第 14 节　乳腺化生性癌

一、概述

乳腺化生性癌(metaplastic breast carcinoma，MBC)，是指有一种间充质成分(或其他非上皮成分)或鳞状分化的乳腺癌。乳腺癌中的化生性改变可以只是出现数处化生灶,也可以几乎全部乳腺癌组织被化生性成分所取代。如果是上皮源性化生来的,称为同源性化生,如鳞癌。如果是非上皮源性化生来的,称为异源性化生,如骨或软骨化生癌。化生癌分为纯上皮型和上皮/间叶混合型。前者包括鳞状细胞癌、有梭形细胞分化的腺癌和腺鳞癌,后者包括伴有软骨化生的癌、伴有骨化生的癌和癌肉瘤。一般认为,化生性癌只有当化生成分占组成优势(超过 50%)时诊断才能成立,而化生成分不超过 50%时称为"伴某种成分化生"。

乳腺化生性癌在临床上很少见,其发病率占乳腺浸润性癌的 1%～5%,属于罕见癌。部分化生癌由于肿瘤细胞异型性小,核分裂象少,恶性度低,很少发生淋巴结转移,因此认为化生性癌预后较好。但是多数文献报道,化生癌具有明显的侵袭性,预后较差。

最新研究发现,乳腺基底细胞样癌(basal-like breast carcinoma，BLBC)组织中常或多或少地存在化生成分,如梭形细胞、透明细胞、基底样细胞和鳞状细胞化生,提示化生性癌与基底细胞样癌可能具有某种联系。化生性乳腺癌是否应归为 BLBC,对其术后治疗方案的选择及预后的判断具有重要意义。

二、临床表现

化生性乳腺癌多见于中老年女性,年龄范围 25～72 岁,平均年龄 55 岁,亦可见于哺乳期的妇女。临床症状与体征均不甚典型,常表现为乳腺孤立的无痛性肿块,可与皮肤或胸壁发生粘连。触诊肿块表面不光滑、活动尚可,质地较硬,肿块长径大小不等,平均 3～4 cm,半数超过 5 cm,极少数可达 20 cm 以上,巨大者可穿破皮肤形成溃疡。化生性乳腺癌的淋巴结转移率较低,转移者多以上皮成分为主者,较易发生远处转移,并以肺转移多见,肿瘤生长较迅速,患者从发现病变到就诊时间为数月到 1 年左右。

三、病理表现

(1) 大体观察:乳腺化生性癌体积较一般乳腺癌偏大,肿瘤质地较硬,境界清楚,切面常呈实性,颜色一般为灰白、灰黄色,伴有鳞状细胞或软骨样分化者,切面白色略带光泽;部分呈囊性者,切面灰红色,并可见大小不等的囊腔。

(2) 镜下病理:① 伴有鳞状细胞化生的癌,其肿瘤可呈实性亦可呈囊性,癌体积较大,胞质丰富嗜酸或略透明,癌巢中央可见典型的角化珠、细胞间桥;而梭形细胞腺癌癌细胞呈梭形,可见管状腔隙、微绒毛等腺癌成分,异型性不明显,间质可见丰富的胶原纤维是其重要特点;腺鳞癌表现为浸润性管状或腺样结构的癌组织并混合巢团状排列的鳞状细胞癌。② 伴骨化生或伴软骨化生的癌,肿瘤中常存在骨或软骨组织,高分化者富含软骨或骨基质,细胞数量少,核小而深染,核分裂象少见;而低分化者细胞成分多,可见骨样瘤细胞、梭形细胞、纤维细胞、软骨样细胞等,中央可有出血坏死灶,细胞异型性大,核分裂象多见。癌肉瘤通常含癌和肉瘤两种成分,癌体积大小不一,明显异型性,核分裂多见。

(3) 免疫组化:雌激素受体(ER)、孕激素受体(PR)、Her2 常表达阴性,波形蛋白 Vimentin、S100、角蛋白(CK)常呈阳性表达。

四、影像表现

1. FFDM 表现

乳腺化生性癌可发生于任何象限,以外上象限多见,FFDM 常见表现为致密的卵圆形或不规则肿块影,边界多清楚或部分清楚部分模糊,密度均匀。毛刺边缘及段样分布的多形性钙化较导管癌少见,亦可出现一些如皮肤局限增厚、血运增加、血管增多增粗等继发的恶性 X 线征象,与其他类型乳腺癌相比,化生癌发现时肿块多已较大,腺癌或上皮/间叶混合型癌区域可出现钙化,但微钙化不常见是化生性癌的一大特点,钙化可呈点状或多形性(图 5-14-1)。若瘤内有出血(可见于上皮/间叶混合型癌)或伴有骨化时,肿块密度可较高。腋部淋巴结转移较少见。

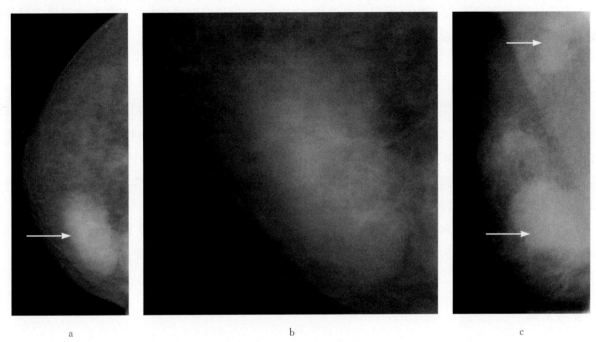

a 和 c 分别为 CC 位及 MLO 位;b 为 CC 位病灶局部放大相,显示巨大肿块影,边缘模糊,局部可见毛刺,其内见少许微小点状钙化。全乳弥漫密度增高,皮肤增厚,皮下水肿,为右腋部淋巴结肿大所致。

图 5-14-1　右乳内上化生癌(鳞癌)(患者,女,51 岁)

2. MRI 表现

乳腺化生癌 MRI 超过半数表现为不规则肿块,边缘可分叶状或不规则,T1WI 根据肿瘤中所含成分表现为低到高的不同信号强度,一般呈混杂低信号。化生性癌囊性变常见,特别是伴有鳞状细胞化生的病变,因此 T2WI 高信号是化生癌的 MRI 特点,表现有三种类型:均匀的高信号,类似囊肿或黏液腺癌表现;高低混杂信号,以高信号为主,此型多见;均匀的低信号,这型少见。增强扫描多呈边缘环形或不均匀强化,中央坏死区不强化,少数可呈均匀强化,强化曲线以Ⅱ型或Ⅲ型为主,少数为Ⅰ型。

3. 超声表现

乳腺化生性癌发生囊变的几率较高,有报道化生性鳞癌囊变率为 50%,因此超声具有重要的诊断价值。典型化生性癌的超声表现为不规则的混合回声肿块,边界多数清楚,少数呈叶状或不规则形。囊变明显时后方回声增强,有时可见凸向囊内的小结节。伴骨化生的癌,肿瘤内部可出现钙化影,其后方伴声影。多数肿瘤周边可有异常血流信号(占 75%),腋窝淋巴结转移少见。

五、鉴别诊断

1. 乳腺纤维瘤

化生性癌多数肿块边缘清晰,需要与良性肿瘤,如纤维腺瘤鉴别。纤维腺瘤发病年轻,MRI 特征性的表现为 T2WI 肿瘤内可见低信号分隔。囊变几率低于化生性癌,多数呈均匀强化,部分呈不均匀强化,时间-信号曲线呈渐增型或平台型。ADC 值无明显减低。

2. 黏液腺癌

化生性癌发生坏死囊变的几率较高,因此 MRI 或超声表现有时与黏液腺癌类似。但是黏液腺癌一般肿块多小于 3 cm,边界光整,或部分光整部分模糊,而化生性癌肿块多较大,边缘多欠规则。黏液腺癌 ADC 值多高于良性肿瘤,肿块多不均匀强化,周围可有线状、线导管状、段样非肿块强化。超声黏液腺癌多呈囊性或囊实性混合回声,无钙化,血流多不丰富。

六、治疗与预后

肿瘤大小、分期、组织类型、是否淋巴结转移通常是决定预后的主要因素,不同组织学类型的化生性癌有不同的预后。其中肿瘤的大小对化生性乳腺癌的预后影响较大,与其他浸润癌相比,化生性乳腺癌的无瘤生存时间和总生存期明显缩短,5 年生存率为 35%。对于化生性癌的治疗方法,目前还是以根治手术为主的综合治疗。因局部复发率高,不宜行乳房肿块局部切除术或保乳手术。对于已发生腋窝淋巴结转移的化生性癌,淋巴结清扫也是必要的。

癌肉瘤比侵袭性乳腺癌和其他形式的化生性乳腺癌预后差。淋巴结转移仅仅是表明预后不良的趋势,但不能作为一个独立的预后因素。癌肉瘤复发率大约是 60%,1/3 的病例往往是局部复发。

参考文献

[1] 孙琨,陈克敏,柴维敏,等. 乳腺化生性癌的多模态影像诊断. 实用放射学杂志,2013;29(8):1221~1224

[2] Gupta G,Malani AK,Weigand RT,et al. Pure primary squamous cell carcinoma of the breast:A rare presentation and clinicopathologic comparison with usual ductal carcinoma of the breast. Pathol Res Pract,2006;6:465~469

[3] Shigekawa T,Tsuda H,Sato K,et al. Squamous cell carcinoma of the breast in the form of an intracystic tumor. Breast Cancer,2007;14:109~112

[4] Rakha EA,Reis-Filho JS,Ellis IO. Basal-like breast cancer:a critical review. J Clin Oncol,2008;26(15):2568~2581

[5] Choi BB,Shu KS. Metaplastic carcinoma of the breast:multimodality imaging and histopathologic assessment. Acta Radiol,2012;53(1):5~11

(刘万花 王 瑞)

第 15 节　乳腺乳头状癌

一、概述

乳头状癌(papillary carcinoma，PC)是较少见的乳腺恶性上皮性肿瘤的一个亚型,发生率占所有乳腺癌的 2%~5%。乳头状癌发展较慢,预后较好,10 年生存率为 100%。以往有关乳腺乳头状癌的文献,仅包括导管内乳头状癌(intraductal papillary carcinoma)(非浸润性乳头状癌),而浸润性乳头状癌(invasive papillary carcinoma),浸润性微乳头状癌(invasive micropapillary carcinoma，IMPC)只是被作为浸润性导管癌的一种特殊形态学表现,近年来由于其不同的生物学行为而受到重视。WHO(2003)乳腺肿瘤组织学分类将乳头状癌分为导管内乳头状癌、浸润性乳头状癌、IMPC。如果乳头状癌上皮具有导管内癌的特征,可称为乳头状导管内癌或导管内乳头状癌,如果超出导管基底膜外,称为浸润性乳头状癌,如果乳头状癌伴有囊性成分,称为包被性(或囊内)乳头状癌,是一种变异的乳头状癌,包被性乳头状癌包括原位及浸润 2 型。上述几种乳头状癌预后均较好,而浸润性微乳头状癌具有淋巴管及血管侵袭性强、淋巴结转移率高、预后差的特点。

二、临床表现

临床上乳头状癌好发于绝经后的老年女性,个别发生于男性,平均年龄为 63~67 岁。浸润性微乳头状癌发病平均年龄 49~59.3 岁。可单发或多发,甚至有报道可双侧多发。近一半的乳头状癌发生于乳晕后区域,其他发生于乳晕区以外,常表现为乳房局部肿块,质地硬,表面不光滑,活动度差,易与皮肤粘连,肿块一般 1~3 cm,腋窝淋巴结转移率低于非特殊类型乳腺癌,但浸润性微乳头状癌淋巴结及远处转移率高。22%~34%的患者可出现血性乳头溢液,且多为单侧单孔。

三、病理表现

乳头状癌多数呈囊实性混合表现,少数完全为实性结构,完全实性肿瘤的侵袭性高于囊实性混合肿瘤。导管内乳头状癌及浸润性乳头状癌常发生于乳晕区的大导管,少数亦可见于中、小导管组织,组织以典型的乳头状结构为主,乳头大小不等,境界清晰,其中央常具有纤维血管轴心,表面被覆单层或多层异型上皮细胞、极性紊乱,常见核分裂,90%的乳头完全缺乏肌上皮细胞层,肿瘤内部可伴出血及囊性成分。浸润性微乳头状癌组织学观察,肿瘤细胞排列呈微小乳头状、桑葚状或大小不等的不规则细胞簇,偶见腺样结构。细胞簇的细胞由内向外呈放射状排列,边缘呈锯齿状,细胞簇缺乏纤维血管轴心,且由较为纤细的胶原纤维束分隔,分隔带无内衬上皮,细胞簇与分隔带有明显的中空腔隙。瘤细胞呈立方或柱状,胞质红染,细胞核有不同程度的异型性,核分裂象少见,局部伴有坏死和钙化。对于浸润性微乳头状癌,癌组织中微乳头结构在全部肿瘤组织中所占的比例超过多少才能诊断为 IMPC,WHO 分类中并没有给出明确的诊断标准。一般认为超过 90%称为纯浸润性微乳头状癌。

四、影像表现

1. FFDM 表现

近半数的乳头状癌位于乳头后方。导管内乳头状癌 FFDM 表现多数阴性,少数表现为乳头后方肿块影,边缘多不规则,或表现为成簇或段样分布的细小多形性钙化伴或不伴局部密度增高。多数导管内良、恶性乳头状瘤表现类似,而钙化多见于乳头状癌,且钙化的形态有助于良、恶性乳头状瘤鉴别。

乳腺导管造影对诊断以溢液为主要表现的导管内乳头状癌有较高的价值,能明确肿瘤的部位、范围,对手术切除或病理穿刺有一定的指导意义。导管内乳头状癌造影表现主要为乳晕后导管内圆形或不规则充盈缺损,导管不规则扩张或梗阻中断,中断面不规则,管壁可破坏不完整,走行不自然、僵硬或造影剂外渗至导管周围形成潭湖状(详见导管造影章节)。

浸润性乳头状癌,肿块突破导管向外生长,影像多表现为乳头后方或外周肿块影、成簇或段样微钙化及非对称影,与导管内乳头状癌相比,浸润性乳头状癌更多见于外周,以境界部分清晰的肿块表现为主,肿块可伴有微钙化(图5-15-1a,图5-15-7a),乳头状癌是否有浸润主要依赖病理,如果伴有腋部淋巴结肿大,则多提示浸润性乳头状癌。有文献报道乳头状瘤与浸润性乳头状癌有高度的关联性,因此应密切随访乳头状瘤。

包被性乳头状癌相比其他乳头状癌多表现为较大的肿块,可1~14 cm不等,呈圆形或卵圆形,原位型包被性乳头状癌其肿块边缘多清晰伴或不伴分叶(图5-15-2a),当肿块边缘局部模糊或不规则,多提示为浸润型可能(图5-15-3a)。当肿块周围伴结构扭曲、肿块内或周围伴微钙化或以微钙化为主要表现时多提示包被性乳头状癌合并其他癌成分可能,最常合并的其他癌为导管内癌(图5-15-4)。

浸润性微乳头状癌的FFDM表现与导管浸润癌表现类似,不规则肿块或肿块伴钙化为常见表现,肿块边缘模糊或有浅分叶及毛刺(图5-15-5)。其他少见表现有非对称影、结构扭曲及单纯微钙化。微钙化以细小多形性为主,成段样分布。微钙化的存在多代表浸润性微乳头状癌伴导管内癌成分(图5-15-6)。

2. MRI表现

MRI对导管内乳头状癌的诊断敏感性优于FFDM。可以部分显示导管来源的病变范围、分布以及管内小病灶,多呈非肿块段样或导管样强化,提示可能沿导管分布。强化形态呈簇点状或卵石状,这种非肿块强化方式,与导管内癌表现类似,有时两者合并存在。浸润性乳头状癌多表现为肿块,由于实性成分内的纤维血管间隔及其周围微腺囊腔隙较明显,因此压脂多呈均匀高信号,增强呈不均匀或环状强化(图5-15-7b)。MRI对包被性乳头状癌具有重要诊断价值,多表现为境界清晰圆形肿块伴边缘分叶,压脂呈高信号,增强呈环状强化,囊内可见乳头状强化肿块(图5-15-2b~c),囊外可伴有导管内癌成分。

浸润性微乳头状癌的MRI常见表现为不规则肿块(占85%),边缘不规则或毛刺状(占78%)。呈不均匀或均匀强化,部分为环状强化(占14%)。动态增强曲线表现为早期快速强化(占100%)及流出型曲线(占78%)。

3. 超声表现

超声对导管内乳头状癌及包被性乳头状癌显示优于FFDM,对非肿块病灶范围的显示不及MRI。导管内乳头状癌显示扩张导管内实质性低回声团块或成簇的小肿块局限于一个区域内伴后方回声增强(由于低级别的乳头状癌多伴丰富的黏液成分)。浸润性乳头状癌显示略不均匀低回声肿块,境界清晰或部分清晰,多伴丰富的血流(图5-15-1b)。包被性乳头状癌超声显示不均匀囊实性混合肿块,乳头状实性肿块从囊壁突出于囊腔内,囊内可见分隔或液平,肿块多边缘清晰伴分叶,部分可见明显血流信号及分隔内血管影,部分血流信号不明显(图5-15-2d),境界模糊或小分叶及超声造影表现为完整的囊壁强化多提示恶性可能。浸润性微乳头状癌与非特殊类型乳腺癌表现类似。多表现为不规则低回声肿块,边缘模糊,毛刺或成角,非平行位,后方伴声衰减或后方回声无改变。

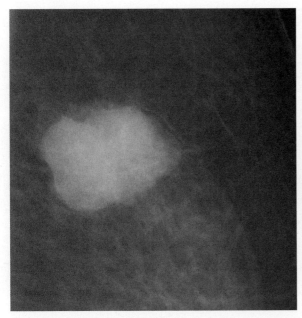
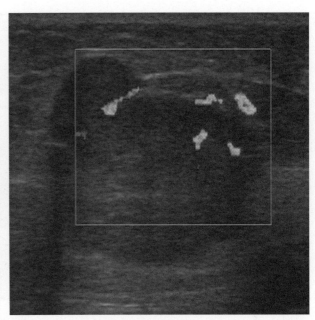

a

b

a 为 CC 位病灶局部放大相,显示肿块影,边缘部分清晰部分模糊伴小分叶。b 为彩色多普勒超声成像,显示不均匀低回声肿块,边缘清晰,内部显示丰富血流(b 为彩图)。

图 5-15-1　左乳外上浸润性乳头状癌(患者,女,63 岁)

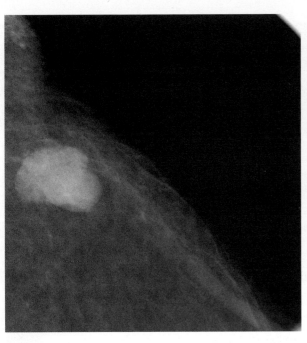
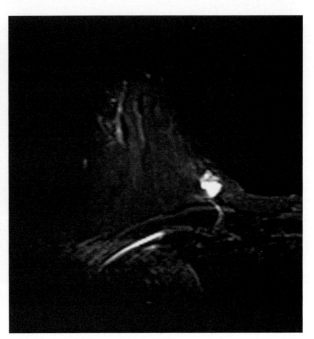

a

b

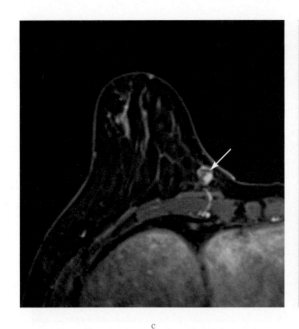
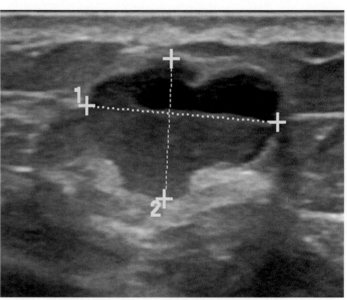

c   d

a 为病灶局部点片放大相,显示境界清晰肿块,边缘伴分叶。b 为压脂相,肿块呈明显高信号。c 为 MRI 增强扫描,肿块呈环状强化,囊内可见强化肿块。d 为超声成像,显示肿块呈囊实性混合回声,并见液平。

图 5-15-2　右乳内下包被性乳头状癌(患者,女,65 岁)

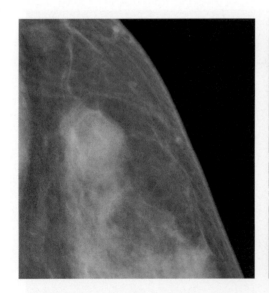
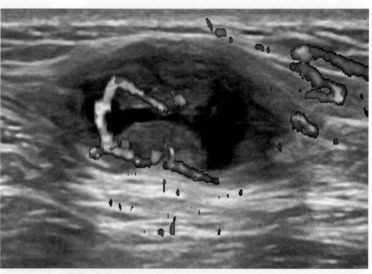

a   b

a 为 ML 位病灶局部放大相,显示边缘模糊肿块影。b 为超声成像,显示肿块边缘模糊不规则并见丰富的血流信号(b 图为彩图)。

图 5-15-3　左乳包被性乳头状癌伴局部浸润(患者,女,60 岁)

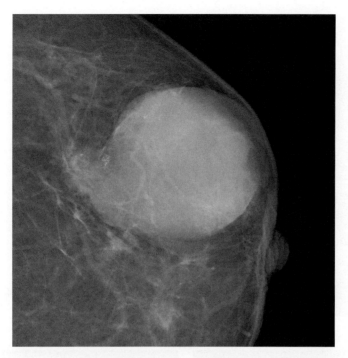

图为病灶局部放大相,显示大部分边缘清晰肿块,局部
见成簇细小点状钙化,伴局部肿块边缘欠清晰。

**图 5-15-4　左乳外上包被性乳头状癌伴局部中
级别导管内癌(患者,女,77 岁)**

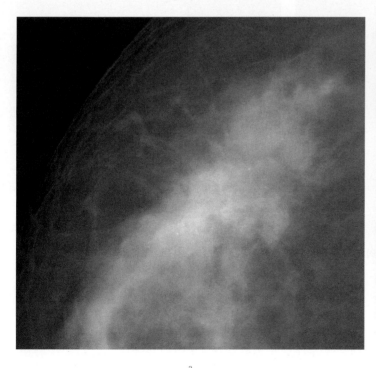 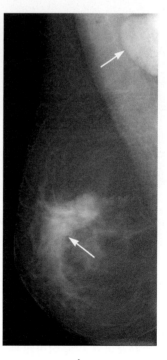

a   b

a 为病灶局部放大相,b 为 MLO 位,显示不规则肿块影,其内见点状及短线状钙化,并见腋部淋巴结转移。

图 5-15-5　右乳外上浸润性微乳头状癌(患者,女,56 岁)

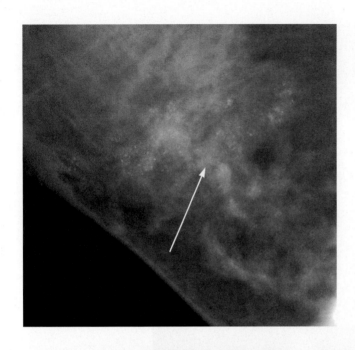

图为病变病灶局部放大相,显示段样分布细小多形性钙化。

图 5-15-6　右乳浸润性微乳头状癌伴导管内癌(患者,女,34 岁)

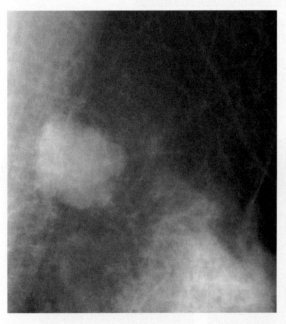

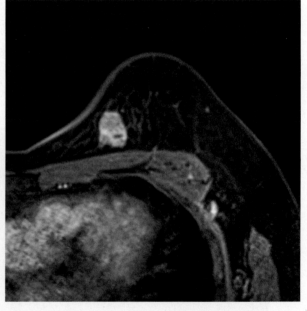

a　　　　　　　　　　　　　　　　　　　　　　b

a 为病灶局部放大相,显示略不规则肿块影,边缘模糊伴小分叶,肿块内及外伴细小点状钙化。b 为 MRI 增强,显示不均匀强化。

图 5-15-7　左乳内上浸润性乳头状癌伴中级别导管内癌(患者,女,54 岁)

五、鉴别诊断

1. 乳头状癌

乳头状癌及乳头状瘤均可出现自发的、无痛性乳头血性溢液,或均扪及肿块。有时按压肿块时可自乳管开口处溢出血性液体。由于两者的临床表现、形态学特征及影像表现都非常相似,而且两者可并存,故鉴别诊断十分困难。一般认为,导管内乳头状瘤发病年龄年轻,中位年龄 40~50 岁,比乳头状癌小 10~20 岁。乳头状瘤的肿块多位于乳晕区,质地较软,肿块一般不大于 1 cm,同侧腋窝淋巴结无肿大;乳腺导管造影可显示导管突然中断,断端呈光滑杯口状,近侧导管明显扩张,或表现为圆形或卵圆形充盈缺损,导管柔软。溢液涂片细胞学检查乳头状瘤未能找到癌细胞,但最终确诊以病理诊断为准。

2. 乳腺导管扩张症

乳腺导管扩张症溢液期以乳头溢液为主要症状,常伴有先天性乳头凹陷,溢液多为双侧多孔,性状可呈水样、乳汁样、浆液样、脓血性或血性。导管扩张症的肿块期可触及到乳晕下肿块,肿块形状可不规则,质地硬韧,并可与皮肤粘连,炎症期常伴皮肤红肿疼痛,后期可发生溃破而流脓。导管造影示导管粗细不均,失去正常规则的树枝状外形,无明显导管内充盈缺损可帮助鉴别诊断。

六、治疗及预后

导管内乳头状癌预后很好,多没有淋巴结转移或由于癌症导致的死亡。若周围乳腺组织有导管内癌或浸润性癌,则预后稍差。包被性乳头状癌预后较好,浸润型的生存率比原位型预后略差,但差异不是很明显。据大宗病例报道:不管是否浸润,包被性乳头状癌 5 年和 10 年的总相对生存率都大于 90%。推荐包被性乳头状癌的治疗原则与导管内癌伴微浸润类似,可行乳腺切除或保乳治疗,前哨淋巴结活检。放疗及化疗对包被性乳头状癌价值有限,且存在潜在过度治疗嫌疑。乳腺浸润性微乳头状癌因淋巴管侵袭力强、淋巴结转移率高,其预后不良,5 年复发率及生存率分别为 62.6% 和 50.5%。

参考文献

[1] Calderaro J, Espie M, Duclos J, et al. Breast Intracystic Papillary Carcinoma: An Update. The Breast Journal,2009;15(6): 639~644

[2] Lim HS, Kuzmiak CM, Jeong SI, et al. Invasive Micropapillary Carcinoma of the Breast: MR Imaging Findings. Korean J Radiol,2013;14(4):551~558

[3] Alsharif S, Daghistani R, Kamberoglu EA, et al. Mammographic, sonographic and MR imaging features of invasive micropapillary breast cancer. European Journal of Radiology,2014;83:1375~1380

[4] Elverici E, Barca AN, Tqrksoy O, et al. Bilateral invasive papillary carcinoma of the breast. Clinical Imaging,2007;31:419~421

[5] Muttarak M, Lerttumnongtum P, Chaiwun B, et al. Spectrum of Papillary Lesions of the Breast: Clinical, Imaging, and Pathologic Correlation. AJR,2008;191:700~707

[6] 柴维敏,孙琨,陈克敏,等. 乳腺包被性乳头状癌的临床及影像分析. 放射学实践,2014;29(10):1123~1125

（刘万花　潘淑淑）

第 16 节　乳腺大汗腺癌

一、概述

乳腺大汗腺癌(apocrine carcinoma of the breast，AC)为一种 90% 以上的肿瘤细胞显示为大汗腺细胞形态特点和免疫表型的乳腺浸润性癌，达不到这个标准的只能诊断为伴有大汗腺化生的乳腺癌。国内外报道乳腺大汗腺癌的发病率在 0.4%～4%，这个数字范围波动比较大：一是由于大汗腺癌是比较罕见的特殊型乳腺癌，文献报道有限；二是与各报道大汗腺癌的诊断标准中，大汗腺型细胞所占的比例不尽相同有关。

大汗腺癌的恶性程度较高，早期即可发生同侧淋巴结转移，但也有少数文献报道其预后较好，10 年生存率可达 40% 左右，临床分期以 Ⅱ 期和 Ⅲ 期居多，约占 83%，说明该病就诊时病期较晚。

二、临床表现

乳腺大汗腺癌的临床表现与非大汗腺型乳腺癌相似，也有少数男性病例的报道。发病年龄为 24～86 岁，多发于中年以后的女性。肿瘤多见于外上象限，生长相对缓慢，单发多见。肿块大小 1.5～7.0 cm 不等，中位 2.0～4.0 cm。触诊肿块质地偏硬、不规则，界限不清，表面欠光滑，可有结节感，活动度一般，与皮肤及胸肌无粘连，晚期可出现皮肤粘连，常无压痛，肿块巨大可压迫皮肤呈现溃疡。

三、病理表现

(1) 大体观察：乳腺大汗腺癌肿瘤边界多不清楚，一般无包膜，呈浸润性生长，质硬，切面灰黄、灰红色，为实性肿块，偶尔伴有微囊形成，可有少量出血坏死，偶见豆渣样坏死物。

(2) 镜下病理：组织类型多数为导管型，也可为小叶型；既可以是原位癌，也可以是浸润癌。癌细胞大，胞质丰富，深嗜伊红染，胞浆含有细小颗粒，嗜酸性，PAS 染色阳性，部分细胞质内有数量不等的细小空泡，或呈泡沫状；细胞核呈圆形，核仁大而红，核分裂象多见，细胞多呈腺泡状或腺管样排列，间质多含黏液样物质。

(3) 免疫表型：巨囊性病液体蛋白 15(GCDFP15)阳性表达，雄激素受体(androgen receptor，AR)高表达，ER、PR 表达阴性。目前大多数学者认为 AR 高表达、ER 及 PR 低表达是大汗腺细胞有别于其他乳腺病变的特征性免疫表型。

根据邵牧民等大汗腺癌的诊断标准，必须具备下列 3 项标准：① 细胞形态成分 90% 以上符合大汗腺型细胞；② GCDFP15 阳性，阳性细胞数占癌细胞总数的 50% 以上；③ AR 阳性，阳性数大于癌细胞总数的 20%。

四、影像表现

乳腺大汗腺癌的影像表现与浸润性导管癌类似，多表现为边缘模糊的不规则肿块或肿块伴微钙化，常见于外上象限，少数边缘可有粗大毛刺向一侧浸润形成彗星尾征。当病变位于极度致密的乳腺组织时，尽管临床扪及明显的肿块，但是 X 线可无明显异常表现(图 5-16-1)，或仅表现为结构扭曲及非对称影，应结合超声和 MRI 辅助诊断。个别文献报道多中心性发生为大汗腺癌的重要特点。超声显示不规则边缘模糊不均匀低回声肿块,伴异常血流信号,各种后方回声表现均可出现,无特征性。如在肿块内部见双线样管壁结构回声时,应高度怀疑为大汗腺癌,可能为腺管阻塞所致。少数大汗腺癌超声表现为囊实性混合回声。MRI 表现为明显强化的不规则肿块为主,呈不均匀强化,边缘模糊、不规则或毛刺征,动态增强曲线多为流出型。

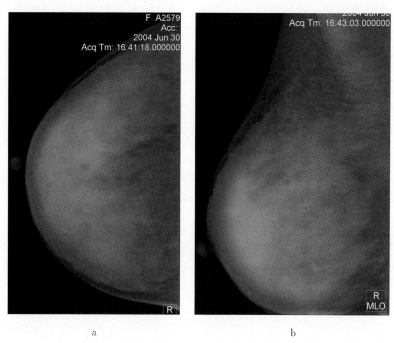

a 为 CC 位,b 为 MLO 位。由于腺体致密,两个投照位置病灶均不明显,仅临床扪及肿块,活动差,大小约 2 cm×3 cm,质硬。

图 5-16-1　右乳外上象限大汗腺癌(患者,女,41 岁)

五、鉴别诊断

1. 具有大汗腺化生的其他良恶性病变

乳腺的一些良恶性病变中均可有大汗腺化生,良性病变中化生的大汗腺有时可呈现异型,需全面认真观察,判断其是否恶变。良性化生的大汗腺细胞可有明显的核仁,可呈乳头和丛状增生,并不提示恶性。若化生的大汗腺细胞呈筛状结构,不见肌上皮细胞,核仁明显异型,核仁大,核分裂活跃,出现坏死,提示为大汗腺癌。乳腺恶性病变中一些浸润性癌包括非特殊型和特殊型癌均可见大汗腺化生,应注意与大汗腺癌鉴别。

2. 皮肤大汗腺癌

乳腺大汗腺癌与乳房表面皮肤大汗腺癌从镜下形态学上鉴别较困难,区别的关键在于肿瘤发生的部位不同,皮肤大汗腺癌生长部位较表浅,常与皮肤紧密粘连并隆起于皮肤,常突破皮肤表面形成溃烂,不深入乳腺组织,而乳腺大汗腺癌生长位置较深,常向乳腺深部组织浸润,除非晚期,一般不侵犯皮肤。

3. 颗粒细胞瘤

为乳腺少见的良性肿瘤,肿瘤细胞体积较大,胞浆丰富,内含均匀分布的嗜酸性颗粒,核小,排列呈松散的巢状、片状及条索状;而大汗腺癌的癌细胞形成小巢、腺管,并可在腺管内形成筛状结构或呈小乳头状生长,核大、异型明显,可通过免疫表型进一步判断,详见乳腺少见病章节。

六、治疗与预后

在临床治疗方面,大汗腺癌无论是原位癌还是浸润性癌,较之其他类型乳腺癌没有统计学差别。但是由于大汗腺癌通常 ER、PR 表达阴性,因此激素治疗效果较差。

预后方面目前还不是很清楚。若肿瘤分期位于早、中期,采用乳腺根治术及术后放化疗,则预后良好,10 年生存率较高。若肿瘤已近晚期,淋巴结已转移,即使采用乳腺根治术,预后也较差。

参考文献

[1] Seo CK，An YY，Whang IY，et al. Sonography of Invasive Apocrine Carcinoma of the Breast in Five Cases. Korean J Radiol,2015;16(5):1006～1011

[2] Gokhan G，Ugur Topal，Abdullah A. Apocrine carcinoma of the breast:Mammography and ultrasound findings，European Journal of Radiology Extra,2006;(60):55～59

[3] 王丽君,汪登斌,费晓春.乳腺大汗腺癌的影像学表现.肿瘤影像学,2013;22(2):116～119

[4] Takeuchi H，Tsuji K，Ueo H，et al. Clinicopathological feature and long-term prognosis of apocrine carcinoma of the breast in Japanese women. Breast Cancer Res Treat,2004;88(1):49～54

（刘万花　王　瑞）

第 17 节　隐匿性乳腺癌

一、概述

隐匿性乳腺癌(occult breast cancer，OBC)是较少见的特殊类型的乳腺癌,一般是指腋窝淋巴结或身体其他部位转移为首发表现,临床体检和影像学检查均不能发现乳腺内病灶的乳腺癌。其诊断和治疗都具有挑战性。在 UICC 分期中,T0N1 指的就是隐匿性乳腺癌。隐匿性乳腺癌较少见,自 Halsted 于 1907 年首先报道 3 例以来,陆续有少量报道。国外报道隐匿性乳腺癌的发病率占全部乳腺癌的 0.2%～1.0%,国内报道为 0.55%。

隐匿性乳腺癌原发灶之所以隐匿,原因在于:① 原发灶的生长受机体特异的生物学免疫防御机制的抑制,表现为微小病灶与转移瘤形成差异性生长。② 纤维性乳腺病造成乳腺组织增厚及病灶深在妨碍了小原发灶的检出。③ 癌组织弥散不形成肿块。也有人推测与肿瘤的抗原性在转移灶内发生改变有关。

隐匿性乳腺癌的特殊临床表现可能与机体生物学特性、特异的生物免疫机制及淋巴结的特殊防卫机能有关。侵袭力很强的少量癌细胞在形成初期即已侵出基底膜,而发生淋巴结转移。由于癌细胞的生长刺激并激发了机体的免疫系统,产生免疫反应,从而在抑制转移肿块生长的同时也抑制了乳腺原发癌灶的生长和发展,致使部分甚至全部原发癌细胞被消灭在萌芽状态,所以乳房触不到肿块,或乳腺内找不到癌灶。

一般女性患者发现腋窝淋巴结转移性腺癌,几乎均来自乳腺,应进一步做乳腺影像学检查。由于不同影像检查技术对乳腺癌诊断的敏感性不同,根据探测手段的不同,隐匿性乳腺癌具有相应不同的定义,乳腺X线摄片未能检查出的乳腺癌称X线隐匿性乳腺癌,多为小叶癌;临床无明显表现的乳腺癌称为临床隐匿性乳腺癌;MRI未检出的称为MRI隐匿性乳腺癌等等。因此随着影像学诊断新技术的不断提高,使一些在以前被诊断为隐匿性乳腺癌患者,改为普通乳腺癌伴腋窝淋巴结转移。

二、临床表现

隐匿性乳腺癌患者多以腋窝无痛性肿块为首发症状。一般自发现转移灶至检出乳腺原发灶,短者数天,长者可达2年以上。发病年龄与一般乳腺癌高发年龄相同,为31～68岁,平均48.5岁,近年来发病年龄有提前的趋势。腋窝肿大淋巴结多由患者自己在淋浴或更衣室无意中发现,偶尔在乳房的普查中由医师发现。肿块长径3.0 cm左右,呈单发或多发融合,固定,质地硬。肿块累及腋部神经时可有疼痛,压迫腋静脉可造成患肢水肿。少数以同侧锁骨上淋巴结肿大及胸膜转移为首发症状,远处转移为首发症状的病例较少,个别报道可以手指转移出现皮肤溃疡,输尿管转移出现梗阻或胃肠道转移为首发症状。

三、病理表现

隐匿性乳腺癌病理与一般乳腺癌相似,以导管癌为多。肿块多在1 cm以下,甚至仅能镜下所见。然而其转移灶却生长较快,并明显大于原发灶。这种现象被称为差异性生长。

为了减少乳腺微小原发灶病理漏诊率,应从下面几个方面处理:① 术前乳腺X片可疑区域细针定位及术后大体标本与X线标本对照;② 应用连续病理切片检查或全乳大病理切片技术;③ 全乳大片电镜检查。

乳腺癌组织表达多种肿瘤相关抗原(TAAs),包括 Her2/neu(cerbB2),MACG1,和 MUC1 等。对淋巴结转移癌行免疫组织化学测定 ER、PR、M4G3,对隐匿性乳腺癌诊断有重要意义。

四、影像表现

1. FFDM 表现

对于FFDM隐匿性乳腺癌,乳腺内无明显病灶显示,仅在MLO位显示腋部肿大淋巴结(图5-17-1a～c,图5-17-2a～b)。这类隐匿性乳腺癌多由于致密的乳腺组织掩盖了微小及等密度病灶;或病灶呈非块状浸润性生长,与正常的腺体组织交织排列难以显示,小叶癌多呈类似表现,需要仔细对照双侧乳腺,发现可疑病灶,如结构扭曲,非对称影等,是发现细微异常的关键。对于FFDM表现阴性,而有乳头溢液的隐匿性乳腺癌,应行导管造影检查,以发现导管内病灶,从而帮助诊断。对临床触及不到异常的隐匿性乳腺癌,FFDM具有重要诊断价值,约10%～20%的病例可被FFDM发现异常,FFDM可发现<1.5 cm毛刺样肿块及恶性钙化灶。

2. MRI 表现

MRI对FFDM、超声及临床隐匿性乳腺癌,具有重要辅助诊断价值,鉴于MRI高敏感性,可发现36%～86%的可疑病灶。如果临床或FFDM及超声均未发现乳腺内病灶,而腋部淋巴结呈现转移患者,应行MRI平扫及增强检查,尤其增强扫描不可缺少。多数X线阴性,临床扪及不到肿块的浸润性乳腺癌,能够在MRI有所表现(图5-17-2c),而且57%表现为非肿块,其中微小乳腺癌占63%,表现为线状、点状、不均匀或混合存在的增强病灶,动态增强曲线多呈平台型。

3. 超声检查

超声对腋窝淋巴结显示具有很高的敏感性,而且简单无创,是诊断隐匿性乳腺癌的重要手段。而且随着超声分辨率的提高,对乳腺癌诊断的敏感性和特异性也有了明显的提高,因此对 FFDM 显示隐匿性的患者,尤其致密型乳腺妇女,可进行超声检查,超声不仅能显示病变的存在,同时借助肿瘤内新生血管的情况,帮助定性诊断(图 5-17-2d～e)。但是超声对非肿块病变,如结构扭曲或微钙化的探测仍有很大的局限性。综合应用多种检查技术是诊断隐匿性乳腺癌的关键。

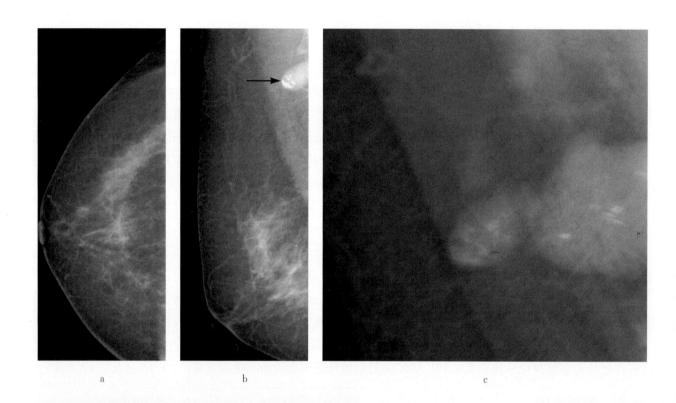

a   b   c

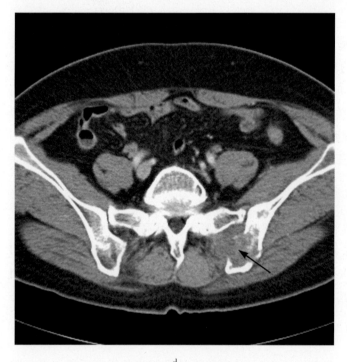

d

a 为 CC 位,b 为 MLO 位,c 为腋部淋巴结局部放大相,显示右腋部淋巴结密度增高,淋巴结门消失,其内见钙化灶,但乳腺内未见明显异常病灶;d 为骨盆 CT平扫,显示左髂骨转移呈溶骨性破坏,伴局部软组织肿块形成。

图 5-17-1 右乳隐匿性乳腺癌伴腋部淋巴结及骨盆转移(浸润性导管癌伴神经内分泌化)(患者,女,59 岁)

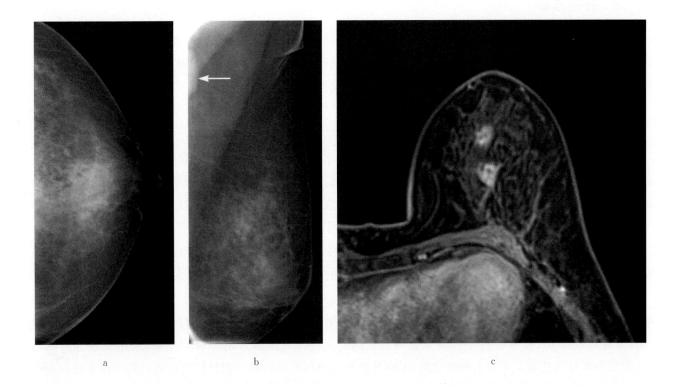

a　　　　　　　　　　　　b　　　　　　　　　　　　　　　　c

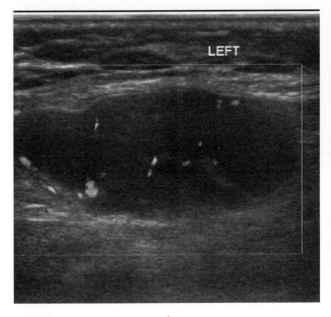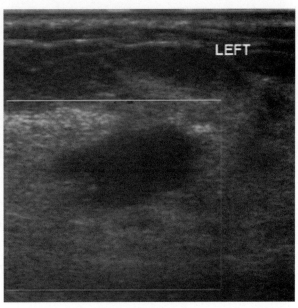

d　　　　　　　　　　　　　　　　　　　　　　　　e

a 为 CC 位,b 为 MLO 位,左乳腺内未发现明显病灶,但显示腋窝淋巴结肿大。c 为 MRI 增强,显示两个不规则边缘模糊的不均匀强化灶。d 为超声检查,显示肿块之一,呈不均匀低回声伴丰富血流,边缘大部分清晰,平行位。e 为肿块之二,显示不均匀低回声,形态不规则,边缘模糊,无明显血流(d 和 e 为彩图)。

图 5-17-2　左乳后上浸润性导管癌(患者,女,62 岁)

五、鉴别诊断

隐匿性乳腺癌的常见首发症状为腋部淋巴结肿大，能够导致腋部淋巴结肿大的原因除了隐匿性乳腺癌外，常见的原因还有乳腺以外的身体其他部位原发性癌转移到腋部淋巴结、腋部淋巴结结核、腋部淋巴结炎症及腋部恶性淋巴瘤等。鉴别要点详见少见病淋巴结病变章节。

六、治疗原则

对于隐匿性乳腺癌的治疗，目前存在不同的意见。传统观念认为隐匿性乳腺癌原发灶已明确者，按乳腺癌的治疗原则处理；病理确诊的隐匿性乳腺癌，即使乳房未发现原发灶，也应行根治或改良根治术及综合治疗，其最大的优点是可以通过术后仔细的病理学检查发现乳腺内隐匿的癌灶，从而明确诊断。文献报道，平均70％左右的临床隐匿性乳腺癌患者全乳切除术后可在乳腺内找到病灶。

近年来，鉴于对乳腺癌保乳手术的逐渐认可，隐匿性乳腺癌治疗方式的选择也发生了变化，一般认为：在影像检查无明显乳腺原发灶及身体其他部位转移灶而仅有腋窝淋巴结转移者，无须行乳腺切除。即对 T0 N1 M0 乳腺癌采用腋窝淋巴结清扫加全乳放疗加内分泌或靶向的综合治理原则。理由之一为隐匿性乳腺癌原发灶小，预后较一般Ⅱ期乳腺癌好；其二，随着术后放疗、化疗技术和药物治疗的进展，保乳手术与乳腺切除术相比较，5年、10年生存率差异无显著性。因此上述保乳加放疗的综合治疗下，采用观察等待的方法，乳腺原发灶可能有5年以上的潜伏期，当病灶出现后再行乳房切除。当然这种方法外科医师不必担心因切除"正常乳房"而引起麻烦，但可能会使少数病人在观察等待过程中出现其他部位的转移而失去治愈的机会。近来也有文献报道，新辅助化疗对隐匿性乳腺癌转移淋巴结病理完全缓解率可达80％，同时可以了解肿瘤对化疗药物的反应，以及时修正化疗方案。

参考文献

［1］Rueth NM，Black DM，Limmer AR et al. Breast Conservation in the Setting of Contemporary Multimodality Treatment Provides Excellent Outcomes for Patients with Occult Primary Breast Cancer. Ann Surg Oncol,2015;22:90～95

［2］Bartella L，Liberman L，Morris EA. Nonpalpable Mammographically Occult Invasive Breast Cancers Detected by MRI. AJR,2006;186;865～870

［3］Chan SWW，Cheung PSY，Chan S，et al. Benefit of Ultrasonography in the Detection of Clinically and Mammographically Occult Breast Cancer. World J Surg,2008;32:2593～2598

（刘万花　李逢芳）

第 18 节　乳腺转移性肿瘤

一、概述

乳腺转移性肿瘤于 1903 年由 Trveithick 首先报道。肿瘤源于对侧乳腺癌或身体其他部位恶性肿瘤，以对侧乳腺癌转移常见。由于乳腺组织中纤维组织分布广泛，血供相对较差，是恶性转移的非适合器官，因此发病率较低，占乳腺全部恶性肿瘤的 0.5%～1.2%，占尸检标本的 1.7%～6.6%。女性比男性高 5～6 倍。

常见转移到乳腺的原发恶性肿瘤以恶性淋巴瘤、白血病、恶性黑色素瘤和类癌最为常见，其次是支气管肺癌（多为小细胞癌）及发生于儿童和青少年的横纹肌肉瘤（多发腺泡型横纹肌肉瘤），也可来源于卵巢、肾、肾上腺、甲状腺、前列腺、宫颈和胃的恶性肿瘤，偶见肝癌、膀胱癌、直肠癌、绒癌。从原发肿瘤发现到乳腺转移的平均时间为 49.7～60.9 个月。

二、临床表现

乳腺转移性肿瘤的发病年龄 14～85 岁均可。血行转移者，患者大多无自觉症状，部分伴原发肿瘤表现。通常表现为乳腺肿块，质硬、活动尚可，大多无触痛，与皮肤无粘连，无乳头回缩及溢液，合并腋部淋巴结转移多见。多见于外上象限，可单发、单乳多发或双乳多发，以单乳多发常见。病灶大小不一，生长较迅速，最大者长径可达 7～8 cm 以上。淋巴途径转移者，表现为皮肤增厚、皮下水肿、乳腺实质密度增高，类似炎症或炎性乳腺癌表现。

三、病理表现

乳腺转移性肿瘤组织病理学表现因其原发肿瘤的不同而各异。转移性肿瘤大体观察，肿块境界清晰。组织学观察没有导管内癌成分或淋巴管癌栓形成。

四、影像表现

1. FFDM 表现

血行转移性肿瘤，典型表现为乳腺单发或多发肿块影，多发或双侧发生比原发性乳腺癌多见。好发部位为乳头后方、乳后间隙、皮下或乳腺实质表面等表浅区域。呈圆形或卵圆形密度增高的肿块影、境界清晰、无毛刺和结构扭曲，皮肤及乳头受累少见，易误诊为良性肿块，如纤维腺瘤，尤其是年轻患者（图 5-18-1a，图 5-18-2a～b）。极少数呈毛刺状肿块影，当肿块伴毛刺改变时，应注意与多中心癌或多灶性乳腺癌鉴别。转移性肿瘤多发肿块之间通常不相关联，并结合其好发部位帮助鉴别。转移性肿块内钙化罕见，伴钙化者，多源于乳腺癌或卵巢癌，少数肾上腺皮质癌及甲状腺髓样癌转移到乳腺可伴细小钙化。

淋巴转移性肿瘤，表现为乳腺弥漫性密度增高、皮肤增厚、皮下水肿和腋窝淋巴结肿大，注意与炎症及炎性乳腺癌鉴别（图 5-18-3）。

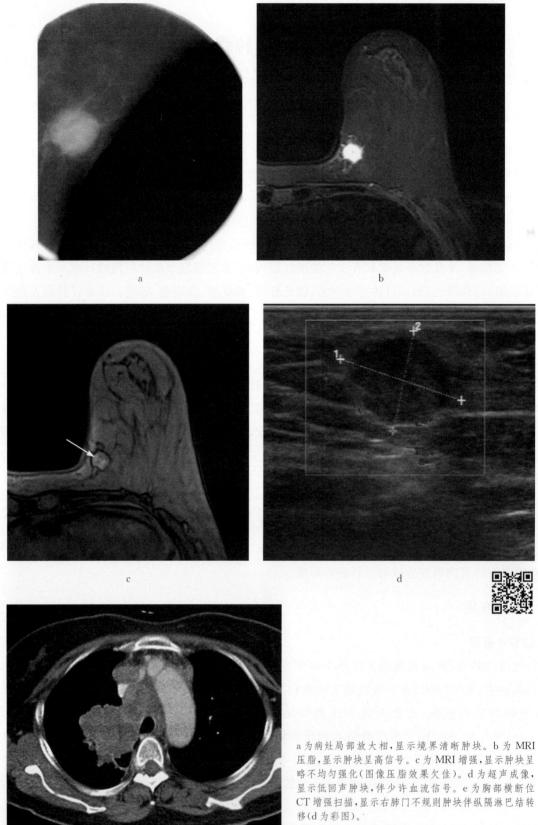

a 为病灶局部放大相,显示境界清晰肿块。b 为 MRI
压脂,显示肿块呈高信号。c 为 MRI 增强,显示肿块呈
略不均匀强化(图像压脂效果欠佳)。d 为超声成像,
显示低回声肿块,伴少许血流信号。e 为胸部横断位
CT 增强扫描,显示右肺门不规则肿块伴纵隔淋巴结转
移(d 为彩图)。

**图 5-18-1　右上肺腺癌伴左乳转移(患者,女,
65 岁)**

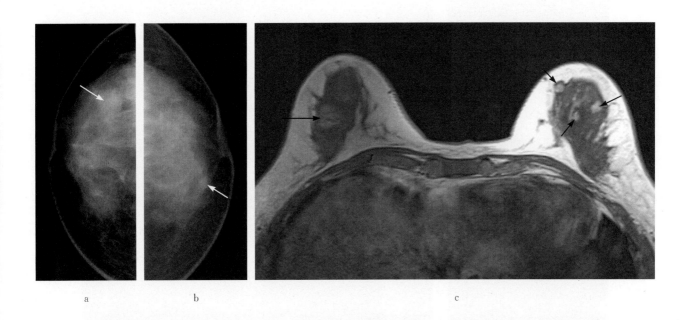

a   b   c

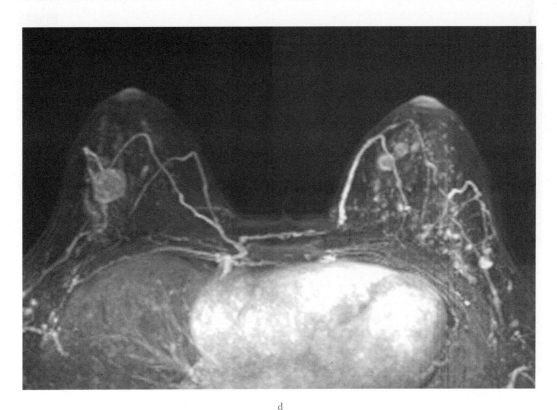

d

a 和 b 分别为右乳及左乳 CC 位,显示右乳外侧及左乳内侧肿块影,境界欠清晰。c 为 MRI－T1WI,显示双乳多发大小不等高信号肿块影。d 为 MRI－MIP,显示双乳多发强化肿块,多数肿块位置表浅。

图 5-18-2　左腹壁黑色素瘤转移到双乳(患者,女,36 岁)

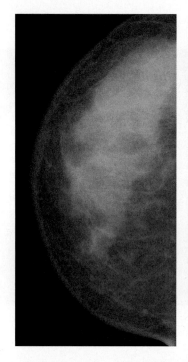
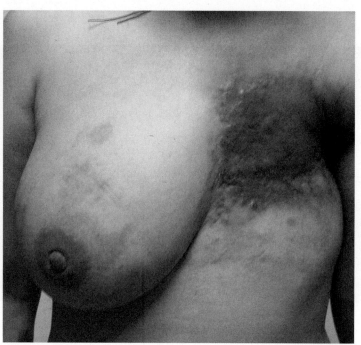

a

b

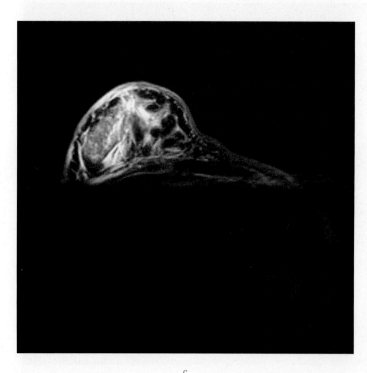

c

a为右乳 CC 位,显示乳腺实质密度增高、皮肤增厚及皮下水肿。b为体表照片,显示左乳局部复发,右乳肿大、皮肤发红、呈橘皮样改变。c为 MRI 压脂,显示乳腺实质、皮肤及皮下弥漫高信号(b为彩图)。

图 5-18-3　左乳癌根治术后 3年,局部复发,右乳转移(患者,女,35 岁)

2. 超声及 MRI 表现

乳腺血行转移性肿瘤超声典型表现为单发或多发圆形或卵圆形不均匀低回声肿块伴不同程度的血流信号,边缘清晰,不伴毛刺、钙化及结构扭曲,无后方声影及继发皮肤及乳头改变。少数表现为肿块边缘模糊及囊性改变,类似原发乳腺癌表现。

淋巴转移性肿瘤,表现为皮肤增厚、皮下及乳腺实质回声增强。

乳腺转移性肿瘤关于 MRI 报道较少,血行转移多表现为境界清晰的强化肿块,动态曲线呈快速强化,流出型曲线,少数呈流入型。MRI 对淋巴途径转移的显示优于超声及 FFDM,表现为单侧或双侧乳腺实质弥漫或段样网状非肿块增强,伴或不伴小结节强化;皮肤增厚、强化,多伴皮肤内小结节强化。

五、鉴别诊断

正确判断乳腺肿瘤是原发还是转移,是十分重要的问题。因为乳腺转移性肿瘤呈进展性经过,尽管采取各种治疗措施,大部分患者在活检确诊后 1 年内死亡。

1. 原发性乳腺癌

乳腺髓样癌、黏液腺癌、乳头状癌等,均可表现为边界清楚的结节,其影像表现与血行转移性乳腺肿瘤表现类似,鉴别有时比较困难。虽然乳腺转移性肿瘤有一定临床特征,如肿块常位于外上象限、位置表浅、境界清晰、多发结节状等,但要做出确切诊断有时仍较困难。甚至有限的组织冰冻或快速石蜡切片也难判断。最后确诊有待于常规切片,并结合病史、临床检查综合判断。具有原发肿瘤病史的患者,发现乳腺结节或肿块时,转移性肿瘤是需要考虑的鉴别诊断之一。

2. 炎性乳腺癌

淋巴途径转移的肿瘤,多表现为皮肤增厚、水肿,呈橘皮样改变,乳腺实质密度增高,超声显示回声增强,MRI 显示网状非肿块强化,与炎性乳腺癌表现类似。炎性乳腺癌多于乳腺内扪及明显的肿块,影像常伴乳内钙化、毛刺肿块、致密影等。原发肿瘤病史是提示转移性肿瘤诊断的重要线索。

3. 纤维腺瘤

乳腺转移性肿瘤多表现为境界清晰的肿块影,有时与纤维腺瘤难鉴别。纤维腺瘤密度中等,边缘多有透亮晕征,多见于年轻女性,而转移性肿瘤多无晕征,提示肿块生长活跃,多发常见,有原发肿瘤病史可帮助鉴别。

4. 粒细胞肉瘤(granulosystic sarcoma,GSs)

粒细胞肉瘤为髓外孤立的肿瘤,由不成熟的粒细胞样的细胞构成,是急性粒细胞白血病的少见表现,又称绿色瘤。粒细胞肉瘤的发生率为 3%~8%,可发生于身体的任何部位,乳腺可原发或与白血病同时发生。影像表现无特异性,X 线表现为境界清晰或不规则的单发或多发肿块,不伴有钙化,可累及单侧或双侧乳腺,MRI 增强呈明显强化。患者有白血病的病史可提供诊断线索。

六、治疗及预后

转移性乳腺癌的治疗,根据原发灶和个体情况不同而有所差异。目前肿块切除或广泛切除是常用的手术方式,但治愈率仅为 22%。外科术后根据分期应辅以全身化疗、放疗和免疫治疗。乳腺转移性肿瘤是全身转移性癌的一部分,就诊时多数患者已有多器官转移,尤其是肺、脑、肝。因此目前尽管有多种全身治疗方法,但预后不良,平均生存率为 17.8 个月。

参考文献

[1] Mun SH,Ko EY,Han BK,et al. Breast Metastases from Extramammary Malignancies:Typical and Atypical Ultrasound Features. Korean J Radiol,2014;15(1):20~28

[2] Sousaris N,Mendelsohn G,Barr RG,et al. Lung Cancer Metastatic to Breast Case Report and Review of the Literature. Ultrasound Quarterly,2013;29:205~209

[3] Formicola F,Riccardi A,Vigliar E,et al. Multimetastatic Medullary Thyroid Carcinoma to the

Breast：PET/CT—Mammographic—US and MR Findings. The Breast Journal,2014;20(6):653～654

［4］lazebrooka KN，Jonesa KN，Dilaverib CA，et al. Imaging features of carcinoid tumors metastatic to the breast. Cancer Imaging,2011;(11):109～115

［5］Kim SJ. Magnetic resonance imaging features of inflammatory breast metastasis from gastric signet-ring cell carcinoma. Clinical Imaging,2013;(37):569～573

（刘万花）

第 19 节　乳腺间期癌

一、概述

乳腺间期癌(interval carcinoma)的定义是指两次 X 线检查之间或两次普查之间新探测到的乳腺癌。间期癌具有更差的预后。提高对间期癌的认识及评估,有助于降低乳腺癌的死亡率。

间期癌可能由于投照技术或医师解释水平原因,部分由于肿瘤发展迅速所致。主要分为 4 类:第 1 类:为前一次 X 线摄片已经表现为典型乳腺癌征象,但被观察者漏诊,这类占 3%;第 2 类:为前一次的 X 线片已显示出高度提示恶性的肿瘤征象,只是不很典型,这类占 7%～10%;第 3 类:为 X 线摄片已能够探测到征象,但这些征象无恶性特异性,以至于被错误解释,占 21%;第 4 类:为前次 X 线摄影没有任何 X 线表现,这类称为真性间期癌,占 44%～70%。

间期癌发现的时间:文献报道间期癌发生的高峰时间段为 12 个月至 18 个月内,46% 的间期癌于 12 月内发现,75% 于 18 个月内发现,41% 的真性间期癌发生在 12 个月内。

二、临床表现

大多数间期癌的患者(84%)表现的临床症状与体征,主要为扪及包块,其次为乳头溢液。

三、病理表现

间期癌病理上比筛查发现的肿瘤具有更大的侵袭性。33% 的真性间期癌是浸润性癌、髓样癌及黏液腺癌;22% 为导管内癌;其他病理类型为浸润性小叶癌(16%)、小管癌、混合型肿瘤、纤维肉瘤等。

四、影像表现

FFDM 征象呈多样性:无异常表现、钙化、边缘清晰的肿块、毛刺状肿块、结构扭曲、导管征、非对称影、乳头凹陷等。

回顾间期癌前次的 FFDM 表现,有如下几种常见类型:第 1 类:X 线高度提示恶性肿瘤,但被观察者漏诊。第 2 类:FFDM 表现非典型恶性,但是可以提示有恶性的 X 线表现:如境界清晰的肿块、结构扭曲、导管征及钙化或非对称影(图 5-19-1a～b);第 3 类:有轻微的 X 线异常,如非对称影、非特异性钙化簇、境界清晰的良性肿块、明显的导管征象等(图 5-19-2a～b);第 4 类:回顾前次的 FFDM,无明显异常发现(图 5-19-3a～b,图 5-19-4a～b)。

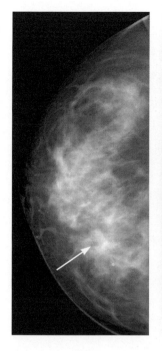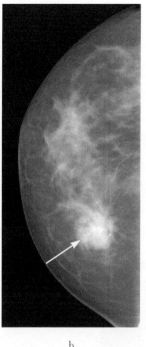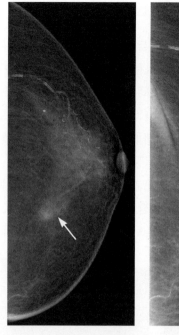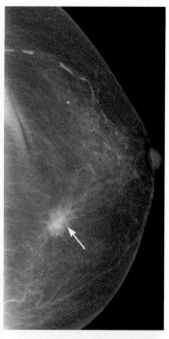

a　　　　　　　　　　　b　　　　　　　　　　a　　　　　　　　　　　b

a 为 3 年 6 个月前 CC 位,显示右乳内侧局灶非对称影伴结构稍扭曲;b 为 3 年 6 个月后 CC 位,显示右乳内侧肿块影,边缘模糊伴浅分叶,并见毛刺征。

图 5-19-1　右乳内上间期癌(浸润性导管癌)(患者,女,42 岁)

a 为两年前 CC 位,显示左乳内侧局灶性非对称影;b 为两年后 CC 位,显示非对称影变为肿块,边缘模糊并见毛刺,呈典型恶性表现。

图 5-19-2　左乳内上间期癌(浸润性导管癌)(患者,女,77 岁)

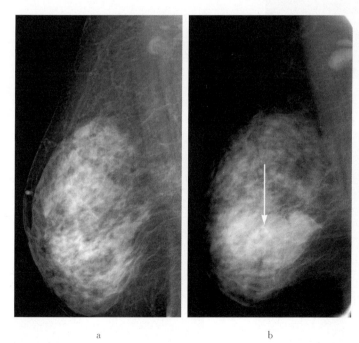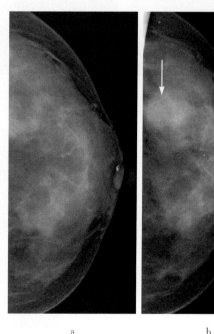

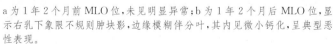

a　　　　　　　　　　　b　　　　　　　　　　a　　　　　　　　　　　b

a 为 1 年 2 个月前 MLO 位,未见明显异常;b 为 1 年 2 个月后 MLO 位,显示右乳下象限不规则肿块影,边缘模糊伴分叶,其内见微小钙化,呈典型恶性表现。

图 5-19-3　右乳外下真性间期癌(浸润性导管癌)(患者,女,49 岁)

a 为 11 个月前 CC 位,外侧未见明显异常。b 为 11 个月后 CC 位,显示外侧出现高密度肿块,边缘模糊伴分叶。

图 5-19-4　左乳外上真性间期癌(浸润性导管癌伴坏死)(患者,女,38 岁)

五、间期癌发生的原因及对策

乳腺间期癌发生的原因与下列因素有关:摄影的质量及摆位、放射诊断医师的经验、医师对患者乳腺及临床症状的关注度、患者对乳腺检查的重视度、2次检查的间隔时间、肿瘤的生长率等。

投照位置的质量会影响间期癌的检出,两个投照位置比一个投照位置能够检出更多的乳腺癌,应常规摄取两个位置即MLO位及CC位,必要时加照点片摄影,以保证病灶的显示(图5-19-5a～b)。

医师读片水平,是导致间期癌的重要因素,提高读片医师的诊断水平,是预防间期癌重要环节。

重视X线、超声及MRI等技术的联合诊断价值:FFDM显示的高度可疑病灶、有轻微异常或乳腺极度致密的高危人群、致密乳腺患者临床触及可疑恶性肿块,而X线摄影未见明显异常或发现不典型可疑X线征象时,应与超声及MRI联合应用做出诊断(图5-19-6a～d)。

强调定期随访,对大于40岁以上患者,检查时间间隔1年为佳,对存在高危因素者可降低到35岁。

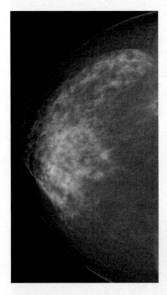
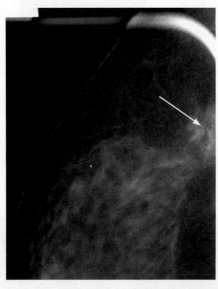

a为右乳常规CC位,未见明显异常。b为病灶局部点片,显示外侧结构扭曲。

图5-19-5 右乳外下小叶癌(患者,女,52岁)

a

b

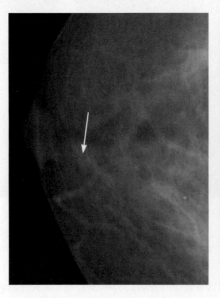
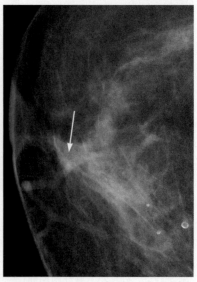

a

b

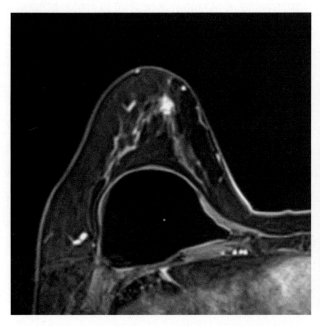
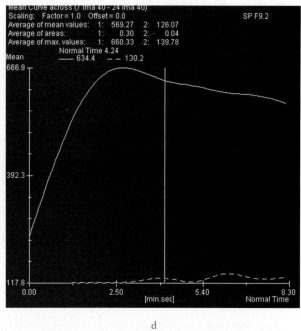

c   d

a 为 2 年前 CC 位局部放大相,显示乳头后方略偏内侧小片状致密影,密度较低,边缘欠清。b 为 2 年后 CC 位局部放大相,显示致密影密度增高呈类结节状,其边缘模糊,局部血管粗,提示可疑恶性。c 和 d 为 MRI 增强及增强曲线,显示不规则强化肿块,呈流出型曲线,可以做出高度提示恶性的诊断。

图 5-19-6　右乳头后方浸润导管癌(患者,女,65 岁)

参考文献

[1] Frisell J, Eklund G, Hellstrom L, et al. Analysis of interval breast carcinomas in a randomized screening trial in Stockholm. Breast Cancer Res Treat,1987;9:219～225

[2] lkeda1 DM, Andersson I, Wattsgard C, et al. Interval Carcinomas in the Mammographic Screening Trial: Radiographic Appearance and Prognostic considerations. AJR,1992;159:287～294

(刘万花)

第 20 节　乳腺富脂质性癌

一、概述

乳腺富脂质性癌(lipid rich carcinoma of the breast),也称乳腺分泌脂质性癌(lipid secreting mammary carcinoma),其定义为 90% 的肿瘤细胞胞浆内含有丰富的中性脂质的乳腺癌。一般将其分为 3 个组织学亚型,即:① 组织细胞样型;② 皮脂腺样型;③ 大汗腺样型,富脂质性癌可与小叶癌、大汗腺癌、髓样癌伴发。

乳腺分泌脂质性癌是一种非常罕见的特殊类型乳腺癌,1963 年由 Aboumrad 首先报道,1974 年 Ramos 和 Taylor 报道 13 例,并正式命名,其发病率国内外报道约占所有乳腺癌的 1%～2%。本病与其他类型乳腺癌相比,恶性程度高、发展快,且较早发生淋巴结转移,因而预后较差。

二、临床表现

富脂质性癌常见于中老年女性,发病年龄为 33～80 岁,平均年龄范围为 51.7～59.6 岁,国外报道的平均年龄偏小,约为 45 岁。临床上肿瘤常表现为不断增大的无痛性肿块。肿块多位于乳腺外上象限或乳晕后中央区,亦可发生于副乳腺,部位较深,可单发或多发,生长较快,病程往往很短,多数在半年之内。与皮肤发生粘连或呈橘皮样改变少见。触诊肿块质地较硬,边界欠清楚,活动性尚可或较差,表面常不光滑,可有结节感,一般无压痛,少数可有轻度触痛。少数临床上主要表现为乳头溢液。肿块长径 1.2～9 cm 不等,平均 2～3.2 cm,若肿块过大则可侵犯皮肤和乳头,并可穿破皮肤致溃烂。分泌脂质性乳腺癌容易早期即可发生淋巴结或血行转移,血行转移多为肺、肝、骨等,还可以发生眼眶外软组织转移。

三、病理表现

(1) 大体观察:肿瘤质地较硬,常与周围组织分界不清,呈浸润性生长,无包膜,无沙砾样内容。切面常呈实性,颜色灰白或灰黄色,偶可见囊性改变。

(2) 镜下病理:有 3 种基本组织学图像。① 组织细胞样型:肿瘤细胞排列成巢状或条索状,呈浸润性生长,癌细胞体积大,呈圆形或椭圆形,胞膜清楚,胞浆丰富、透明,呈泡沫状或蜂窝状,有显著分泌现象,内含中性脂肪,脂肪染色呈强阳性,过碘酸雪夫氏(PAS)染色阴性。胞核大而不规则,有嗜酸性大核仁,可见核分裂象。② 皮脂腺样型:与组织细胞样型不同之处在于癌细胞核呈明显的多形性;细胞呈巢状或腺泡状排列但无腺腔形成,PAS 及黏蛋白卡红染色均呈阴性。③ 大汗腺样型:与前两型不同之处在于胞核向细胞顶伸出,扩张的导管内含有大汗腺样细胞,其顶端变圆,PAS 染色阳性。

胞浆中脂质的含量是划分癌细胞行为的重要而又实用的指标,胞浆中脂质含量越高,则核分化程度越低,组织学恶性程度越高,短期内治疗失败者越多。

(3) 免疫组化:ER、PR 常表达阴性,Her2 呈强阳性表达,HMFG2、p53、耐药基因 TopoⅡ、EMA 常表达阳性。

四、影像表现

乳腺分泌脂质性癌多表现为外上象限和中央区肿块影,肿块一般较小,呈圆形、椭圆形,密度一般较均匀,边缘模糊(图 5-20-1a),较大肿块多表现为不规则形,可有长毛刺,常伴有多发细小多形性钙化,常伴腋窝淋巴结肿大。

国内外文献对分泌脂质性癌的 MRI 表现报道较少。Yoshika Nagata 等在对一非浸润型分泌脂质性癌行 MRI 增强扫描时,显示肿块呈早期明显增强,时间强度曲线呈平台型。

乳腺分泌脂质性癌在超声上常表现为不均匀低回声肿块,边界欠清,形态不规则。肿块多为实性,故其后壁回声常有增强。彩色多普勒显示肿瘤内部血流丰富(如图 5-20-1b～c)。少数肿块显示边界清楚,形态规则,肿块内外无明显异常血流信号。

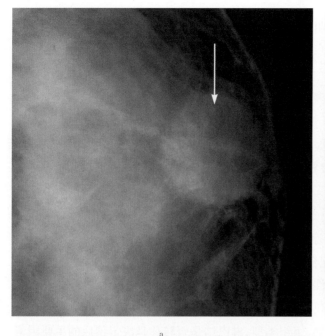

a

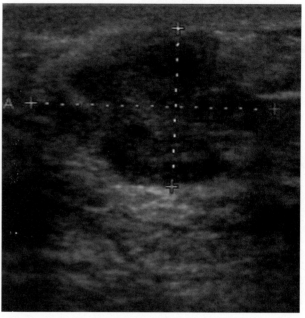

b

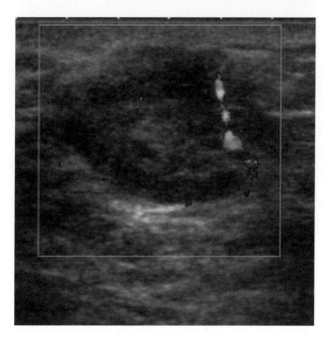

c

a 为 CC 位病灶局部放大相，显示乳头后方肿块影，边缘模糊。b 为灰阶超声成像，显示不均匀低回声肿块，边缘模糊伴分叶，后方回声略增强。c 为彩色多普勒，显示内部血流信号（c 为彩图）。

图 5-20-1　左乳后下富脂质性癌（患者，女，41 岁）

五、鉴别诊断

1. 乳腺分泌性癌

乳腺分泌脂质癌的细胞与以胞浆空淡为主的分泌性癌有相似之处，分泌性癌往往界限清楚，活动性很好，生长缓慢，癌细胞排列成腺泡状或腺样结构，PAS 染色阳性。

2. 乳腺脂肪坏死

乳腺脂肪坏死时，巨噬细胞吞噬脂肪，容易与分泌脂质性癌相混淆，但乳腺脂肪坏死时除了噬脂质的巨噬细胞外，尚有炎细胞和异物巨细胞等浸润，且细胞无异型性。

3. 富于糖原透明细胞癌

其 HE 细胞形态与富脂质性癌相似,细胞大而透明,可通过酶细胞化学和免疫组化来鉴别,脂肪染色、α 乳白蛋白,Vimentin 阴性,而糖原染色、CEA 阳性。

4. 大汗腺癌

大汗腺癌的 PAS 染色阳性,GCDFP15 免疫组化多数阳性。

5. 导管的粉刺样癌

分泌脂质性癌如果位于扩张导管的细胞团块中央并发坏死,可误诊为粉刺癌,但分泌脂质性癌细胞相对较一致,特殊染色可见中性脂肪,而粉刺癌的细胞核异型性更明显一些。

六、治疗与预后

分泌脂质性癌一经明确诊断,即应遵循乳腺癌治疗原则,凡具备切除指征者应尽可能行根治或扩大根治切除,尽量不行肿块局部切除术或保乳手术,术后配合放疗、化疗或免疫治疗。

乳腺分泌脂质性癌恶性程度高,其生长又呈浸润性,故病程短,生长快,易发生淋巴结及血行转移,临床预后较一般的乳腺癌差,约半数病人于诊断后 2 年内死亡。在既往的研究中发现,该肿瘤脂质含量与组织学高级别以及广泛淋巴结转移成正相关。肿瘤大小、分期、组织类型、淋巴结是否转移是决定预后的主要因素。

参考文献

[1] Catalina-Fernández. Lipid-Rich Carcinoma of Breast:A case Report With Fine Needle Aspiration Cytology. diagnostic Cytopatholoy,2009;37(12):935

[2] 吴义岗,毛岸荣,盛援,等.乳腺分泌脂质性癌 5 例诊治报道.世界中西医结合杂志,2009;4(6):437~438

[3] 叶琳,李喆,华积德,等.分泌脂质性乳腺癌 43 例诊治分析.山东医药,2006;46(8):38~39

[4] 陈居敏,纳智明,杨净渝,等.乳腺富脂质癌 1 例报告.中国普外基础与临床杂志,2006;13(3):301

（刘万花　王　瑞）

第6章 乳腺增生性病变

第1节 乳腺增生

一、概述

乳腺增生是一组由内分泌功能失调造成乳腺小叶实质(腺泡、导管)、间质(纤维组织)异常增生而又复旧不全的疾病,非炎症亦非肿瘤,是正常乳腺小叶结构在数目、形态上的异常。乳腺增生名称多而不统一,如纤维囊性改变(fibrocystic change)、囊性乳腺病、乳腺小叶增生症、腺病、乳腺纤维腺病及乳痛症等;直至1948年,Geschickter将此类乳腺疾病统称为乳腺结构不良(mammary dysplasia);此后世界卫生组织正式采用了乳腺结构不良这一名称。但广大的临床医师和病人仍习惯应用乳腺增生这一名称。

(一) 发生原因

(1) 内分泌因素:① 雌激素与孕激素分泌失衡:有证据表明,乳腺增生是体内雌激素分泌绝对或相对过剩而孕激素分泌相对不足,这可能是乳腺增生最重要的致病因素。② 妊娠哺乳情况:妊娠与哺乳的妇女乳腺增生的临床表现可以明显改善,而无妊娠哺乳史的女性乳腺增生的发病率较高。

(2) 非内分泌因素:精神因素与生活习惯对乳腺增生的影响是不可轻视的,乳腺增生患者以性格忧郁及易偏激者为多。摄入过多的含有咖啡因与甲基黄嘌呤食物、服用保健品及某些高血压药物等可使乳腺增生发病率增高。

(二) 发病机制

乳腺是一个性腺依赖器官,性激素对乳腺发育及病理变化均起主导作用。雌激素促进乳管及周围纤维结缔组织生长,孕激素促进乳腺小叶及腺泡发育。正常的乳腺上皮组织随着月经周期雌激素及孕激素的变化周而复始地进行"增生—复旧—增生"的过程,一旦雌激素/孕激素的平衡被打破,增生的上皮脱落不完全,久而久之聚集后导致小叶和导管纤维化,从而产生疼痛和包块等一系列临床症状。

(三) 乳腺增生的流行病学

乳腺增生是妇女最常见乳腺疾病,发病年龄为青春期到绝经期的任何年龄,但以25~50岁多见,以35~40岁为发病高峰,国内普遍认为乳腺增生占30岁以上妇女的40%~60%,而其中有症状的约占50%,

城市中的发病率又较农村为高。在对市属机关女干部进行的体检中发现,乳腺增生性疾病的患者人数达到受检人数的 70%,有些高风险职业,如女干警中发病率可达 80%。目前尽管没有明确的有关乳腺增生的流行病学数据,但是,日常工作中发现乳腺增生的发病率很高,占就诊患者的 80% 以上。乳腺增生与乳腺癌在流行病学方面有一些相似之处,许涛等研究乳腺增生危险因素单因素分析结果表明,年龄、职业、初产年龄、妊娠次数、流产次数、流产年龄、是否母乳喂养、饮食情况等 8 个因素是乳腺增生的发病危险因素。

(四) 乳腺增生与乳腺癌的关系

乳腺增生性疾病发病的主要原因,是患者体内存在着过剩的雌激素,表现为腺体的增生和复旧过程的失调,进而导致了乳腺导管上皮细胞的过度增生,这一病变过程与乳腺癌的发病极其相似。动物实验也证明,长期用含有雌激素的饲料喂养小鼠可诱发小鼠患乳腺癌。年轻妇女因某些疾病切除了卵巢后,其患乳腺癌的可能性将会相对减少。有关统计资料显示,有乳腺增生疾病的妇女罹患乳腺癌的机率高于正常妇女;国际抗癌联盟(UICC)研究证实,在美国患乳腺增生性疾病的妇女中,发生乳腺癌的机会是普通人的 2 倍,部分资料有高达 4.5 倍或更高发病率的报道。

二、临床表现及不同发展阶段

(一) 临床表现

对患者作出乳腺增生的诊断,是一件严肃而又认真的工作。临床上必须对女性乳房的生理性疼痛和病理性疼痛作必要的区分。女性乳腺在月经前出现的周期性的轻度疼痛,大多属于正常的生理性改变,不能草率地作出"乳腺增生"的诊断。只有当患者在月经前出现较剧烈的乳房疼痛,月经后又不能获得明显的缓解,而疼痛的持续时间超过 5~7 天,并且月经前出现在乳房内的小结节和"肿块"无明显缩小、软化等情况者,乳腺增生的诊断才能成立。

大多数乳腺增生患者都有疼痛、结节或包块形成等临床表现,部分患者还出现乳头溢液。

1. 乳腺疼痛

由于个体差异和病变所处阶段不同,乳腺疼痛的程度也不尽相同。疼痛多位于乳腺的某一象限,约有 50% 位于外上象限,20% 位于乳晕上方。疼痛轻者多为胀痛,严重者可有剧烈疼痛,衣服摩擦、行走都可使疼痛加剧,从而影响工作、生活。疼痛的程度与患者的耐受力有关,与乳腺增生严重程度无关。乳腺疼痛的最大特点是具有周期性,即在月经前期疼痛加重。部分局限性囊性增生患者,临床表现急性发病,疼痛明显,甚至伴局部皮肤红肿热痛等炎性表现,提示囊肿增大有撕裂可能。

2. 乳腺内肿块

乳腺内肿块常为双乳多发。可局限于乳腺的一部分,也可分散于整个乳腺内,乳内可触及条索状或散在的大小不一的肿块,质韧,与周围组织界限不清,与皮肤、胸肌无粘连,活动度大,压痛。肿块于经前变硬、增大,月经来潮后肿块可变软、缩小。囊肿者可在乳内触及较大球形肿块,表面光滑,活动,易与纤维腺瘤相混淆。当增生发展至瘤样变时还可触及表面光滑、界限清楚、活动的包块,有时会被误诊为乳腺纤维腺瘤而行手术,但术中往往发现肿块与周围组织并无明显界限。

3. 乳头溢液

部分患者可出现乳头间歇或持续性溢液,大多为清亮或淡黄色,偶见咖啡色。

（二）乳腺增生的不同阶段

根据临床表现，可将乳腺增生分为 4 个阶段并相应分为 4 度：

1. 乳痛症（1 度）

为发病的早期，该病的病理显示小叶间的间质无明显变化，小叶导管数量明显增加，在经前期有明显的乳房肿痛不适，有时疼痛可延伸至肩背部，经后乳痛症状可减轻或消失，乳腺变软，继之恢复原状，也有的患者与月经周期并无明显关系，这些患者往往乳腺内无明显的肿块，范围多累及乳腺外上象限。乳痛症多为慢性过程，许多妇女经常间断发生，直至绝经，只有 22% 的患者在绝经前乳腺痛自然缓解。在疼痛缓解的病例中，有 77% 的缓解与激素因素（如停经、妊娠、外部激素应用）有关。

2. 小叶增生（腺病 adenosis，2 度）

病理检查示乳腺小叶内导管数量明显增加，小叶与小叶间的间质亦稍有增加，周围可有淋巴细胞浸润，此期是乳腺增生最常见的临床阶段，也是我国妇女最常见的乳腺疾病，多见于 35～45 岁的妇女。主要表现为经前期乳腺胀痛不适，可牵扯至上肢和腋下及肩部，多发生在月经前 7～10 天，月经来潮后即可缓解；同时乳房局部可触及一个或多个大小不等的肿块，有时可呈片状组织增厚，肿块的病变范围可超过乳房的一个象限；病程较重者可涉及 2 个以上象限。月经后肿块可缩小变软，组织柔韧，但肿块很难完全消退。病变较多分布于乳房的外上象限或呈弥漫性分布。经常治疗不愈者可变为硬化性乳腺病。

3. 硬化性腺病（sclerosing adenosis，3 度）

由小叶增生进一步发展而来。临床表现为整个乳腺常有不均匀的增厚，或触及境界清晰、坚硬而又分布广泛的肿块，肿块大小不等，有一定的活动度，多无压痛，月经前后肿块无明显变化。病理以腺上皮及纤维组织增生为主，也有部分病例以导管上皮增生为主。硬化性腺病有较密集的微小钙化时，易被误诊为癌，应注意鉴别。

4. 囊肿形成（4 度）

因导管增生，部分上皮细胞脱落阻塞导管，可形成乳管扩张，或因导管周围结缔组织增生，牵拉使其扩张而形成囊肿，摸之可呈串珠样结节改变。西方国家妇女囊肿形成较我国常见，且多见于弥漫性腺体增生。囊肿可有轻微压痛，与皮肤无粘连，病史较长。病理显示导管可明显扩张，腺体和导管明显增生，导管出现大小不等的囊样改变，囊肿内充满无色、乳白色或棕色的液体。患者一般由于扪及包块而就医，部分患者还可出现浆液（血）性的乳头溢液。

三、病理表现

乳腺增生病理形态多样，这些病变既有联系又各有特点，主要改变归纳为：间质纤维增生、腺体及导管上皮增生、上皮化生和囊肿形成。这些病变一般均发生在终末小管腺泡或小叶本身，共同特点是乳腺组织实质细胞数量增多，组织形态变异。我们可以把乳腺增生分为两类：一类为单纯增生，一类为癌前增生，只有重度非典型增生和部分囊性增生病可以认为是乳腺癌的癌前病变。单纯增生病理为小叶内乳管、腺泡数目增加（在低倍镜野中超过 30 个），或乳腺小叶数目增多（在低倍镜野中超过 5 个）伴不同程度导管扩张及间质纤维组织增生，某些腺病或硬化性腺病中，间质纤维组织增生尤为明显。

四、影像表现

乳腺增生的影像诊断应密切结合临床资料，如患者年龄、临床症状和体征、生育史及月经史等。由于经前可能加重乳腺增生程度,所以对乳腺增生患者,特别是临床考虑为乳痛症的患者,经后 3～5 天行影像检查为最佳时间。

（一）FFDM 表现

乳腺增生 FFDM 可表现为弥漫性增生和局灶性乳腺增生。

1. 弥漫性乳腺增生 FFDM 表现

弥漫性乳腺增生临床常见,FFDM 主要表现为双侧乳腺内大小不等的非对称致密影或肿块状影,边界多不清或部分清楚(图 6-1-1)。双乳弥漫钙化也是乳腺增生常见表现之一,钙化大小从勉强能辨认的点状至 2～4 mm 直径的环形钙化,钙化多轮廓光滑,分布广泛(图 6-1-2),与怀孕期及哺乳期乳腺炎后遗钙化表现相似,借助病史可助鉴别。当乳管高度扩张形成囊肿时,表现为双乳大小不等圆形或卵圆形肿块影,密度较纤维腺瘤略淡或近似,边缘清晰、锐利。如果乳腺致密或囊肿较小时,囊肿边缘显示多不明显,MRI 或超声不仅可帮助显示更多病灶,并了解囊肿壁有无强化及囊内液体的成分,以确定囊肿为单纯或复杂囊肿(图 6-1-3)。若囊肿较密集,可因互相挤压,使囊肿呈新月状表现,或在圆形影的某一边缘出现弧形压迹。乳腺增生其他表现为乳腺导管弥漫增生,FFDM 表现为弥漫的由乳头向乳腺实质内放射状分布的条状影,其宽度较纤维间质要粗,条状影可呈连续或断续分布(图 6-1-4),如果乳腺导管合并乳腺小叶增生,增生的乳腺小叶沿导管周围分布,形成典型的串珠状改变(图 6-1-5)。

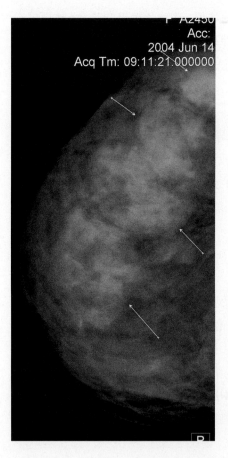

图为 CC 位,显示乳腺内弥漫分布大小不等的类肿块状影,边界部分清晰,部分欠清。

图 6-1-1 右乳腺弥漫增生(患者,女,40 岁)

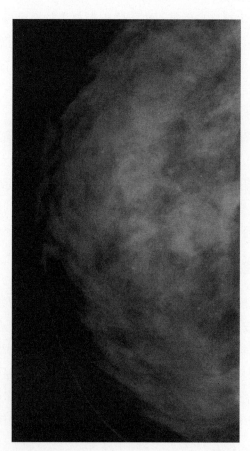

图为右乳 CC 位局部放大相,显示弥漫分布点状钙化。

图 6-1-2 右乳弥漫钙化(患者,女,42 岁)

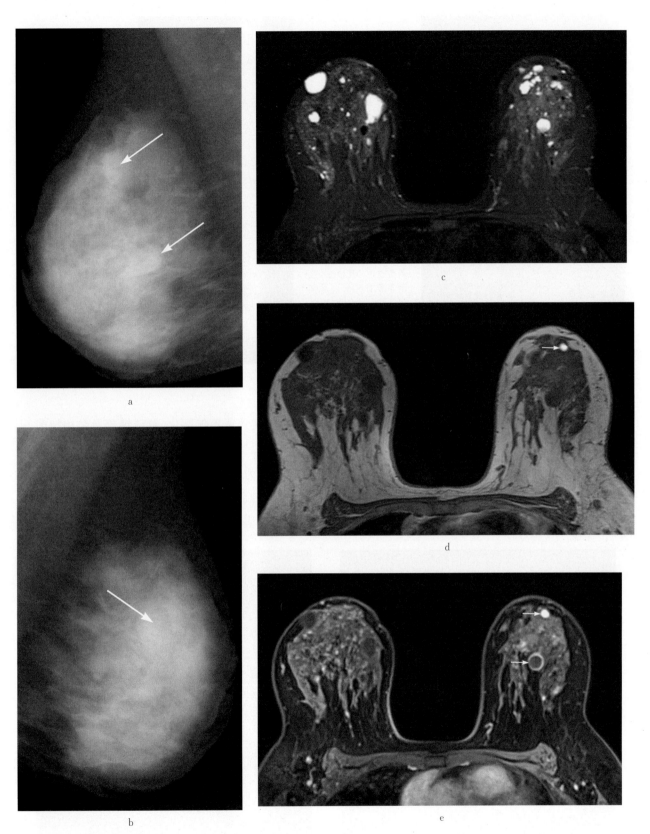

a 与 b 为双乳 MLO 位,显示双乳多发肿块,境界部分清。c 为压脂相,与 a 和 b 比较,显示更多高信号肿块。d 为 T1WI,显示左乳一囊肿呈高信号,为复杂囊肿。e 为 MRI 增强,显示左乳一囊肿环壁强化。

图 6-1-3　双乳多发囊肿(患者,女,48 岁)

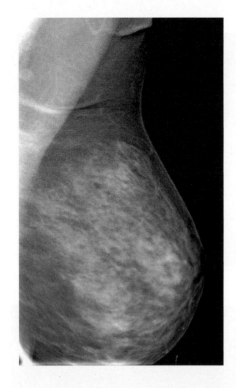

图为左乳 MLO 位,显示导管自乳头向腺体内呈放射状分布。

图 6-1-4　左乳腺导管增生(患者,女,36岁)

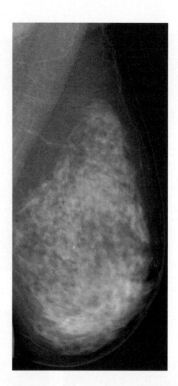

图为左乳 MLO 位,显示导管增生,沿导管见增生的腺小叶,呈串珠状表现。

图 6-1-5　左乳腺病(患者,女,57岁)

2. 局限性乳腺增生 FFDM 表现

局限性乳腺增生可表现为局灶性非对称影伴或不伴钙化、肿块伴或不伴钙化、单纯钙化及结构扭曲,上述征象可单独或混合存在。

局灶性非对称影伴或不伴钙化为最常见表现,典型 FFDM 表现为片状密度增高影,境界欠清,密度多不均匀,呈现增生的纤维腺体与脂肪组织混合存在的特点,呈等密度或稍高密度,可伴局部血管增粗或点状、斑状及环状钙化,即使密度均匀但一般不伴明显结构扭曲,借以与非对称影表现的乳腺癌鉴别(图 6-1-6a)。

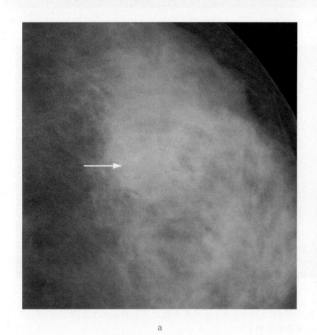

a　　　　　　　　　　　　　　　　　　　b

a 为 CC 位病灶局部放大相,显示局灶性非对称影,密度均匀,边缘欠清。b 为 MRI 增强,显示病灶呈边缘欠清的非肿块不均匀强化。

图 6-1-6　左乳外下腺病(患者,女,37 岁)

部分局限性纤维囊性乳腺病也常表现为非对称影,由于增生的纤维腺体伴扩张的导管或囊肿存在,其 FFDM 表现为均匀或非均匀致密影,多数密度均匀,境界欠清,等密度或高于局部腺体的密度,一般透过病灶可见血管影,详见囊性病变章节。

以肿块表现的乳腺增生,包括结节硬化性腺病、囊肿伴增生及炎症、纤维瘤样增生等。

结节硬化性腺病,其发生浸润性癌的几率是正常人的 1.5~2 倍。临床上较为少见,发生率占乳腺病变的 2%,多见于绝经前的妇女,肿块大小不等,平均大小 2~3 cm。肿块多形态不规则,边缘模糊,与乳腺癌表现类似(图 6-1-7)。文献报道,结节硬化性腺病可合并不典型增生、导管内癌或导管浸润癌可能,如果肿块不规则、边缘模糊或伴毛刺、肿块内伴有微钙化时,应警惕乳腺癌并存的可能。

囊肿伴增生或炎症,当囊肿周围增生或炎症不明显时,表现为境界清晰的肿块,否则边缘模糊,与恶性表现类似,MRI 及超声具有重要鉴别诊断价值,详见囊性病变章节。

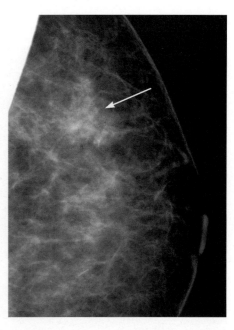

图为 CC 位局部放大相,显示不规则肿块影,边缘模糊。

图 6-1-7 左乳外上结节硬化性腺病(患者,女,60 岁)

纤维瘤样增生又称硬化性小叶增生、纤维腺瘤病、纤维瘤样变或腺病伴纤维腺瘤形成趋势。临床表现多扪及无痛性肿块或无任何症状筛查时偶然发现。其病理表现以小叶为中心的间质增生伴上皮及肌上皮成分,类似于纤维腺瘤。多表现为肿块边缘清晰或部分清晰的均匀密度肿块影,伴或不伴有点状及粗大钙化,大小 1~8 cm,平均 3.7 cm,如果肿块边缘没有纤维腺瘤晕征显示时,则应想到该病的可能(图 6-1-8a)。

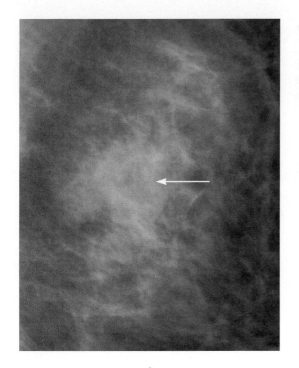

a

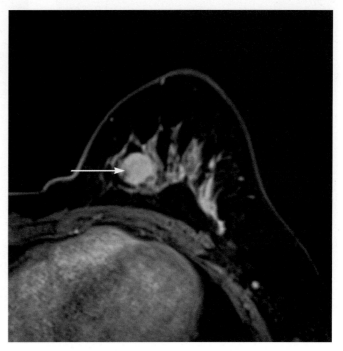

b

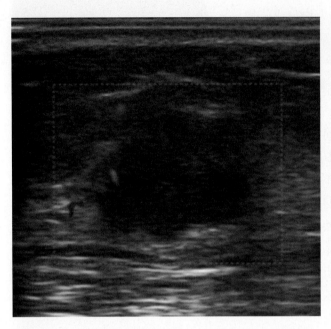

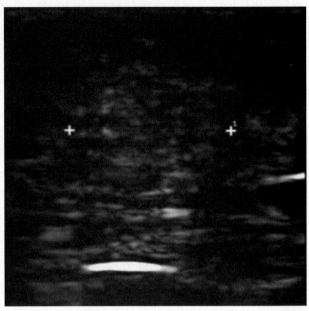

c

d

a 为 MLO 位病灶局部放大相,显示边缘部分清晰肿块。b 为 MRI 增强显示均匀强化,大部分边缘清晰。c 为超声成像,显示肿块边缘部分欠清伴少许血流信号。d 为超声造影,显示肿块轻度强化(c、d 为彩图)。

图 6-1-8　左乳内上腺病伴纤维腺瘤形成(患者,女,39 岁)

另外部分乳腺增生肿块呈腺体及脂肪混杂密度,需要与错构瘤或脂肪瘤鉴别(图 6-1-9a)。

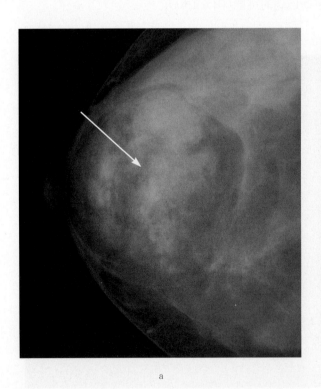

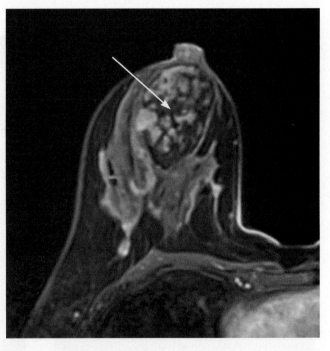

a

b

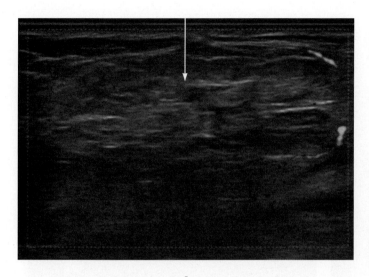

c

a为CC位病灶局部放大相,显示高低混杂密度肿块,境界清。b为MRI增强显示不均匀轻度强化。c为超声显示不均匀等高混杂回声肿块,边缘伴血流信号(c为彩图)。

图6-1-9 右乳后腺病伴纤维腺瘤形成趋势(患者,女,37岁)

以钙化为表现的局灶性乳腺增生,病理上可为腺病或者纤维囊性乳腺病,钙化可呈区域性、段样或成簇分布,钙化形态多呈细点状、模糊不定形或钙奶样钙化(图6-1-10,图6-1-11)。

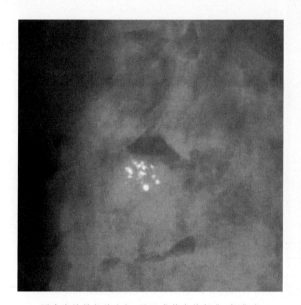

图为病灶局部放大相,显示成簇点状钙化,钙化密度较高,边缘清晰。

图6-1-10 右乳外下腺病(患者,女,43岁)

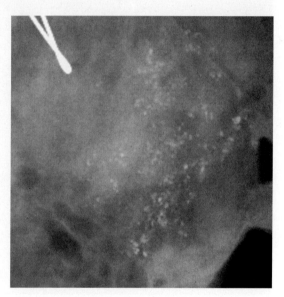

图为病灶局部放大相,显示区域分布模糊不定形钙化。

图6-1-11 左乳外上纤维囊性乳腺病(患者,女,45岁)

以结构扭曲为表现的局灶性乳腺增生,又称放射状瘢痕或放射状硬化性病变。病理上可为硬化性腺病或上皮增生。病理特征为中心弹性纤维核心,周围放射状排列的结构是由扩张导管及小叶组成。硬化性腺病是有可能发生乳腺癌的高危因素,有时在组织学上与乳腺癌鉴别困难,而且硬化性腺病内或周围可合并导管内癌及浸润癌。FFDM表现为从一点发出的放射状条索影伴或不伴局部乳腺实质凹陷、局部密度增高及微钙化。良恶性结构扭曲有时鉴别困难,结构扭曲中心密度低,呈"黑心"改变、条索状影细而均匀、伴典型良性钙化及临床触及不到明显肿块等多提示良性可能(图6-1-12a)。

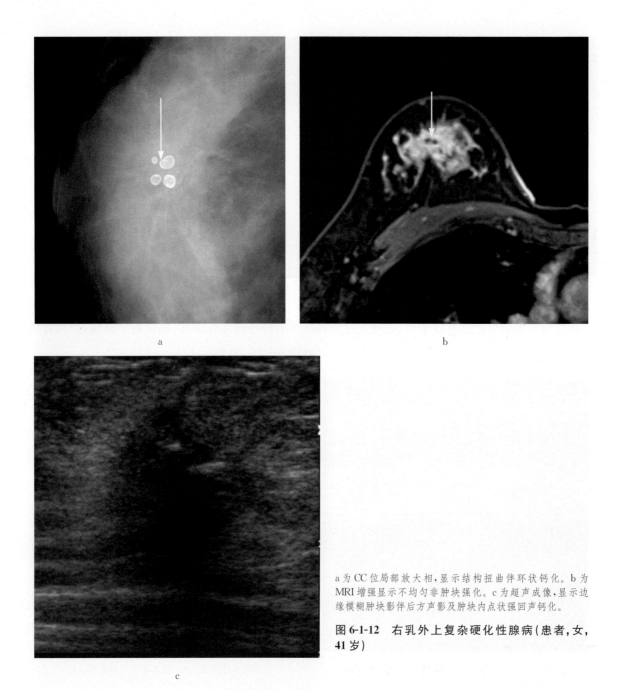

a 为 CC 位局部放大相,显示结构扭曲伴环状钙化。b 为 MRI 增强显示不均匀非肿块强化。c 为超声成像,显示边缘模糊肿块影伴后方声影及肿块内点状强回声钙化。

图 6-1-12　右乳外上复杂硬化性腺病(患者,女, 41 岁)

(二) MRI 表现

弥漫乳腺增生 MRI 扫描显示增生的导管及腺体组织 T1WI 表现为低或中等信号,与正常乳腺组织信号相似;T2WI 信号强度依赖于增生组织内含水量。当导管、腺泡扩张严重,分泌物潴留时可形成囊肿,少数囊肿因液体内蛋白含量较高或出血等原因,T1WI 呈高信号,囊壁也可由于上皮增生及炎症反应呈强化表现(图 6-1-3c~e)。非囊性增生动态增强多表现为范围不等、多发或单发境界欠清的均匀或不均匀非肿块强化,呈区域、段样或局灶性分布(图 6-1-13),或多发肿块状强化,动态增强曲线多呈流入型。上述表现需要与乳腺实质背景强化鉴别,背景强化对称分布为其重要特点(详见 BI - RADS 章节描述)。

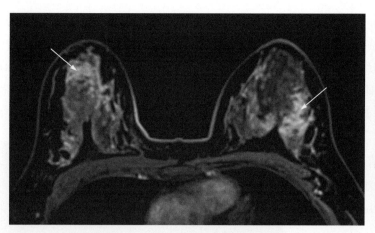

图为 MRI 增强,显示多发区域分布非肿块不均匀强化。

图 6-1-13 双乳增生(患者,女,38 岁)

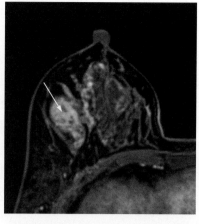

图为 MRI 增强,显示右乳不均匀强化肿块,边缘部分清。

图 6-1-14 右乳外上腺病(患者,女,50 岁)

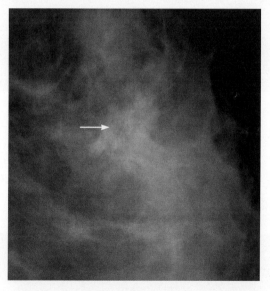

a

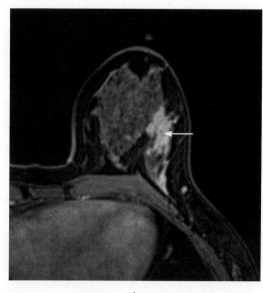

b

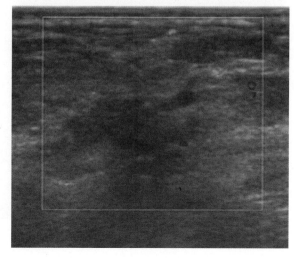

c

a 为病灶局部放大相,显示毛刺不规则肿块。b 为 MRI 增强,显示不规则强化肿块,类似乳腺癌。c 为超声检查显示不规则肿块伴少许血流信号(c 为彩图)。

图 6-1-15 左乳外上腺病伴导管内乳头状瘤形成(患者,女,48 岁)

局灶性增生 MRI 可表现为肿块或非肿块强化，囊性增生表现为环状强化。增生性肿块典型表现为边缘部分清，T1WI 呈低信号，T2WI 及压脂多呈不均匀高信号，增强呈不均匀中等强化（图 6-1-14），动态增强曲线呈流入型。腺病伴纤维腺瘤形成时与纤维腺瘤表现类似，表现为境界更清晰，强化更均匀（图 6-1-8b）；非肿块强化与弥漫增生表现类似，只是范围局限（图 6-1-6b）；囊性增生可无强化，或部分环壁及周围片状强化，详见囊性病变章节。少数生长活跃或伴其他混合成分的腺病，如硬化性腺病、旺炽型腺病、腺病伴导管内乳头状瘤等 MRI 或超声表现类似乳腺癌，应根据病变形态、强化程度、曲线类型及临床触诊情况综合考虑作出诊断。即使这样，有时鉴别也很困难，最后只能依靠组织活检确诊（图 6-1-15，图 6-1-12b）。

（三）超声表现

彩色多普勒超声检查，在乳腺增生性疾病的普查中具有不可替代的价值，弥漫乳腺增生声像图有下列几种表现：① 单侧或双侧腺体不同程度增厚、结构紊乱、回声不均匀，呈大小不一的低回声与粗大的稍高回声斑块相间，构成"豹纹样"改变，无囊性和实性肿块（图 6-1-16），CDFI 示低回声区无彩色血流信号；② 乳腺组织较厚，回声增粗、增强，腺体内可见单个或多个低回声肿块，边界光滑，后方回声无衰减或有轻度增强（图 6-1-17），CDFI 仅见少量点状或短棒状

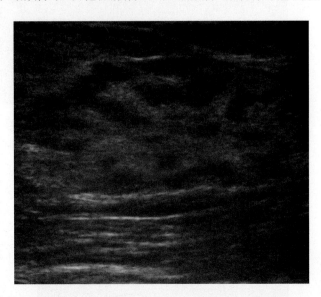

图为超声显像，显示腺体层增厚，结构紊乱，回声不均匀，呈"豹纹样"改变。

图 6-1-16　乳腺增生（患者，女，27 岁）

血流信号，阻力指数＜0.7；③ 乳腺组织回声增粗、增强，较为杂乱，内见单个或多个大小不等的无回声区，呈类圆形，后方回声增强（图 6-1-18），CDFI 示无回声区的内部和周边无彩色血流信号。

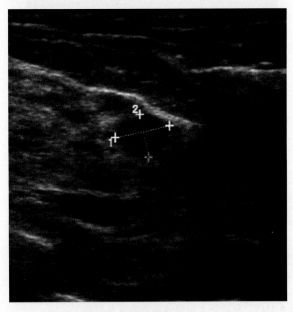

图为超声显像，显示腺体层增厚，结构紊乱，回声不均匀，其内可见低回声肿块。

图 6-1-17　乳腺增生（患者，女，57 岁）

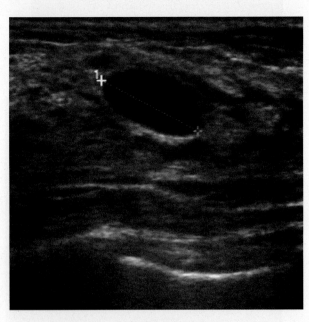

图为超声显像，显示腺体层增厚，结构紊乱，回声不均匀，其内可见无回声肿块。

图 6-1-18　乳腺囊性增生（患者，女，45 岁）

　　局灶性增生超声典型表现为边缘部分清晰的不均匀低回声肿块或边缘欠清的不均匀低回声区,伴或不伴有钙化,多无明显血流或少许点、棒状血流信号。超声对囊性增生中囊肿的显示具有明显优势,但对周围增生程度的判断不及 MRI,详见囊性病变章节。硬化性腺病近半数超声表现为肿块形态不规则、边缘模糊甚至成角、毛刺及蟹足状改变、阻力指数大于 0.7,与乳腺癌表现类似,应加以鉴别(图 6-1-12c)。与乳腺癌相比,乏血供及毛刺结构延续到病灶中央是硬化性腺病的特点。纤维瘤样增生超声多表现为肿块境界欠清无包膜,后方回声多无增强,借以与纤维腺瘤鉴别(图 6-1-8c~d)。

五、鉴别诊断

1. 乳腺癌

部分局灶性乳腺增生,其影像学表现类似于乳腺癌。乳腺癌发病年龄以中老年妇女为多,增生多发生于年轻女性。乳腺癌肿块不规则伴毛刺及微钙化灶多见,周围血管增粗、局部皮肤增厚及内陷、腋窝淋巴结肿大等多见。

2. 局灶性纤维化

乳腺局灶性纤维化又称纤维性乳腺病,类似于假血管瘤样间质增生。常见于绝经期妇女,临床表现为坚硬的肿块,X 线局灶性纤维化可表现为境界清楚或不规则的肿块或局灶性非对称影。病理由致密的胶原基质构成伴散在腺体组织或血管成分。

六、治疗原则

本病的治疗方法很多,但疗效均不满意。部分患者可随卵巢功能的自我调节或绝经而自愈。对于诊断明确的乳腺增生患者应坚持长期随访。乳腺增生的存在,能够掩盖新生癌肿的发现,所以强调广大妇女应坚持定期做乳腺的自我检查和定期到医院做专科检查。临床症状轻微者可不需药物治疗。乳腺增生患者应减少甲基黄嘌呤化合物如咖啡因、可可碱、巧克力和可乐饮料的摄入,因为这些物质可增加血液循环中儿茶酚胺的释放,加重症状。

1. 药物治疗

可供选择的药物很多,但疗效均不十分满意,国外对乳腺增生的治疗以激素类药物和维生素类药物为主,而国内多采用各类中成药制剂。药物治疗对多数患者可以缓解疼痛,部分患者肿块可缩小甚至消失。

2. 手术治疗

本病一般不主张行手术治疗,因包块切除不能起到治疗作用。除引起乳腺胀痛不适外,病变本身对机体并无严重危害,危害主要是其潜在的癌变趋势。故在诊断明确时,应尽量采用非手术方法治疗。对于诊断不十分明确的,应选用穿刺细胞学检查以明确诊断。

手术的目的主要是明确诊断,一般采用局部切除或区段切除术,不宜贸然切除乳房;对高度怀疑癌变的病例应行术中冷冻切片检查。仅在以下几种情况下可考虑手术治疗。

(1) 年龄大于 50 岁才出现乳房明确的肿块,病变较硬、局限,表面不光滑者。

(2) 重度增生伴单个或多个肿块,MRI 显示为肿块伴强化及超声显示肿块伴血流者。

(3) 乳腺摄片见单处或多处钙化灶伴局部密度增高和导管扩张者。

(4) 影像检查提示病变生长活跃,不能排除恶变或合并恶性肿瘤可能者。

(5) 症状严重,影响患者工作生活且久治无效者。

(6) 患者因怀疑自己的乳房肿块是恶性而导致思想负担沉重,强烈要求手术且反复劝说无效者。

除了上述治疗方法，一些其他的治疗方式，如激光治疗、微波治疗、针灸治疗及外用药的应用，近年来都做了一些尝试，取得了一定的疗效，但也有一些学者认为：对乳房局部的物理或药物刺激有可能导致组织恶变。总之，乳腺增生的治疗方法虽然很多，但由于其疗效均不确切，药物不良反应大，因此在选择治疗方法时应慎重考虑。应耐心地向患者解释本病的发展及转归，消除患者的紧张情绪，对高危患者应进行定期随访。

参考文献

［1］Oztekin PS，Tuncbilek I，Kosar P，et al. Nodular Sclerosing Adenosis Mimicking Malignancy in the Breast：Magnetic Resonance Imaging Findings. The Breast Journal，2011；17（1）；2011；95～97

［2］侯莹林，礼务，薛恩，等. 超声对乳腺硬化性腺病的诊断与鉴别诊断价值. 中华超声影像学杂志，2014；10（23）；889～892

［3］姚洁洁，詹维伟，朱樱，等. 超声诊断乳腺硬化性腺病的价值. 中华医学超声杂志，2014；11（6）；456～460

［4］Lindaa A，Zuiania C，Londeroa V，et al. Magnetic resonance imaging of radial sclerosing lesions（radial scars）of the breast. European Journal of Radiology，2012；81；3201～3207

（刘万花　潘淑淑）

第2节　乳腺不典型增生

一、概述

乳腺不典型增生包括不典型导管增生（atypical ductal hyperplasia，ADH）及不典型小叶增生（atypical lobular hyperplasia，ALH），两者发生几率类似。不典型增生被认为是一种肿瘤性的病变，是一种介于乳腺普通增生与原位癌之间的交界性病变，不典型增生呈现一定的原位癌形态，但尚不足以诊断。不典型增生是高危的良性病变，终生患癌的几率15％～20％，年轻患者几率更高。提高对不典型增生的诊断水平，对乳腺癌的二级预防有着重要的临床价值。

乳腺各种类型上皮的不典型增生与乳腺浸润癌的发生有一定的相关性，单纯增生或轻中度增生（Ⅰ级组）发展成癌的几率与同龄正常人组相同，高度增生及轻中度不典型增生（Ⅱ级组）比Ⅰ级组增大1倍，重度不典型增生（Ⅲ级组）比前一组增加4～5倍，原位癌（Ⅳ级组）发展成为浸润癌的几率是正常人的8～10倍。

不典型增生在活检良性病变中的伴发率约10％。乳腺癌旁Ⅱ～Ⅲ级乳腺不典型增生的发生率很高，约75％导管内癌旁伴发高级别不典型增生，且癌灶越早期，不典型增生程度越重，其与主癌灶有移行现象，提示乳腺不典型增生是癌前病变在形态学上的反映，乳腺癌多在这些广泛增生活跃性病变基础上产生。

二、临床表现

乳腺不典型增生发病年龄 40～60 岁,乳房出现不规则疼痛,乳房内可触及团块、条索或结节状肿块,边界欠清,皮肤及乳头形态无改变,无明显腋下淋巴结触及。部分患者表现乳头溢液。

三、病理表现

根据 Page 于 1985 的病理诊断标准:乳腺不典型导管增生为受累导管扩张,并充满具有筛状腔隙或微乳头形成等复杂结构的上皮细胞。不典型小叶增生为末梢腺小叶扩张并充满小圆形或多角形细胞,腺腔消失。

组织病理:不典型增生形式表现为筛状、乳头状、实性、腺管状;管径扩大,细胞体积增大,细胞伴有异型,排列极性紊乱;出现特殊增生细胞,如亮细胞、小细胞、梭形化细胞。

免疫组化:Ki67 作为细胞核增殖活性的蛋白标记与乳腺不典型增生存在一定的相关性。

根据增生程度将不典型增生分为 3 级。Ⅰ级:导管或腺泡上皮细胞增生多于 2 层而少于 4 层,分化良好;Ⅱ级:上皮细胞增生超过 4 层,突向管腔内,相互桥接或充满管腔,但极性存在,伴有轻度异型性;Ⅲ级:导管扩张,细胞簇集成乳头状或完全充满管腔,排列紧密,有明显异型性。Ⅰ级为一般性增生,Ⅱ级与Ⅲ级为不典型增生。

病理不典型增生与原位癌的鉴别有时较为困难,鉴别点:① 坏死为诊断原位癌的依据之一;② 肌上皮细胞消失为诊断原位癌的依据之一;③ 核分裂为原位癌的标志;④ 次级腺泡存在,细胞排列呈流水样,成团的泡沫细胞及大汗腺化生为良性增生的标志。

目前病理诊断也采用导管上皮内瘤变这一概念,以描述导管上皮增生到导管内癌的过程,导管上皮内瘤变与以前病理有关诊断的名称对应关系如下:普通导管增生(UDH)名称未变;导管上皮内瘤变 1A 级(DIN 1A)对应以前的平坦型上皮不典型增生;导管上皮内瘤变 1B 级(DIN 1B)对应以前的不典型导管增生(ADH);导管上皮内瘤变 1C 级(DIN 1C)对应低级别导管内癌(DCIS 1 级);导管上皮内瘤变 2 级对应中级别导管内癌(DCIS 2 级);导管上皮内瘤变 3 级对应高级别导管内癌(DCIS 3 级)。

四、影像表现

不典型增生有时与原位癌或乳腺增生的影像表现类似,鉴别诊断困难,且往往与乳腺癌、乳腺增生、乳头状瘤等多种病变并存。主要影像表现如下:

1. 钙化

细小多形性钙化是 FFDM 不典型增生最常见的表现,占 58%～88%。分布形态为成簇、段样或区域性。与导管内癌相比,不典型增生伴局部纤维腺体密度增高不甚明显且比较散在,钙化形态除了点状为主外,常伴少许短线状钙化(长径是短径的 2 倍)(图 6-2-1)。而导管内癌除了点及短线状钙化外,可能伴有少许线样钙化(长径是短径的 3 倍及以上)。部分不典型增生钙化表现与乳腺增生类似,仅为点状钙化伴局部散在纤维腺体密度增高或散在小肿块(图 6-2-2a)。超声和 MRI 对钙化型不典型增生诊断价值及病灶范围显示不如 FFDM,MRI 增强表现为多发点状、小肿块或局灶不均匀强化,超声表现为低回声小肿块,多无血流,类似乳腺增生(图 6-2-2b～c)。相当一部分以钙化表现的不典型增生,MRI 及超声显示阴性。

2. 肿块伴或不伴钙化

肿块是不典型增生的另一常见表现。肿块多呈圆形或卵圆形或略不规则形,边缘多欠清晰或部分清晰,无晕征,借以与良性肿瘤鉴别(图 6-2-3a)。肿块一般无典型毛刺征,不累及局部皮肤及乳头,淋巴结不肿大,借以与乳腺癌鉴别。MRI 和超声均可显示肿块有生长活跃的一些征象,从而提示不典型诊断。如肿块边缘模糊或部分模糊、形态略不规则、超声伴血流信号、MRI 动态增强曲线呈平台或流出型等(图 6-2-3b)。

3. 结构扭曲

结构扭曲为导管上皮细胞的实性、筛状、腺样、乳头状增生或腺泡"导管化",间质的纤维化,使腺管受压变形,排列紊乱所致。表现为从一点发出的条索状结构伴局部不同程度的纤维腺体密度增高或钙化(图 6-2-4)。

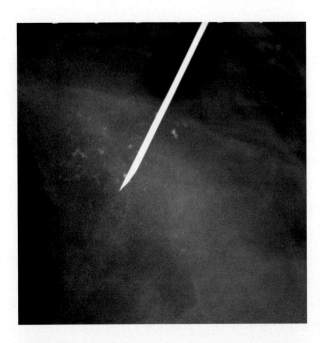

图为病灶术前定位局部放大相,显示成簇分布细小多形性钙化,钙化以点状为主,部分为短线状。

图 6-2-1 左乳外上不典型增生(患者,女,46 岁)

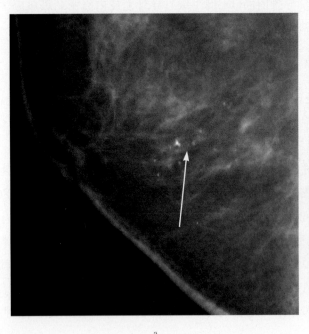

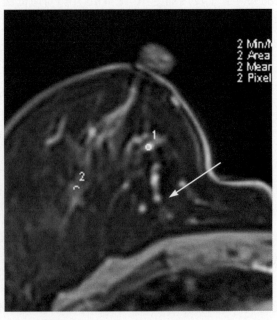

a

b

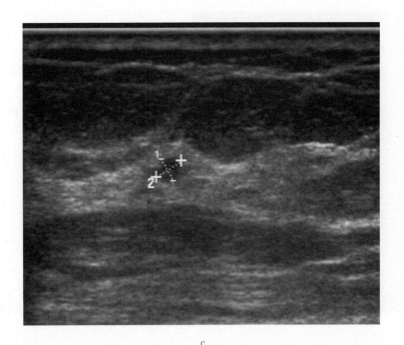

c

a 为 MLO 位病灶局部放大相,显示段样分布点状钙化伴局部散在高密度小肿块。b 为 MRI 增强,显示内侧多发点状强化。c 为超声检查,仅显示低回声小肿块,无血流信号(c 为彩图)。

图 6-2-2　右乳内后导管上皮增生伴中度不典型增生(患者,女,57 岁)

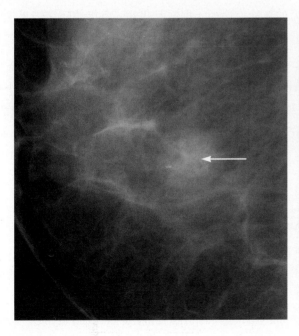

a

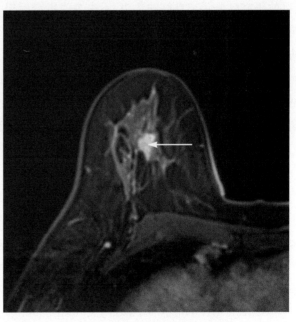

b

a 为 ML 位病灶局部放大相,显示边缘模糊伴小分叶肿块,内见微钙化。b 为 MRI 增强,显示形态略不规则肿块,呈稍不均匀强化。

图 6-2-3　右乳后下腺病伴不典型增生(患者,女,54 岁)

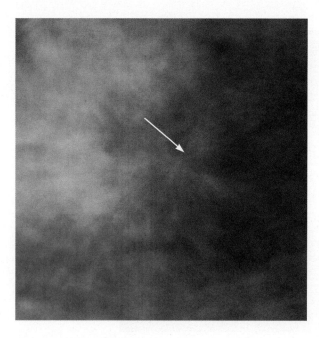

图为病灶局部放大相,显示从一点发出的条索状影,伴中心局部密度增高。

图 6-2-4　右乳外上不典型增生(患者,女,46 岁)

五、治疗原则及预后

乳腺不典型增生的处理原则:主张以手术切除活检为主,Ⅰ级不典型增生切除活检后可无需再做特殊处理;Ⅱ级不典型增生需密切随访追踪,每隔 6 个月定期行 X 线检查;对Ⅲ级不典型增生,由于与原位癌有移行,仍以乳腺单纯切除较为稳妥。Ⅰ级、Ⅱ级不典型增生配合中医药治疗,阻断和逆转其发展为癌的可能,目前研究已显示出良好的势头,不失为值得今后努力的新治疗途径。据文献报道,25 年的随访结果显示不典型增生发展成为乳腺癌的累积发生率为 27%~30%。作为乳腺癌高危因素之一,注意随访、适当药物预防,甚至 MRI 补充筛查是预后的关键。

需要强调的是,不典型增生活检病理多数存在低估问题,因此目前有文献报道对真空活检诊断为不典型增生的病例,可根据病灶范围采用不同的处理方案:对≥2.1 cm 病灶应手术切除;<0.6 cm 并于活检时完全切除病灶者随访即可,介入两者之间病灶应根据情况综合处理。

参考文献

[1] Page DL, Dupont WD, Rogers LW, et al. Atypical hyperplastic lesions of the female breast. A long-term follow-up study. Cancer,1985;55(11):2698~2708

[2] Hartmann LC, Degnim AC, Santen RJ, et al. Atypical Hyperplasia of the Breast—Risk Assessment and Management Options N Engl J Med,2015;372(1):78~89

[3] Hoang JK, Hill P, Cawson JN. Can mammographic findings help discriminate between atypical ductal hyperplasia and ductal carcinoma in situ after needle core biopsy? The Breast,2008;17:282~288

[4] Caplain A, Drouet Y, Peyrond M, et al. Management of patients diagnosed with atypical ductal hyperplasia by vacuum-assisted core biopsy: a prospective assessment of the guidelines used at our institution. AJR,2014;208:260~267

(刘万花　潘淑淑)

第7章 乳腺良性肿瘤

第1节 乳腺纤维腺瘤

一、概述

乳腺纤维腺瘤(fibroadenoma，FA)是乳腺的常见良性肿瘤，是青春期及年轻妇女的常见病，占年轻女性所有乳腺肿瘤的 75%，占经前妇女乳腺肿瘤 20%，绝经后妇女乳腺肿瘤 10%。起源于乳腺末梢导管小叶单位。单发常见，有 15% 的病例表现为双乳多发。临床有男性纤维腺瘤报道。病因不明，多数学者认为与内分泌紊乱及精神因素有关。好发于性功能旺盛时期，主要由于雌、孕激素分泌失衡，雌激素绝对或相对升高，而孕激素绝对或相对降低，致使孕激素不能制约雌激素对乳腺组织的过度刺激。部分患者血中泌乳素异常增高，可能刺激乳腺组织增生。绝经后妇女乳腺纤维腺瘤的发生常与激素替代治疗有关。某些能引起雌激素水平增高的疾病，如甲亢、肝病、卵巢肿瘤、肾上腺疾病和一些药物等，都可能导致纤维腺瘤的发生和进展。有文献报道肾移植后使用免疫抑制剂 CyclosporineA 可导致单侧或双侧乳腺或副乳的单发或多发纤维腺瘤。

乳腺纤维腺瘤癌变极为少见，据大宗病例报告，恶变率约为 0.038%~0.125%。有学者认为，恶变的危险为累积性增加，也就是说，生长时间越长，恶变的概率越高。

纤维腺瘤切除后局部复发率为 4%~12.38%，甚至转变为叶状肿瘤。因此，术后定期随访具有重要意义。

二、临床表现及分类

乳腺纤维腺瘤常见于 20~30 岁青年女性，好发于外上象限。肿块多是唯一症状，生长缓慢，一般不伴有痛感，触诊光滑，移动度好，有一定的硬度或弹性，大小多为 1~3 cm，偶见巨大者，腋下淋巴结无肿大。纤维腺瘤与乳腺增生最显著的差异是增生的发病与情绪和月经周期有关，而纤维腺瘤的发病与月经周期相关不明显，临床纤维腺瘤与乳腺增生多共存。少数纤维腺瘤可发生迅速长大或梗死(梗死发生率约 0.3%~3.6%)，多见于妊娠、哺乳期或肿块细针抽吸活检术后，少数与口服避孕药有关，也有无明显诱因的自发梗死。梗死发生后表现为疼痛或触痛明显，类似炎症表现；肿块变硬，与周围组织粘连固定或乳头溢血，类似恶性表现。

临床分型:乳腺纤维腺瘤分为 3 型:

(1) 普通型纤维腺瘤:此型最多见，瘤体小，生长缓慢，一般 3 cm 以下。

(2) 青春期纤维腺瘤:是青春期常见病变，占青春期乳腺病理 67%~94%。发生于月经初潮期，临床少见，多见 11~14 岁，特点是生长较快，瘤体较大，可 1 年左右占满整个乳房，最大径 1~13 cm 不等。青春期纤维腺瘤易误为正常乳腺发育,快速生长的瘤体使乳房皮肤高度紧张,表浅静脉曲张,触诊时瘤体质硬,其旁可触及被挤压的、质地较软的腺体,乳头往往向腺体方向牵拉。

(3)巨纤维腺瘤:为长径大于5 cm的纤维腺瘤,约占所有纤维腺瘤的5%,青春期及中年女性均可发生,特点是生长较大,可达10 cm以上或更大,偶有肉瘤变,是导致年轻女性巨乳症最常见的原因。

三、病理表现

纤维腺瘤起源于末梢导管的小叶,是由上皮和间质构成。根据组成成分比例不同分为腺瘤、纤维腺瘤及腺纤维瘤。

(1)肉眼检查:切面呈灰色实性,质地较硬,可呈分叶状。依据间质中玻璃样变和黏液变性的程度不同而呈不同的外观,硬化性病变区可见钙化。

(2)组织病理:肿瘤间质和上皮混合增生形成2种不同的生长模式。管周型生长模式是间质细胞在导管周围呈环状增生。管内型生长模式是间质细胞增生将导管压成裂隙。复杂性FA中可出现纤维囊性变、钙化、硬化性腺病、大汗腺或鳞状化生、广泛肌上皮增生等。幼年型特征是间质细胞丰富,伴导管上皮增生。一些学者认为巨FA是幼年型纤维腺瘤的同义词,但其他学者认为巨FA是指长径大于5 cm的巨大纤维腺瘤。

(3)免疫组化:纤维腺瘤均有ER及PR的表达,提示纤维腺瘤的发生与雌激素及孕激素的刺激有关。

四、影像表现

1. FFDM表现

纤维腺瘤因内部组织成分及所处局部乳腺背景不同,FFDM表现有所差异。脂肪及散在纤维腺体型乳腺,肿瘤表现较为典型,呈圆形或椭圆形伴或不伴分叶,密度均匀,边缘清晰,多有晕环征(图7-1-1,图7-1-2a~7-1-3a)。肿瘤位于青春期或致密乳腺时,瘤体与周围腺体没有明确分界,这种情况在普通或模拟数字乳腺摄影中更为常见,诊断应结合临床触诊或超声检查,必要时加摄病灶点片帮助诊断。乳腺断层较二维成像能更好显示肿块边缘,大多能提供重要的诊断要点(图7-1-4),根据所处的腺体背景及构成成分不同,纤维腺瘤表现为高密度、略高密度或等密度(图7-1-5)。

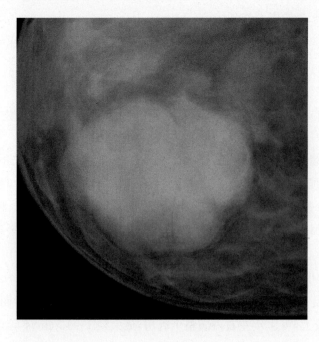

图为病灶局部放大相,显示高密度肿块影,边缘清晰伴分叶,可见透亮晕。

图7-1-1 右乳内上纤维腺瘤(患者,女,28岁)

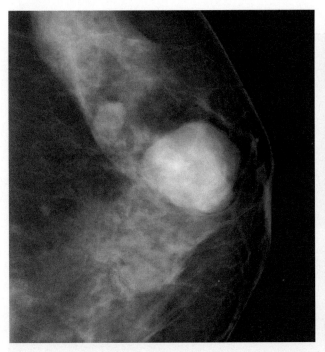
a

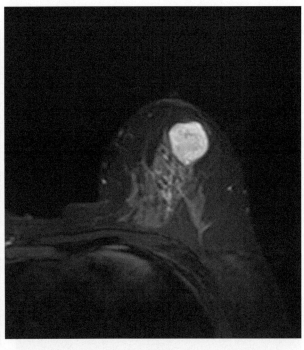
b

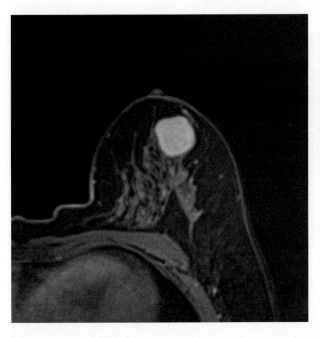
c

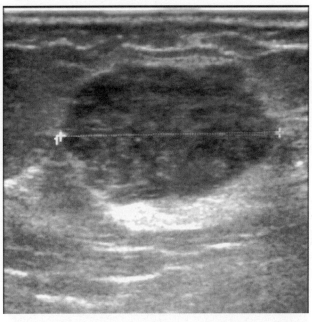
d

a 为病灶局部放大相,显示相邻两个境界清晰肿块影。b 为 MRI 压脂相,显示大肿块呈均匀高信号。c 为 MRI 增强,显示均匀强化。d 为超声成像,显示均匀低回声,平行位,边缘清晰,无血流信号(d 为彩图)。

图 7-1-2　左乳外上多发纤维腺瘤(患者,女,44 岁)

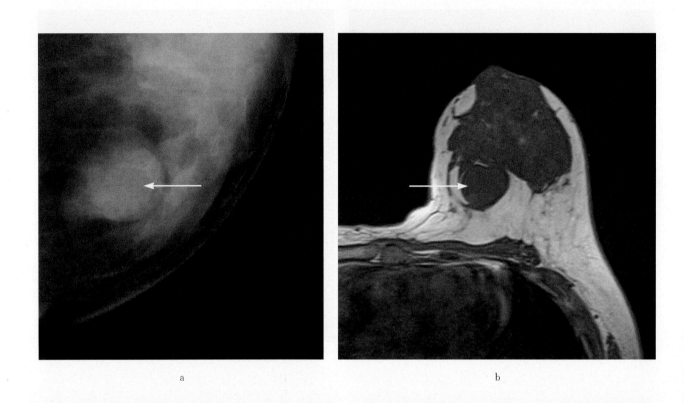

a   b

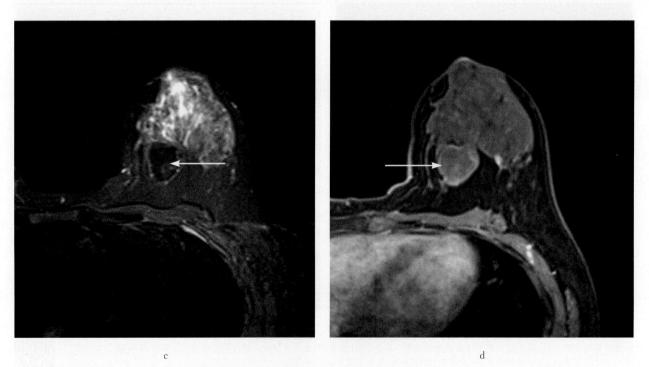

c   d

a为病灶局部放大相,显示境界清晰的肿块,边缘伴分叶及晕环征。b为T1WI,显示低信号肿块,边缘见受压的环状脂肪影。
c为压脂相,肿块呈低信号。d为MRI增强,显示无强化。

图7-1-3　左乳内上纤维腺瘤(患者,女,34岁)

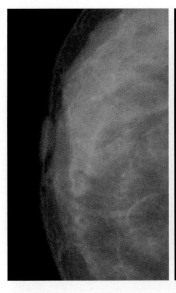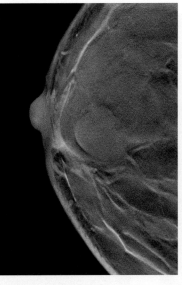

a   b

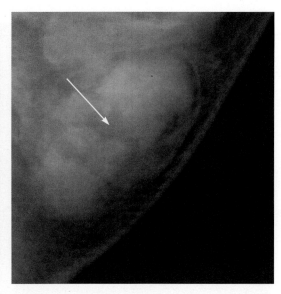

a 为二维病灶局部放大相,乳头后方偏内侧肿块显示不明显。b 为
三维断层,显示结节边缘清晰,容易提示良性肿块诊断。

图为病灶局部放大相,显示等密度肿块影,边缘由于局
部腺体致密显示欠清。

图 7-1-4 右乳内上腺病伴纤维腺瘤形成(患者,女,38 岁)

图 7-1-5 左乳后下纤维腺瘤(患者,女,42 岁)

大多数纤维腺瘤伴黏液变性及囊性退行性改变,如瘤体发生血运障碍可导致梗死,组织坏死后可因钙盐沉积而出现钙化。钙化有 3 型:① 粗大不规则钙化(或爆米花样钙化),此型最常见,可累及部分或全部病灶,这种特征多提示纤维腺瘤黏液变(图 7-1-6~图 7-1-9);② 瘤周钙化,表现为肿瘤边缘环形钙化,需与脂肪性囊肿钙化鉴别,前者钙化中心为实性密度而后者为低密度;③ 纤维腺瘤内微钙化,这种情况需警惕纤维腺瘤合并乳腺癌可能(图 7-1-10),并注意与乳腺癌鉴别。

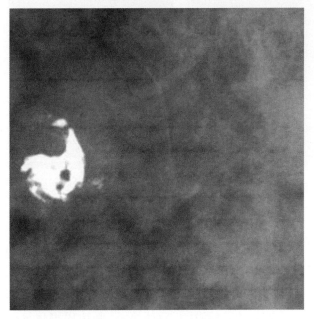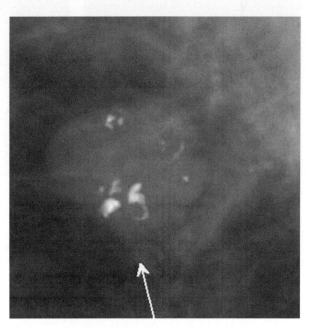

图为病灶局部放大相,显示边缘清晰肿块影,内见斑状
粗大钙化。

图为病灶局部放大相,显示边缘清晰肿块,内见粗大钙
化,部分呈爆米花样。

图 7-1-6 左乳后上纤维腺瘤(患者,女,55 岁)

图 7-1-7 右乳内上纤维腺瘤(患者,女,47 岁)

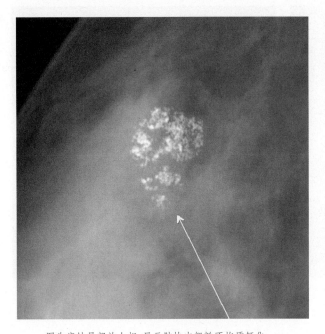

图为病灶局部放大相,显示肿块内粗糙不均质钙化。

图 7-1-8　右乳外上纤维腺瘤(患者,女,26 岁)

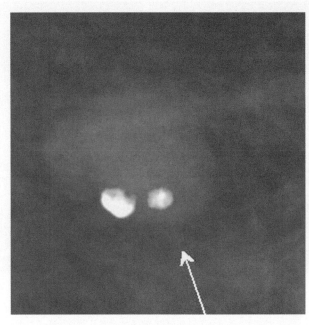

图为病灶局部放大相,显示边缘清晰的肿块影,其内见圆形粗大钙化。

图 7-1-9　右乳外上纤维腺瘤(患者,女,63 岁)

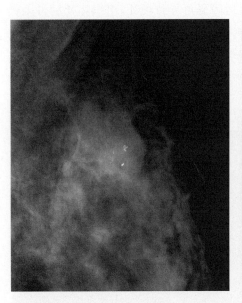

图为病灶局部放大相,显示肿块边缘模糊,其内见微钙化。

图 7-1-10　左乳外上纤维腺瘤(患者,女,44 岁)

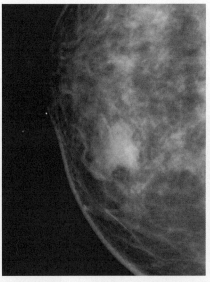

图为病灶局部放大相,显示不规则肿块影,部分边缘模糊。

图 7-1-11　右乳内上纤维腺瘤(患者,女,45 岁)

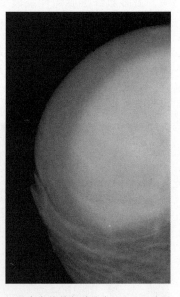

图为病灶局部放大相,显示巨大肿块,边缘清晰,有透亮晕征。

图 7-1-12　右乳外上青春期纤维腺瘤(患者,女,13 岁)

　　不典型纤维腺瘤需要与恶性肿瘤鉴别。① 不典型纤维腺瘤表现为肿块形态不规则或边缘模糊(图 7-1-11),考虑原因如下:肿瘤正处于生长过程中,包膜尚未完全形成;肿块与腺体重叠;肿块周围伴导管上皮增生;患者月经来潮,乳腺明显充血水肿。② 不典型纤维腺瘤表现为肿块内伴微钙化,考虑原因为:纤维腺瘤生长达一定时期后,有一段静止期,静止期间,肿瘤内可发生退行性改变,在其中央与周围形成多枚微钙化(图 7-1-10),这种钙化易误认为癌钙化。纤维腺瘤的微钙化形态相对单一,多呈圆点状,且肿块边缘多清晰,而乳腺癌钙化形态多样为其特点,肿块边缘模糊,伴或不伴毛刺。

青春期纤维腺瘤,多表现为巨大肿块,短期内迅速生长,甚至占据整个乳腺,边缘清晰,可有分叶,多有包膜(图 7-1-12)。

巨纤维腺瘤:青春期或成人纤维腺瘤均可表现为肿块巨大,两者 FFDM 表现类似,肿块多大于 5 cm,边缘清晰或部分清晰。

2. MRI 表现

纤维腺瘤的 MRI 表现通常与其组织成分有关。典型表现为圆形或卵圆形肿块,边缘多伴分叶,境界清晰,T1WI 呈均匀低或等信号,T2WI 依据瘤内细胞、纤维成分及水的含量不同而呈不同的信号强度,以均匀或不均匀高信号多见:细胞少、胶原纤维多及瘤体钙化者,T2WI 呈低或等信号(图 7-1-3c);细胞多或黏液性变者,T2WI 呈高信号(图 7-1-2b)。动态增强扫描,典型表现为均匀或稍不均匀强化或由中心向外围扩散的离心样强化(图 7-1-2c),部分表现为不均匀强化(图 7-1-13~图 7-1-14),梗死时呈环状强化,以纤维成分为主时,病变无明显强化(图 7-1-3d)。约 64% 的纤维腺瘤内可见胶原纤维形成的分隔,T2WI 及 STIR 呈低或中等线样信号,增强分隔不强化(图 7-1-15)。大多数纤维腺瘤(80%)呈流入型曲线。少数可呈快速显著强化,流出型曲线,类似乳腺癌表现,需结合病变形态综合诊断。复杂纤维腺瘤可出现囊性变,发生率占纤维腺瘤的 2.9%。

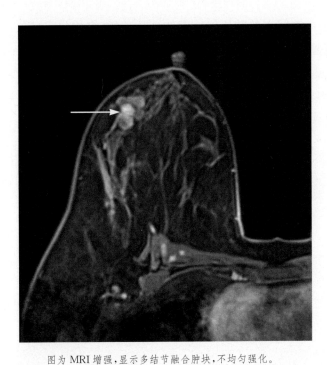

图为 MRI 增强,显示多结节融合肿块,不均匀强化。

图 7-1-13　右乳外上纤维腺瘤(患者,女,35 岁)

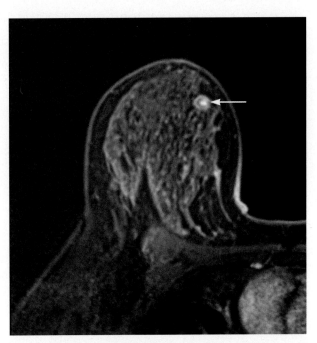

图为 MRI 增强,显示肿块呈不均匀强化,类似乳头状瘤或乳腺癌的不均匀强化。

图 7-1-14　右乳内上纤维腺瘤(患者,女,36 岁)

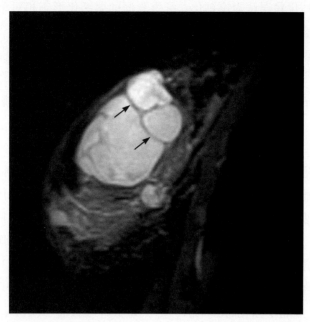

图为 MRI 增强,显示巨大强化肿块影,边缘光整,其内见多条不强化的低信号分隔线。

图 7-1-15　右乳内上纤维腺瘤(患者,女,28 岁)

3. 超声表现

单纯纤维腺瘤典型超声表现为圆形、椭圆形低回声或等回声的肿块伴或不伴分叶,回声多均匀或稍欠均匀,边界清晰,部分有包膜回声,后方回声正常或轻度增强,可见侧方声影,彩色多普勒显示肿块多无或少许血流信号,弹性多为蓝绿混合表现,Tsukuba 评分 2 或 3(图 7-1-2d,图 7-1-16)。超声对复杂性纤维腺瘤的诊断更具价值,呈现回声不均,囊性回声,边缘不规则,血流丰富,动脉阻力指数及流速峰值较高,弹性评分 4 或 5 等(图 7-1-17,图 7-1-18)。如有钙化,后方可有声影或声衰减。

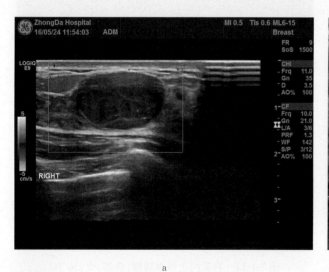
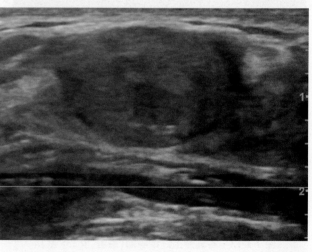

| a | b |

a 为彩色多普勒,表现为境界清晰低回声肿块,内部略不均匀伴少许血流信号。b 为弹性超声成像,显示肿块较软,呈蓝绿混合表现。以绿色为主,评分 2 分(a 和 b 为彩图)。

图 7-1-16　右乳外后纤维腺瘤(患者,女,26 岁)

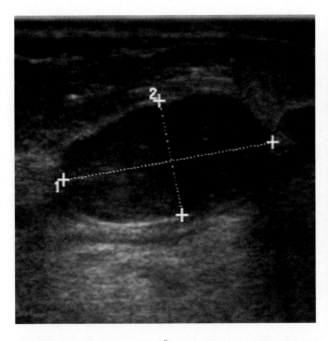
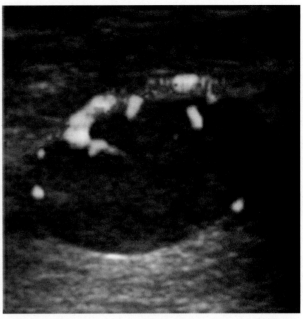

a   b

a 为灰阶超声显像,显示边缘清晰的低回声肿块,内部回声均匀,后方回声略增强,并见包膜,平行位。b 为彩色多普勒,显示血流丰富(b 为彩图)。

图 7-1-17　右乳外上纤维腺瘤(患者,女,47 岁)

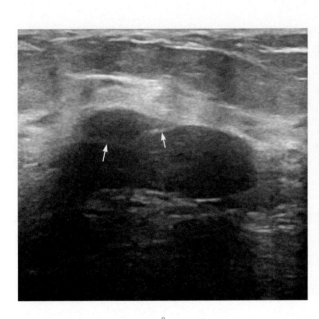
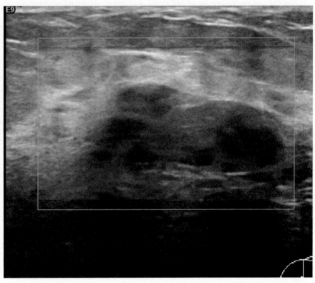

a   b

a 为超声成像,显示低回声肿块,内见少许高回声分隔,边缘清晰,平行位。b 为弹性超声,显示蓝绿混合,以蓝色为主,评分4 分(b 为彩图)。

图 7-1-18　左乳后上纤维腺瘤(患者,女,47 岁)

　　纤维腺瘤恶变或伴发癌的发生率很低,多见于老年及复杂性纤维腺瘤,多为导管内癌及小叶内癌。出现下列情况,应警惕恶变或伴发乳腺癌的可能:圆形或卵圆形肿块伴多形性微钙化、随访过程中肿块边缘出现不规则、新的、多形性及线样微钙化,钙化区域 MRI 呈快速早期强化、流出型曲线、超声低回声肿块伴边缘模糊及丰富的血流信号。

五、鉴别诊断

1. 乳腺癌（breast cancer）

典型乳腺癌与纤维腺瘤鉴别容易，但是有些不典型乳腺癌表现为境界清晰，甚至呈现出完整或部分晕征，与纤维腺瘤鉴别困难，多见于老年非特殊类型乳腺癌、黏液腺癌、髓样癌及乳头状癌等。鉴别时要综合考虑，乳腺癌的发病年龄偏大，肿瘤生长没有自限，与周围组织有粘连，肿块质地硬，形态不规则，常伴有皮肤橘皮样改变和乳头内陷并有淋巴结转移。X 线表现肿块呈高密度，边界多模糊有分叶，即使表现为晕征，多不完整，可伴微钙化及局部血管异常（增粗或增多）。纤维腺瘤发病年纪轻，肿块边界光滑，压迫周围脂肪出现透明晕，透明晕范围多数超过肿块边缘的 75%，FFDM 显示中等均匀密度，如果伴有钙化，多为粗大钙化，透过病灶有时可见血管及小梁结构，这种密度特点可与恶性肿瘤鉴别，因为恶性肿瘤的密度比腺体高，不能透过病灶见到血管及小梁结构。乳腺癌 MRI 动态增强扫描，强化方式多由周边向中心渗透，呈向心样强化或不均匀强化，流出型曲线。

2. 乳腺囊肿（breast cyst）

乳腺纤维腺瘤及囊肿 FFDM 均呈圆形、椭圆形等形态，有文献曾对囊肿及纤维腺瘤的 5 种特征进行了对比分析（包括形态、边缘、肿块密度、有无钙化、病灶数目），显示两者无明显的统计学差异。下列征象可提供鉴别：纤维腺瘤常有分叶，钙化多发生在肿瘤中央，呈粗大爆米花状或形态不规则钙化，多见于青年女性，多发者散在分布。乳腺囊肿钙化多位于周围呈环状，多发于中老年女性，多发者常有相互融合的趋势。

3. 乳腺叶状肿瘤（phyllodes tumor，PT）

巨大纤维腺瘤尤其伴分叶时，需与叶状肿瘤鉴别。叶状肿瘤临床少见，据统计约占纤维腺瘤的 2%～3%。下列几点可供鉴别：临床持续生长或迅速长大、发病年龄大（约 40～50 岁）、体积往往较大、密度比纤维腺瘤高、超声显示圆形囊变或裂隙征多提示叶状肿瘤。

六、治疗原则

（1）对婚前女青年纤维腺瘤，如体积较小可暂行观察，小叶增生的纤维化结节，经适当治疗或自行消退，如有增大，则行手术处理。

（2）对婚后女青年纤维腺瘤，应尽早行纤维腺瘤切除术，以免妊娠期激素刺激而增大。

（3）对哺乳期已明确的纤维腺瘤，则不宜在哺乳期摘除，否则大量乳汁自手术创面溢出，易引发感染，创口不易愈合。

（4）更年期后纤维腺瘤，尤其复杂纤维腺瘤，应尽早活检或手术，以防恶变或合并乳腺癌。

（5）青春型纤维腺瘤，一旦确诊，应尽早手术，以解除对正常发育腺体的压迫。

（6）妊娠期纤维腺瘤，如果肿瘤突然快速生长，应尽快手术切除，以防恶变，手术应选择妊娠 3～6 个月内进行，以免诱发流产，其他患者应尽量延后手术至产后，一是因为产后病灶有可能消退，二是因为手术对怀孕不利。

参考文献

[1] Kato F，Omatsu T，Matsumura W，et al. Dinamic MR Findings of Ductal Carcinoma in Situ winthin a Fibroadenoma. Magn Reson Med Sci，2011；10（2）：129～132

［2］Park EK，Cho KR，Seo BK，et al. Radiologic Findings of Ductal Carcinoma in Situ Arising With in a Juvenile Fibroadenoma：Mammographic，Sonographic and Dynamic Contrast Enhanced Breast MRI Features. Iran J Radiol，2015；12（2）：e17916

［3］Ciftci1 I，Sekmenli1 T，Ozbek S，et al. Inframammarial Giant Fibroadenoma Removing and a Nipple-sparing Breast Reconstruction in an Adolescent：A Case Report. Prague Medical Report，2015；（116）：161～166

［4］Skenderi F，Krakonja F，Vranic1 S. Infarcted fibroadenoma of the breast：report of two new cases with review of the literature. Diagnostic Pathology，2013；8：38

［5］Rjosk-Dendorfera D，Reub S，Deaka Z，et al. High resolution compression elastography and color doppler sonography in characterization of breast fibroadenoma. Clinical Hemorheology and Microcirculation，2014；58：115～125

［6］Wiratkapun C，Piyapan P，Lertsithichai P，et al. Fibroadenoma versus phyllodes tumor：distinguishing factors in patients diagnosed with fibroepithelial lesions after a core needle biopsy. Diagn Interv Radiol，2014；20：27～33

（刘万花　邢　炯）

第 2 节　乳腺脂肪瘤

一、概述

乳腺脂肪瘤（lipoma）是较少见的良性肿瘤，瘤周围有一层薄的结缔组织包膜，内有被结缔组织束分成叶状成群的正常脂肪细胞。该病好发于 30～50 岁且乳房较大脂肪丰富的女性，一般为单发，男女之比为 1:12，肿瘤生长缓慢。脂肪瘤的发生原因目前尚不清楚，几个假设的理论包括基因作用、内分泌及代谢和外伤因素等，在激素的刺激下脂肪瘤可长大，外伤后脂肪瘤多发生于外伤后的 2～12 个月，是继发于筋膜损伤后深部脂肪组织的疝出及移位所致，为假性脂肪瘤。

二、临床表现及分类

乳腺脂肪瘤临床表现与体表其他部位的脂肪瘤无异，为乳房皮下单发或多发肿块，生长缓慢，多数无任何临床不适，触诊肿瘤质地柔软，易变形，境界清楚，推压可移动，少数可伴明显触痛，部分表现与结节性乳腺增生相似，肿瘤常呈圆形、卵圆形或分叶状，极少发生恶变，长径 3～5 cm，少数达 10 cm 以上。如果脂肪瘤与周围组织粘连，肿瘤内又合并钙化，肿块表面皮肤有轻微橘皮样改变时，应与恶性病变鉴别。

脂肪瘤按组织结构分为：纤维腺脂肪瘤和间质性脂肪瘤。纤维腺脂肪瘤实属错构瘤类，肿瘤实际上由上皮及间质两种成分以不同的比例混合而成，以上皮为主的称为腺性错构瘤，以纤维成分为主称为纤维性错构瘤，以脂肪组织为主称为腺脂肪瘤，另外还有血管脂肪瘤、梭形细胞脂肪瘤、冬眠瘤和软骨脂肪瘤等等。纤维腺脂肪瘤含大量腺上皮组织、小叶结构和少量的纤维组织，而间质性脂肪瘤，由脂肪组织构成，好发于皮下和乳后脂肪间隙内。根据肿块在乳腺内深浅部位的不同,可分为浅层脂肪瘤、腺体间脂肪瘤、乳后间隙脂肪瘤。

三、病理表现

脂肪瘤与周围脂肪组织密度区别不大,可由于纤维组织的存在而发生一些改变,如玻璃样变或黏液样变,也可由于外伤而导致脂肪肉芽肿、脂肪囊性变及钙化等继发性改变。

四、影像表现

1. FFDM表现

典型乳腺脂肪瘤FFDM呈圆形、椭圆形或分叶状低密度影,肿块边界清楚光滑,包膜极薄,内有细条状分隔、少量腺体和导管结构,长轴往往与皮肤平行。如果病变较大时,周围组织可受压、移位致结构扭曲(图7-2-1a)。

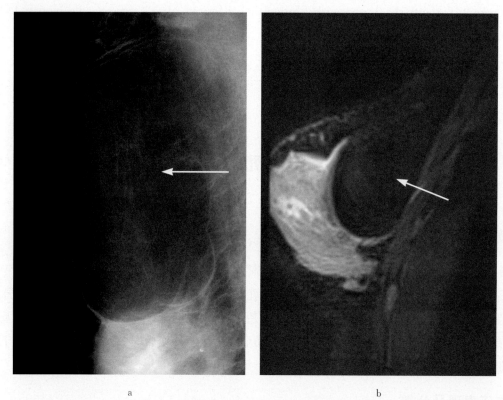

a   b

a为MLO位局部放大相,显示低密度肿块影,边界清楚呈分叶状,包膜极薄,肿瘤长轴与皮肤平行,周围组织
受压、移位。b为STIR矢状位显示右乳胸大肌前低信号影,边缘清晰。

图7-2-1 右乳外上巨大脂肪瘤(患者,女,40岁)

脂肪瘤的密度与其大小、发生部位等密切相关。发生于浅层的脂肪瘤多较小,有时尽管临床扪及明显有痛感或无症状的韧性肿块,常规摄影却显示不出肿块的形态,这是由于病变与皮下脂肪组织无明显的分界及密度差,因此需要加摄点片并仔细观察才能显示(图7-2-2),甚至部分患者仍然难以显示。FFDM的主要目的是鉴别肿块性质,以排除恶性病变。

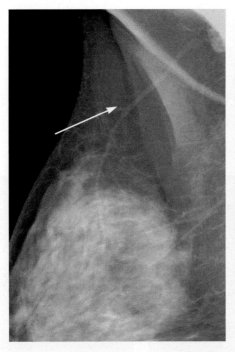

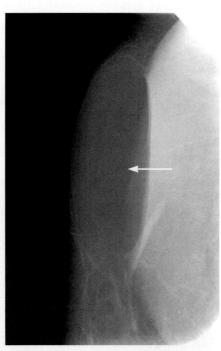

a 为 MLO 位局部放大相,病灶边缘全貌显示欠满意,b 为病变局部点片,清晰显示肿块边缘。

图 7-2-2　右腋部脂肪瘤(患者,女,36 岁)

a

b

发生于腺体内的脂肪瘤,由于肿块与正常腺体相重叠,密度较皮下或乳后间隙的脂肪瘤要高,表现为不均匀的圆形、卵圆形低密度肿块影,边缘可伴分叶,需要与积乳囊肿鉴别(图 7-2-3)。在脂肪型乳腺中,腺体间脂肪瘤只能见到包膜外形,对于无包膜、无占位的病变,X 线表现多为阴性,最易漏诊。

发生于乳后间隙的脂肪瘤,与腺体不重叠或较少重叠,则表现为均匀的低密度肿块影,多数瘤体较大,包膜完整,有时病灶后缘不能完全显示,而病变前缘显示清楚、光滑,周围的组织包括胸大肌会受压移位(图 7-2-1)。

发生于胸大肌内脂肪瘤表现为胸大肌内低密度影,边界清晰或不清晰,胸大肌可受压向周围移位。

如脂肪瘤内部发生过炎症或外伤,则脂肪瘤密度可增高。脂肪瘤偶见粗大钙化,钙化常为圆形、条形或斑片状。当脂肪瘤发生坏死时,脂肪组织内包含圆形钙化为其典型征象。国外文献报道,尽管脂肪瘤有令

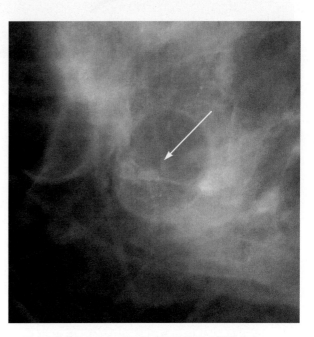

图为病灶局部放大相,显示圆形低密度影,由于腺体重叠,致肿块密度欠均匀。

图 7-2-3　右乳内后脂肪瘤(患者,女,40 岁)

人印象深刻的影像学表现,但如果瘤体过小或过大,或者发生在脂肪型乳腺内,脂肪瘤的检出率往往偏低,容易漏诊。因此对于两侧乳腺极不对称,FFDM 表现为脂肪密度的乳腺,不要完全认为是两侧乳腺退化不均衡所致,应警惕巨大脂肪瘤存在的可能,注意观察血管及乳腺组织有无受压移位以帮助诊断。

脂肪瘤恶变极为罕见,文献未见报道,我院遇到 1 例男性病例,右侧胸大肌内脂肪瘤发生恶变,详见脂肪肉瘤章节。

2. MRI 表现

典型脂肪瘤在 T1WI 和 T2WI 均呈高信号,脂肪抑制序列呈低信号,境界清晰,有包膜,其内无正常的导管、腺体和血管结构,信号均匀(图 7-2-1b),增强后脂肪瘤无强化。

3. 超声表现

乳腺皮下脂肪组织或腺体内可见卵圆形肿块影,界清,规则,有较完整的包膜回声,内部回声与正常脂肪组织回声相比,高到低的回声均可见到,内部可见细小的纤维性强回声,又称"栅栏样"回声,探头加压肿瘤可变形,瘤体周边及内部无或少许血流信号(图 7-2-4,图 7-2-5)。

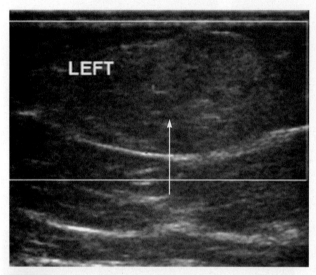

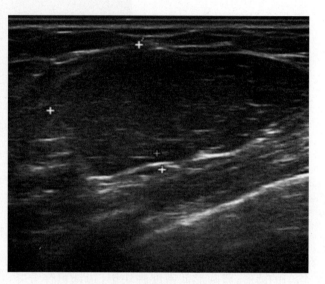

图为超声成像,显示皮下略高回声肿块,境界清晰,内见点状血流信号(图为彩图)。

图为超声成像,显示均匀等回声肿块影,境界清晰。

图 7-2-4 左乳脂肪瘤(患者,女,48 岁)

图 7-2-5 右乳内下脂肪瘤(患者,女,59 岁)

五、鉴别诊断

1. 不典型脂肪性肿瘤及分化好的脂肪肉瘤

当脂肪瘤含脂肪成分低于 75%、病灶大于 10 cm、其内分隔厚度大于 2 mm 或呈结节状、MRI 显示中到明显强化、T2 压脂显示局灶性高信号或非脂性结节等征象时,提示可能为不典型脂肪瘤或分化较好的脂肪肉瘤,应考虑活检或外科手术。

2. 创伤后油性囊肿(post traumatic oil cyst)

顾名思义外伤后油性囊肿,多与外伤、手术及放射治疗有关,触诊肿块较脂肪瘤质地硬,多与皮肤有粘连,除了见到低密度为主的病变外,周围可见数量不等的纤维条索影,可伴有局部皮肤增厚,利于明确诊断。

3. 含腺体少的纤维腺脂肪瘤(fibroadenolipoma)

纤维腺脂肪瘤又名错构瘤,是乳腺内较为罕见的良性肿瘤之一,由残留的乳腺管胚芽及纤维脂肪异常发育而成。错构瘤质软,多数由大量脂肪组织构成,含腺体较少的纤维腺脂肪瘤临床及 X 线表现均与脂肪瘤相似。错构瘤的特征是在密度减低的基础上出现中等密度影,表现如"水中之岛"。对不均匀低密度脂肪瘤,应该加照局部点压片或病变切线位,排除病变周围重叠组织,以确定病变内有无腺体组织帮助鉴别诊断。如果病变内部密度不均匀,有中等密度腺体组织,则为纤维腺脂肪瘤,若表现均匀低密度影则为腺体间脂肪瘤。

六、治疗原则

一般情况下，小的脂肪瘤采用保守治疗，对较大或生长较快者可行手术切除，切除后不易复发。对多发脂肪瘤病，诊断明确且不影响美观和功能者允许观察。

参考文献

[1] Ayyappan AP, Crystal P, Torabi A, et al. Imaging of Fat-containing Lesions of the Breast：A Pictorial Essay. J Clin Ultrasound,2013;41:424～433

[2] Eriksen BO, Hoffmann J. Lipoma of the breast：a diaonostic dilemma. The breast,2004;13:408～411

[3] David LR,DeFranzo A, Marks M, et al. Posttraumatic pseudolipoma. J Trauma,1996;40:396～400

（刘万花　邢　炯）

第3节　乳腺错构瘤

一、概述

乳腺错构瘤(hamartoma)又称为纤维腺脂肪瘤、脂肪纤维腺瘤或腺脂肪瘤。1971 年由 Arrigoni 等首先报道。错构瘤是由不同数量的腺体,脂肪及纤维组织构成,临床上比较少见。发病率为 0.1%～0.7%,占乳腺良性肿瘤 4%～8%。错构瘤发生的年龄范围为 15～88 岁,多见于绝经前 40～50 岁妇女,单侧乳腺发生常见,无创伤史。好发于近皮肤部,易于触诊。瘤体切除后一般不复发,预后良好。瘤体内可见小叶及导管结构,具有分泌乳汁功能,是该病的独有征象,其他乳腺肿瘤多缺乏小叶及导管,无乳汁分泌功能。目前发病机制尚不明确,有人假设与泌乳有关或为胚胎发育异常所致,普遍认为错构瘤是一大类先天性发育障碍所引起的肿瘤样病变,主要表现为局部组织生长过多、结构错乱,国内曾有人利用免疫组织化学技术证实与雌激素水平有关。错构瘤内发生乳腺癌也时有报道。近年来,随着乳腺癌筛查工作的广泛实施,以及广大妇女健康体检意识的提高,乳腺错构瘤病例明显增加。乳腺错构瘤因其所含成分多为正常乳腺组织,极易被误诊或漏诊。乳房 X 线检查是最好的术前检查方法。

二、临床表现

乳腺错构瘤多数无明显的临床症状,少数可有局部疼痛及乳头溢液。以形成肿块为特点,好发生于外上象限和乳晕后区,多为单发,也有少数异位乳腺发生错构瘤的报道。肿块生长缓慢,病程 1～3 年居多,到一定程度多自行停止生长或明显减慢生长速度。触诊肿块光滑,多为圆形、椭圆形,边界清楚,可移动,无压痛,脂肪为主体者质软,压迫时易变形,富有弹性,纤维腺体为主或伴钙化者质地较硬。肿物长大时可改变乳房的外形,大小范围 2～4 cm,巨大错构瘤可达 20 cm。少数瘤体与周围组织粘连,使皮肤出现橘皮样改变,外表酷似恶性肿瘤。

三、病理表现

乳腺错构瘤组织学由腺体组织、纤维间质及脂肪组织以不同比例构成,偶尔伴囊性变。错构瘤内小叶及导管的存在有助于与纤维腺瘤鉴别。

依据组织学成分所占比例不同将乳腺错构瘤分为 3 型:① 腺性错构瘤:乳腺小叶为主要成分,大量良性增生的乳腺小叶间散布着少量的纤维和脂肪组织;② 纤维性错构瘤:增生的乳腺纤维组织为主要成分,大量囊样分布的纤维组织中散在少量脂肪及腺体组织;③ 脂肪性错构瘤:脂肪组织为主要成分,其间有少量的纤维及腺体组织。瘤块内常见腺病样结构和正常乳腺实质,形成结节状形态。间质内常见到导管和腺小叶区域,其中混有不同程度的纤维组织和毛细血管。偶见间充质化生形成的平滑肌瘤样或软骨瘤样成分。增生的纤维组织常发生灶性透明性变,部分可发生钙化。瘤体向外挤压相邻组织,但与瘤周组织界限清楚,乳腺错构瘤是否有包膜,尚存异议。

部分文献将错构瘤分为 4 型:① 纤维性错构瘤;② 腺性错构瘤;③ 软骨性错构瘤;④ 平滑肌错构瘤。新版(2003)WHO乳腺瘤组织学分类将其分为 3 个类型,即腺脂肪瘤、腺冬眠瘤和肌样错构瘤。

四、影像表现

1. FFDM 表现

乳腺错构瘤的影像表现决定于脂肪、腺体与纤维结缔组织的构成比。典型 FFDM 表现为圆形、卵圆形或分叶状肿块,境界清晰,内部含有脂肪及致密纤维组织,呈混合密度肿块,有"乳腺中乳腺"之称,周围环绕假包膜,在低密度的基础上出现密度不均是本病的特征(图 7-3-1)。混合密度的肿块有时类似正常乳腺组织,容易导致漏诊,尤其位于皮下的错构瘤。仔细双侧对照,甚至需要局部点片,是防止漏诊的关键(图 7-3-2a)。有时瘤体可巨大,几乎占据整个乳腺(图 7-3-3)。乳腺错构瘤肿块可伴有钙化,钙化表现为不定形、圆形或斑块状,类似纤维腺瘤钙化(图 7-3-4)。

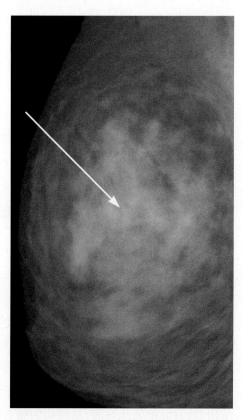

图为 MLO 位局部放大相,显示混合密度肿块影,边缘部分清晰,呈"乳腺中乳腺"表现。

图 7-3-1 右乳外上巨大错构瘤(患者,女,44 岁)

乳腺错构瘤的 FFDM 表现分 3 型:① 脂肪型:瘤体以脂肪成分为主,表现为低密度肿块,内可见散在少量纤维腺体,在肿块内形成小结节和絮状影,呈"浮冰"样改变,有时其内可见致密分隔(图 7-3-5)。② 致密型:以纤维腺体成分为主或平滑肌性错构瘤,表现为致密肿块影,瘤体呈等或高密度肿块,其内夹杂少量脂肪组织,形成小的透亮区,境界清晰或部分欠清(如图 7-3-1,图 7-3-3)。③ 混合型:以纤维腺体和脂肪多种成分组成,相间分布,FFDM 表现为高低密度不等的混杂密度肿块影,此型最常见,为本病的典型 X 线表现,称之为"腊肠切片"表现(图 7-3-6)。乳腺癌(如导管内癌、浸润性导管癌及小叶癌)可起源于错构瘤内的腺体组织,尽管临床病例罕见,也需引起重视。错构瘤伴发乳腺癌的平均年龄为 56.5 岁。如果发现低密度肿块内出现恶性钙化或肿块边缘伴毛刺,应警惕错构瘤合并乳腺癌可能。

2. MRI 表现

根据肿瘤内成分含量不同,错构瘤于 T1WI 和 T2WI 表现为不同信号强度,如以脂肪为主,则呈高信号,其中可见低或中等信号区(图 7-3-2b);如以腺体和纤维组织为主,以不均匀等或低信号为主,其中可见高信号区,T2WI 压脂可呈不均匀高信号。增强后一般无强化或轻度点或结节状强化,流入型曲线(图 7-3-2c)。有报道部分平滑肌性错构瘤 T2WI 呈高信号,增强呈早期快速均匀强化,类似纤维腺瘤,甚至乳腺癌表现。

3. 超声表现

超声对错构瘤的诊断价值不及 FFDM 及 MRI,回声有时与正常乳腺组织类似,因此多不能给出明确结论性意见。超声表现为卵圆形境界清晰的高、低或混合回声肿块,以不均匀混合回声为多,占 87.5%,内部伴有不规则的高回声带,后方可有完全、部分或无声影显示,肿块多无或少许血流信号(图 7-3-2d)。20% 的错构瘤可表现为等回声,容易导致检出困难,24% 的错构瘤内可探及囊性区域。

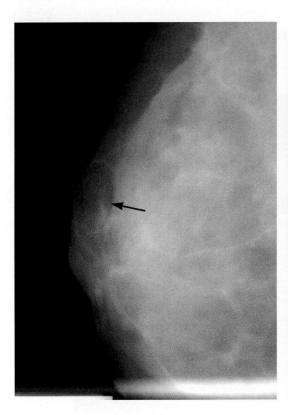

a

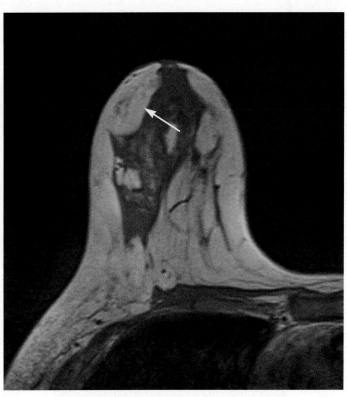

b

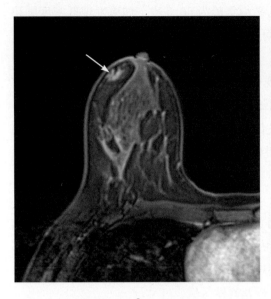

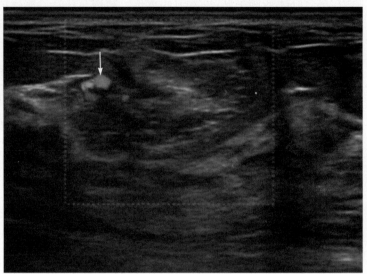

c   d

a 为病灶局部放大相,显示低密度为主肿块影,边缘清晰。b 为 T1WI,显示卵圆形高信号,其内少许低信号。c 为 MRI 增强,显示内部腺体部分略强化。d 为超声成像,显示皮下等高不均匀混杂回声,腺体部分伴少许血流信号(d 为彩图)。

图 7-3-2　右乳头后方略偏外上皮下错构瘤(患者,女,42 岁)

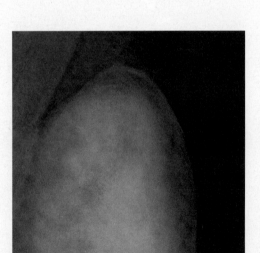

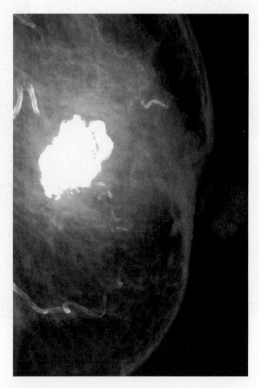

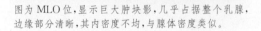

图为 MLO 位,显示巨大肿块影,几乎占据整个乳腺,边缘部分清晰,其内密度不均,与腺体密度类似。

图为 MLO 位局部放大相,显示乳头后方肿块影,大部分骨化,边缘呈分叶状。

图 7-3-3　左乳巨大错构瘤(患者,女,44 岁)

图 7-3-4　左乳后纤维脂肪瘤伴骨化(患者,女,82 岁)

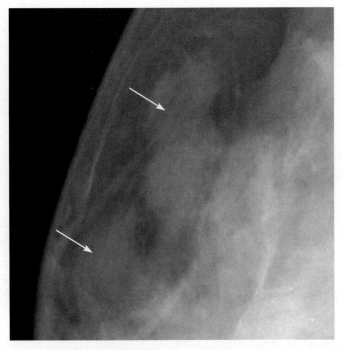

图为 CC 位局部放大相,显示低密度为主肿块,其内见高密度纤维腺体,呈"浮冰状"。

图 7-3-5　右乳头后方偏外上错构瘤(患者,女,45 岁)

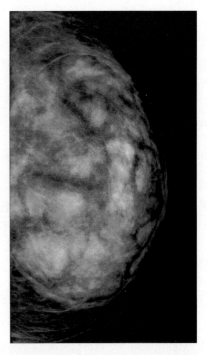

图为 MLO 位,显示左乳巨大混合密度肿块,如同腊肠切片外观。

图 7-3-6　左乳巨大错构瘤(患者,女,53 岁)

五、鉴别诊断

1. 脂肪瘤

与腺体重叠的脂肪瘤,FFDM 表现类似于错构瘤,通过局部点压摄片观察肿块的位置及肿块内有无明显的腺体组织有助于两者的鉴别。错构瘤多发生于腺体内,而脂肪瘤多位于乳房皮下组织与腺体层表面。

2. 纤维腺瘤

以纤维组织为主要成分的致密型错构瘤需要与纤维腺瘤鉴别,纤维腺瘤密度更均匀,且边缘多有晕征,病理显示错构瘤内有小叶及导管成分,借以与纤维腺瘤鉴别。

3. 脂肪坏死

当脂肪坏死伴油性囊肿形成时,FFDM 表现类似错构瘤。脂肪坏死是一种非化脓性炎性过程,可见于导管扩张、抗凝治疗后、乳腺感染、放疗或外伤后。临床表现为无痛或伴有疼痛的肿块,肿块较硬,活动度差,多见于近皮肤或乳晕处,可伴有局部皮肤淤斑、增厚、炎性改变、乳头凹陷或淋巴结肿大等类似乳腺癌表现。

脂肪坏死的 FFDM 表现呈多样性,包括薄壁圆形或卵圆形低密度油性囊肿、皮肤或皮下组织的增厚、境界清晰的肿块、境界模糊的毛刺状肿块等。脂肪坏死的油性囊肿壁可发生蛋壳样钙化或多形性微钙化。脂肪坏死肿块可自行缓解、缩小、不变或囊性变。

4. 腺病伴纤维腺瘤形成

含脂肪成分较多的腺病伴纤维腺瘤形成,影像表现类似错构瘤,表现为等低混合密度的不均质肿块影,周围伴晕环征。鉴别诊断主要依靠病理学检查(图7-3-7)。

六、处理原则

乳腺错构瘤为良性肿瘤,处理原则为手术切除。尽管其为含脂肪的良性肿瘤,但是考虑手术切除的原因是由于活检组织与正常乳腺组织类似,诊断结果判定困难,而且难以排除是否合并乳腺癌的可能。

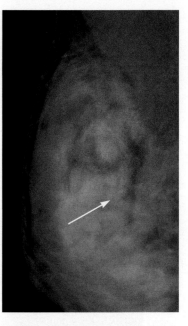

图为 MLO 位局部放大相,显示上象限混合密度肿块影,边缘可见部分透亮晕。

图 7-3-7　右乳外上腺病伴纤维腺瘤形成(患者,女,22 岁)

参考文献

[1] Cuccia E,Santorob A,Gesù CD,et al. Integrated imaging of breast hamartoma: Two case reports. Breast Disease,2015;35;53~57

[2]Makiguchi T,Horiguchi J,Nagaoka R,et al. Huge myoid hamartoma of the breast treated with reduction mammaplasty: report of a case. Surg Today,2014;44;2369~2373

(刘万花　邢　炯)

第 4 节　乳腺乳头状瘤

一、概述

乳腺乳头状瘤(papilloma)包括单发乳头状瘤、多发乳头状瘤及幼年性乳头状瘤病。

单发或中心型乳头状瘤,多发生于乳晕后的大导管内,以单发多见。多发或周围性乳头状瘤起源于末梢导管,多发乳头状瘤多数学者定义为:病理显示局部一个段样乳腺组织内至少有 5 个乳头状瘤可见。多发乳头状瘤少见,发生率低于单发乳头状瘤的 10%。

多发乳头状瘤又称乳头状瘤病(papillomatosis)。乳头状瘤病一词首先由 Foote 和 Steward 于 1945 年提出,是指乳腺中、小导管上皮的乳头状增生,部分或全部填充乳管的管腔,并使其不同程度的扩张,细胞排列有极性,无异型,无坏死,存在肌上皮细胞。目前国内外对于乳头状瘤病的定义及病理诊断存在较大争议。部分学者认为乳头状瘤病是乳腺增生多种病理组织学形态改变的一个类型,是乳腺导管上皮细胞和间质细胞的一种增生性改变。Haagensen 认为乳头状瘤病并不构成可触及的肿瘤,因而将乳头状瘤病称为"显微性乳头状瘤"。

乳头状瘤病的癌变率较高,据报道癌变率为 5%~33%,癌变多发生于中度和重度乳头状瘤病。亦有人认为对乳头状瘤病均应视为不典型增生。乳头状瘤发生癌变的危险因素包括:多发、周围性分布、伴有异型增生及幼年性乳头状瘤病。多发乳头状瘤伴不典型增生、原位癌及浸润癌的比例分别为 18%、33% 及 21%。

乳头状病变细针或同轴活检的阳性率较低,而且细胞学上硬化性乳头状瘤及不典型增生的乳头状瘤与乳头状癌鉴别困难,因此手术切除是必要的。

二、临床表现

乳头状瘤缺乏特异性的症状和体征,多以乳腺肿块、乳头溢液为局部症状。单发中心性乳头状瘤多见于绝经期前的妇女,表现为自发性乳头溢液,溢液可以是血性或浆液性。单发周围性乳头状瘤多表现为可扪及的肿块。多发或周围性乳头状瘤多无明显的临床症状,仅表现为乳腺肿块,边缘清或不清,长径约 1～3 cm,少数大于 5 cm,质地中等,可单侧或双侧发病,术后的复发率较高。乳腺乳头状瘤见于任何年龄,发病年龄高峰在 40～50 岁,患者多为女性,病程一般较长,3 个月～6 年不等,多发乳头状瘤常合并乳腺囊性增生症和乳腺腺病。

三、病理表现

单发或中心型乳头状瘤病理上表现为导管内肿块,组织病理显示纤维血管轴索,表面覆盖导管上皮细胞及肌上皮细胞,导管上皮可表现为大汗腺化生、增生活跃或异型增生。

多发或周围型乳头状瘤病理的基本特征与中心性乳头状瘤类似,但是伴有导管上皮高度增生、异型增生、导管内癌或浸润癌、硬化性腺病及放射性瘢痕的几率更高。

根据乳头状瘤病受累范围、乳头密度及上皮细胞增生程度,将乳头状瘤病分为轻度、中度和重度。

(1)轻度乳头状瘤病:导管轻度扩张,上皮增生形成低而稀疏有简单分支的乳头状结构,间质较多,被覆 1～2 层上皮细胞,细胞核椭圆形,大小一致,肌上皮明显。

(2)中度乳头状瘤病:导管扩张,上皮形成多支乳头状结构或互相连接成网腺样结构,乳头常被覆 3～5 层上皮细胞或占据管腔大部分,细胞核椭圆或扁圆形,细胞无明显异型性,肌上皮细胞清楚。

(3)重度乳头状瘤病:导管扩张、乳头拥挤或连接成密集的网腺样筛状结构,乳头可被覆 6 层以上细胞或导管呈实性结构,上皮极性部分紊乱,有轻度异型性,肌上皮细胞存在,无典型筛状结构或坏死。

四、影像表现

1. FFDM 表现

中心型乳头状瘤 FFDM 多为阴性表现,少数表现为乳头后方条状导管扩张、小肿块、多形性微钙化及非对称影等。中心性乳头状瘤临床容易导致乳头溢液,以乳头溢液表现的乳头状瘤详见导管造影章节。本节重点阐述不伴乳头溢液的乳头状瘤表现,多发生于乳腺外周区域,多为周围型或多发型乳头状瘤。少数发生于乳头后方,发生于乳头后方以肿块表现的乳头状瘤以囊内乳头状瘤多见(图 7-4-1)。

周围型乳头状瘤常见表现为肿块,其次为非对称影伴或不伴钙化、单纯钙化、成簇结节及结构扭曲。肿块多呈高或等密度,圆形或卵圆形伴分叶(图 7-4-2),少数表现为境界清晰或不规则形(图 7-4-3a),个别可伴微钙化。由于周围型乳头状瘤常伴不典型增生或由于周围腺体的遮盖等原因,导致肿块边缘多部分清晰部分模糊,无包膜。当肿块边缘伴毛刺形成、肿块形态明显不规则及肿块边缘全部模糊时,多提示乳头状瘤伴导管内癌或浸润癌存在,与乳头状癌和其他恶性肿瘤鉴别困难(图 7-4-4)。个别乳头状瘤可生长为巨大肿块(图 7-4-5)或呈等低混杂密度肿块影(图 7-4-6a)。乳头状瘤其他少见表现有微钙化(图 7-4-7);成簇的结节;局灶性非对称;结构扭曲(图 7-4-8)等。

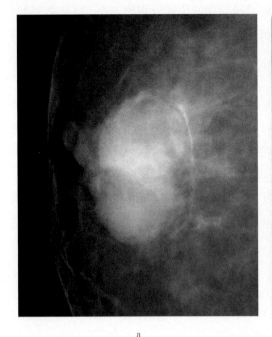 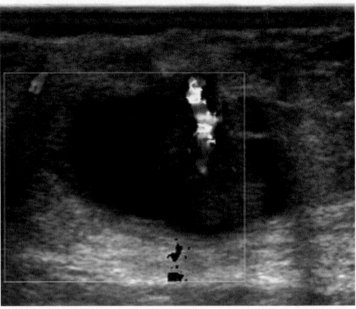

a   b

a 为病灶 MLO 位局部放大相,显示乳头后方境界清晰肿块,边缘伴分叶。b 为超声检查,显示囊实性混合回声肿块,边缘部分模糊伴小分叶,实性部分伴明显血流信号(b 为彩图)。

图 7-4-1　右乳头后方囊内乳头状瘤(患者,女,76 岁)

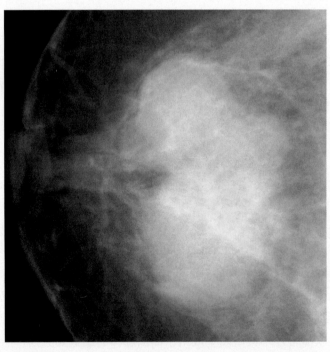

图为病灶局部放大相,显示乳头后方分叶状肿块影,边缘部分模糊部分清晰,局部血管增粗。

图 7-4-2　右乳后乳头状瘤伴灶性不典型增生(患者,女,60 岁)

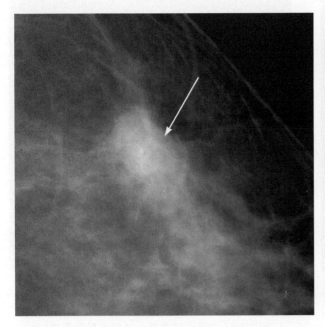

a

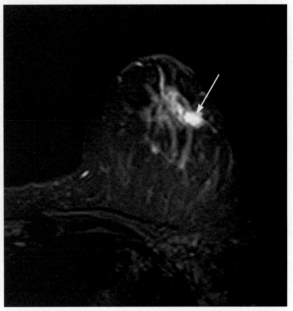

b

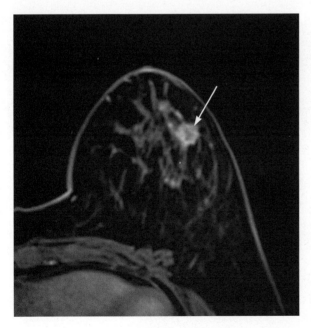

c

a 为 CC 位病灶局部放大相,显示不规则肿块,边缘模糊。b 为 MRI
压脂相,显示病灶呈明显高信号。c 为 MRI 增强,显示不均匀环状
强化,边缘模糊,类似乳腺癌表现。

图 7-4-3　左乳外下导管内乳头状瘤伴导管上皮增生(患者,女,51 岁)

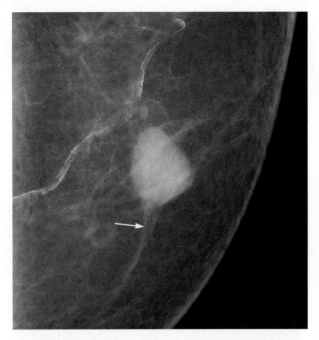

图为 CC 位病灶局部放大相,显示境界大部分清晰肿块,边缘见少许毛刺。

图 7-4-4 左乳内上导管内乳头状瘤伴导管内癌 (患者,女,82 岁)

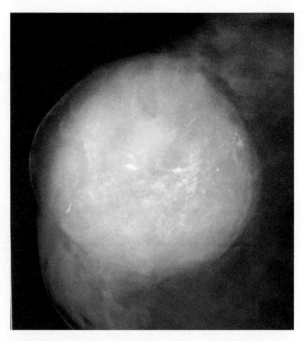

图为病灶局部放大相,显示乳头后方巨大肿块,边缘清晰,内见模糊不定形钙化。

图 7-4-5 右乳头后方乳头状瘤伴局部恶变(患者,女,58 岁)

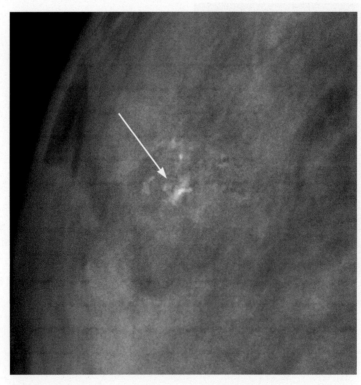

a

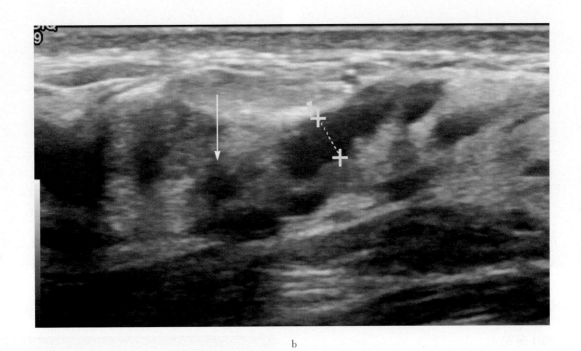

b

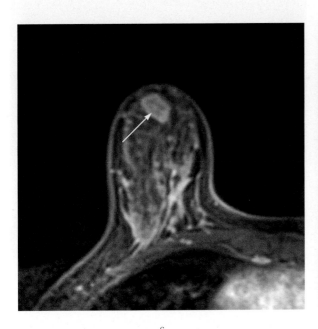

c

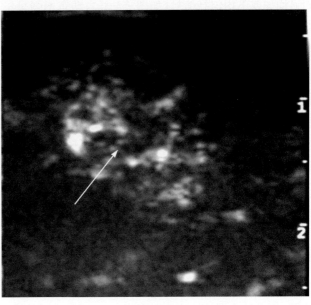

d

a 为 CC 位病灶局部放大相,显示等低混杂密度肿块,内伴粗糙不均质钙化。b 为超声检查,显示不均匀等低回声肿块,邻近伴导管扩张。c 为 MRI 增强,显示不均匀性强化。d 为超声造影,显示肿块强化(d 为彩图)。

图 7-4-6　右乳外下导管内乳头状瘤(患者,女,34 岁)

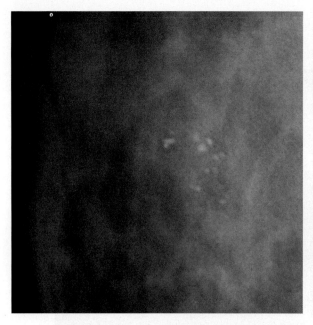

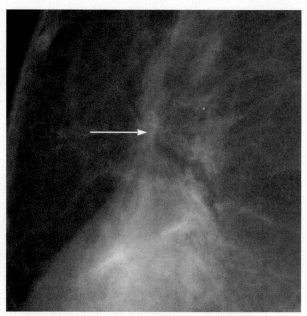

图为病灶局部放大相,显示成簇状分布圆点状钙化。

图 7-4-7　右乳内下乳头状瘤病伴不典型增生(患者,女,46 岁)

图为病灶局部放大相,显示结构扭曲。

图 7-4-8　右乳后上乳头状瘤病(患者,女,45 岁)

2. MRI 表现

无乳头溢液乳头状瘤的 MRI 常见表现为卵圆形或不规则肿块,其次为非肿块强化。肿块于 T2 压脂多呈明显均匀或不均匀高信号(如图 7-4-3b),动态增强呈早期均匀或不均匀强化(如图 7-4-3c,7-4-6c),其中囊内乳头瘤呈现肿块环状强化伴囊内结节状强化的典型表现(图 7-4-9),动态增强曲线呈流出型或平台型为主。非肿块样强化,影像表现与导管内癌类似,以段样不均匀强化为主要表现。周围或多发乳头状瘤,病理多为乳头状瘤病,常伴有乳腺增生、不典型增生、导管内癌、浸润性癌、硬化性腺病及放射性瘢痕等。病变大小与是否伴发恶性病变的可能性呈正相关,也是鉴别良恶性的独立因素。文献报道,小于 1 cm 病灶,伴不典型增生或恶性的可能性很小,1～3 cm 病变伴不典型增生的可能大,大于 3 cm 提示病变恶性或伴导管内癌及浸润性癌的可能性大。MRI 的重要价值是确定病变的范围,也是乳头状瘤术后随访的首选。

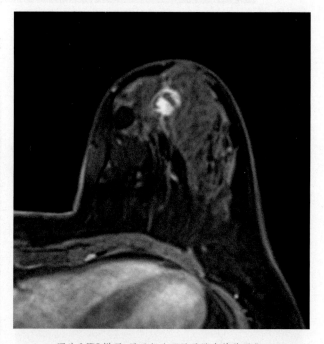

图为 MRI 增强,显示部分环壁及壁内结节强化。

图 7-4-9　左乳内下囊内乳头状瘤(患者,女,51 岁)

3. 超声表现

无乳头溢液乳头状瘤超声表现以肿块为主,呈不均匀低回声,边缘模糊或部分模糊部分清晰伴小分叶,多伴丰富血流信号,超声造影呈现强化(如图 7-4-6d)。其次表现为非肿块不均匀低或等回声区及成簇多发小囊伴囊内小结节回声,伴有不同程度血流信号。超声对成簇小囊伴囊内小结节乳头状瘤的诊断价值优于 X 线及 MRI。对囊内乳头状瘤诊断优于 X 线,表现为囊实性混合回声的典型表现,其中实性结节伴丰富血流信号(如图 7-4-1b)。良恶性乳头状瘤超声表现重叠较多,超声造影可提供一定鉴别诊断价值。良性乳头状病变早期多表现为网状及树枝状强化、周围放射状及穿支血管少见、流入型曲线多见。而恶性乳头状病变早期多表现为成簇结节强化、周围可见放射状或穿支血管、流出型曲线多见。超声对鉴别乳头状病变与富血管的良性病变,甚至恶性病变仍有一定局限性,若超声显示病灶邻近导管扩张或超声造影显示病变周围导管样强化可高度提示导管内乳头状病变,对鉴别诊断有价值(如图 7-4-6b)。

五、鉴别诊断

以肿块表现的乳头状瘤,边缘多部分清晰部分模糊,MRI 呈不均匀强化,超声不均匀低回声伴血流,需要与类似表现的乳腺癌鉴别,如乳头状癌、黏液腺癌、髓样癌及部分浸润性导管癌等。以非肿块表现的乳头状瘤要与导管内癌、部分浸润导管癌及乳腺增生等鉴别。详细鉴别内容见有关章节。

六、治疗原则

乳头状瘤虽为良性病变,但有合并不典型增生及癌灶等恶性升级风险,故应积极手术治疗。由于其病变范围较广泛,手术切除范围应扩大,并建议对切除标本的切缘行病理组织学检查以确保病变的完整切除从而降低癌变的发生率。对于那些有高危因素的患者(如乳腺癌家族史),术后应密切随访观察。

参考文献

[1] Kestelman FP, Gomes CFA, Fontes FB, et al. Imaging findings of papillary breast lesions: A pictorial review. Clinical Radiology,2014;69;436~441

[2] Tominaga J, Hama H, Kimura N, et al. Magnetic Resonance Imaging of Intraductal Papillomas of the Breast. J Comput Assist Tomogr,2011;35;153~157

[3] Tavassoli FA, Devilee P. World Health Organization classification of tumours: pathology and genetics of tumours of the breast and female genital organs. Lyon, France: IARC Press,2003;76~78

[4] Xia HS, Wang X, Ding H, et al. Papillary breast lesions on contrast-enhanced ultrasound: morphological enhancement patterns and diagnostic strategy. Eur Radiol,2014;24;3178~3190

[5] Kuzmiak CM, Lewis MQ, Zeng D, et al. Role of Sonography in the Differentiation of Benign, High-Risk, and Malignant Papillary Lesions of the Breast. J Ultrasound Med,2014;33;1545~1552

(刘万花　李逢芳)

第 5 节　乳腺血管瘤

一、概述

乳腺血管瘤(cavernous hemangioma)是一种少见的乳腺良性肿瘤,占所有乳腺肿瘤的0.4%,占所有切除乳腺标本的1.2%。海绵状血管瘤是乳腺血管瘤中最常见的类型。包括发生于乳腺内和乳腺区的血管瘤,少数见于腋部,表现类似淋巴结肿大,多见于乳腺的皮肤和皮下,亦可发生于乳腺组织内。一般认为,发生原因是胚胎期的一些血管母细胞与发育中的血管网脱离,在局部增殖并形成内皮细胞条索,互相吻合最后出现血腔,进一步分化而形成各种血管瘤,多属先天性,多见于婴儿和儿童,出生后不久便可看到。成人血管瘤患者年龄在14～82岁(平均60岁),发生原因尚不清楚,可能是局部组织损伤后引起的反应性增生。根据血管瘤临床表现及其病理特征,将血管瘤分为:毛细血管瘤、海绵状血管瘤、蔓状血管瘤。先天性血管瘤部分可自行消退,除发生在特殊部位或有并发症者需行治疗外,大部分可观察处理。多数血管瘤不会自行退化,常持续长大。血管瘤大小0.4～2.0 cm,平均0.9 cm,有报道少数血管瘤长径可达10 cm。

二、临床表现及分类

海绵状血管瘤常发生于婴儿期,往往伴随正常身体发育而生长。但不少海绵状血管瘤发生于成人。男女均可发生,女性多见。可发生于身体的任何部位,好发于面部及颈部,也可见于深部组织和器官,发生于乳腺腺体内罕见,临床上一般可触及肿块,肿块呈圆形或分叶状。质地较软,有时有波动感,边界清楚,活动度好,无明显不适感,表面欠光整,部分肿块触诊呈坚实感,境界不清,肿块与皮肤一般无粘连,有报道男性血管瘤有的可长得很大,与胸大肌粘连,触诊活动度差,个别血管瘤发生于胸大肌内。血管瘤如果有血栓或继发感染,则会有痛感,部位较深且不波及皮肤时不易被发现。有时挤压肿块时乳头流出咖啡色血性液体。各种因素刺激可致血管瘤迅速增大,甚至局部皮肤出现青紫溃破,造成肿块迅速缩小,之后肿块很快又迅速增大,甚至伴有感染导致全身发热表现。

根据受累的范围分可为2型:① 局限型:肿瘤累及一个小区域;② 弥漫型:肿瘤广泛累及乳腺组织。

三、病理

组织检查显示扩张的血管内充满红细胞。海绵状血管瘤的部分区域可见如毛细血管大小的小血管。每个血管腔似乎都是独立的,很少出现血管相互吻合。内皮细胞核扁平,间质可有钙化。海绵状腔隙内血栓形成时可引发淋巴细胞反应,机化的血栓内可见内皮细胞增生,这些变化可导致乳头状内皮细胞增生,不要误诊为血管肉瘤。

四、影像表现

1. FFDM 表现

乳腺血管瘤FFDM征象常无特异性,诊断有相当大的难度,大多需诊断性穿刺或手术病理才能确诊。

(1) 局限性血管瘤:位于乳腺内或腋部,多表现为卵圆形肿块伴或不伴分叶,位置表浅为其特点,以皮下多见,因此强调肿块切线位点片,观察肿块是否位于皮下,以帮助鉴别诊断,肿块多境界清晰,边缘光整,大小一般 2 cm 左右,部分肿块可较大(图 7-5-1,图 7-5-2)。

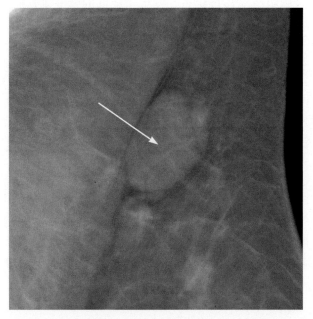

图为病灶局部放大相,显示左腋部肿块影,境界清晰,周围可见血管增粗。

图 7-5-1　左腋部海绵状血管瘤(患者,女,31 岁)

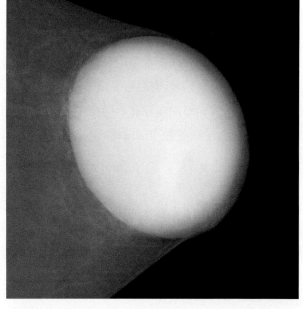

图为 CC 位局部放大相,显示乳头后方巨大肿块,境界清晰。

图 7-5-2　左乳头后方血管瘤伴出血(患者,女,76 岁)

　　肿块内可伴有点状钙化,推测为静脉石所致,少部分血管瘤形态欠规则,分叶明显,尤其肿块伴有微钙化时,需要与恶性肿瘤鉴别(图 7-5-3)。发生于胸大肌内的血管瘤可向乳腺内突出,形成半球形肿块,境界清晰。发生于小儿的血管瘤,有时误诊为小儿乳腺发育症,小儿乳腺发育症一般于出生后 2～3 周消失,可帮助鉴别。

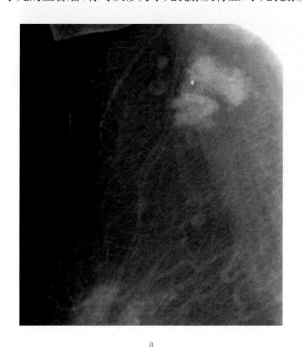

a

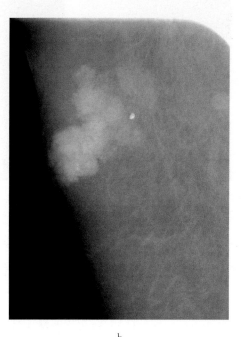

b

a 为 MLO 位腋部局部放大相,显示与胸大肌重叠处不规则肿块影,其内见一圆点钙化。b 为病灶切线位点片,显示肿块位于皮下表浅部位。

图 7-5-3　右腋部血管瘤伴机化(患者,女,75 岁)

（2）弥漫型血管瘤：弥漫血管瘤又称血管瘤病（angiomatosis），可累及乳腺大部，甚至全乳，呈大片高密度致密影或分叶状肿块影，密度不均，边界欠清，与正常乳腺组织呈移行状态。发生于腋部的弥漫血管瘤，MLO 位肿块重叠于较深的腋部，类似多发淋巴结肿大，导致诊断困难（图 7-5-4a）。

2. MRI 表现

乳腺血管瘤 T1WI 通常呈中等信号强度，介于肌肉和脂肪之间。T2WI 由于海绵状或囊状血管腔内含淤滞的血液而呈高信号，有时可见液—液平，肿块内可由于纤维组织、快速流动的血管或钙化而形成点、网状低信号影。血栓形成或静脉石钙化 T2WI 也呈低信号。增强局限型多呈均匀强化，早期明显强化是血管瘤的特征改变，呈现各种增强曲线，呈流出型时容易误诊为恶性肿瘤。弥漫型多呈不均匀强化，内可见细线样分隔强化。

3. 超声表现

海绵状血管瘤通常由管腔扩大的毛细血管组成，有时可含有少量动脉和静脉，扩张的毛细血管间有数量不等的纤维结缔组织，超声显示低回声或囊实性混合回声肿块（图 7-5-4b），弥漫型以囊实性肿块多见，边界清晰，后方回声明显增强，肿块内伴强回声光点，彩色多普勒显示迂曲的管状血流信号。肿块周围无低回声晕，后方回声明显增强，与纤维腺瘤不同。单以彩色血流信号、血流速度及阻力指数难以与乳腺癌鉴别，结合灰阶声像图鉴别不难。

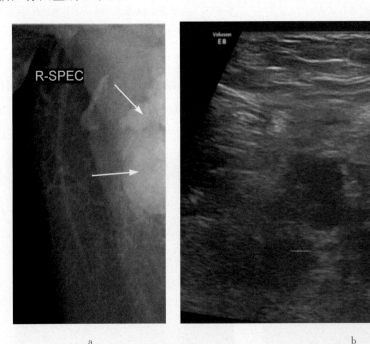

a　　　　　　　　　　　　　　　b

a 为右腋部局部放大相，显示与胸大肌重叠处多发肿块影。b 为超声成像，显示多发囊实性混合回声。

图 7-5-4　右腋部弥漫血管瘤（患者，女，58 岁）

五、鉴别诊断

乳腺血管瘤是一种良性病变，X 线征象无特异性，诊断有相当大的难度，需诊断性穿刺或手术病理才能确诊。

1. 血管肉瘤（angiosarcoma）

发生于乳腺实质内的血管性病变以血管肉瘤多见。约 52% 的血管肉瘤，FFDM 表现为境界欠清的肿块,不伴钙化,平均大小为 3～6 cm,多大于血管瘤。超声表现为孤立或多发肿块影,多呈不均匀低回声,合并出血及坏死多见。血管肉瘤可发生于乳腺癌放疗后。病理表现为不规则相互吻合的血管网、内皮呈乳头状增生,核分裂象多见,可浸润破坏乳腺小叶结构。

2. 假血管瘤样间质增生(pseudoangiomatous stromal hyperplasia,PASH)

假血管瘤样间质增生的发生率逐渐增加,发生原因可能与绝经前妇女的激素水平有关,文献报道占乳腺活检标本的 25%。组织学突出表现为明显的导管细胞相互吻合呈裂隙样假血管腔,管腔可无细胞衬覆,也可衬以细长的梭形间质细胞,免疫组化管腔衬覆细胞Ⅷ因子、UEA1、和 CD31 均呈阴性表达,而血管瘤则为阳性表达。PASH 典型的 FFDM 表现为境界清晰的肿块或非对称性致密影,其他少见表现有结构扭曲或微钙化,PASH 的术后复发率为 2%～22%。

3. 血管脂肪瘤(angiolipoma)

血管脂肪瘤是脂肪瘤的一种,病理为成熟细胞内见血管浸润。以男性皮下多见,FFDM 表现无异常或边缘清晰的等密度卵圆形肿块。超声显示等到高回声肿块,与脂肪瘤类似。含血管多的血管脂肪瘤,MRI 表现为快速强化,流出型曲线。处理原则为手术切除即可治愈。

4. 血管球瘤(glomus tumour)

血管球瘤是良性小型血管瘤。好发于手指、足趾、甲床下,亦可见于肢端的皮肤或皮下组织内,全身其他各处如肌肉、阴茎、躯干及内脏器官如胃、鼻腔、气管等也可发生。发生于乳腺罕见,多为单发。多见中青年,女性略多于男性。典型临床三联征:疼痛、触痛及对冷敏感,可表现局部皮肤蓝红结节。影像表现为皮下境界清晰的肿块影,多小于 1 cm,超声显示富含血管的低回声肿块。处理原则为手术切除。

六、治疗原则

对成人海绵状血管瘤可行手术切除大部分瘤体,保留全部乳腺组织,并对残余瘤体行小剂量平阳霉素注射。对于体积较大的血管瘤,尤其是海绵状血管瘤,不适于冷冻、放射及硬化剂注射疗法,宜手术切除。混合型血管瘤多选保守疗法,瘤体缩小不明显或持续增大者可行瘤体切除。如为青春发育期,应尽量保留乳头及部分乳腺组织。由于先天性血管瘤大部分自行消退,除发生在特殊部位或有并发症者需行治疗外,大部分可随访观察。对病灶面积小者可采用平阳霉素瘤内注射,治愈后乳头乳晕保留完好,对面积大的可采用弹性捆绑疗法或辅以强的松口服,以促进其消退。

参考文献

[1] Yang LH,Ma S,Li QH,et al. A Suspicious Breast Lesion Detected by Dynamic Contrast-Enhanced MRI and Pathologically Confirmed as Capillary Hemangioma:a Case Report and Literature Review. Korean J Radiol,2013;14(6):869～873

[2] Khoury ME,Tran-Tranh D,Terrone D,et al. Glomus Tumor of the Breast. Radiology,2014;270:302～306

[3] Ciurea A,Dudea SM,Lebovici A,et al. Diffuse Angiomatosis of the Breast—Sonographic Appearance. Journal of Clinical Ultrasound,2014;42(8):449～501

(刘万花　李逢芳)

第6节 乳腺平滑肌瘤

一、概述

平滑肌瘤多见于子宫及胃肠道,发生于乳腺的平滑肌瘤(leiomyoma)非常罕见。由纺锤体型细胞组成的交织肌肉纤维束构成,可发生25~57岁妇女,长径大多在5 cm以下,肿瘤通常位于乳头、乳晕区,实质内偶尔亦可发生。关于本病的组织学发生仍存在很多争论。推测有下列几种组织来源:肌肉组织细胞过度生长的畸胎样起源;胚胎发育期平滑肌细胞从乳头区向乳内移位;来源于血管的平滑肌细胞;来源于多向潜能的间质细胞和肌上皮细胞。乳腺平滑肌瘤在乳头附近的频繁发生,可能与环绕乳头及乳晕区域平滑肌细胞丰富有一定的关系,也有文献报道Tamoxifen(三苯氧胺)可刺激乳腺平滑肌瘤生长,或与服用减肥药有一定的关系。

二、临床表现

大多数乳腺的平滑肌瘤发生于中年女性,中位年龄47.6岁。右乳多见,可位于真皮,亦可发生于乳腺实质内。位于真皮者,表面皮肤突起呈结节状、丘疹或斑状,略呈红色或褐色,可单发或多发,结节大小从0.5~5 cm不等,局部有痛感或压痛。位于乳腺实质内者,位置深在,多为血管平滑肌瘤或腺样平滑肌瘤,肿瘤有包膜,易推动,生长缓慢,有的长径可达12 cm。

乳腺平滑肌瘤发生于乳头者称乳头平滑肌瘤,发生于乳头以外的乳腺其他部位者称乳腺平滑肌瘤。后者根据其生长部位、细胞来源和结构分为3型:① 浅表型平滑肌瘤,源于皮肤竖毛肌或皮肤血管平滑肌,多发生于乳晕区皮内,肿块呈圆形或卵圆形,长径1~2 cm,边界清楚;② 血管型平滑肌瘤,起源于乳腺本身血管平滑肌细胞,富含血管,瘤细胞与血管壁关系密切,位于深部的乳腺实质内,可发生于乳腺任何部位;③ 腺型平滑肌瘤,来自深层血管平滑肌,由平滑肌细胞及上皮细胞构成,瘤体呈圆形或椭圆形,边界清楚,有包膜。

三、病理表现

(1)大体观察:肿瘤呈圆形或卵圆形,边界清楚或有包膜,直径为0.5~3 cm,切面灰白或淡粉色,稍隆起,呈编织状,偶见血管样腔隙或有黏液样物。

(2)镜下观察:肿瘤由分化成熟的平滑肌细胞构成。瘤细胞呈梭形,胞浆丰富、淡染,边界清楚,并可见肌原纤维。胞核呈杆状,两端钝圆,位于细胞中央,不见核分裂。瘤细胞排列呈束状、编织状或栅栏状,间质为少量的纤维组织。血管平滑肌瘤由平滑肌和厚壁的血管构成,血管腔大小不等,内含红细胞。腺样平滑肌瘤在平滑肌细胞之间夹杂着数量不等的乳腺小管。

四、影像表现

目前仅有少数文献描述了乳腺平滑肌瘤影像表现。乳腺内平滑肌瘤X线表现与其他良性肿瘤相似,呈圆形或卵圆形肿块影,密度均匀,边界清楚,无局部结构紊乱、无局部皮肤增厚、无钙化显示(图7-6-1)。

位于真皮或皮下的平滑肌瘤,表面皮肤突起呈结节状、丘疹或斑状,可单发或多发或双乳多发,结节大小从0.5~5 cm不等,局部点片或切线位,可显示局部皮肤增厚或皮下小结节影。

乳腺平滑肌瘤超声表现为境界清晰的孤立均匀低回声肿块,类似于纤维腺瘤表现,与纤维腺瘤的重要区别在于病变后方没有回声的衰减。MRI 扫描 T1WI 呈低信号,T2WI 低到中度高信号,增强均匀强化,流入型曲线。

五、鉴别诊断

1. 纤维腺瘤

乳腺平滑肌瘤 X 线表现为良性肿瘤特征,与纤维腺瘤鉴别困难,临床多数术前误诊为纤维腺瘤,组织学乳腺纤维腺瘤含有上皮和间质两种成分,而平滑肌瘤只含有平滑肌分化的间质成分。

2. 皮脂腺囊肿

位于真皮的平滑肌瘤应注意与皮脂腺囊肿或皮质腺瘤鉴别,两者的影像表现类似,均表现为位于皮下的肿块影,边缘清晰,局部皮肤可增厚,但局部皮肤毛孔扩大导致黑点,可提示皮脂腺病变(图 7-6-2)。

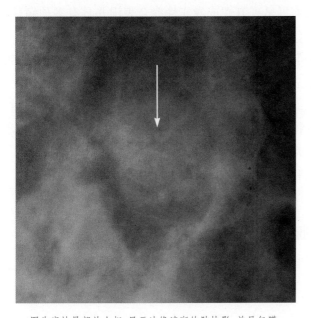

图为病灶局部放大相,显示边缘清晰的肿块影,并见包膜。

图 7-6-1　左乳上胸大肌前平滑肌瘤(患者,女,46 岁)

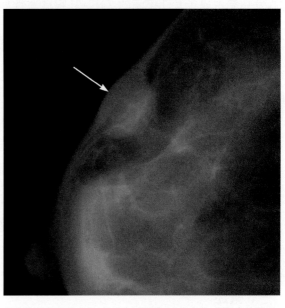

图为病灶局部放大相,显示皮下肿块,边缘光整,局部皮肤增厚。

图 7-6-2　右乳外上皮脂腺囊肿(患者,女,48 岁)

六、治疗原则

乳腺平滑肌瘤的治疗方法首选手术切除。

参考文献

[1] Minami S, Matsuo S, Azuma T, et al. Parenchymal leiomyoma of the breast: a case report with special reference to magnetic resonance imaging findings and an update review of literature. Breast Cancer, 2011;18:231~236

[2] Pourbagher A, Pourbagher MA, Bal N, et al. Leiomyoma of the Breast Parenchyma. AJR,2005; 185:1595~1597

(刘万花　李逢芳)

第8章 乳腺囊性病变

乳腺囊性病变(cystic lesions of the breast)是一组以囊性改变为特征,具有不同病理性质与来源的疾病总称,发病率占成年女性疾病的7%。乳腺良恶性病变均可呈现囊性或囊实性混合表现并具有多种病理类型。最常见有单纯囊肿、积乳囊肿、纤维囊性乳腺病、囊内乳头状病变及部分恶性肿瘤等。

临床及影像表现因不同病理性质而有所差异。共同的临床特征为扪及肿块伴或不伴疼痛及压痛,疼痛以纤维囊性乳腺病表现明显,且经前加重。如肿块位置表浅,触之可有囊性或波动感。如果位置深在,则为实性感觉。部分肿块可伴有乳头溢液。

抽吸既可以达到诊断目的,也可以起到治疗作用。但是细针抽吸假阴性率较高,约为20%～37.5%,因此对复杂性囊肿可短期随访,对复合性囊肿切除活检非常必要。

囊肿的处理原则,应根据影像评估及活检结果做出相应处理。

第1节 乳腺单纯囊肿

一、概述

乳腺单纯性囊肿属于乳腺囊肿病的特殊类型。其发病机制一般认为是由于内分泌失调、雌激素水平增多、黄体酮减少甚至缺如时,引起间质纤维化合并导管内上皮增生,导致导管狭窄,使分泌物聚积在腔内,引起小叶导管和末梢导管高度扩张,进一步发展形成囊肿。

乳腺囊肿(breast cyst)多发生在结构不良乳腺中,并伴有乳腺腺管、腺上皮的增生及其他结构不良改变。单纯性囊肿(simple cyst)为良性病变,恶变率极低。当囊肿内上皮非典型增生和乳头状瘤形成时,被视为一种癌前病变,为非单纯囊肿。

二、临床表现

乳腺单纯性囊肿在囊性病变中最为多见,占56.5%,多发于30～50岁妇女,平均发病年龄为40.7岁。大小可随月经周期呈有规律的变化。月经来潮时囊肿体积增大,月经过后体积缩小。临床多以突然发现乳腺肿块而就诊,肿块可累及单侧或双侧,单发或多发。囊肿位置较深时,触诊肿块质地较韧,边缘清楚或不清,可活动。张力高时触诊较硬。如果囊肿位置表浅,触诊时可以有囊性或波动感,境界清楚光滑,活动良好。临床多无明显症状或表现为轻微疼痛或胀感,部分患者可伴乳头溢液或溢血。

三、病理表现

乳腺单纯囊肿呈圆形或椭圆形,长径 1～5 cm 不等,边界清楚,囊壁较薄,为单层扁平上皮细胞,无增生表现,囊内为清亮液体。

四、影像表现

1. FFDM 表现

乳腺单纯囊肿典型 FFDM 表现为肿块,密度均匀,呈卵圆形或圆形,少数边缘伴小分叶,境界清晰锐利,部分可见晕征。由于乳腺索条状结缔组织向乳头方向走行,限制了囊肿不能向各方均等膨大,因此多数单纯囊肿呈卵圆形,长轴垂直于胸壁或指向乳头方向。单发多见,也可单乳或双乳多发(图 8-1-1)。发生于致密型乳腺的囊肿,由于边缘部分被遮盖而表现为境界部分清楚。如肿块伴条索状彗星尾征,彗星尾征多指向乳头方向或垂直于胸壁,对诊断有一定帮助,借以与乳腺癌鉴别。部分囊肿经前可伴周围血管增多或增粗,部分伴钙化,表现为囊壁环形或断续的斑点状钙化。单纯囊肿一般归为 BI－RADS 2。

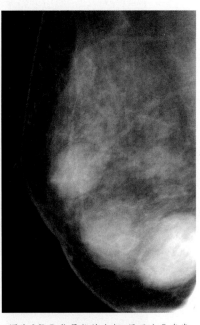

图为 MLO 位局部放大相,显示右乳多发病灶,病灶均呈卵圆形,边缘清晰,密度均匀,部分可见晕征,长轴指向乳头方向。

图 8-1-1　右乳多发单纯囊肿(患者,女,48 岁)

2. MRI 表现

X 线或超声明确的单纯囊肿,一般不做 MRI 检查,多为其他目的行 MRI 扫描时无意发现。对致密乳腺中囊肿显示及多发集聚分布小囊肿的显示,MRI 明显优于 FFDM,并能鉴别单纯、复杂或复合囊肿。单纯囊肿 T1WI 呈低信号,T2WI 及其压脂呈高信号,圆形或卵圆形,边界清楚或伴小分叶,信号均匀,增强扫描无明显强化,DWI 扫描随 b 值的增大,信号减低明显,反映弥散不受限(图 8-1-2,图 8-1-3)。

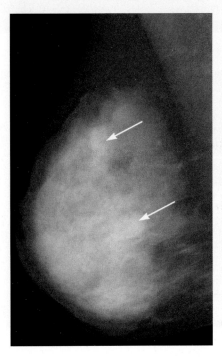

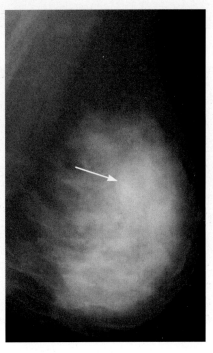

a

b

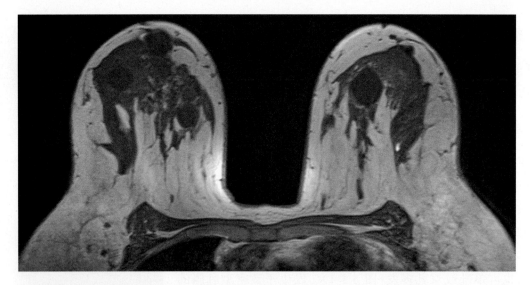

c

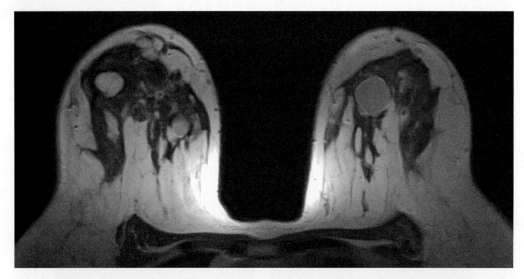

d

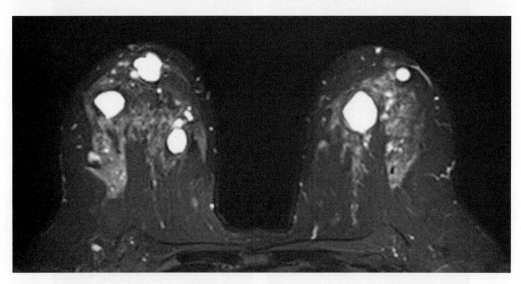

e

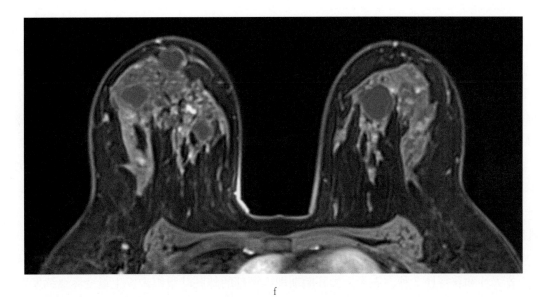

f

a及b分别为右乳及左乳MLO位,显示双乳多发结节影,境界部分清晰部分遮盖。c为T1WI横断位,显示双乳多发圆形均匀低信号影,边缘清晰。d及e分别为T2WI及其压脂相,显示病灶呈均匀高信号。f为MRI增强,病灶未见明显强化。

图8-1-2　双乳多发囊肿(患者,女,43岁)

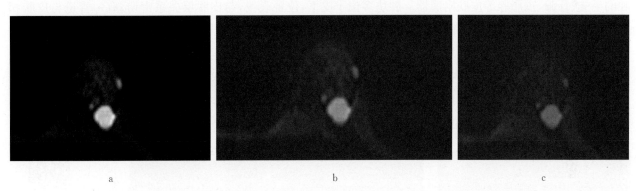

a   b   c

图为b值分别为400,800,1 000 s/mm² 时DWI成像,显示随b值的增大,信号明显减低。

图8-1-3　左乳单纯囊肿(患者,女,39岁)

3. 超声表现

超声对囊肿的诊断具有经济、操作简单的特点,视为囊性病变诊断及鉴别诊断的首选。单纯性囊肿声像图典型表现圆形或椭圆形无回声肿块,边界清楚可见包膜,囊内均质,后方回声增强,两侧有侧方声影,无血流信号(图8-1-4)。

五、鉴别诊断

1. 乳腺包虫囊肿

包虫囊肿又名细粒棘球蚴病,常见于肝、肺,也可发生于人体其他部位,而发生于乳腺的包虫囊肿罕见,约占所有乳腺病的0.27%,多累及30～50岁女性。临床多表现为无痛性肿块,由于乳腺组织松软,囊肿生长空间不受限制,故一般不引起明显压迫症状。如包虫囊肿位置

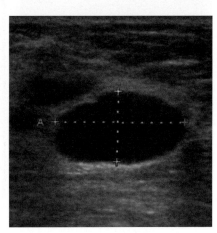

图为病灶局部放大相,显示卵圆形均匀无回声结节,边缘清晰,后方回声增强,伴侧方声影。

图8-1-4　左乳外上单纯囊肿(患者,女,46岁)

表浅,可压迫乳房浅静脉,引起静脉曲张。包虫囊肿有完整的纤维性包膜,活动度大,与皮肤无粘连,无乳头内陷,腋窝淋巴结无肿大。囊肿张力大、囊壁衰老、变性、退化后可因外伤而破裂,囊液漏入周围组织后,可引起患者出现皮肤红斑等过敏症状,重者可致过敏性休克。乳腺包虫囊肿单发多见,少数多发。X线多呈圆形或椭圆形高密度肿块,密度均匀,边缘光整,少数由于炎性反应致边缘欠清晰。囊壁出现钙化时,呈典型的环形钙化,病程越长,钙化越多见。行X线摄影时,应避免挤压过度,以防破裂。如内外囊均破裂,囊内张力减低,导致形态改变。超声对包虫囊肿具有重要诊断价值。超声表现决定于囊肿形成的时间及有无合并症。肿块呈边界清晰的液性暗区,其内散在小光点及小光圈,当肉芽层分离或塌陷后可呈现水上浮莲征,当包虫死后,在囊肿的底部可见包虫沉积。超声的一些特征征象可提示诊断,最常见为"双壁征",其他还有"暴风雪征"及"旋涡征"等。

2. 乳腺表皮样囊肿

表皮样囊肿是少见的良性肿瘤,又名胆脂瘤、珍珠瘤、角质瘤等。多见于手指及中耳,发生于乳腺者少见。可分为先天性和获得性2种。先天性为胚胎期埋入深部的外胚叶组织未发生退变而继续发育所致。获得性多为皮肤因外伤或手术而破裂时,一些表皮组织碎屑随外力或异物穿刺带入深部组织,生长而形成。其他原因有皮脂腺周围炎症、纤维囊性乳腺病柱状上皮鳞状化生等。病理可见表皮样囊肿表面覆以非常薄的包膜,内容物多为角蛋白及胆固醇构成的"豆渣样"无定形物质,带有白色光泽,类似珍珠。不具有皮样囊肿的毛囊、汗腺、皮脂腺等皮肤附属器。肿块多位于皮下,位置表浅,与皮肤层关系密切,有一管道与皮肤相连为其特征表现。X线呈皮下圆形、椭圆形结节影,边缘清晰锐利,密度与腺体密度相似,伴或不伴钙化,病灶的部位有助于鉴别。超声肿块内部回声多不均匀,呈稍低回声伴多发小片状无回声,易误诊为实性肿块,个别呈"葱皮样"层状排列,囊内无血流信号。若囊肿破裂伴感染,则形态可不规则,边缘模糊(图8-1-5)。个别报道表皮样囊肿发生于乳头后方,导致乳头呈息肉样凸起伴皮肤发红,注意与乳头paget病鉴别。表皮样囊肿的少见并发症为破裂、感染及癌变,处理原则是手术切除。

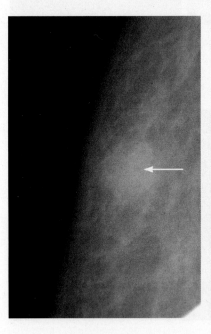
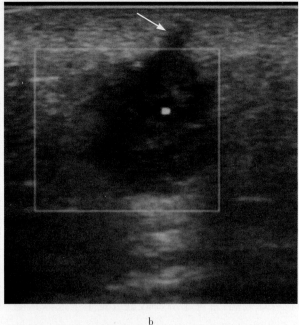

a 为病灶点片局部放大相,显示皮下结节,边缘模糊伴小分叶。b为超声成像,显示不规则低回声肿块,边缘模糊不规则,其内见一点状血流信号,有一导管样结构与皮肤相连(b为彩图)。

图8-1-5 左乳内上表皮样囊肿破裂伴感染(患者,女,65岁)

a   b

3. 复杂性囊肿

乳腺囊肿除了具有单纯囊肿的特点外,还具备以下特点考虑为复杂性囊肿,即超声显示囊肿内更低回声伴或不伴液平或液体与碎屑形成液平面,并随着患者体位的改变而发生形态变化或流动(图 8-1-6a～b)。单纯囊肿内出现更低回声的原因为细胞碎屑、蛋白质、胆固醇、血液、白细胞及上皮细胞等所致。复杂性囊肿的 FFDM 表现与单纯性囊肿无明显的差异,部分表现为边缘欠清晰。MRI 复杂性囊肿由于血液及蛋白成分的存在表现为 T1WI 呈等或高信号,T2WI 根据囊肿成分的不同表现为相应不同的信号强度,增强扫描表现为环壁或分隔轻度强化(图 8-1-6c～d)。复杂性囊肿的恶变率为 0.2%～2%,一般归为 BI-RADS 3,需要短期随访。少数复杂囊肿内含有较多蛋白质及碎屑时,表现类似固体肿块而误诊为复合性囊肿,超声随体位移动、伴液平及 MRI 不强化或轻度均匀环壁强化为鉴别要点。

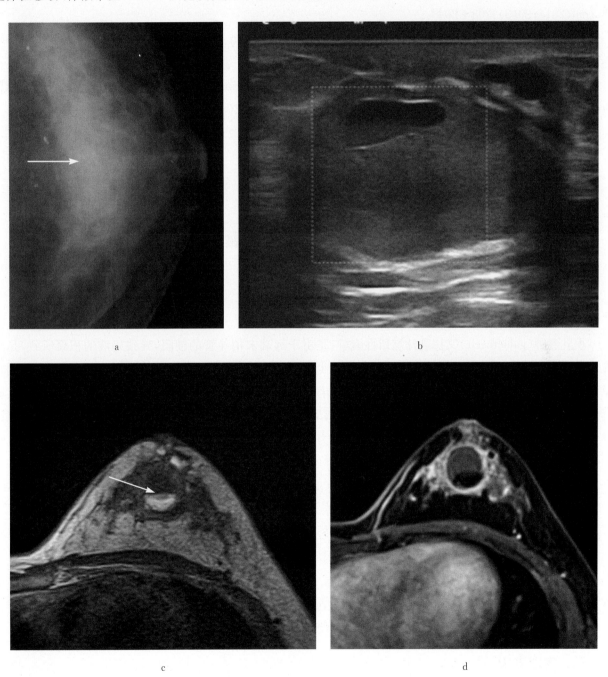

a 为 CC 位病灶局部放大相,显示乳头后方肿块影,密度均匀,边缘大部分清晰。b 为超声检查,显示囊内不均匀低回声并见液平。c 为 T1WI,显示不均匀高低混杂信号。d 为 MRI 增强,显示环壁轻度强化。

图 8-1-6　左乳复杂性囊肿,病理为囊肿伴腺病及大量炎性细胞(患者,女,35 岁)

参考文献

［1］Marchesi A，Parodi PC，Palitta G，et al. A "polypoid" nipple：An unusual case of epidermoid cyst. Journal of Plastic，Reconstructive & Aesthetic Surgery，2014；67：e27～e28

［2］Yamaguchi1 T，Ojima1 N，Hayashi M，et al. Epidermal Cyst of the Breast Treated by Vacuum-Assisted Biopsy. Int Surg，2013；98：65～69

［3］Dilek N，Dilek AR，Saral Y，et al. Epidermoid Cyst on the Nipple：A Rare Location. The Breast Journal，2014；20(2)：203～204

［4］Ansaria MM，Haleemb S，Alia WM，et al. Low tension breast hydatid cyst-A case report. Journal of Infection and Public Health，2014；7：233～236

［5］Jha A，Gupta P，Wahab S，et al. Sonographic Diagnosis of Primary Hydatid Disease in the Breast：The Scroll Sign. Journal of Clinical Ultrasound，2014；42(8)：502～504

（刘万花）

第 2 节　乳腺积乳囊肿

一、概述

积乳囊肿(galactocele)又称乳汁潴留性囊肿，是由于远端末梢导管的梗阻，导致奶液的积聚所致，是哺乳期或哺乳后妇女最常见的乳腺良性病变。也有少数发生于绝经后妇女及男性婴儿或儿童的报道。副乳也可发生。积乳囊肿发生因素包括泌乳素刺激、导管上皮过度分泌及导管梗阻；原发性乳腺结构不良、畸形；乳腺手术致正常乳腺结构紊乱；哺乳习惯不良，乳腺炎症致乳管狭窄或堵塞；乳房寄生虫病等各种原因导致乳汁排出障碍，导管扩张，并在乳汁的持续压力下破裂，溢出的乳汁被周围组织包裹，最终形成积乳囊肿，其中哺乳习惯不良为最常见原因。

二、临床表现

积乳囊肿多见于25～40岁哺乳期或产后年轻女性，断奶后2～9个月内为高发时间段，大多有明确的哺乳期乳腺炎病史。初发症状皆为局部肿块，多见于乳头后方区域，单侧多见。肿块长径2 cm左右为多。触诊呈圆形或椭圆形，边界多数清楚，早期触之有弹性，可移动，伴感染时可有局部皮肤发红或轻微疼痛，边缘欠清，轻度压痛。肿块可时大时小(哺乳后、按摩后或停止哺乳后可缩小)，随着囊肿内水分被吸收，囊壁纤维组织增生，囊肿也随之变硬，甚至硬如纤维腺瘤。少数伴有乳头溢液及腋部淋巴结肿大。

三、病理表现

积乳囊肿囊壁由立方或扁平上皮构成，而且经常伴有炎性或坏死性碎屑。囊内为淡红色无结构物，抽吸囊肿成分进行生物化学分析，显示由各种成分构成，包括蛋白质、脂肪和乳糖。囊肿由导管扩张所致，而且常有不同厚度伴有炎性成分的纤维壁围绕。由于囊肿的渗漏可导致周围慢性炎症及脂肪坏死,囊周可见大量炎性细胞浸润,还可见小导管扩张及哺乳期腺小叶组织。镜下囊肿壁由薄层纤维组织构成,内衬单层扁平上皮细胞。日久或曾有乳腺炎者,囊壁可发生钙化而形成硬性囊肿。

四、影像表现

1. FFDM 表现

乳腺积乳囊肿典型表现为圆形或椭圆形肿块,长径在 $1 \sim 3$ cm,少数可达 9 cm。边缘光滑清晰,周围结构可见受压征象。积乳囊肿随着乳汁淤积发生时间的不同,FFDM 呈现不同的密度表现。根据囊肿形态及密度分为 4 型:

(1) 浸润型:积乳囊肿早期,周围尚无纤维壁形成,或囊肿破裂继发感染造成囊肿边缘与正常组织分界不清,FFDM 呈局灶性非对称影或边缘欠清的肿块影(图 8-2-1)。

(2) 高密度型:见于哺乳后或产后时间较短者,囊肿呈稍高密度或等密度(图 8-2-2)。如周围腺体组织较多,边缘可显示欠清,囊肿内有时可见脂液平。少数积乳囊肿当肿块被挤压时可有乳液从乳头流出,挤压后肿块可缩小或密度减低(图 8-2-3)。

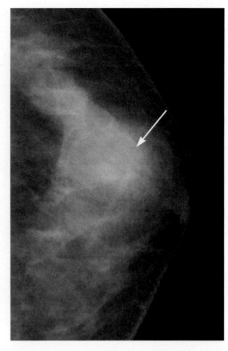

图为 CC 位局部放大相,显示左乳后肿块影,边缘欠清,密度均匀。

图 8-2-1　左乳后浸润型积乳囊肿(患者,女,28 岁)

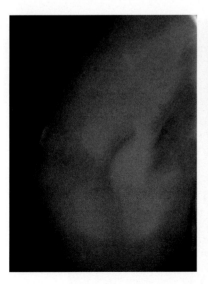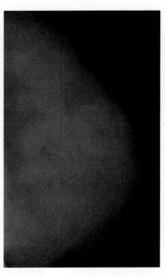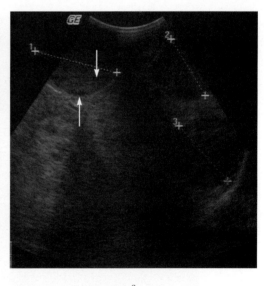

a 及 b 分别为右乳及左乳 CC 位,显示双乳多发肿块,部分呈高密度,部分呈等密度,部分边缘清晰,部分遮盖。c 为超声成像,显示多发不均匀低回声肿块,边缘清晰,其中一肿块内见裂隙状液性回声及液性无回声边缘(箭头所示)。

图 8-2-2　双乳多发高密度型积乳囊肿(患者,女,22 岁)

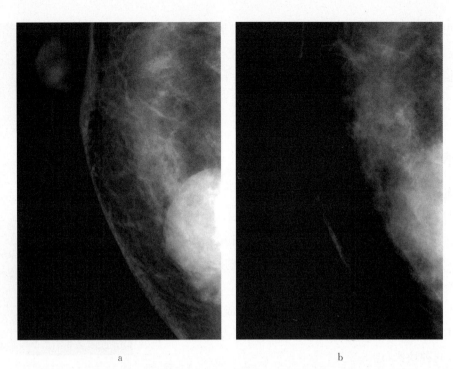

a   b

a为病灶CC位局部放大相,显示高密度肿块,边缘清晰,密度均匀。b为挤压肿块后摄片,显示肿块变小,密度减低。

图8-2-3　右乳内下高密度型积乳囊肿(患者,女,36岁)

(3)混杂密度型:高密度积乳囊肿随着时间推移,囊内奶液逐渐脂化形成低密度,尚未脂化的奶液呈高密度,部分奶液浓缩固化,形成淡片状、斑块状或斑点状钙化,囊壁钙化多呈环形(图8-2-4~图8-2-6)。

(4)低密度型:见于哺乳后或产后时间较长者,囊肿密度低,为囊内容物脂化所致,囊壁薄而清楚(图8-2-7)。

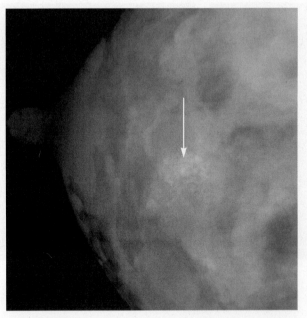

图为病灶局部放大相,显示略高密度肿块影,边缘欠清,其内见淡片状钙化。

图8-2-4　右乳内下混杂密度型积乳囊肿(患者,女,27岁)

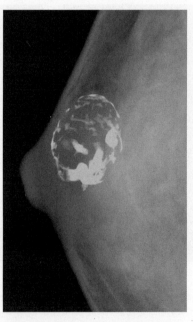

图为CC位局部放大相,显示混杂密度肿块影,其内见散在斑块状钙化,囊壁呈环形钙化。

图8-2-5　右乳内上混杂密度型积乳囊肿(患者,女,34岁)

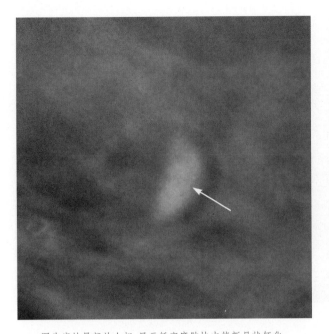

图为病灶局部放大相,显示低密度肿块内伴新月状钙化。

图 8-2-6　右乳外上混杂密度型积乳囊肿(患者,女,39 岁)

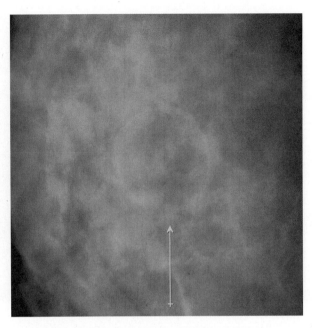

图为病灶局部放大相,显示低密度肿块影,壁薄清晰。

图 8-2-7　右乳内上低密度型积乳囊肿(患者,女,26 岁)

2. MRI 表现

积乳囊肿会因不同病程中脂质与水含量的差异、有无出现钙化及周围炎性反应严重程度等因素,呈现不同的 MRI 表现。当脂质含量高时,T1WI 和 T2WI 均呈高信号,信号强度与脂肪相似,有一定诊断特征。当积乳囊肿壁较厚伴周围纤维化及炎性反应时,MRI 表现酷似乳腺癌,其内脂质成分的显示对鉴别诊断极为重要(图 8-2-8a~c)。

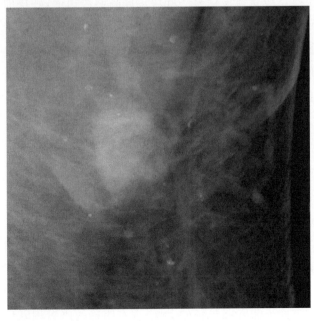

a

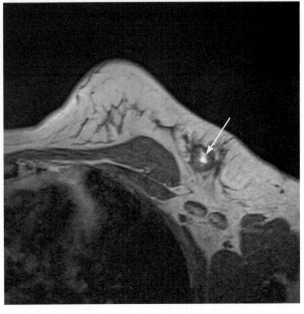

b

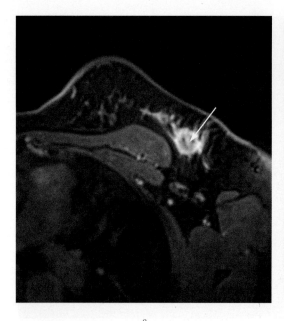
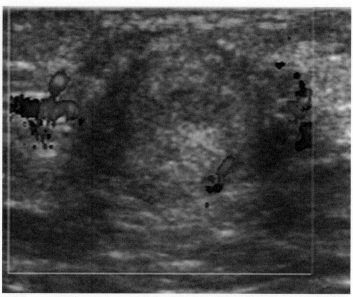

c   d

a 为腋部局部放大相,显示副乳内肿块影,边缘模糊。b 为 T1WI,显示肿块内高信号影。c 为 MRI 增强,显示环壁不规则强化,边缘模糊,肿块内大部分脂质成分压脂呈低信号,中心点状高信号,考虑合并破裂出血所致。d 为超声成像,显示不均匀回声,其内大部分为高回声脂质成分(d 为彩图)。

图 8-2-8　左副乳积乳囊肿破裂伴炎症(患者,女,35 岁)

3. 超声表现

积乳囊肿被归为复杂囊肿,根据脂肪及水的成分不同,表现各异。早期超声主要表现为乳头下输乳管或大导管处单个或多个圆形或椭圆形无回声区,内部可见密集的点状回声,边缘可探及包膜回声(图 8-2-2c)。当积乳囊肿为新鲜奶液时,可显示高低回声的脂液平。如果含有陈旧奶液及水和蛋白质成分,则表现为内部高低混杂的不均匀低回声肿块,囊壁上有时可探及点线状血流信号。肿块多伴高回声边壁,肿块周围可与正常扩张的导管相连、探头挤压时形态可变,肿块内裂隙样的液性回声或液性无回声边缘是与纤维腺瘤鉴别的要点。乳汁浓缩时,可呈高回声,后方伴声影。积乳囊肿伴感染时表现为肿块边缘模糊,形态略不规则,边缘伴血流信号。中心高回声的脂质成分有助于与乳腺癌鉴别(图 8-2-8d)。积乳囊肿囊内多无血流信号,实时弹性成像,积乳囊肿多表现为蓝绿红(BGR)分层伪像;而纤维腺瘤多为绿色或蓝绿混合渲染;乳腺癌多以蓝色为主。

五、鉴别诊断

1. 脂肪瘤

低密度型积乳囊肿,X 线表现类似脂肪瘤或创伤后油性囊肿,应注意鉴别。乳腺脂肪瘤易发生在脂肪丰富的乳腺内,也可见于中年和绝经后女性,脂肪瘤触诊质软,无囊性感,生长缓慢。巨大脂肪瘤 X 线表现为肿块影边缘呈轻度分叶状,其内可有纤细纤维分隔。病变较大时,无论发生于哪种腺体类型中,周围组织均受压、移位。病变边缘非常清楚、光滑、密度低、均匀是乳腺脂肪瘤的特点之一。声像图表现为长椭圆形均质的实质性回声,较周围脂肪组织回声稍高。积乳囊肿多见于哺乳期年轻的女性,多有明确的产后积乳病史且时间较长,病灶位于乳腺实质内,触诊质硬。声像图表现为囊性不均质的低回声区或高低混杂回声,根据积乳时间不同,回声也相应有所差异。

2. 小儿乳腺积乳囊肿

小儿积乳囊肿少见,文献报道多为男性婴儿或儿童,可单侧或双侧发生,平均发病年龄为 7 个月。发病年龄范围 2～72 个月,少数合并高泌乳素血症、甲减及唇裂等其他畸形。X 线表现与良性病变相似,超声或 MRI 显示单发或多发液性肿块,境界清晰,无血流信号,MRI 无强化。本病需与淋巴管畸形、男性乳腺发育、血肿及导管扩张等鉴别。囊液抽吸是诊断及治疗的重要方法,抽出奶液可以确诊。手术也是常用的治疗方法。

3. 错构瘤

乳腺错构瘤有纤维组织、脂肪组织及腺体组织错构而成,因此 X 线及超声典型表现为肿块密度不均,其间有致密的纤维腺体组织及低密度的脂肪组织,瘤体内偶见斑点状钙化及瘤壁环状钙化,如果超声有脂液平面显示,可排除错构瘤。

4. 纤维腺瘤

如果积乳囊肿患病时间长或合并感染、部分可发生钙化或周围有晕征等原因,导致肿块呈高密度或超声表现为低回声而误诊为实性结节,需要与纤维腺瘤鉴别。积乳囊肿周围的晕征多不及纤维腺瘤清楚;与纤维腺瘤比较,多见于乳头后方;多见高回声壁并与正常或扩张的导管相连,肿块内多无血流信号,挤压探头部分大小可变。

5. 创伤后油脂性囊肿

创伤后油脂囊肿是乳房外伤后局部脂肪组织发生无菌性坏死性炎症并被纤维组织包裹形成,晚期囊壁可见钙盐沉着。创伤后形成的油脂囊肿 X 线有一定特征性,病变呈低密度,圆形或椭圆形,壁薄、均匀,囊壁呈中等密度的线环形并可见环形钙化。单发或多发均可,多发者可散在分布,也可聚集呈多环相连。创伤后油脂性囊肿的周围均可见数量不等的纤维条索影,可伴局部皮肤增厚。超声典型表现为圆形或椭圆形低回声结节,边缘清楚,后方回声减弱。病史可提供重要鉴别诊断线索,哺乳期积乳或乳腺炎病史支持低密度型乳汁潴留囊肿诊断。明确外伤史有利于创伤后油脂性囊肿的诊断。

六、治疗原则

积乳囊肿属于复杂性囊肿,如果诊断明确,多数积乳囊肿通过保守治疗即可。如果诊断不能确定,超声引导的活检可明确诊断。偶尔积乳囊肿的患者可继发感染,需超声引导下行引流处理。

参考文献

[1] Güven and Hancili S. Bilateral galactocele in a male infant with down syndrome and congenital hypothyroidism. Pediatrics International,2013;(55):116～118

[2] Vlahovi A,Djuri SM,Todorovi S,at al. Unilateral galactocele in a male infant. Vojnosanit Pregl,2015;72(2):188～191

[3] 郑森娟,陈双和,王华,等.乳汁潴留囊肿的超声弹性成像特征.中华超声学医学杂志,2015;6(31):559～562

(刘万花)

第3节　纤维囊性乳腺病

一、概述

纤维囊性乳腺病(fibrocystic mastopathy)为乳腺增生的一种表现类型,又称纤维囊性改变。当囊肿大于 0.5 cm 以上,且以囊性增生为主时也称为乳腺囊肿病。

纤维囊性乳腺病本质上是一种生理增生与复旧不全所造成的乳腺结构紊乱,是育龄期女性最常见的一种非炎症性、非肿瘤性病变,与内分泌功能紊乱密切相关。主要表现为乳腺导管上皮不同程度增生伴中小导管不同程度扩张。镜下包括乳头状瘤病、硬化性腺病、盲管型腺病、大汗腺样化生、腺肌上皮腺病。纤维囊性乳腺病的囊性变是继发性的,由于导管增生、扩张导致间质纤维组织增生,并压迫导管致导管上皮变性脱落、分泌浆液积聚而形成囊肿。轻度纤维囊性乳腺病一般不会增加患癌的风险,只有中度以上增生,或伴腺管型腺病、导管上皮瘤样增生、乳头状瘤病、不典型增生时,患癌风险会逐渐增加。

二、临床表现

纤维囊性乳腺病常见于25～50岁妇女。患者多有乳腺肿块及周期性疼痛,部分伴乳头溢液。弥漫表现者临床上常同时或相继在两侧乳房内发生多个大小不等、圆形质韧的结节,同皮肤及胸大肌无粘连,可被推动,常伴乳房胀痛,经前更甚。局限者典型表现为经前突发肿块或肿块突然长大,伴疼痛或触痛,触诊肿块境界清或部分清,质地及活动中等。

三、病理表现

大体病理:囊肿较小的纤维囊性乳腺病呈实性腺病表现,境界欠清。囊肿大的乳腺病显示中心为大囊肿,单房或多房,囊肿周围伴程度不等的腺病表现。

组织病理:间质纤维化、大汗腺化生、腺病伴或不伴局灶硬化性腺病,乳管扩张形成大小不等的多发性囊肿,乳管不同程度上皮增生。

四、影像表现

弥漫性或囊肿形成不明显的纤维囊性乳腺病已在乳腺增生章节描述,本节重点阐述局限性且囊肿形成较明显的乳腺病影像表现。

1. FFDM 表现

局限性纤维囊性乳腺病 FFDM 表现为肿块、局灶性非对称伴或不伴钙化、点状或钙奶样钙化伴或不伴局部密度增高。肿块多密度均匀,边缘欠清,无毛刺显示,一般不伴有结构扭曲(图 8-3-1a)。钙奶样钙化是纤维囊性乳腺病的特征表现,钙化位于扩张的小囊肿内,可随体位而发生形态改变,立位时钙化可表现为弧线状、茶杯征及液平,呈区域性、段样或成簇分布(图 8-3-2a)。

典型纤维囊性乳腺病患者多表现为经前突然扪及痛性肿块,伴明显触痛,有时伴局部皮肤红肿热痛炎性表现,提示囊肿有撕裂可能。此时囊肿周围可能腺病与炎症并存,如果第一次发作,FFDM 多表现为边缘模糊的肿块;如果撕裂现象多次反复发作,会导致囊肿周围明显的纤维条索状炎性反应,类似毛刺改变,此时容易误诊为乳腺癌。临床症状及病史可帮助诊断,MRI及超声显示囊肿形成是正确诊断的关键。

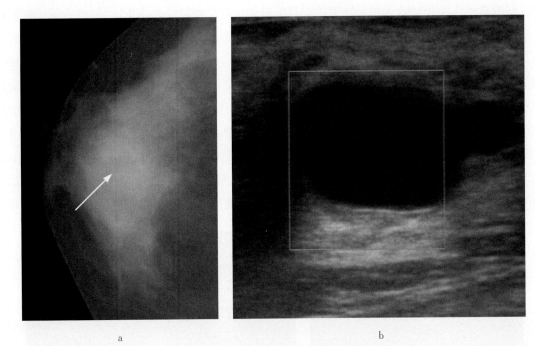

a   b

a为CC位病灶局部放大相,显示乳头后方边缘模糊肿块,密度均匀。b为超声成像,显示无回声肿块,边缘伴窄低回声带,无包膜回声,后方透声增强。

图8-3-1 右乳后上腺病伴导管上皮增生及囊肿形成(患者,女,44岁)

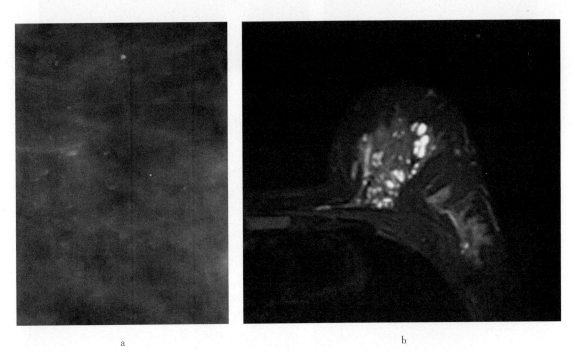

a   b

a为MLO位病灶局部放大相,显示钙奶样钙化,并见多个液平。b为MRI压脂,显示DR钙化对应处多发高信号囊肿。

图8-3-2 左乳内上纤维囊性乳腺病(患者,女,42岁)

2. MRI 表现

局限性纤维囊性乳腺病 MRI 表现与导管扩张程度有关。当扩张较轻时，MRI 一般没有囊性特征提示，仅病理显示微囊肿或导管扩张。此时 MRI 多表现为具有良性形态和曲线特征的强化肿块或非肿块表现。随着囊肿的增大，MRI 表现为大小不等的囊肿形成，T1WI 呈低信号，T2WI 及其压脂呈高信号，可散在或簇环状分布(图 8-3-2b)，少数囊肿因液体内含蛋白较多或出血，T1WI 呈高信号。增强多表现为肿块或非肿块强化，内伴单发或多发囊性不强化区，或表现为中心囊肿为主，囊壁及周围伴不同程度强化或不强化。强化程度通常与增生程度成正比。如果囊肿壁及周围强化明显，可能需要手术处理，以防不典型增生或恶变(图 8-3-3)。较大囊肿月经前可能出现突然增大撕裂而伴发炎症反应，囊肿周围强化是由于增生、炎症反应或两者混合存在，MRI 及超声均无法鉴别(图 8-3-4)。DWI 多 b 值扫描对鉴别单纯囊肿、复杂囊肿或复合性囊肿具有重要价值。单纯囊肿随 b 值的增大，信号明显减低；复杂囊肿减低较轻，而恶性病变导致的复合性囊肿，信号多没有明显减低。

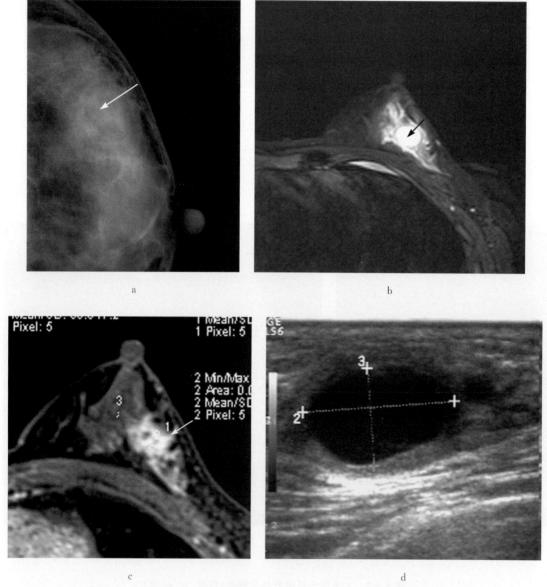

a 为 CC 病灶局部放大相，显示外侧边缘欠清晰的肿块；b 为压脂相，显示圆形高信号囊肿及周围条片状高信号；c 为 MRI 增强，显示囊肿边缘层面明显强化；d 为超声成像，显示无回声肿块，边缘伴较宽低回声带。

图 8-3-3　左乳外上纤维囊性乳腺病伴不典型增生及囊肿形成(患者，女，38 岁)

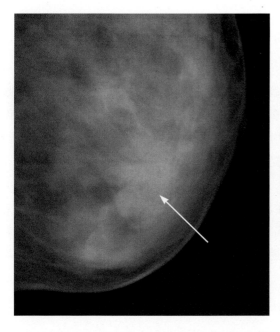

a

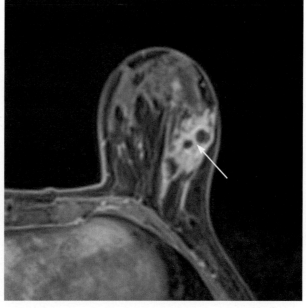

b

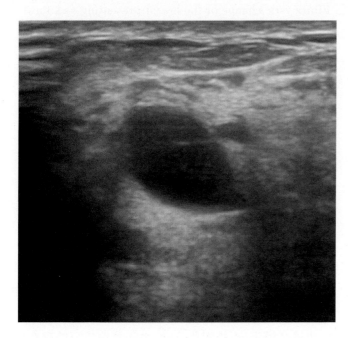

c

a 为 MLO 位病灶局部放大相,显示局灶性非对称影,边缘欠清。b 为 MRI 增强,显示囊肿周围明显强化。c 为超声成像,显示低回声肿块,边缘模糊,后方透声增强。

图 8-3-4 左乳外下纤维囊性乳腺病伴导管扩张及多量炎细胞浸润(患者,女,42 岁)

3. 超声表现

超声对纤维囊性乳腺病囊肿的显示具有明显优势,但对太小的囊肿显示仍有局限性,且对囊壁及周围增生程度的判断不及 MRI 敏感与直观。典型超声表现为簇环状囊肿或单发囊肿伴周围不同程度低回声带。超声可根据囊内有无分隔、隔及囊壁的厚度、随体位改变囊内容物是否流动等征象判定为单纯、复杂或复合性囊肿(图 8-3-1b,图 8-3-3d,图 8-3-4c)。

五、鉴别诊断

1. 非哺乳期乳腺炎

纤维囊性乳腺病有时临床症状明显,尤其伴囊肿撕裂时可表现为局部炎性,需要与非哺乳期乳腺炎症鉴别。乳腺炎好发于乳晕后区,多表现为局灶非对称影伴或不伴结构扭曲,密度不均,境界欠清,伴局部皮肤水肿,乳晕增厚。纤维囊性乳腺病多表现为密度均匀的局灶性非对称影或肿块,边缘较炎症清楚,可伴有较粗大或点状钙化,周围结构和皮肤多无异常改变。MRI 及超声显示囊肿是鉴别的重要依据。

2. 乳腺癌

以局灶性非对称影为表现的乳腺癌也要与纤维囊性乳腺病鉴别。乳腺癌非对称影多表现为病变区伴结构扭曲、微钙化、血管明显增多、皮肤增厚、乳头凹陷、淋巴结肿大、临床无压痛或触痛等。纤维囊性乳腺病肿块多形态规则,边界欠清,或部分清,密度较乳腺癌低,周围无条索状浸润改变,钙化散在,数目较少。

参考文献

[1] Chen JH, Nalcioglu O, Su MY, et al. Fibrocystic change of the breast presenting as a focal lesion mimicking breast cancer in MR imaging. J Magn Reson Imaging,2008;28(6):1499~1505

[2] Chen JH, Liu H, Baek HM, ea al. MR imaging features of fibrocystic change of the breast. J Magn Reson Imaging,2008;26(9):1207~1214

(刘万花)

第 4 节　乳腺复合性囊肿

如果囊肿壁或囊内间隔厚度>0.5 mm、厚壁囊肿伴有一些固体成分(含量>50%),或者是囊肿伴壁结节,这类囊肿称为复合性囊肿(complex cyst)。良恶性病变均可表现为复合性囊肿。X 线表现无特征性,超声及 MRI 可帮助鉴别诊断,复合性囊肿一般归为 BI - RADS 4,需要活检或手术。

复合性囊肿超声表现为囊实性混合回声肿块,边缘多模糊、不规则伴分叶,由于囊性成分的存在而出现不同程度后方回声增强。超声根据形态特征将复合性囊肿分为 4 型:① 囊肿伴囊壁厚度≥0.5 mm;② 囊肿伴囊内间隔厚度≥0.5 mm;③ 以囊性成分为主(≥50%);④ 以实性成分为主(≥50%)。

一、以复合性囊肿表现的良性病变

以复合性囊肿表现的良性病变有:炎性囊肿、纤维囊性乳腺病伴大汗腺化生、积乳囊肿、脂肪坏死、囊内乳头状瘤、血肿、乳腺脓肿、复杂纤维腺瘤、幼年性乳头状瘤病及乳腺囊性淋巴管瘤等。上述多数良性病变分别于相应章节叙述,下面仅对部分病变做介绍。

炎性囊肿:是多种原因导致囊肿突然增大撕裂伴炎症反应所致。临床可表现为局部红肿热痛伴明显触痛。X线表现为肿块影,边缘由于炎性反应而模糊,甚至出现假毛刺征,需要与乳腺癌鉴别。超声和MRI对鉴别诊断具有重要价值。超声显示边缘模糊囊性回声,MRI显示囊壁不同程度强化(图8-4-1)。

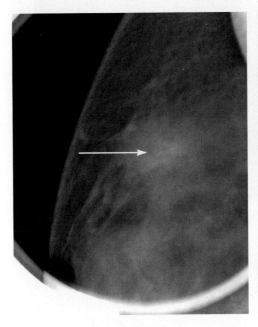

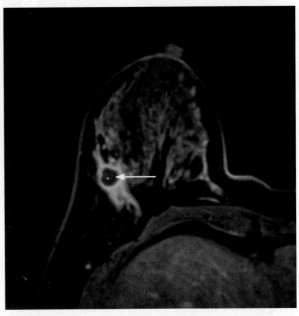

a   b

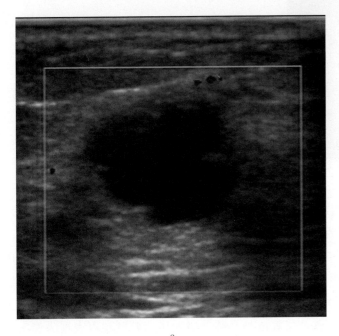

a为右乳病灶局部点片,显示边缘模糊肿块,周围血管增粗及假毛刺,类似乳腺癌表现。b为MRI增强,显示囊壁及周围强化,囊壁厚度大于0.5mm。c为超声成像,显示边缘模糊低回声肿块,后方透声略增强,伴边缘少许点状血流(c为彩图)。

图8-4-1 右乳外上囊肿伴组织细胞及淋巴细胞浸润(患者,女,53岁)

c

外伤或术后血肿(hematoma):乳腺血肿一般发生于手术或外伤后,也见于抗凝治疗后的患者。影像表现决定于血肿发生的时间,超急性血肿超声可表现为单纯囊肿伴内部低回声,但是多数血肿很快发展为复杂性囊肿。多数血肿最终演变为伴有内部碎屑或厚壁的复合囊肿,且经常表现为无血管的壁结节或分隔。X线表现多为高密度肿块影,边缘清晰,或部分清晰部分模糊。MRI表现根据血肿发生的不同时间及其内部成分的差异而表现不同,血肿周边多由于组织及炎性反应而强化(图8-4-2)。

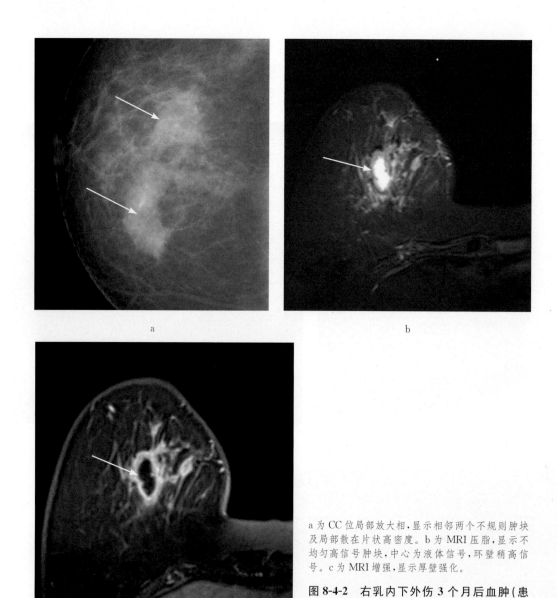

a

b

c

a 为 CC 位局部放大相,显示相邻两个不规则肿块及局部散在片状高密度。b 为 MRI 压脂,显示不均匀高信号肿块,中心为液体信号,环壁稍高信号。c 为 MRI 增强,显示厚壁强化。

图 8-4-2　右乳内下外伤 3 个月后血肿(患者,女 36 岁)

　　幼年性乳头状瘤病:青春期可有多种导管增生表现,最常见的增生为幼年性乳头状瘤病(juvenile papillomatosis,JP),该病临床少见,为青春期常见良性侵袭性肿瘤,被认为是癌前病变,有合并乳腺癌可能。多见于年轻妇女,年龄范围为 10～44 岁,平均年龄为 21 岁,69％的患者年龄小于 20 岁。病理表现为导管内乳头状瘤病伴或不伴有异型增生、周围多发囊肿形成、乳头状大汗腺增生、硬化性腺病、导管内分泌物淤积。临床上多表现为扪及较硬的活动肿块,经常误诊为纤维腺瘤。幼年性乳头状瘤病患者多有乳腺癌家族史或有发生乳腺癌的高危因素,因此一旦确诊该病,患者及家庭成员必须严格随访。典型超声表现为囊实性混合回声肿块,囊性以小囊、多发且周围分布常见,也可伴其他多发实性低回声结节,可单侧或双乳同时受累。X 线多由于腺体致密而无阳性表现或仅显示非对称性致密影。MRI 典型表现为边缘模糊伴分叶的不均匀明显强化肿块,可于增强及 MIP 图像上显示出堆积的多发强化结节伴多发不强化囊肿融合形成类似"白色大丽花"征。动态增强曲线多为流入型,部分为平台型。由于伴有囊肿形成,T2WI 呈明显不均匀高信号。该病的处理原则为完全切除病灶,切除不完全会导致复发。具有下列因素之一,可提示该病伴有或有极高风险发展为乳腺癌可能:有明显的乳腺癌家族史;有异型性增生;双侧及多灶性发病;复发的 JP。

二、以复合性囊肿表现的恶性病变

以复合性囊肿表现的恶性病变有：高侵袭性坏死性乳腺癌、包被性乳头状癌、实性乳头状癌、黏液腺癌及其他少见肿瘤，如化生性癌、胶样癌、髓样癌、黑色素瘤及肉瘤等。

高侵袭性坏死性乳腺癌：出现坏死的乳腺癌多为组织分化差、三级以上浸润性癌等。X线、超声及MRI多显示肿块不规则、边缘模糊、毛刺、伴微钙化及腋窝淋巴结肿大等乳腺癌征象。超声表现为肿块中心含有囊性成分，一般仍以实性成分为主，囊壁明显厚且伴有丰富的血流信号。MRI呈明显不均匀环状强化，环壁不规则（图8-4-3）。

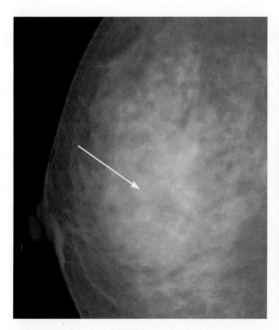

a

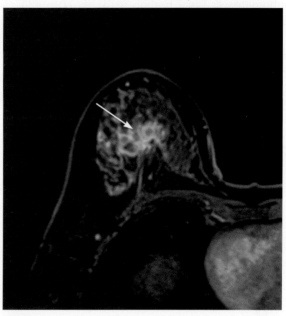

b

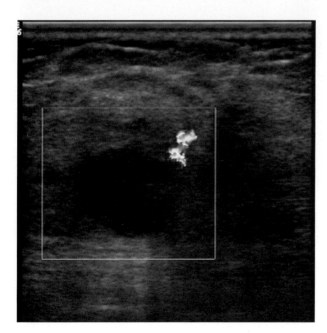

c

a为ML位病灶局部放大相，显示局灶性非对称影，境界欠清。b为MRI增强扫描，显示多环状强化。c为超声成像，显示囊实性混合回声肿块，伴血流信号（c为彩图）。

图8-4-3　右乳外上浸润性导管癌（患者，女，48岁）

黏液腺癌：乳腺黏液腺癌病理特点是黏液成分形成的黏液湖中漂浮数量不等的肿瘤细胞。当黏液成分较多时，表现为囊实性混合肿块，甚至少数病例表现为中心区域以大部分囊性成分为主，此时类似囊性增生伴囊肿形成表现。MRI增强显示不规则环状或结节状强化及X线不规则肿块是鉴别要点，详见乳腺癌各论章节。

参考文献

［1］Durur-Subasi I，Alper F，Akcay MN，et al. Magnetic resonance imaging findings of breast juvenile papillomatosis. Jpn J Radiol，2013；31：419～423

［2］Athanasioua，Auberta，Salomonb V，et al. Complex cystic breast masses in ultrasound examination. Diagnostic and Interventional Imaging，2014；95：169～179

［3］Candelaria RP，Hwang L，Bouchard RR，Whitman GJ. Breast ultrasound：current concepts. Semin Ultrasound CT MR，2013；34(3)：213～25

［4］Levine PH，Waisman J，Yang GCH. Aspiration Cytology of Cystic Carcinoma of the Breast. Diagnostic Cytopathology，2003；28：39～44

（刘万花）

第9章　乳腺肉瘤

第1节　乳腺肉瘤概述

原发乳腺肉瘤(primary breast sarcoma，PBS)是指发生于乳腺间叶组织的恶性肿瘤,按其组织来源分为2类:① 间叶组织来源:间质肉瘤、脂肪肉瘤、纤维肉瘤、恶性纤维组织细胞瘤、平滑肌肉瘤、恶性淋巴瘤等;② 混合来源:恶性叶状肿瘤和癌肉瘤。乳腺原发肉瘤少见,占乳腺恶性肿瘤 0.1%～0.3%。

乳腺肉瘤最常见的组织类型为恶性纤维组织细胞瘤,其次为纤维肉瘤、脂肪肉瘤及血管肉瘤等。

乳腺肉瘤除组织学分类外,应根据富于细胞的程度、细胞的多形性、核分裂象的多少、有无坏死、肿瘤边缘的生长方式进行分级。

原发乳腺肉瘤的发生机制不清,但文献报道部分肉瘤发生于乳腺癌术后局部放疗患者,还有部分患者发生于局部叶状肿瘤手术的部位。局部放射治疗诱导的乳腺平滑肌肉瘤(radiation-induced leiomyosarcoma，RIS)似乎在逐渐增多,据报道放疗后 5 年、10 年及 15 年乳腺肉瘤的发生率分别为 0.07%、0.27% 及 0.48%。乳腺放疗患者发生肉瘤的标化比例(10.2)比普通人群或乳腺癌未进行放疗患者高 1.3 倍。RIS 的诊断标准由 Cahan 等建立:① 有放疗史;② 有几年的无症状潜伏期;③ 在以前放疗的局部发生肉瘤;④ 组织学证实肿瘤是肉瘤。放疗诱导的肉瘤其临床特征是:原发肿瘤完全消失,肉瘤的潜伏期为 3～20.3 年。因此强调乳腺癌放疗后患者的随访。

乳腺肉瘤的临床表现:多为扪及无痛性、活动肿块,不侵及乳头、晚期局部破溃可呈菜花状、继发感染或造成贫血或毒血症。血管肉瘤可表现为皮肤增厚发硬、青紫、红斑、结节及水泡等表现,需要与放疗后皮肤增厚、外伤、抗血小板药物使用、炎症及炎性乳腺癌等鉴别。放疗后进展性皮肤增厚及颜色改变要警惕血管肉瘤的可能。尽管原发乳腺肉瘤具有较广的发病年龄范围,24～81 岁,但一般乳腺肉瘤的发病年龄比乳腺癌早,国外报道发病中位年龄 49～51 岁,国内报道平均 39.5 岁。血管肉瘤发病年龄相对年轻,中位年龄 35 岁。多数肉瘤表现为肿块起初生长缓慢,之后迅速增大的特点,部分患者开始即呈现肿块生长迅速。

乳腺肉瘤共同生物学特点:开始肿块长时间生长缓慢,突然迅速长大,且肿块多较巨大,一般长径大于 3 cm,有的可达 20 cm,平均 3～4 cm,易发生血行转移。其预后基于肿瘤的大小及组织分化,乳腺肉瘤 5 年生存率为 49%～67%,高分级及大于 5 cm 的乳腺肉瘤预后较差。据报道 1～3 级乳腺肉瘤的生存率分别为 82%、62% 及 36%。其他影响预后的因素包括患者的年龄、肿瘤亚型及阳性切缘的存在及治疗方式。血管肉瘤预后最差。

乳腺肉瘤影像特点:多数表现为境界部分模糊的卵圆形肿块(占 70% 以上),少数为圆形或边缘清晰。X

线表现密度均匀,多不伴有钙化。骨肉瘤可见骨样基质成分,表现为肿块内不定形的矿物质沉积。超声显示不均匀低回声、富血管肿块,后方回声增强,MRI 显示肿块压脂高信号及不均匀强化,多数肿块边缘模糊,不规则,可有浅分叶。

乳腺肉瘤的治疗原则:乳腺肉瘤由于肿瘤内富有血管、少淋巴管,故大多沿血循环转移至肺、肝、骨等处或局部扩散,而淋巴道转移仅占 3%。所以乳腺肉瘤的治疗,以单纯乳腺切除术为主,一般不行根治性手术。肿瘤多中心及腋窝淋巴结转移少见,因此广泛的局部病灶切除对大多数患者是可行的。该病如能早期发现,预后较好,优于乳腺癌。尽管没有结论证实放疗对 PBS 有效,但是放疗被证明对其他部位的肉瘤有效,因此对切缘阳性或可疑阳性的患者、高级别的肿瘤及肿块较大的患者,辅助放疗是指征,对预防局部复发有效。化疗对 PBS 的作用仍不明确。高度恶性者术后需进行辅助治疗。

参考文献

[1] Smith TB, Gilcrease MZ, Santiago L, et al. Imaging Features of Primary Breast Sarcoma. AJR, 2012;198:W386~W393

[2] Wang LC, Huang PC, Luh SP, et al. Primary leiomyosarcoma of the nipple-areola complex: Report of a case and review of literature. JZUS,2008;9(2):109~113

[3] Kirova Y, Vilcoq JR, Asselain BS, et al. Sarcomas radioinduits apres cancer du sein: experience de l'institute Curie et revue de la litt'erature, Cancer Radiother,2006;10:83~90

(刘万花)

第 2 节　乳腺叶状肿瘤

一、概述

乳腺叶状肿瘤(phyllodes tumor,PT)是一种由纤维、上皮 2 种成分构成的具有双相分化的少见乳腺肿瘤。占所有乳腺肿瘤 0.3%~1.5%,占乳腺纤维上皮肿瘤的 2%~3%。因大体观察肿瘤切面具有分叶状、囊状及外被包膜而曾被 Müller 在 1838 年首次描述并命名为叶状囊肉瘤。由于多数呈良性经过,且囊变者较少,2003 年 WHO 统一称之为叶状肿瘤。叶状肿瘤包括良性、交界性及恶性三种,PT6%~40%可发生转移,20%~65%病例可由于切除范围不完全而局部复发。

乳腺叶状肿瘤发病原因尚不清楚。多数认为与纤维腺瘤相似,主要与雌激素分泌和代谢紊乱失衡有关。虽然纤维腺瘤和叶状肿瘤在病因学上的关系尚未明确,但已经发现许多病人可同时或相继发生这两种病变,而且在一些肿瘤中可同时存在纤维腺瘤和叶状肿瘤的组织学改变,因此叶状肿瘤可能起源于原先存在的纤维腺瘤,但目前还没有明确的结论。

乳腺叶状肿瘤的预后较好,5 年存活率高达 83%~95%。肿瘤的大小、间质增生程度、核分裂象多少、有无浸润性生长是判断预后的重要指标。虽然肿瘤的复发率较高,但多数与手术不彻底有关,而与恶性潜能无关。叶状肿瘤具有恶性潜能,甚至部分为恶性肿瘤,与纤维腺瘤的预后明显不同,术前准确诊断极为重要,但是临床和影像表现与纤维腺瘤又非常相似,鉴别困难,误诊率高达60%~90%。因此需强调临床、影像、活检及免疫组化标记的综合术前诊断原则。

二、临床表现

叶状肿瘤主要发生在35~55岁的女性,中位年龄40~45岁,青春期罕见,也有文献报道有低龄化趋势。好发于拉丁美洲白人和亚洲人口,在亚洲国家,叶状肿瘤的发病可再年轻一些。叶状肿瘤临床起病隐匿,表现为坚实无痛性肿块,少数患者偶诉疼痛。肿块呈圆形或卵圆形,表面呈光滑或多结节状,边界清晰,活动可。肿块一般生长缓慢,病程长短不一,病史较长者可表现为短期肿块迅速生长,甚至巨大占据整个乳腺(图9-2-1a),压迫皮肤导致皮肤静脉扩张,皮肤出现发蓝,甚至皮肤溃疡,肿块可从溃烂的皮肤处突出乳腺,向外生长形成肿块。一般不伴有皮肤凹陷、乳头退缩、溢液等。肿瘤出现梗死时可表现乳头血性溢液,约20%的患者触诊有腋窝淋巴结肿大,但淋巴结转移不常见。病变多数单侧单发,相当一部分患者有纤维腺瘤局部手术病史。

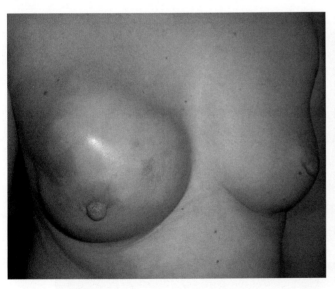
a

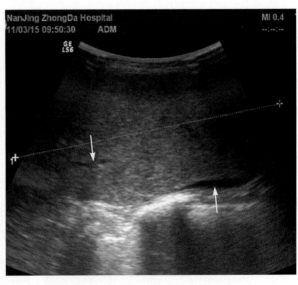
b

a为患者体表照片,显示右乳腺明显肿大,表面可见静脉曲张,外上局部有纤维腺瘤手术后瘢痕。b为患者超声检查,显示稍不均匀低回声肿块,边缘清晰,内见少许裂隙状囊变区呈更低回声(a为彩图)。

图9-2-1　右乳良性叶状肿瘤(患者,女,58岁)

三、病理表现

(1)肉眼所见:肿块大小不一,多为卵圆形,境界清楚,无真正包膜,而且常有表面突起,后者是一个重要特征,肿瘤切面常见弯曲狭长的裂隙将肿块分割成分叶状,有时瘤内可含有骨或软骨等组织。肿瘤大都坚实而有弹性,可伴有凝胶样变,或有灶性坏死和出血,后两者为恶性变指征。

(2)组织病理学:大多数叶状肿瘤的镜下形态变化多样且分布不均,以高细胞性间质呈叶片状突入上皮排列的腔隙。上皮和间质成分的出现是诊断叶状肿瘤必需的,间质是肿瘤性成分,它决定病理行为且具有转移的潜能。根据半定量标准叶状肿瘤分为良性、交界性和恶性(见表9-2-1)。交界性病变位于良性与恶性病变之间,重要的是区别良性与交界性叶状肿瘤,因为前者不转移,局部复发的危险性低且出现晚,而后者局部复发的危险性高且出现早,复发时病变可能升级。

表 9-2-1　叶状肿瘤(PT)的分型

观察项目	良　性	交界性	恶　性
间质高细胞性	适中	适中	明显
核分裂(个/10HPF)	0~2	2~5	>5
边缘浸润	局限*	镜下	浸润
间质结构	分布均匀	疏密不均	明显过生长
局部复发危险性	低度	高度	高度
转移率(%)	0	4	22
间质细胞多形性	轻至中度	中度	明显
异源性间质分化	罕见	罕见	有时有
平均分布率(%)	60	20	20

注:＊极少数可能出现浸润。

四、影像表现

1. FFDM 表现

叶状肿瘤可发生于乳腺的任何象限,多见于外上象限。典型良性叶状肿瘤 FFDM 表现为均匀高密度肿块影,边缘清晰,由于肿块对周围乳腺组织的挤压,病变周围可形成透亮晕征。肿瘤血运可增多,表现为肿块周围血管增粗或增多,肿瘤 1~13 cm 不等,平均 3~5 cm。肿块边缘分叶是叶状肿瘤的特征表现,占 60% 以上,呈浅分叶(分叶深度<3 mm)或深分叶(分叶深度>3 mm),以深分叶为多。分叶形成的原因可能有以下几种因素:① 肿瘤的多中心生长;② 肿瘤增长的不平衡性;③ 肿瘤周围组织的影响;④ 肿瘤出血、囊样改变。叶状肿瘤可短期内迅速生长为巨大肿块,甚至占据整个乳腺(图 9-2-2)。

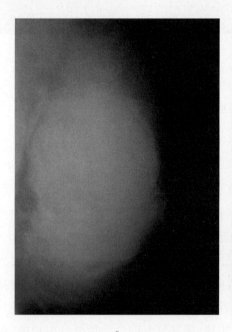
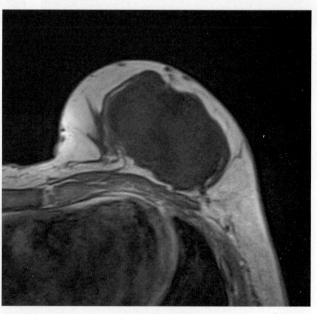

a　　　　　　　　　　　　　　　　b

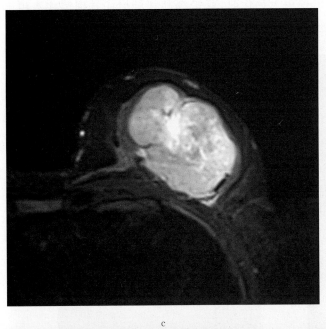

c

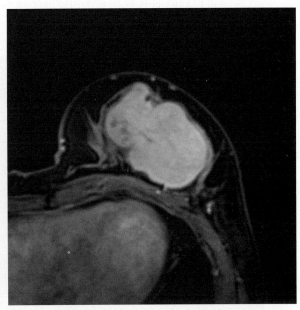

d

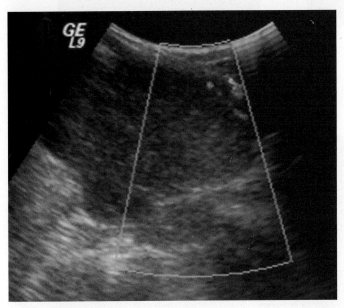

e

a 为 MLO 位局部放大相,显示边缘大部分清晰的高密度肿块,边缘有明显分叶。b 为 MRI T1WI,肿块呈等低混杂信号。c 为 MRI 压脂相,显示高、更高混杂信号。d 为 MRI 增强,显示肿块略不均匀强化。e 为彩色超声,显示肿块稍不均匀回声,境界清晰有分叶,伴内少许血流信号(e 为彩图)。

图 9-2-2 左乳巨大良性叶状肿瘤(患者,女,49 岁)

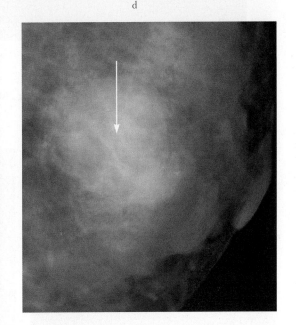

图为 CC 位病灶局部放大相,显示高密度卵圆形肿块,边缘模糊有分叶,其内见少许点状钙化。

图 9-2-3 左乳外上交界性叶状肿瘤(患者,女,46 岁)

　　交界性或恶性叶状肿瘤局部或大部分边缘呈浸润生长,表现为肿块边缘模糊,但局部皮下脂肪间隙清晰,无结构扭曲、皮肤增厚及乳头凹陷,可帮助与乳腺癌鉴别(图 9-2-3),肿块大小与良恶性叶状肿瘤无明显的关系。

　　钙化在良性叶状肿瘤中较少见,恶性叶状肿瘤中罕见。斑状、粗大钙化,多为良性叶状肿瘤特征(图 9-2-4)。微小钙化在叶状肿瘤更为少见,如果出现微小点、线样钙化时,应注意与乳腺癌鉴别或警惕叶状肿瘤合并乳腺癌的可能。

　　叶状肿瘤可以同时向其他肉瘤分化,当肿块内出现粗大钙化时,要警惕叶状肿瘤伴骨肉瘤化生可能(图 9-2-5);当肿块内伴低密度区时,应警惕叶状肿瘤伴脂肪肉瘤化生(图 9-2-6)。

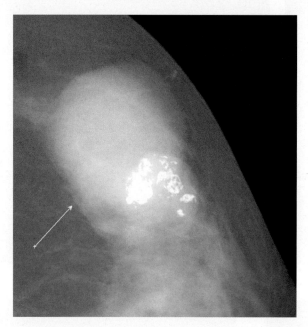

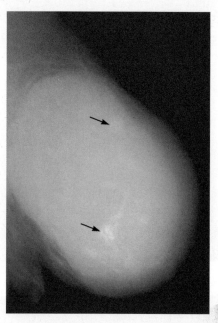

图为病灶局部放大相,显示明显分叶状肿块,边缘清晰,其内见粗大爆米花样钙化。

图为病灶局部放大相,显示卵圆形巨大高密度肿块,边缘清晰有分叶,内见散在粗大模糊钙化。

图 9-2-4　左乳外上良性叶状肿瘤(患者,女,40 岁)

图 9-2-5　左乳叶状肿瘤伴局部骨肉瘤化生(患者,女,68 岁)

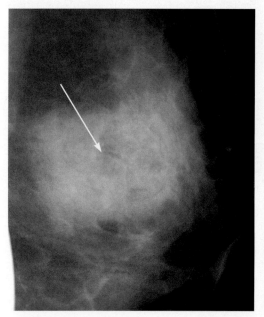

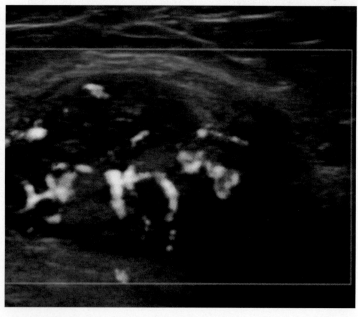

a

b

a 为 ML 位病灶局部放大相,显示卵圆形高低混杂密度肿块影,境界部分清晰。b 为超声检查,显示不均匀等低混杂回声肿块,边缘部分清晰伴分叶,内见丰富的分支血流(b 为彩图)。

图 9-2-6　左乳叶状肿瘤伴高分化脂肪肉瘤成分(患者,女,58 岁)

2. MRI 表现

MRI 与 X 线摄影相比,对肿块边缘及内部结构的显示具有明显优势。叶状肿瘤内部信号多混杂不均匀,以长 T1 及长 T2 为主(图 9-2-2b～c)。肿瘤 T2WI 及 T2 压脂的信号强度与 ADC 值和肿瘤的组织分级有相关性,组织分化越差,信号强度越高,ADC 值越小,其反应间质细胞形成的程度。裂隙征及多结节融合是叶状肿瘤 MRI 重要特征,也是与纤维腺瘤的鉴别要点(图 9-2-7)。肿瘤边缘是否清晰及肿块内部的囊变程度是良恶性叶状肿瘤鉴别的重要依据,因此 MRI 对良恶性叶状肿瘤的鉴别诊断明显优于 X 线摄影。典型良性叶状肿瘤表现为肿块边缘清晰有分叶,囊变程度较轻,囊变于 T2 压脂像多呈裂隙状高信号,增强扫描肿块略不均匀强化,动态增强曲线多为流入型(图 9-2-2d)。少数不典型病例可伴明显出血或积液,血液或积液可淤积于肿块周围,当肿块周围积血或积液较多时,与其内的实性肿块可能导致影像表现类似囊内乳头状瘤或包被性乳头状癌的假像,一般叶状肿瘤较大,边缘伴分叶可帮助鉴别(图 9-2-8a～c)。恶性或交界性叶状肿瘤多表现为边缘部分模糊,肿瘤内部由于囊变、出血、水肿及分隔等多种原因导致 T2WI 及 T2 压脂信号明显不均,伴低信号表现(间质性细胞丰富所致)。增强多呈明显不均匀强化,动态增强曲线多为平台型或流出型(图 9-2-9a～b)。文献报道恶性叶状肿瘤扩散加权成像 b 值取 1 000 s/mm^2 时,ADC 值为 $(1.01～1.45)×10^{-3}$ mm^2/s,良性叶状肿瘤为 $1.87×10^{-3}$ mm^2/s 左右。

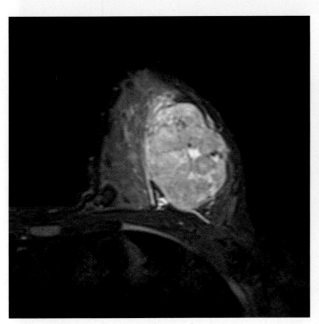
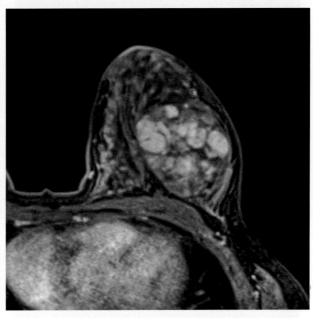

a 为 MRI 压脂相,显示不均匀高信号肿块,内见裂隙状及小圆形高信号囊变区。b 为 MRI 增强,显示不均匀强化,呈多结节融合表现。

图 9-2-7 左乳交界性叶状肿瘤(患者,女,39 岁)

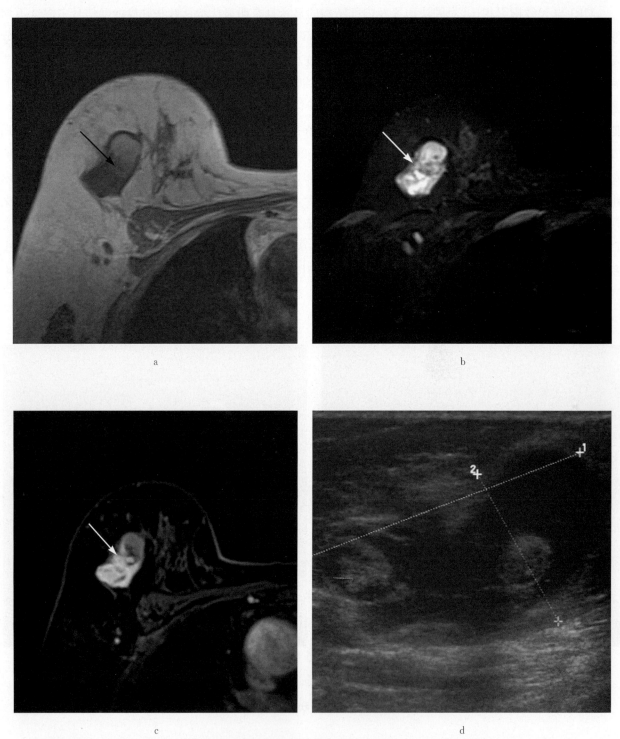

a

b

c

d

a 为 MRI-T1WI,显示高低混杂信号,高信号为出血区;b 为压脂相,显示高低混杂信号;c 为 MRI 增强,显示肿块呈明显不均匀强化,出血部位不强化;d 为超声检查,显示肿块呈囊实性混合回声。

图 9-2-8 右乳外上良性叶状肿瘤(患者,女,54 岁)

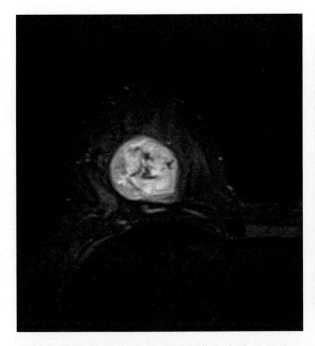
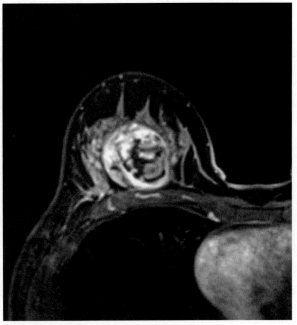

a   b

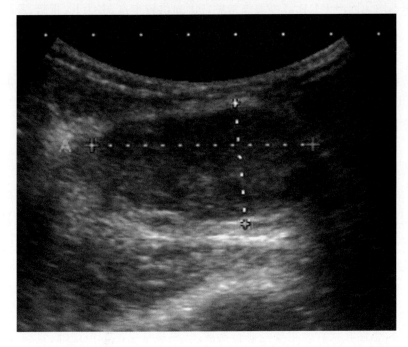

a 为 MRI 压脂相,显示肿块内部明显不均匀
混杂信号。b 为 MRI 增强,肿块呈明显不均
匀强化。c 为超声检查,显示肿块回声不均
匀,内见多发囊变区,部分边缘欠清晰。

**图 9-2-9　右乳交界性叶状肿瘤(患者,
女,43 岁)**

c

3. 超声表现

PT 超声表现具有多样性,切面轮廓多呈不同程度分叶,多数肿瘤边缘清楚,周围正常乳腺组织被压迫推移。瘤体内部回声不均,常可见条状高回声分隔,为高度增生的纤维结缔组织挤压腺上皮所致,肿瘤实性成分向中心集中。纤维变性及坏死等原因形成肿块内部形状、大小不一的小液性暗区为其特征。75.3% 的叶状肿瘤在肿瘤边缘或肿瘤内条状分隔处容易探及 Ⅱ～Ⅲ 级血流信号,88.5% 的肿块弹性成像评分为 2～3分。超声对良、恶性叶状肿瘤的鉴别诊断价值有限,肿块边界是否清晰和肿块内部是否存在小囊性无回声区是鉴别良恶性叶状肿瘤的重要依据。一般良性 PT 超声呈膨胀性生长,即使肿瘤已相当大,但仍可保持完

317

整的假包膜,呈稍不均匀低回声肿块,内见少许裂隙样更低囊性回声区,血流以 0～Ⅰ级为主(图 9-2-1b,图 9-2-2e)。交界性和恶性 PT 可向周围组织浸润性生长,表现为肿瘤局部边界模糊,内部囊性无回声区多见(图 9-2-9c),血流丰富并且阻力指数偏高($RI \geqslant 0.75$),收缩期峰值流速$>15.0 \mathrm{~cm/s}$。

尽管 MRI 及超声一定程度上对鉴别叶状肿瘤良恶性具有重要价值,但是有时良恶性叶状肿瘤影像表现存在重叠,鉴别诊断比较困难,如少数良性叶状肿瘤可表现为明显的出血、囊变导致内部结构明显不均,如图 9-2-8 所示。

五、鉴别诊断

1. 巨大纤维腺瘤

乳腺叶状肿瘤与巨大纤维腺瘤临床体征及 X 线表现酷似,且有文献报道两种病变可同时存在。综述以下几点有助于鉴别:① 叶状肿瘤患者的年龄往往大于纤维腺瘤;② 叶状肿瘤生长较为迅速,尤其是长期稳定的乳腺肿块短时间内迅速增大为其特点,大多数纤维腺瘤起初生长较快,之后生长缓慢;③ 叶状肿瘤往往体积较大,长径$>5 \mathrm{~cm}$ 的肿块应高度怀疑,纤维腺瘤多 2～3 cm;④ 多次手术原位复发的"纤维腺瘤";⑤ 迅速增大的肿瘤导致皮肤变薄,静脉怒张,甚至局部皮肤溃烂和迁延不愈的创口;⑥ MRI 及超声对鉴别诊断非常必要,囊变、延迟相(270 分钟)不均匀强化、裂隙征及大分叶多见叶状肿瘤,纤维腺瘤囊变少见或不明显,延迟均匀强化,以浅分叶为主,超声不均匀回声 PT 比纤维腺瘤常见,PT 血供较丰富,多为Ⅱ、Ⅲ级,纤维腺瘤血供较少,多为 0、Ⅰ级。

2. 幼年性纤维腺瘤

通常发生于青春期,为重要的鉴别诊断依据,瘤体较大。病理显示间质细胞密度增加且经常有上皮的高度增生,没有间质细胞的不典型性,几乎不见核分裂象及病理性核分裂象,大部分缺乏典型纤维腺瘤间质中常出现的黏液样背景,上皮排列的腺管分布均匀,没有明显的长裂隙及间质过生长。

六、治疗原则

目前针对叶状肿瘤多采用比较保守的手术方法。但是文献报道叶状肿瘤局部复发率达 20%～65%,局部复发与首次手术的范围有关。如果术前能明确诊断,离肿瘤边缘至少 1～2 cm(阴性切缘)的扩大切除是必需的,尤其对交界性和恶性叶状肿瘤,阴性切缘是提高无瘤生存期和降低肿瘤局部复发率的独立预后因素。良性叶状肿瘤局部切除后容易被诊断为纤维腺瘤,因此长时间随访较为安全。对于肿瘤$>5 \mathrm{~cm}$ 者,由于局部扩大切除将破坏乳房外观,初次治疗可考虑单纯肿块切除术。对于肿瘤复发者,必须进行大范围的再次手术,甚至全乳房切除。

PT 的远处转移发生率为 6%～40%,恶性叶状肿瘤主要经血行播散,转移最常见的部位是肺、骨、心脏和腹腔内脏,淋巴结转移率大约 10%,因此不主张常规淋巴结清扫。肿瘤对辅助放疗、化疗均不敏感。对于无法手术切除的复发转移灶,试用化疗和放疗可能会起到延长生存期的作用,但化疗在转移性叶状肿瘤中的确切作用尚不明了。近 40%叶状肿瘤雌激素受体阳性,与纤维腺瘤一样,几乎所有叶状肿瘤表达孕激素受体,即使这样,内分泌治疗在辅助和姑息治疗中的作用目前还没有得到证实,据报道:恶性叶状肿瘤 5 年及 10 年生存期分别为 82%及 42%。

参考文献

[1] Smith TB, Gilcrease MZ, Santiago L, et al. Imaging Features of Primary Breast Sarcoma. AJR, 2012;198:W386～W393

[2] Idrus Alhabshi SM, Rahmat K, Hassan HA, et al. Advanced MRI applications and findings of malignant phyllodes tumour: review of two cases. Jpn J Radiol,2013;31:342～348

[3] Chaney AW, Pollack A, McNeese MD, Zagars GK, Pisters PW, Pollock RE, et al. Primary treatment of cystosarcoma phyllodes of the breast. Cancer,2000;89:1502～1511

[4] Kamitani T, Matsuo Y, Yabuuchi H, et al. Differentiation between benign phyllodes tumors and fibroadenomas. Eurepean of Radiology,2014;83:1344～1349

[5] Tan H, Zhang SJ, Liu HQ, et al. Imaging findings in phyllodes tumors of the breast. Eurepean of Radiology,2012;81:e62～e69

（刘万花）

第 3 节　乳腺恶性淋巴瘤

一、概述

乳腺淋巴瘤多继发于其他器官淋巴瘤,原发性乳腺淋巴瘤(primary breast lymphoma, PBL)罕见,占全部乳腺恶性肿瘤的 0.04%～0.5%,多数为非何杰金氏淋巴瘤。弥漫性大 B 细胞淋巴瘤占比达 94%,T 细胞淋巴瘤及组织细胞淋巴瘤罕见。

淋巴瘤的发生原因较复杂,Sashiyamad 等认为,发病原因与雌激素水平升高有关。也有文献报道淋巴瘤发生率的增加与 HIV 有关。Burkitt 淋巴瘤被认为有 1/3 与 AIDS 阳性有关。黏膜相关性淋巴瘤(mucosa-associated lymphoid tissue, MALT)与慢性炎症有关,典型者发生于胃肠道黏膜或甲状腺实质,发生于乳腺少见。

原发乳腺淋巴瘤诊断必须满足下列要求:① 既往无淋巴瘤病史;② 乳腺是临床首发部位;③ 除同侧腋窝淋巴结受累外,无其他部位淋巴瘤;④ 病变内有淋巴组织及乳腺组织并存,淋巴细胞可侵及乳腺小叶及导管,但无乳腺上皮细胞恶变(癌)之证据;⑤ 本病需进行全面系统的检查,包括胸部 X 线片或 CT 检查、全腹部 B 超或 CT 检查、消化道钡剂检查、血常规和骨髓检查,以排除其他原发部位淋巴瘤浸润乳腺的可能性及明确分期情况。细针穿刺活检可用于乳腺内的肿块和腋下淋巴结的评价。细针穿刺活检可对 80%～90% 的患者作出非何杰金病的诊断以及 67.5%～86% 其他亚型的诊断。

二、临床表现

乳腺原发性淋巴瘤患者几乎全为女性,男性罕见,年龄范围 10～84 岁,中位年龄 54～55.6 岁。也有文献报道人一生中乳腺原发淋巴瘤有 2 个高发年龄段:40 岁及 70 岁。10% 单侧乳腺可同时发生,15% 双侧乳腺可发生异时性淋巴瘤。症状及体征方面均与乳腺癌相似,主要表现为单侧乳房无痛性肿块,生长缓慢,部分生长迅速,活动中等,少数可弥漫浸润使乳房变硬。有30%～50%患者伴同侧腋下淋巴结肿大,乳头受累者罕见,少数患者皮肤受累,表现为乳腺增大伴皮肤增厚、水肿及炎症性改变,伴全身症状者少见。Burkitt淋巴瘤一般发生于妊娠或哺乳期的女性。

三、病理表现

乳腺原发性恶性淋巴瘤的组织来源认为与乳腺导管和小叶间有淋巴小结、小叶内有淋巴细胞存在有关,其发生淋巴组织增生恶变关系密切,PBL也可由乳腺内小血管旁的未分化间叶细胞衍生而来。

(1) 大体病理:肿块大小不一,长径范围1～19 cm,其中2～5 cm者占50%以上,多数肿块边界较清楚,呈孤立性或多结节。少数边界不清,质偏硬,切面呈棕黄色,质软的区域常为退变坏死区。

(2) 组织学:肿瘤细胞弥漫分布,边界清楚,周围可见乳腺组织,一般不累及乳腺导管和小叶,但黏膜相关B细胞淋巴瘤可以累及导管上皮,形成淋巴上皮病变。

(3) 免疫组织化学:上皮标记cytokeratin阴性,LCA阳性,B细胞肿瘤CD20、CD79a阳性,而CD3、CD45阴性,其中弥漫大B细胞淋巴瘤CD10、Bcl6、MUM1、CD5可阳性;小淋巴细胞淋巴瘤CD23、CD5阳性;Burkitt淋巴瘤Ki67标记指数达100%;自然杀伤细胞(NK)/T细胞淋巴瘤CD3、CD45、CD56阳性。

四、影像表现

1. FFDM表现

乳腺原发与继发的淋巴瘤FFDM表现类似,双乳受累及病灶多发多见于继发性淋巴瘤。乳腺原发性淋巴瘤最常见影像表现为肿块,少数表现为非对称伴或不伴结构扭曲。归纳有如下表现类型:① 肿块型,占55%～82%。呈卵圆形(大于60%)或圆形,单发者占72%,肿块轮廓多数清晰,但无晕征,边缘可呈浅分叶,密度均匀,大小范围1～5 cm不等,一般≤3 cm,个别可达19 cm(图9-3-1)。肿块如果位于腺体较致密的部位则由于腺体的遮盖表现为境界欠清或部分清晰(图9-3-2a)。肿块多不伴毛刺征、微小钙化、局部皮肤增厚、乳头回缩、大导管增粗等乳腺癌的典型X线表现。② 弥漫型,表现乳腺密度均匀增高,侵犯1个象限以上或全乳,伴弥漫性或局部皮肤增厚、皮下组织呈网状改变,这类表现占9%～16%(图9-3-3),应注意与乳腺炎及炎性乳腺癌鉴别。③ 非对称影伴或不伴有结构扭曲,表现为单乳或双乳片状致密影,境界欠清伴或不伴结构扭曲。④ 腋部淋巴瘤,部分患者仅表现为单侧腋部淋巴结肿大,无全身其他部位及乳腺内淋巴瘤显示,可能由于检查技术及时间的原因尚未发现乳腺内病灶所致,需要与导致淋巴结肿大的其他病变鉴别。腋部淋巴瘤表现为淋巴结增大,密度增高,淋巴门消失,境界清晰(图9-3-4)。

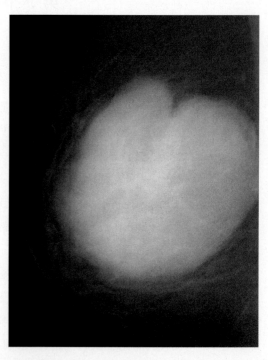

图为MLO位病灶局部放大相,显示右乳卵圆形高密度肿块,边缘清晰伴分叶。

图9-3-1 右乳大B细胞淋巴瘤(患者,女,68岁)

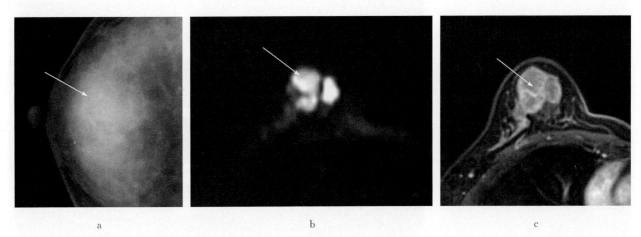

a为CC位病灶局部放大相,显示高密度肿块,境界大部分模糊。b为b值1 000 s/mm^{2}时MRI-DWI图,显示肿块明显高信号,ADC值为0.532×10^{-3} mm^2/s。c为MRI动态增强,显示不均匀强化肿块,边缘清晰伴分叶。

图9-3-2 右乳大B细胞淋巴瘤(患者,女,51岁)

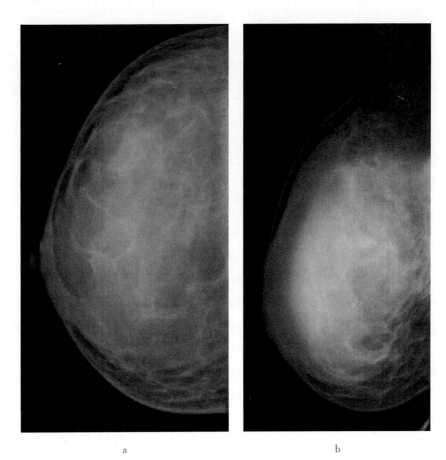

a和b分别为CC位及MLO位,显示右乳弥漫密度增高,结构紊乱,伴右乳晕稍增厚。

图9-3-3 右乳大B细胞淋巴瘤(患者,女,53岁)

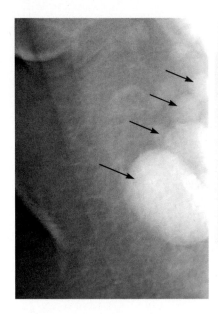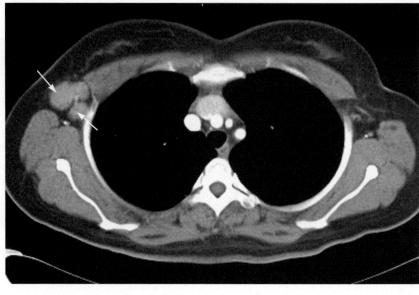

a   b

a 为 MLO 位病灶局部放大相,显示腋部淋巴结肿大,密度增高,淋巴门消失,b 为胸部 CT 增强,显示肿大淋巴结中等强化。

图 9-3-4　右腋部大 B 细胞淋巴瘤(患者,女,48 岁)

2. MRI 表现

MRI 对淋巴瘤诊断的重要价值是显示病变的范围及病灶的数目,有助于原发及继发性淋巴瘤的诊断。不受腺体致密度的影响,更容易显示病变的形态学特征,帮助定性诊断。乳腺原发淋巴瘤 MRI 多表现为 T1WI 呈均匀等或略低信号,T2WI 及压脂呈稍高或等信号,DWI 多呈明显高信号,ADC 值较低为淋巴瘤的重要特征(一般 0.5×10^{-3} mm²/s 左右)(图 9-3-2b)。增强扫描肿块多呈均匀或轻度不均匀强化,边缘伴分叶(图 9-3-2c),时间—信号强度曲线平台型居多。一般无边缘增强、分隔增强或皮肤增厚。部分淋巴瘤表现为不均匀快速强化,边缘模糊或不规则,动态曲线为流出型,类似乳腺癌表现。与继发淋巴瘤相比,非肿块表现更多见于原发淋巴瘤。

3. 超声表现

乳腺淋巴瘤典型超声表现为境界清楚、轮廓规则或分叶状、单发或多发、较均质的低回声肿块,后方透声增强或部分增强,其内可有丝网状结构,常伴同侧淋巴结肿大。部分淋巴瘤超声内部回声极低,类似囊肿的图像,后方回声增强,但内部血流较丰富,多为高阻动脉血流是其鉴别乳腺囊肿的特征。部分淋巴瘤可表现为边缘不规则的不均质低回声肿块,或表现为结构扭曲,无明显的肿块边界。淋巴瘤超声有时可见分支管状回声结构,为淋巴管阻塞所致,被认为是淋巴瘤的特征超声表现,但是各种原因引起的水肿也可呈类似表现。

乳腺淋巴瘤的诊断比较困难,往往误诊为乳腺癌,甚至良性肿瘤,出现下面情况要考虑淋巴瘤的可能:① 中老年女性患者伴乳房内包块,术前或术后伴有发热或乳房炎性表现,且抗生素治疗无效;② X 线摄像显示乳房弥漫性密度增高,皮肤增厚,对诊断有一定帮助,但并不是可靠的诊断依据;③ 患者有乳腺包块,同时伴有其他系统淋巴瘤的病史。发现上述情况应积极活检以尽早明确诊断。

五、鉴别诊断

淋巴瘤分为肿块型及致密浸润型。肿块型可表现为境界清晰的肿块或不规则肿块。境界清晰的肿块需要与纤维腺瘤或髓样癌进行鉴别;境界不规则的肿块应与乳腺癌鉴别。致密浸润型应与乳腺炎症或炎性乳腺癌进行鉴别。

(1) 纤维腺瘤:发病年龄轻,肿块边缘清晰,压迫周围脂肪出现透明晕,可伴有粗大钙化。MR多呈均匀强化,动态增强曲线呈流入型。

(2) 髓样癌:好发于40~50岁女性,体积较大,多表现为圆形或卵圆形肿块,与淋巴瘤有相似之处,MR上T2WI多数呈明显高信号,动态增强曲线呈平台或流出型,ADC值高于淋巴瘤。

(3) 乳腺癌:境界相对清晰的乳腺癌与淋巴瘤表现类似,鉴别诊断比较困难。乳腺癌发病年龄偏大,肿瘤形态欠规则,常伴有皮肤橘皮样改变和乳头内陷。X线呈高密度,边界模糊多有分叶及毛刺,即使伴有晕征,常不完整,可伴有微钙化。

六、治疗原则

乳腺淋巴瘤目前治疗模式尚未统一。多数认为乳腺原发和继发NHL的治疗方案基本上是化疗及放疗,化疗1~2周期后即可见肿物缩小甚至消失。治疗前确诊,可避免不必要的乳腺根治性手术。乳腺根治性手术治疗作用有限,肿物切除术加术后化疗和放疗的效果较好。一般认为乳腺切除术对存活率和预防复发没有益处,乳腺根治切除术更没有必要。但也有作者认为,乳腺切除术可提高总的存活率(OS)和淋巴瘤特异存活率(LSS)。多数认为如果肿瘤局限,无淋巴结肿大,可行乳腺单纯切除术;如果肿瘤多发,可行放疗和化疗,不必要手术。对临床Ⅰ期患者,放疗或放疗加化疗比单纯化疗复发率低。临床Ⅱ期患者,化疗或化疗加放疗比单纯放疗复发率低。对肿瘤直径<3.5 cm者,放疗可以降低复发率。如肿瘤直径>3.5 cm,化疗可以降低复发率。总之,PBL治疗趋向以联合化疗为主,辅以手术和放疗的综合治疗原则,有淋巴结肿大者,应同时行清扫术。

PBL可以局部复发和进展,累及外周淋巴结、CNS、骨髓、皮肤、肺、肝、脾等,PBL最易发生CNS受累,在随访中应定期进行颅脑CT或MRI检查。

PBL的预后与其他部位相同类型和相同临床分期淋巴瘤相似。影响预后的主要因素是组织学类型和临床分期。年轻、大于5 cm、双侧同时发生及淋巴结累及的患者预后差。MALT淋巴瘤生长缓慢且有好的预后。以往认为,PBL比乳腺的其他原发癌预后差。但最近也有文献报道,其预后相当好。国内报道一组PBL患者,5年生存率为77%,Ⅰ期87%,Ⅱ期62%,复发率42%。

参考文献

[1] Farace F, Bulla A, Marongiu M, et al. Anaplastic Large Cell Lymphoma of the Breast Arising Around Mammary Implant Capsule: An Italian Report. Aesth Plast Surg,2013;37:567~571

[2] Rubina Mukhtar, MBBS, Abdul Mateen, FCPS, Allah Rakha, MS, et al. Breast Lymphoma Presenting as Gynecomastia in Male Patient. The Breast Journal,2013;19(4):439~440

[3] Surov A, Holzhausen H-J, Wienke A, et al. Primary and secondary breast lymphoma: prevalence, clinical signs and radiological features. The British Journal of Radiology,2012;85:e195~e205

[4] Adrada BE, Miranda RN, M, et al. Gaiane. Breast implant-associated anaplastic large cell lymphoma: sensitivity, specificity, and findings of imaging studies in 44 patients. Breast Cancer Res Treat,2014;147:1~14

[5] Baker R，Slayden G，Jennings W. Multifocal primary breast lymphoma. South Med J，2005；98：1045～1048

[6] Jennings WC，Baker RS，Murray SS，et al. Primary breast lymphoma：the role of mastectomy and the importance of lymph node status[J]. Ann Surg，2007；245(5)：784～789

[7] Jeanneret SW，Taghian A，Epelbaum R，et al. Primary breast lymphoma：patient profile，outcome and prognostic factors. A multicentre rare cancer network study[J]. BMC Cancer，2008；1(8)：86

（刘万花　邱　云）

第 4 节　乳腺纤维肉瘤

一、概述

乳腺纤维肉瘤(fibrosarcoma)在乳腺肉瘤中较为多见，一般占乳腺肉瘤的 7%～10%。近年来随着对恶性纤维组织细胞瘤认识的提高，以往诊断为纤维肉瘤者有许多实为恶性纤维组织细胞瘤，因此纤维肉瘤在乳腺肉瘤中所占比例远比报道的要低，两者临床表现相似，但预后不同，前者预后多较好，后者预后较差。因此，注意两者鉴别(主要靠病理)有指导治疗和估计预后的作用。纤维肉瘤分为成人型和婴幼儿型 2 种，婴幼儿型多于成人型。

纤维肉瘤的发生机制目前尚不清楚。Zucali 等报告 1 例早期乳腺癌保乳治疗后放射治疗 16 个月，局部发生纤维肉瘤的病例，对纤维肉瘤的发病原因有了一个新的提示，另外部分纤维肉瘤发生于叶状肿瘤手术的局部。

隆突性皮肤纤维肉瘤是 1924 年由 Darier 首先描述的少见软组织肿块，是发生于皮肤并侵及皮下的生长缓慢的结节状肿瘤，它是一种低度到中度分化的恶性肿瘤，可伴局部侵犯，具有较高的复发率，但转移少见，该肿瘤多累及躯干及四肢，累及乳腺罕见。

二、临床表现

乳腺纤维肉瘤平均发病年龄为 49～51 岁，也有报道发病年龄较轻，为 25～40 岁。具有乳房内小肿块长期缓慢生长，而后突然增大的病程特征，其缓慢增长的过程可长达 10～20 年，甚至 35 年。肿块呈圆形或椭圆形，位于乳腺中央或占据整个乳腺，边界相对较清，与皮肤及胸肌多无粘连，推之可动，质地韧而硬，较乳腺癌弹性大，乳头多无内陷。肿瘤体积巨大时可导致乳房皮肤紧张度增高，皮肤菲薄、发亮、充血，并可见表皮明显的静脉曲张，皮温升高。偶见皮肤粘连及外观呈橘皮样改变。肿瘤多经血行转移至肝、肺、脑等器官，淋巴结转移较少见。晚期，部分病例可有腋下淋巴结肿大，但质地较软。

乳腺隆突性皮肤纤维肉瘤，常表现为皮肤增厚的结节状硬斑或乳头状突起，与表皮粘连固定，表层皮肤变薄、光滑，色灰红、暗红或紫蓝色。肿瘤生长缓慢，常经数年后突然迅速生长。

三、病理表现

(1) 肉眼观察：肿物长径多在 5 cm 以上，呈圆形、卵圆形，无包膜或有不完整包膜，切面呈灰白色，编织状。有的切面呈鱼肉样,质地较软,可有出血、坏死、囊性变。

（2）镜下观察:肿瘤主要由梭形瘤细胞构成,细胞呈束状纵横交错排列,瘤细胞多呈胖梭形,两端尖锐,核钝圆,胞浆较少、淡红,可见核分裂象。高分化者,主要由梭形的成纤维细胞组成,形态较均匀一致,异型较轻,核分裂象少见,细胞常呈束状、交织状排列,间质内胶原纤维较多;低分化者,细胞形态不一,异型明显,核分裂象多见,瘤内血管丰富。

（3）免疫组化:纤维肉瘤对 Vimentin Ⅰ 型胶原反应呈阳性。波形蛋白（vimentin）弥漫阳性,S100、结蛋白（desmin）、肌动蛋白（actin）、角蛋白（keratin）、上皮膜抗原（EMA）、神经元特异性烯醇化酶（NSE）、ER、PR、CerbB2、ki67 均为阴性。

四、影像表现

1. FFDM 表现

乳腺纤维肉瘤常显示卵圆形致密均匀肿块影,大部分边界清晰伴分叶,可伴局部血管增粗、增多,部分肿瘤周边可出现透亮晕征,肿瘤生长迅速,体积常较大,边缘不规则（图 9-4-1）。个别纤维肉瘤肿块内可出现块状骨化,类似纤维腺瘤。乳腺隆突性皮肤纤维肉瘤,肿块多以宽基底与皮肤相连,少数位于乳腺内,与皮肤不连。肿块致密,境界清晰,可伴浅分叶或短毛刺,其内未见钙化及脂肪报道。

2. MRI 表现

乳腺内卵圆形或圆形肿块影,边缘伴分叶,呈长 T1、长 T2 为主的混杂信号影,增强扫描可见明显不均匀强化。隆突性皮肤纤维肉瘤显示与皮肤相连的不均匀明显强化结节,T1WI 呈等或略低信号,T2WI 及压脂呈高信号。

3. 超声表现

乳腺纤维肉瘤的声像图特征为边界清楚的卵圆形肿块影,实质呈中低回声,欠均匀,可测及丰富血流信号,瘤体内可见囊性回声,囊性回声为出血、液化坏死或黏液变性所致。

五、鉴别诊断

乳腺纤维肉瘤的影像学表现除了隆突性皮肤纤维肉瘤具有一定的影像表现特点外,与其他肉瘤影像表现类似,鉴别主要依靠病理。

六、预后及治疗原则

纤维肉瘤预后取决于组织学的分级和年龄。纤维肉瘤多数恶性程度低,发展慢,预后好,恶性程度高的纤维肉瘤预后比较差,病死率也比较高。

主要治疗方法是手术切除,以单纯乳房切除为主,并酌情辅以放射治疗。对于成年病例,肿瘤切除应该彻底,而对于儿童病例要求则不如成人高。对于没有腋窝淋巴结转移的病人,不必盲目地扩大腋窝淋巴结清除。对于偶见的腋窝淋巴结转移病例,可行腋窝淋巴结清除或仅行腋窝区放疗。对于瘤体已侵犯胸肌病例,行单乳＋胸大肌一并切除。

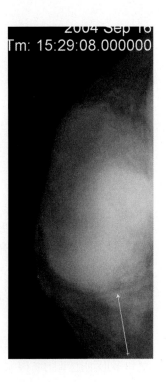

图为 MLO 位局部放大相,显示外上巨大分叶状肿块影,密度均匀,边缘部分清晰,部分模糊,见透亮晕。

图 9-4-1　右乳外上纤维肉瘤（患者,女,26 岁）

参考文献

[1] Kim MK, Chang ED, Kim JS, et al. Dermatofibrosarcoma Protuberans of the Breast. The Breast Journal, 2013;19(4):442～443

[2] Elson BC, Ikeda DM, Anderssom I, et al. Fibrosarcoma of the Breast: Mammographic Findings in Five Cases. AJR, 1992;158:993～995

[3] 牛卫东,韩素华,刘军永.乳腺纤维肉瘤超声表现1例.中华超声影像学杂志,2006;15(2):112

[4] Elson BC, Ikeda DM, Andersson I, et al. Fibrosarcoma of the Breast: Mammographic Findings in Five Cases. AJR, 1992;158:993～995

（刘万花　李逢芳）

第5节　乳腺脂肪肉瘤

一、概述

脂肪肉瘤(liposarcoma)系成人最常见软组织肉瘤之一,多发生于肢体表浅或深部软组织及腹膜后,发生于乳腺十分罕见,占所有女性恶性肿瘤0.1%,占所有乳腺肉瘤3%～24%。多为原发,由脂肪瘤恶变极为少见。可直接来自乳腺小叶间质或从叶状肿瘤或纤维腺瘤的间叶成分发展而来。脂肪肉瘤病因不清,局部软组织外伤可能是诱因。近年来有人认为和病毒感染有关,现已从病患中分离出特殊的肉瘤抗体,说明有相对应的抗原。

脂肪肉瘤的分型对预后影响明显。分化良好型及黏液型脂肪肉瘤预后较好,手术后转移少。分化不良型和多形细胞型脂肪肉瘤恶性程度高、预后差。若瘤细胞周边或瘤内有多量淋巴细胞、浆细胞浸润,则预后好。有报道本病5年存活率,在分化好的脂肪肉瘤为70%,分化不良的为65%,分化更差的脂肪肉瘤为20%。

二、临床表现

脂肪肉瘤早期无特殊症状,多为偶然发现乳腺内质地较软的肿块,多为生长缓慢的无痛性肿块,肿瘤边界清楚,约1/3肿瘤呈不规则形态或边缘分叶状,与皮肤不粘连,表皮可完全正常,瘤体大小不一,触之呈扁圆形或分叶状,活动,无压痛。当肿瘤增大到一定程度时,可对周围软组织产生挤压和浸润,此时可出现轻压痛。部分生长迅速的病例,局部皮肤可出现颜色的改变和静脉曲张。因肿瘤压迫乳腺管可发生泌乳困难或继发乳腺囊肿等合并症。妊娠期的脂肪肉瘤侵袭性非常强。脂肪肉瘤发病年龄在16～76岁,以31～60岁多见,中位年龄47岁,个别文献报道脂肪肉瘤有发生于11岁幼女者,且为双侧发生。

三、病理表现

大体观察:肿物多为单发,有时为多个结节,长径1～20 cm不等,甚至累及整个乳腺。肿块无包膜,但境界分明,质地坚实,富有弹性,切面依瘤细胞的类型、分化程度、黏液基质的多少可呈现黄色(黏液样型)、脑髓样(圆形细胞型)或鱼肉状(多形细胞型)。瘤内常可见出血坏死和色素沉着。

镜下观察:乳腺脂肪肉瘤与其他部位的脂肪肉瘤类似。根据不同结构,分为以下不同类型:

(1)脂肪瘤样脂肪肉瘤:主要由成熟的脂肪细胞组成,细胞体积比正常脂肪细胞波动范围大,可见少数畸形细胞核。其中可掺杂星形细胞或梭形细胞及黏液样基质。此瘤为一种较为良性的"境界瘤",摘除后可复发。

(2)分化良好黏液样型脂肪肉瘤:此型主要由梭形和星形的黏液样细胞、致密的毛细血管以及大量富于酸性黏多糖的基质所组成,其细胞异形性不甚明显。

(3)分化不良黏液样型脂肪肉瘤:除可见胚胎性及成熟的脂肪细胞外,尚可见大量未分化的细胞,奇异型巨大脂母细胞,含类脂的单核或多核的泡沫状细胞。

(4)多形性脂肪肉瘤:瘤细胞形态多种多样,有圆形、卵圆形、梭形等,细胞异形性显著,难以与其他未分化的恶性间叶瘤区别。鉴别要点在于肿瘤内可找到胞浆中含有脂质空泡的奇异型脂母细胞。

四、影像表现

脂肪肉瘤FFDM表现为圆形或卵圆形高密度肿块,包膜极薄,类似良性肿瘤,边缘可伴分叶。超声呈边缘清晰的不均匀低回声伴血流信号。脂肪肉瘤原发多见,由脂肪瘤恶变者罕见,当随访过程中发现低密度脂肪瘤内高密度实性成分逐渐增多,或肿块边缘变模糊,要警惕脂肪瘤恶性变可能(图9-5-1a)。MRI除脂肪信号外,还可见软组织肿瘤信号,T1WI呈低信号,T2WI及DWI呈高信号(图9-5-1b),增强扫描恶变部分呈现强化。

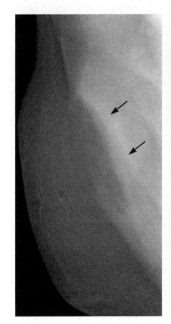 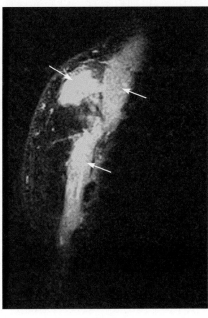 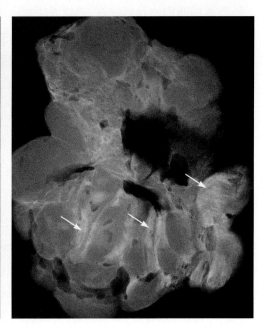

a   b   c

a为MLO位,显示右全乳低密度肿块影,近胸大肌处肿块边缘密度增高,胸大肌边缘模糊不规则;b为STIR矢状位,显示高低混杂信号肿块,部分边缘模糊,胸大肌增厚,部分边缘不规则受侵;c为标本摄片,显示肿块大部分为低密度,恶变区域呈高密度。

图9-5-1 右乳外上脂肪瘤恶性变(患者,男,61岁)

五、鉴别诊断

1. 脂肪瘤

病理易与脂肪瘤样型脂肪肉瘤混淆，但前者全部由成熟脂肪细胞构成。影像表现脂肪瘤呈低密度肿块，境界清晰，其内仅可见少许条状分隔，无明显的软组织肿块形成。

2. 错构瘤

典型错构瘤除了脂肪成分外，同时伴有纤维及腺体组织，影像表现为混合密度肿块影，需要与脂肪肉瘤鉴别，但错构瘤边缘清晰，超声无血流显示，无明显增强表现。

3. 积乳囊肿（galactocele）

大多有明确的哺乳期乳腺炎病史，X线片上根据乳汁潴留囊肿密度改变将其分为3型：高密度型，病变呈稍高密度或等密度；低密度型，病变呈低密度影，其密度改变为囊内容物脂化所致；混合型，为高低混杂密度，注意与脂肪肉瘤鉴别，积乳囊肿可伴有钙化，脂肪肉瘤钙化罕见。

4. 创伤后油性囊肿（post-traumatic oilcyst）

其周围可见数量不等的纤维条索影，可伴有局部皮肤增厚，多有外伤或手术史。

5. 叶状肿瘤化生的脂肪肉瘤

本瘤除含有肉瘤成分外，还必须有上皮成分，肿瘤境界清楚，无包膜，可活动，生长缓慢，影像表现为高低混杂密度肿块影，鉴别诊断主要靠病理。

六、治疗原则

乳腺脂肪肉瘤预后较好，治疗方法首选手术切除，再加以放疗。以局部病灶切除、肿块广泛切除和单纯乳房切除术为主。采用局部病灶切除术时，切缘要距肿物边缘5 cm以上。尽管肿瘤大部分具有包膜，但是容易复发。对体积不大、分化良好型脂肪肉瘤可进行单纯乳房切除术；对体积不大、分化不良的脂肪肉瘤需连同胸肌筋膜一起切除整个乳房。本瘤对放疗较为敏感，但需配合手术才能收到良好的效果。

参考文献

[1] Saito T，Ryu M，Fukumura Y，et al. A case of myxoid liposarcoma of the breast. Int J Clin Exp Pathol，2013；6(7)：1432～1436

[2] Ferrari A，Isabella BC，Rovera F，et al. An Unusual Case of Breast Liposarcoma with Liver Metastases：The Role of Radical Surgery. The Breast Journal，2007；13(3)：324～325

[3] Charfi L，Driss M，Mrad K，et al. Primary Well Differentiated Liposarcoma：An Unusual Tumor in the Breast. The Breast Journal，2009；15(2)：206～207

[4] 常洪波，曹红梅，贾化霞. 男性乳腺脂肪肉瘤1例的超声表现. 中国超声医学杂志，2003；19(11)：851

[5] 马振斌，孙华. 幼女双乳脂肪肉瘤1例. 临床与实验病理学杂志，J Clin Exp Pathol，1998；14(3)：282

（刘万花　李逢芳）

第6节　乳腺血管肉瘤

一、概述

血管肉瘤(angiosarcoma)又称血管内皮肉瘤,2003 年 WHO 乳腺肿瘤组织学分类中将乳腺血管肉瘤定义为:由具有内皮细胞形态特征的肿瘤细胞构成的恶性肿瘤,是一种高致死性肿瘤,包括血管性肉瘤(haemangiosarcoma)、血管母细胞瘤(haemangioblastoma)、淋巴血管肉瘤(lymphangiosarcoma)和转移性血管瘤(metastasizing haemangioma)。乳腺是血管内皮肉瘤好发部位之一,由 Schmid 于 1887 年首次报道。发病率占乳腺恶性肿瘤的 0.03%～0.04%,占全部乳腺肉瘤的 8%。乳腺血管肉瘤的组织发生,可能来源于乳腺小叶周围血管或小叶内血管。乳腺血管肉瘤预后很差,早期即可经血道发生广泛性转移,导致病人大出血死亡。

乳腺血管肉瘤的病因尚未明确。目前认为与长期慢性淋巴水肿、电离辐射、化学接触、外伤及慢性感染等因素有关。有报道其好发于年轻女性,妊娠、哺乳期妇女及乳腺癌保乳术后患者,推测其发生可能与雌激素水平有关,但仍存在争议。随着乳腺癌保乳手术的增多,乳腺血管肉瘤的发病率也在增加。

发生于乳腺的血管肉瘤分为原发性和继发性 2 种。原发性乳腺血管肉瘤发病率极低,多累及乳腺实质。继发性血管肉瘤常见于乳腺癌保乳手术放疗后于局部发生的血管肉瘤。放疗与血管肉瘤诊断的间隔期为 3～12 年,其中,多数发生于放疗后 6 年内。继发乳腺血管肉瘤常见于皮肤,很多皮肤血管肉瘤也会累及乳腺实质。

二、临床表现及分类

原发乳腺血管肉瘤一般发病年轻,且恶性程度极高。可发生于 14～85 岁女性,中位年龄 34～35 岁。诊断年龄和肿瘤级别在统计学上有显著相关性。低、中、高级别肿瘤患者的中位年龄分别为 43 岁、34 岁和 29 岁。肿瘤可发生于乳腺任何区域,以外上象限多见,个别有双乳多发血管肉瘤的文献报道,且双侧多发以怀孕妇女更常见。临床主要表现为生长迅速的无痛性肿块,少数病例肿块不明显,仅表现为弥漫性全乳肿大或持续性皮下出血。肿瘤大小从 2～15 cm 不等,平均长径 5.3 cm,1/3 患者患处皮肤呈紫蓝色或红紫色,这一征象被认为是乳腺原发血管肉瘤的特征表现,易误为外伤。肿块触诊质韧或硬,部分有囊性感,个别触痛明显,局部皮温升高。转移以血行为主,早期即可经血行播散,转移至骨及内脏,偶有以血栓形成和贫血为主要表现的 Kasabach Merritt 综合征,尚有转移至眼眶或心脏的报道,经淋巴转移极为罕见。原发乳腺血管肉瘤可合并其他恶性肿瘤,如肺腺癌、淋巴瘤、霍奇金病、乳腺癌等。

继发性血管肉瘤发病年龄较大,多表现为皮肤红斑、结节、丘疹、小囊泡状或皮肤颜色异常,容易误诊为外伤所致而延误诊断。

临床上分为下列几种类型:

1. 乳腺实质原发性血管肉瘤

发病率极低,占乳腺所有恶性肿瘤的 0.000 5%～0.05%。患者多为较年轻女性,发病年龄在 17～70 岁(平均 38 岁)。多表现为可触及的肿块,肿瘤位置较深,平均直径约 5.9 cm。大约 12% 的病人表现为弥漫性乳房增大。当肿瘤侵及表面皮肤时,可见患处皮肤呈蓝—红色。

2. 乳房根治术后继发于上肢水肿的皮肤血管肉瘤

1948 年,Stewarthe Treves 提出并后来命名为 ST 综合征。包括:① 所有病人均因乳腺癌接受了乳房切除术,包括腋部淋巴结切除;② 水肿发生由上臂延伸至前臂,最后发展到手背和手指。病人年龄在 37～60 岁。大多数病人的超微结构和免疫组化特征证实了 ST 综合征的血管肉瘤性质。水肿通常在乳腺癌根治术及腋窝切除术后 12 个月发生,接近 65% 的病人曾接受过胸壁及腋窝的放射治疗。血管肉瘤发生的潜伏期为 1～49 年,大部分发生于乳房根治术后 10 年左右。ST 综合征是一种致死性疾病,平均生存期为 19 个月,肺部是其最常见的转移部位。

3. 放射治疗后发生的血管肉瘤

放射治疗后发生的血管肉瘤通常发生于照射野部位的胸壁皮肤,而且可伴乳腺实质血管肉瘤。潜伏期 30～156 个月(平均 70 个月),发生高峰期为放疗后 5～10 年。发生率占乳腺恶性肿瘤 0.09%～0.4%。患者年龄范围 61～78 岁,比原发性血管肉瘤患者大。多数(81%)肿瘤呈多灶性,且大部分是 Ⅱ 级至 Ⅲ 级血管肉瘤,放疗效果不佳。

三、病理表现

(1) 肉眼观察:肿瘤长径约 1.0～20 cm,中位 5 cm,呈结节状或分叶状,多无包膜,边界不清,浸润性生长,可与周围组织粘连,质地软或脆,切面呈鱼肉状或海绵状,灰白色或灰红色,含扩张的血管腔,常合并出血伴坏死,可侵及皮肤,累及胸肌筋膜罕见。

(2) 镜下观察:血管肉瘤和毛细血管瘤相似,由多量的薄壁毛细血管组成。血管内皮细胞明显增生,体积大、染色深,呈梭形、圆形、多角形,胞浆丰富、嗜酸性、核呈圆形或梭状、大小不等,核仁染色深,核分裂多见。部分区域内皮细胞高度增生,呈乳头状或丛状向血管腔内突起,瘤细胞排列呈片状、巢状,并形成类似毛细血管腔的腔隙,腔隙中充满红细胞。

(3) 免疫组化:免疫组化对血管肉瘤的诊断和鉴别诊断具有重要意义。内皮细胞标志抗原Ⅷ因子的阳性率在血管肉瘤细胞高达 40%～100%,对该病具有诊断价值。与 CD34 相比,CD31 具有相同的敏感度,且特异性强于 CD34。

四、影像表现

1. FFDM 表现

原发乳腺血管肉瘤 FFDM 常见表现为边界清晰的肿块,肿块可呈分叶状,多不伴有钙化。部分表现为结构扭曲或局灶非对称。少数病例可伴局部皮肤增厚。非常致密的乳腺组织中,尽管临床扪及肿块,但是 FFDM 却难以显示肿块的轮廓。继发乳腺血管肉瘤多累及皮肤,少数皮肤及乳腺实质同时受累。表现为皮肤或皮下小梁弥漫性增厚,多误以为乳腺癌术后放疗所致的皮肤增厚而延误诊断。

2. MRI 表现

目前 MRI 是最佳辅助检查手段。原发性血管肉瘤:肿块在 T1 加权像常表现为不均质的低信号,T2 加权像表现为明显高信号。较高级别(分化差的)的血管肉瘤在 T1 加权像上可表现为不规则的高信号区域,这种表现代表出血或静脉湖。增强扫描表现依赖于肿瘤的级别,低级别(分化好的)的肿瘤表现为渐进性强化;高级别的肿瘤表现为快速强化,流出型曲线,可以显示较大的引流血管。MRI 对继发性血管肉瘤具有重要的诊断价值,能够发现 FFDM 及超声难以显示的皮肤内小肿块病灶。继发性血管肉瘤 MRI 除了表现为乳腺皮肤弥漫增厚外,增强可显示皮肤或皮下小肿块或小片状影,并呈环状或肿块状强化,肿块多呈快进快出或快进慢出表现,少数呈平台型,由于结节较小,应注意观察以免漏诊。少数病例仅表现为皮肤非特异性增厚,无肿块或无强化表现。

3. 超声表现

原发乳腺血管肉瘤超声通常多不具有典型的肿块占位效应,其边缘与周围正常组织逐渐移行,诊断困难。少数表现为分叶状,边界不清晰的非均匀低回声或高回声肿块伴局部结构扭曲,可探及丰富的血流。当有出血坏死时,可探及囊实性包块,部分呈乳头状,实性部分为不均质中等回声,可探及血流信号;囊性部分呈密集点状回声,可缓慢移动。继发血管肉瘤超声表现为皮肤增厚。

五、鉴别诊断

1. 乳腺血管瘤

乳腺皮下的血管性病变多为良性肿瘤,需要与继发性血管肉瘤鉴别。如出现以下特点可考虑为恶性:① 肿瘤>2cm;② 肿瘤与周围组织界限不清,明显浸润;③ 年龄为中青年且呈进行性发展;④ 病理检查有大小不一的血管,较大的血管为薄壁或单层内皮衬附,而且管腔形状不规则;⑤ 内皮细胞有一定的异型性;⑥ 非毛细血管型血管瘤及海绵状血管瘤结构。为了避免临床上误诊及漏诊,建议如疑为乳腺血管源性病变,应首先考虑为血管肉瘤,因为乳腺肿瘤中血管肉瘤比良性血管瘤多见。乳腺血管瘤位置多较表浅,以皮下多见,因此强调肿块切线位点片,以观察病灶是否位于皮下,可帮助与原发血管肉瘤鉴别。乳腺血管瘤呈卵圆形或浅分叶状,境界清晰,边缘光整,大小一般为 2 cm,肿块内可有点状钙化,为静脉石所致。

2. 局部进展型乳腺癌

局部进展型乳腺癌常见表现为乳腺内肿块,边缘模糊,当累及局部皮肤时表现为皮肤青紫改变,需要与血管肉瘤鉴别。血管肉瘤多见于年轻女性,一般肿块较大,活动度尚可,影像表现肿块边缘多无毛刺,钙化罕见,增强 MRI 扫描多表现为多肿块状不均匀强化。

3. 乳腺癌术后局部复发

继发性乳腺血管肉瘤要与乳腺癌手术后局部复发鉴别,两者临床均表现为手术区局部皮肤颜色改变、丘疹、结节等。活检病理及免疫组化可提供帮助。

六、治疗原则与预后

血管肉瘤是一种恶性程度很高的肿瘤,预后与肿瘤体积及分化程度有关,其中分化程度是重要的预后因素。高、中、低分化的血管肉瘤 5 年内无肿瘤复发的生存率分别为 76%、70% 和 15%。这种肿瘤化疗、放疗效果均不佳,早期即可发生血行转移,最常播散到皮肤、肺、骨、肝、卵巢及对侧乳腺等处,极少经淋巴道转移。生存期一般为 2～5 年。本病一经确诊,多倾向于单纯乳房切除术,但亦有报道行乳房区段切除术即可。由于淋巴结转移极为罕见,多不行腋窝淋巴结清扫术。本病对放疗和化疗效果均不理想,且术后常有复发。术后可酌情考虑化疗及免疫治疗的综合治疗方案,在一定程度上提高疗效,延长生存期。

参考文献

[1] Vuille-dit-Bille RN, Sauter D, Pfofe D, et al. High-Grade Cutaneous Angiosarcoma of the Breast. Radiotherapy Journal,2013;19(4):435～436

[2] Tajimal S, Mochizuki R, Sugimura H, et al. Radiation-induced Breast Angiosarcoma with a Confirmative Feature of c-MYC Amplification. Jpn J Clin Oncol,2014;44(7):702～703

[3] Meroni S, Moscovici O, Msc SM, et al. Ultrasound Challenge:Secondary Breast Angiosarcoma

Mimicking Lipoma. The Breast Journal,2013;19(4):437～438

[4] Biswas T, Muhs A, Ling Marilyn, et al. Angiosarcioma of the Breast. American Journal of Clinical Oncology,2009;32(6):582～586

[5] Glazebrook KN, Magut MJ, Reynolds C, et al. Angiocarcoma of the Breast. AJR,2008;190:533～538

（刘万花　李逢芳）

第7节　乳腺平滑肌肉瘤

一、概述

平滑肌肉瘤(leiomyosarcoma)是一种少见肿瘤,多发生于内脏、腹膜后及子宫、肺、大血管等组织内,而发生于乳腺者罕见,无论是原发性还是继发性,在文献中仅为散在个案报告。乳腺平滑肌肉瘤是乳腺肉瘤中最少见的肉瘤之一,多发生于女性,男性鲜有报道。该瘤虽称为平滑肌肉瘤,但有人认为它的组织来源可能是肌上皮细胞恶变而来。肌上皮细胞不仅在形态上、功能上与平滑肌相似,而且具有向上皮和平滑肌细胞分化的双重性。肌上皮、血管及乳头的肌组织均被认为是乳腺平滑肌肉瘤的来源。Cameron 等报告 1 例由乳腺肌上皮性癌发展成为典型平滑肌肉瘤的病例,进一步证实了乳腺平滑肌肉瘤来源于肌上皮的可能。乳腺癌术后的放射治疗诱导的肉瘤,文献已有报道,随着保乳手术的增多,术后放疗的应用会更广泛,由此而继发的乳腺肿瘤,如乳腺肉瘤也应当引起高度重视。乳腺平滑肌肉瘤极易经血道转移或局部浸润,很少转移至淋巴结,术后容易复发,一般预后较好。肿瘤边缘浸润及核分裂象多寡是决定预后的因素。

二、临床表现

乳腺平滑肌肉瘤双侧乳腺都可发生,但以左侧多见,发病年龄为 24～86 岁,平均年龄 55.9 岁。患者多以乳腺肿块就诊,肿块开始生长较为缓慢,大多数患者在就诊前的几年内就已经发现可触及的肿块,之后迅速增大,肿瘤一般体积较大,平均大小为 5 cm,范围 1.0～23 cm,表面光滑,界清,质地较硬,无痛,边缘分叶状,可推动。本瘤恶性程度高者,多经血道转移,常转移到肺,极少数可转移到腋下淋巴结。

三、病理表现

（1）大体观察:肿瘤呈圆形或结节状,界清,表面光滑,质中等,无包膜,灰红色,略呈鱼肉样,可有出血坏死。

（2）镜下观察:多数为长梭形瘤细胞,大小不等,胞浆丰富粉染,核呈杆状稍肥胖,两端钝圆,有异型,核分裂象 2～3 个/10HPF 以上。细胞密集排列呈索状相互交织走行,或呈螺旋状;分化差者,瘤细胞异型明显,核分裂象更易见。

（3）免疫组化:vimentin,desmin,actin 阳性结果有助于诊断。

四、影像表现

原发乳腺平滑肌肉瘤肿块以近乳晕区多见,典型 FFDM 表现为致密的肿块,边界清楚,可呈分叶状改变。腋部淋巴结转移少见,有时可见淋巴结肿大,考虑可能为肿瘤处皮肤溃疡或近期的活检之后的炎性反应所致,未必是淋巴结转移。超声显示边缘分叶状、境界清晰的低回声肿块,内部回声不均,血流丰富。

五、治疗原则及预后

目前统计显示,无论是根治手术、单纯的乳房切除或是肿块切除活检,只要肿块周围切缘阴性,对预后无明显影响。乳腺平滑肌肉瘤的手术多以早期局部广泛切除或单纯乳房切除为主。该病极易复发,复发病例多行局部再切除,术后辅助适当的化疗或放疗,可提高疗效。

乳腺平滑肌肉瘤是一种罕见的肿瘤。从有限的可供利用的数据中,要得出精确的预后结论较为困难。本肿瘤的预后看似比其他的乳腺肉瘤要好,但局部复发和转移也常见,因此密切随访是必要的,据报道转移多发生于肿瘤切除后 20 年左右。

参考文献

[1] Pourbagher A, Bal N, Oguzkurt L, et al. Leiomyoma of the Breast Parencyma. AJR,2005;185: 1595~1597

[2] Manadal S, Dhingra K, Khurana N. Parenchymal leiomyoma of breast,mimicking cystosarcoma phylloides. letters to the editor,2007;4:108~109

[3] Wang LC, Huang PC, Luh SP, et al. Primary leiomyosarcoma of the nipple-areola complex:Report of a case and review of literature. JZUS,2008;9(2):109~113

[4] Hanasono MM, Osborne MP, Dielubanza EJ, et al. Radiation-induced angiosarcoma after mastectomy and tram flap breast reconstruction. Annals of Plastic Surgery,2005;54(2):211~214

（刘万花 李逢芳）

第8节 乳腺骨肉瘤

一、概述

乳腺原发性骨肉瘤极为罕见,约占乳腺肉瘤 0.15%~0.25%,不超过乳腺肿瘤 1%。其来源尚未定论,部分与外伤有关,或胚胎性间叶细胞向骨组织分化或乳腺间质的纤维细胞在外部或内部因素的刺激下骨化形成,也可以由纤维腺瘤、乳腺癌、导管内乳头状瘤或叶状肿瘤的纤维化成分骨化而来。乳腺可以发生真正的骨源性肉瘤,称为骨外骨肉瘤,但要排除其他部位骨肉瘤转移及乳腺癌骨化生。

二、临床表现

乳腺骨肉瘤多发生于 50 岁以上中老年女性。患者多有数年的无痛乳腺肿物,短期内迅速增大的病史。少数病例肿块生长很快,从发现到诊断时间仅有数月。临床常表现为无痛、渐进性增大的肿块,边缘光滑或分叶,实性或囊性,质地坚硬,偶见溃疡形成。

三、病理表现

组织学检查:可见肿瘤性骨样组织及骨组织,核分裂象易见。分为以下 3 种亚型:成纤维细胞型(最常见),其次为成骨细胞型及破骨细胞型。

四、影像表现

乳腺骨肉瘤典型 X 线表现为边界清晰的高密度肿块影,瘤体较大,呈圆形或椭圆形,边缘可有分叶,瘤体密度高度不均,伴或不伴有粗糙的钙化,钙化为本病的特征之一,钙化常呈象牙质状,甚至占据整个肿块,部分可见骨针样表现。超声检查多显示不规则肿块,由于肿瘤钙化而后方出现显著声影。彩色多普勒显示肿瘤血供丰富。对比超声造影有助于诊断,对比剂进入时相长,廓清时相也较长,属"慢进慢出"型强化方式,与乳腺癌的"快进快出"相反。MRI 多表现为边缘模糊或不规则肿块,不均匀或环状强化,流出型曲线。

五、鉴别诊断

主要鉴别诊断为乳腺癌及钙化的纤维腺瘤。乳腺癌一般病程较短,巨大肿块常伴皮肤橘皮样变、酒窝征、腋窝淋巴结肿大等,而肉瘤上述征象少见。骨肉瘤的钙化多粗大呈象牙质状骨化,而乳腺癌为微小钙化。钙化的纤维腺瘤,境界清晰,有完整的包膜,发病年龄低,钙化呈爆米花样,超声血流多数不丰富。不伴有典型钙化的骨肉瘤与其他肉瘤、纤维腺瘤甚至乳腺癌鉴别困难,需要病理帮助诊断。

六、治疗原则

本病是一种高侵袭性肿瘤,较早出现复发及转移,血行转移常见,常见转移部位是肺(80%),骨(25%),肝(17%)。治疗原则以乳房切除或肿块切除仍是多数外科医生的选择。肿块以局部生长为主,血行转移为特征,所以行淋巴结清扫常不做要求。本病预后不良,5 年生存率仅为 15%～38%。放疗及化疗的作用存在争议,放疗有助于局部控制,大于 5 cm 及高级别的肉瘤患者可从术后辅助化疗获益。

参考文献

[1] Ho JS, Rahmat K, Alli k, et al. Primary breast osteosarcoma: dynamic contrast-enhanced magnetic resonance imaging, proton spectroscopy and diffusion weighted imaging findings. Ann Acad singapore,2012;41(10):473～475

[2] Gull S, Patil P, Spence RA. Primary osteoarcoma of breast. BMJ Case Rep,2001;8(11):1～4

[3] Thomas KA, Roy N, Troxell M, et al. Ostesarcoma of the breast. Breast J,2014;20(2):204～206

[4] Conde1 DM, Morais IC, PaCheCo CF, et al. Primary osteosarcoma of the breast: pathological and imaging findings. Rev Assoc Med Bras,2015;61(6):497～499

(叶媛媛　刘万花)

第9节 乳腺恶性纤维组织细胞瘤

一、概述

恶性纤维组织细胞瘤(malignant fibrous histiocytoma，MFH)，是来源于间叶组织的恶性肿瘤。1964年由 O'Brien 和 Stout 首次报道，多发生于下肢(49%)及上肢(19%)，其次为后腹膜及腹部(16%)，乳腺MFH 少见，发生率低于乳腺恶性肿瘤的 1%。MHF 的组织起源仍存在争议，目前认为是未分化的肉瘤。可分为多形性 MFH、黏液纤维肉瘤、巨细胞 MFH 以及炎性 MFH。发病原因尚不明确，部分患者伴有胸部或乳腺癌术后局部放疗史。

二、临床表现

原发乳腺恶性纤维组织细胞瘤好发年龄 42～47 岁，年龄范围 20～77 岁，少数发生于老年男性。肿瘤常单侧发病，很少累及两侧乳腺。临床多无症状，绝大多数患者常因无痛性肿块而就诊，肿瘤生长较快，边界较清，活动度好，体积较大，呈分叶状。肿瘤巨大时可致皮肤薄、血管显露，皮温升高，皮肤颜色异常，但无乳头溢液、乳头内陷及橘皮样改变。

三、病理表现

肉眼观察：长径约 5～10 cm，呈结节状或分叶状，切面呈灰白色，鱼肉状，瘤体境界不清。较大的肿瘤可见出血、坏死及囊变。镜下观察：瘤组织由类纤维母细胞、类组织细胞、肌纤维母细胞样细胞、多形巨细胞及不同程度炎性细胞构成，梭形细胞可产生胶原纤维，排列呈"束状"或"席纹状"结构。免疫组化：大部分肿瘤对波形蛋白(Vim)、肌动蛋白(Actin)、CD-68 呈阳性。

四、影像表现

乳腺恶性纤维组织细胞瘤 X 线常表现为不伴有钙化的孤立性肿块，境界多清晰，当肿块体积较大向周边浸润性生长时，可表现为边界部分欠清伴分叶。少数可见点状钙化，可能由于合并不同分化组织成分所致(图 9-9-1a)。MRI 表现 T1WI 大多呈等或低信号，T2WI 根据成分不同，表现为不同的混杂信号，其内多见条索状低信号分隔影，病理学显示分隔影是由肿瘤间质富血管的胶原纤维束组成，以组织细胞为主时，表现为高信号，以纤维组织为主时，表现为等信号。增强扫描肿块呈不均匀强化，囊变坏死区不强化。淋巴结受累不常见，多为血行转移(图 9-9-1b)。超声表现为不均匀低回声肿块影，向周边浸润性生长时形态不规则，内部回声不均匀，可见小范围的无回声区，CDFI 可见丰富血流。

五、鉴别诊断

1. 乳腺癌

多表现为肿块边缘不规则，可见毛刺征，伴乳头内陷、皮肤橘皮样改变较常见，增强不均匀环状强化，腋窝淋巴结转移多见。

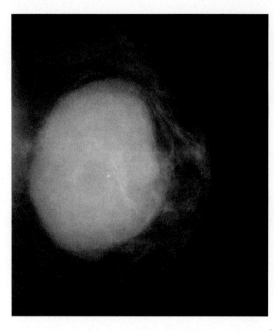
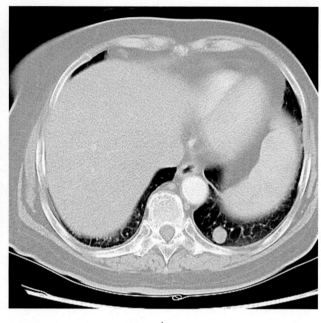

a   b

a为病灶局部放大相,显示左乳后卵圆形巨大高密度肿块影,边缘清晰有分叶,肿块内见成簇点状钙化。b为胸部CT增强,显示左下肺圆形转移结节。

图9-9-1　左乳后上恶性纤维组织细胞瘤(患者,女,67岁)

2. 恶性淋巴瘤

MFH需要与巨大淋巴瘤鉴别,X线表现类似。因内部较少出现退变坏死,MRI及超声显示内部信号或回声相对较均匀,卵圆形多见,扩散加权成像呈高信号,ADC值较低(一般$0.5×10^{-3}$ mm^2/s左右)。

恶性纤维组织细胞瘤与其他类型肉瘤影像特征类似,不具有特异性,确诊有赖于组织学及免疫组化。

六、治疗原则与预后

乳腺MFH最主要的治疗方法是手术切除,对于肿块长径<5 cm病例可行肿瘤切除术,当肿块较大时,可行单纯乳房切除术。腋窝淋巴结很少发生转移,仅需进行前哨淋巴结活检,来判断淋巴结受累情况。辅助化疗或放疗对于改善乳腺MFH的预后目前并没有明确证据,但放疗对于术中切缘阳性的患者会有帮助。化疗及内分泌治疗对于防止复发可能也有一定的作用。

MFH预后很差,有文献报道,局部复发率约44%～66%,远处转移率约42%。血行转移较常见,常转移至肺,也可转移至骨骼、胸膜及肝脏,淋巴道转移少见。MFH两年、三年及五年的无病生存率分别为40%～60%、39%及20%～35%。影响MFH的预后因素受例数较少的限制,没有确切的结果,有报道显示Ki-67高表达与淋巴结转移者预后更差。

参考文献

[1] 吴雄娟,刘世忠,蔡乐雄.乳腺恶性纤维组织细胞瘤的MRI诊断(附3例报告).磁共振成像,2013;4(2):117～120

[2] Tashjian R,Gilani SM,Falk J,et al. Primary inflammatory malignant fibrous histiocytoma of the

breast：A case report of an unusual variant and review of the literature. Pathology-Research and Practice，2013；209(8)；534～539

［3］Hartel PH，Bratthauer G，Hartel JV，et al. Primary malignant fibrous histiocytoma(myxofibro-sarcoma/pleomorphic sarcoma not otherwise specified) of the breast：clinicopathologic study of 19 cases. Annals of Diagnostic Pathology，2011；15(6)；407～413

［4］Hu Y，Li X，Deng Y，et al. Primary malignant fibrous histiocytoma of the breast：a case report and review of 38 chinese cases. Clin Breast Cancer，2012；12(5)；382～385

［5］Qiu SQ，Wei XL，Huang WH，et al. Diagnostic and therapeutic strategy and the most efficient prognostic factors of breast malignant fibrous histiocytoma. Sci Rep，2013；3；2529

（叶媛媛　刘万花）

第 10 章　乳腺少见病

第 1 节　乳腺皮脂囊肿病

一、概述

皮脂囊肿病(steatocystoma multiplex，SM)又称多发性脂囊瘤，为终身性皮肤疾患，是一种罕见的常染色体显性遗传性疾病，国内相关影像学报道极少。皮脂囊肿病可发生于任何年龄及身体任何部位，但以头皮、颜面、颈胸部好发，发生于乳腺少见。约 40% 的患者有明确家族史，多于青少年时期发病，男女均可受累。角蛋白 17 基因 R94C 的突变是导致 SM 的遗传学基础。SM 亦可散发，还可伴随于角化症、先天性甲肥厚(雅-雷二氏综合征 II 型)等。Caylor 曾报告本病有 3.44% 的癌变率。癌变多数转化为基底细胞癌，少数转化为鳞癌。主要是长期的慢性炎症刺激引起组织增生，导致细胞损伤、坏死及再生修复，反复多次，细胞持续增生形成小病灶、癌前病变，直至发生癌变。

二、临床表现

皮脂囊肿病多见 25～50 岁，中位年龄为 36 岁，可单发，也可多发。表现为真皮内或皮下触及结节，散在分布于腋部或前胸壁，甚至全身呈肉色或黄色结节。质软或坚硬，取决于病灶的大小及张力。长径一般为 0.2～1.5 cm，很少超过 1.5 cm。小病灶呈针尖样深色点状突起，增大后呈皮丘状或结节状。浅表病灶多呈黄色，深在者则为肤色。囊肿一般无波动感，基底可活动，易继发感染。发生于乳腺的皮脂囊肿病很少见，一般多能于术前确诊，发生于乳头下且较大者因 Cooper's 韧带作用，可呈现酒窝征。

临床多无自觉症状，但合并感染可导致化脓及瘢痕形成。当皮脂囊肿病伴有炎性时，可导致所在皮肤固定，结节呈红色或蓝色，有的可出现中央性溃疡。

三、病理表现

囊肿的囊壁由复层鳞状上皮构成，内壁覆盖嗜伊红染色的角质层，囊壁内可见被挤压变小的皮脂腺小叶，壁外有薄弱的纤维组织包裹，囊壁薄，易塌陷和返折。囊内容物大部分为皮脂，呈油性液体或白色干酪样物质，还有部分内容物为破碎的皮脂腺细胞，常有腐臭味。17%～42% 的病灶可显示毳毛、毛囊、角蛋白和平滑肌成分位于囊内、囊壁或邻近病灶。因此，皮脂囊肿病被称为毛-皮脂腺管交界处的错构畸形。还有作者认为虽然 SM 与发疹性毳毛囊肿组织学特征不同，但临床上相似，应属同一疾病谱系，可并称为多发性毛皮脂腺囊肿。

四、影像表现

1. FFDM 表现

双乳常规摄影多可显示病灶,但由于病灶多位于腋前份或与腺体相重叠,易被忽视或误诊。乳沟位可显示双乳内侧及前胸壁的病灶,腋下位可显示腋前份的病灶,切线位有助于明确病变是否位于皮下,有助于鉴别诊断。

FFDM 特征性表现:病灶多位于腋窝、腋尾区,亦可分散于上臂、双乳及前胸壁。病变源于皮肤并突入皮下脂肪间隙,因此部位表浅,远离乳腺实质。表现为皮下多发的具有包膜的低密度透亮囊样病灶,境界清晰,囊壁光整,可伴有钙化(图 10-1-1,图 10-1-2)。极少数病灶可呈椭圆形等密度结节,有的病灶内近地侧可见等密度沉积或脂液平面,考虑可能与病灶内含有较多的角质物或皮脂腺碎屑等实性成分有关。病灶一般呈双侧性分布,且大小类似,病变的大小及数目与患者就诊年龄呈正相关。当皮脂囊肿出现感染,其附近组织水肿时,则肿块边缘变模糊,需要与其他病变鉴别。

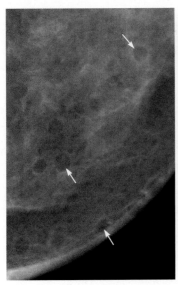
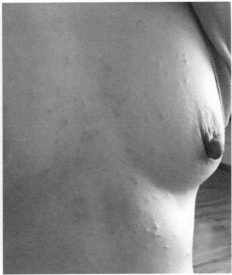
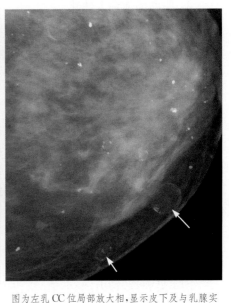

a　　　　　　　　　　　　　　　b

a 为左乳 CC 位局部放大相,显示多发环形低密度影,部分位于皮下,部分重叠于乳腺实质。b 为患者体表照片,显示胸腹前壁皮下多发小结节(b 为彩图)。

图 10-1-1　双乳皮脂囊肿病(患者,女,31 岁)

图为左乳 CC 位局部放大相,显示皮下及与乳腺实质重叠处多发环形低密度影,部分伴环壁钙化。

图 10-1-2　双乳皮脂囊肿病(患者,女, 47 岁)

2. MRI 及超声表现

超声表现为多发的真皮内或皮下结节,多以低回声为主,伴或不伴后方回声增强,少数呈无回声、等回声或复合型囊性肿块,部分可见小液平。有时可见细的低回声影延伸至皮肤表面。CDFI 检查显示周边及内部无血流,探头挤压可见囊肿变形。MRI 多显示脂质信号特征,增强无明显强化。

五、鉴别诊断

乳腺 X 线摄影是诊断 SM 的可靠检查方法,无创、经济。当常规乳腺摄影发现多发的油性囊肿位于腋窝、上臂近端及乳房,数目众多,呈双侧性且大小类似时应考虑到皮囊肿病的可能。

若继发感染导致囊内密度增高或外缘不光整时,需与纤维腺瘤甚至乳腺癌鉴别。病变的部位、数目、大小及密度是鉴别的关键,进一步结合查体并追问病史可避免误诊及误治,另外需要与以下病变鉴别。

1. 积乳囊肿

多发生在哺乳期,位于乳腺实质内,而 SM 位于皮肤及皮下。积乳囊肿随不同的病理过程,FFDM 表现不同,早期呈高密度,边缘光整,锐利,随着时间的推移,内容物可表现为密度较高的钙化或脂化形成低密度囊肿,积乳囊肿的囊壁一般比皮脂囊肿病的壁厚且模糊,晚期积乳囊肿可形成明显钙化。

2. 皮下脂肪瘤

位于皮下脂肪组织内,病变触诊多呈椭圆形,轮廓清晰,质软,可随意推动,部分伴触痛。较小的皮下脂肪瘤尽管触诊明显,由于壁菲薄,密度与局部脂肪组织差异不大,因此常规 X 线摄影多难以显示,点片可帮助诊断,表现为境界部分清晰的低密度影,有时即使点片,病灶仍难以显示,此时临床触诊成为诊断的重要依据。而皮脂囊肿病的壁多能完整显示,脂肪瘤常单发,而皮脂囊肿病以多发常见。

3. 外伤性油性囊肿(post traumatic oil cyst)

常继发于乳腺外伤或手术,肿块边缘清楚,少数边缘可伴钙化。囊肿周围均可见数量不等的纤维条索影,甚至伴局部皮肤增厚。

4. 脂肪假体注入油化

乳腺脂肪注入常表现为乳后间隙增宽,呈均匀一致的低密度影,当注入的脂肪油化时,可形成环状低密度影,与皮脂囊肿病类似。脂肪假体油化结节多与钙化的脂肪结节并存,双侧对称,位于乳后间隙。而皮脂囊肿病则多位于皮下。

六、治疗原则

诊断确立后,一般不需要进一步的随访或治疗,除非是年轻患者处于美容需要。皮脂囊肿病的手术治疗多主张小切口切除及激光治疗。感染者先切开引流,待感染控制后,再行Ⅱ期手术。关于切口设计,乳头及乳晕是女性特征的一部分,手术要尽可能保留。

参考文献

[1] 吴秀蓉,钟山,罗小华,等. 皮脂囊肿病的乳腺 X 线影像特征. 中华放射学杂志,2008;42(1):73~74

[2] Mester J, Darwish M, Deshmukh SM. Steatocystoma Multiplex of the Breast:Mammographic and Sonographic Findings. AJR,1998;170:115~116

(刘万花 李逢芳)

第 2 节　乳腺颗粒细胞瘤

一、概述

颗粒细胞瘤(granular cell tumor，GCT)过去称为颗粒性肌母细胞瘤，是少见的良性肿瘤，但是也有多次复发转为恶性及恶性颗粒细胞瘤的报道。1926 年 Abrikissoff 首次描述了一例舌的 GCT，并命名为成肌细胞瘤，因为在组织学上，其肿瘤细胞与横纹肌细胞相似。此病临床、影像学和病理学大体标本均类似乳腺癌。

颗粒细胞瘤可发生在身体的任何部位，40%发生于舌，其余发生于头颈、口腔、躯干等多部位，乳腺相对少见，占 6%，占乳腺病变小于 1%。

本病的发病机制多年来一直存在争议，近年来通过免疫组化研究认为该病是神经外胚层来源，发生于神经鞘的雪旺氏细胞，免疫组化 S100 阳性表达是确诊此病的重要依据。

二、临床表现

乳腺颗粒细胞瘤常累及绝经前妇女，黑人更多见，男性也有报道。临床表现常为单发，单侧或双侧多发者占 5.4%～17.5%。少许报道颗粒细胞瘤与乳腺癌可同侧乳腺不同部位或不同乳腺同时发生。颗粒细胞瘤多位于皮下区域，少数发生于乳后深部。锁骨上神经皮肤支配区为好发部位，因此病变多见于内上象限。触诊为质硬的无痛性肿块，可呈结节或分叶状，部分境界清，但常与皮肤粘连，触诊较固定，容易误诊为乳腺癌。

三、病理表现

(1) 肉眼观察：肿瘤无包膜，与周围组织界限不清，呈浸润状，质地较硬，大小 2～3 cm 或更小，切面实性，均质状。

(2) 组织病理：乳腺颗粒细胞瘤在组织学方面与其他部位发生的颗粒细胞瘤一致。可见圆形或多角形细胞，呈实性巢状、簇状或索状排列。胞浆呈粗颗粒状、嗜酸性。

大部分颗粒细胞瘤为良性，瘤细胞可有一定程度的核多形性，偶尔有多核细胞和核分裂象。大约 2.5%的乳腺颗粒细胞瘤为恶性。恶性颗粒细胞瘤体积大(平均长径 7.9 cm)，生长迅速，局部广泛浸润，细胞异型性大，核分裂多，排列紊乱，可发生转移。

(3) 免疫组化：上皮标记阴性，S100 及 Vim 均阳性。

四、影像表现

1. FFDM 表现

乳腺颗粒细胞瘤多见于乳腺表浅皮下部位，少数位于乳腺内，还有发生于胸大肌前，侵犯胸大肌的报道。肿块多小于 3 cm，部分表现为境界清晰的肿块，部分呈密度增高的不规则肿块影，境界模糊(图 10-2-1)，甚至可见毛刺，与乳腺癌表现类似。少数表现为非对称影或结构扭曲。相邻区域的皮下脂肪层欠清晰，或表现为邻近皮肤增厚。肿块随时间推移逐渐增大。

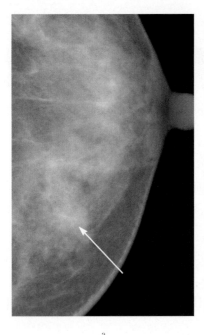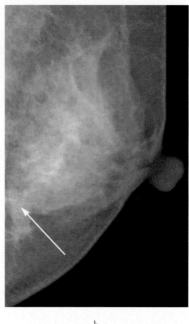

a   b

图 a 及图 b 分别为 CC 位及 MLO 位局部
放大相,显示内下肿块影,边缘不规则。

**图 10-2-1　左乳内下颗粒细胞瘤(患
者,女,53 岁)**

2. MRI 表现

乳腺颗粒细胞瘤 MRI 显示 T1WI 呈低信号,T2WI 呈高信号,增强扫描病变呈边缘显著强化,增强曲线呈流入型,病变的信号强度在 1 min 时增强幅度大于 100%,在 2 min 时增强幅度大于 140%。

3. 超声表现

乳腺颗粒细胞瘤超声表现为不规则低回声肿块,边界欠清,周边多无水肿带,内部回声极低且不均匀,伴明显后方声影。不会出现乳腺癌超声图像中常见的微钙化。CDFI 肿瘤边缘探及棒状血流信号。

五、鉴别诊断

1. 乳腺癌

GCT 临床及影像表现均与乳腺癌相似,因此常常误诊为乳腺癌。甚至在冰冻切片时,当病变有胶原性间质时,与硬癌非常相似,造成诊断困难。免疫组化显示 GCT 缺乏上皮性标记,雌激素受体阴性,S100 蛋白呈强阳性表达提示诊断。

2. 脂肪坏死

乳腺脂肪坏死常见的发生部位也位于皮下或手术部位,随着不同的病理阶段,表现为片状非对称影、脂性囊肿或毛刺样肿块,对毛刺样肿块的脂肪坏死应注意与颗粒细胞瘤鉴别。外伤、手术史可帮助鉴别诊断,详见乳腺炎症章节。

3. 乳腺结节性筋膜炎(nodular fasciitis, NF)

乳腺结节性筋膜炎是有纤维母细胞及肌纤维母细胞浸润的良性病变。病理显示在黏液基质上有梭形细胞,伴血管形成及淋巴细胞浸润。多发生于年轻或中年人(20～40 岁)上肢,其次为躯干、颈部及下肢,乳腺少见,发病几率男女均等。临床特征:突发痛性肿块,生长迅速,肿块多较小,质硬,单发为主,起源于浅表或深部筋膜,以浅表筋膜多见。影像表现:类似恶性表现,X 线显示腺体浅表部位或皮下区域不规则肿块,边缘模糊或伴毛刺。超声显示不规则低回声,可见边缘成角或回声晕,有时可见扭曲的管状回声连接于皮下脂肪区域,提示肿块源于筋膜可能。MRI 表现为不规则快速强化,流入型曲线。结节性筋膜炎鉴于诊断及处理的目的,多数行手术切除,但据报道该病部分病例可自行消退。

4. 皮脂腺囊肿或皮质腺瘤伴感染

皮质腺瘤及皮脂腺囊肿为临床常见皮下病变。皮质腺瘤为良性肿瘤,病理可见增生的血管、皮脂腺及不成熟的毛囊。皮脂腺囊肿非真性肿瘤,又称粉瘤,为导管堵塞后所致,成分为皮脂腺分泌物。两者均可在皮下形成高密度结节,境界清晰,当皮脂腺瘤或囊肿伴感染时,结节边缘变模糊,需要与颗粒细胞瘤鉴别。皮脂腺病变局部皮肤多见黑点及炎症表现是鉴别要点(图 10-2-2,图 10-2-3)。

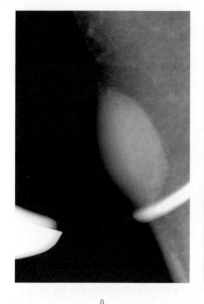
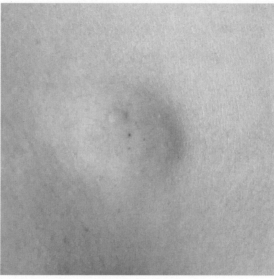

a　　　　　　　　　　　　　　b

a 为病灶局部点片,显示皮下肿块,境界清晰。b 为病变局部皮肤照片,显示皮肤肿块并见黑点影(b 为彩图)。

图 10-2-2　右乳内下皮脂腺囊肿(患者,女,46 岁)

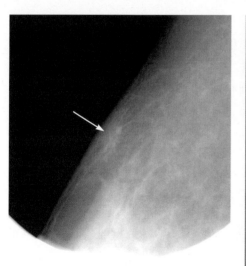
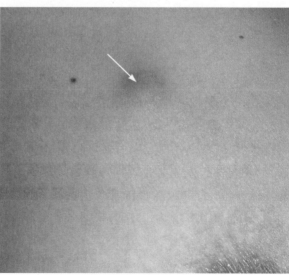

a　　　　　　　　　　　　　　b

a 为病灶局部点片,显示皮下肿块,边缘模糊并见毛刺状改变。b 为病灶局部皮肤照片,显示皮肤结节伴发红(b 为彩图)。

图 10-2-3　右乳外上皮脂腺瘤伴感染(患者,女,33 岁)

六、治疗原则

颗粒细胞瘤属于良性病变,预后良好,但是活检甚至冰冻诊断有时困难,因此应提倡广泛肿块切除。不完全切除者,容易出现肿块局部复发,Lack 等报道术后复发率达 8%。偶有颗粒细胞瘤转移至腋下淋巴结的报道。诊断为恶性者应行局部扩大切除,但化疗及放疗效果不确切。

参考文献

[1] Rheea SJ，Ryua JK，Kimb JH，et al. Nodular fasciitis of the breast：two cases with a review of imaging findings Clinical Imaging，2014；38；730～733

[2] Hammas N，Fatemi HE，Jayi S，et al. Granular cell tumor of the breast：a case report. Journal of Medical Case Reports，2014；8；465

[3] Bonito MD，Cantile M，Collina F，et al. Coexistence of Granular Cell Tumor and Invasive Ductal Breast Cancer in Contralateral Breasts：A Case Report. J. Mol. Sci，2014；15；13166～13171

（刘万花　李逢芳）

第3节　乳腺良恶性腺肌上皮瘤

一、概述

肌上皮细胞参与许多乳腺的良性增生性病变，如硬化性腺病及乳头状增生等。在一些导管内癌及浸润性导管癌中，也能见到肌上皮细胞的增生，当肌上皮细胞增生十分明显而形成境界清晰的肿块时，称之为肌上皮瘤。乳腺的肌上皮瘤非常少见，其中最多见的类型为腺肌上皮瘤。

腺肌上皮瘤（adenomyoepithelioma，AME）于1970年首次被Hamperl描述，大多发生于女性，以良性多见，国内外罕见恶性报道。腺肌上皮瘤的恶性变可能仅仅累及一种细胞成分，上皮细胞比肌上皮细胞更易被累及。本瘤实际为乳腺腺病的一种特殊类型，其组织发生尚未完全定论，目前多认为是细胞向上皮和润管上皮细胞的双向分化。WHO(2003)乳腺肿瘤新分类中，将其归于肌上皮病变，并明确定义为：肿瘤具有腺上皮内衬的腔隙，周围有形态各异的肌上皮细胞组成。

由于腺肌上皮瘤肿块多无包膜，并有推进性边缘，故常误诊为恶性。应引起临床和病理医师的高度重视。

二、临床表现

乳腺腺肌上皮瘤多见老年女性，年龄范围15～82岁，平均约为62岁，临床表现为单侧乳腺内孤立的无痛性包块，很少伴疼痛和触痛。肿块境界较清楚，生长缓慢，但恶变后可在短期内迅速增大，病变大小范围0.3～10 cm，中位1.7～2.5 cm。

三、病理表现

（1）**肉眼观**：乳腺腺肌上皮瘤一般表现为结节性肿块，界限清楚，偶可多发，可有完整或不完整的包膜。部分病例可见肿瘤局部透明样变、灶性钙化及出血。如有恶变，肿瘤组织质碎或呈鱼肉样。

（2）**镜下表现**：腺上皮和肌上皮均增生，腺肌上皮瘤典型的表现：中心为上皮细胞构成的腺样结构，外层为明显的肌上皮细胞构成。

（3）免疫组化：腺上皮和肌上皮均可呈现 CK 标记阳性，且肌上皮细胞 Actin、SMA、vimentin、calponin和 p63 标记阳性。

四、影像表现

乳腺腺肌上皮瘤影像表现描述较少，综述文献多表现为不规则、边缘小分叶、无钙化肿块，肿块周围多不伴结构扭曲。部分良性腺肌上皮瘤表现为良性肿块特征，表现为肿块边缘境界清晰（图 10-3-1）。恶性腺肌上皮瘤，影像表现为恶性特征，边缘模糊，伴毛刺或局部结构扭曲，钙化少见（图 10-3-2）。腺肌上皮瘤超声表现为不规则、低回声、边缘小分叶、伴血流信号的肿块，可伴后方回声增强。MRI 表现多数类似恶性肿瘤特征。

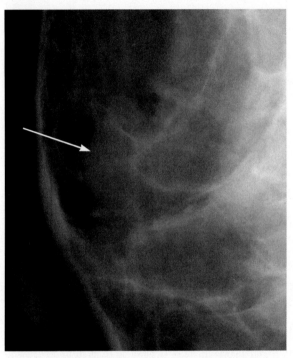

图为 MLO 位局部放大相，显示乳头后方偏上肿块影，边缘大部分清晰，无包膜。

图 10-3-1　右乳外上良性腺肌上皮瘤（患者，女，45 岁）

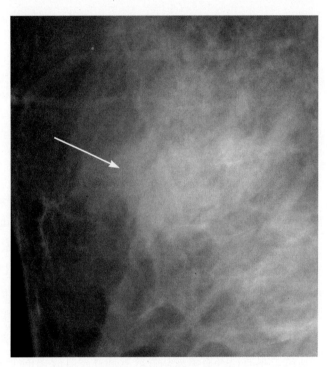

图为 MLO 位局部放大相，显示右乳上象限肿块，境界模糊。

图 10-3-2　右乳内上恶性腺肌上皮瘤（患者，女，42 岁）

五、治疗原则

乳腺腺肌上皮瘤虽属良性肿瘤，但手术后容易复发，建议应尽量行局部扩大切除。复发后瘤细胞常出现异型，核分裂象增多，并呈浸润性生长，此时应考虑为恶性腺肌上皮瘤或腺肌上皮瘤恶变可能。

乳腺恶性腺肌上皮瘤具有侵袭性强、易复发和转移等特点，发生转移的患者预后极差。文献报道肿瘤多血行转移至肺，其次肝、脑、骨及甲状腺等器官，非淋巴转移。发生转移的肿瘤直径多＞2 cm。处理原则为手术加放疗或化疗。

参考文献

［1］Adejolu M，Wu Y，Santiago L，et al. Adenomyoepithelial Tumors of the Breast：Imaging Findings With Histopathologic Correlation. AJR，2011；197；W184～W190

［2］Robinson A，Mayne J，Boroumand N，et al. Malignant Adenomyoepithelioma：A Rare Entity. The Breast Journal，2014；20(1)；94～96

［3］Howlett DC，Mason CH，Biswas S，et al. Adenomyoepithelioma of the Breast：Spectrum of Disease with Associated Imaging and Pathology. Original Report，2003；180；799～803

（刘万花　李逢芳）

第4节　糖尿病性乳腺病

一、概述

糖尿病性乳腺病(diabetic mastopathy，DMP)，曾被称为纤维性乳腺病(fibrous mastopathy)、糖尿病硬化性淋巴细胞乳腺小叶炎(diabetic sclerosing lymphocytic lobulitis，DSLL)及淋巴细胞乳腺病(lymphocytic mastopathy)，是一种异常基质纤维化疾病。多发生于长期I型胰岛素依赖型糖尿病，少数见于II型糖尿病及其他内分泌疾病(如甲状腺病变)。DMP是指发生于糖尿病患者的乳腺纤维性瘤样间质增生，属于自限性疾病，但可复发。1984年由Soler和Khardori首先报道。糖尿病性乳腺病的发病率约为13%。从糖尿病发病至发现乳腺肿块的时间间隔范围为4～43年。通常发生于绝经前的年轻女性，老年罕见。

糖尿病性乳腺病病因不明，推测可能与炎症、机体对外用胰岛素及高血糖导致的糖基化分子的免疫反应所致。尽管已经有糖尿病性乳腺病并发乳腺癌的个案报道，但DMP并不会导致乳腺癌或淋巴瘤发病的危险性增加。

Logan and Hoffman提出了糖尿病乳腺病的诊断标准：长期的胰岛素依赖型糖尿病病史；临床扪及质硬、活动、境界欠清的无痛性不规则肿块，多为双侧发病，个别为孤立病灶；X线乳腺摄影表现为致密影改变及超声低回声肿块伴明显的声影，由于肿块很硬，因此活检有明显的抵抗。

二、临床表现

糖尿病乳腺病的平均发病年龄为20～40岁，少数可见老年或男性患者。临床多伴糖尿病并发症、高血压及血糖控制较差。

临床触诊大多表现为双侧多发质硬如石、可推移的无痛性肿块，边界不规则、境界欠清，多位于外上象限，多无腋下淋巴结肿大，也可单侧或单发肿块。DMP容易复发，复发通常发生在初次发病后五年内，而且新病灶多与原发病灶在同一部位，但与原发病灶相比，复发的病变会累及更多的乳腺组织。DMP发作时多伴炎症反应，表现为肿块伴疼痛，甚至个别报道双乳疼痛难忍，以至于患者强烈要求将全乳切除。

三、病理表现

（1）肉眼观：病变为致密的瘢痕样团块，长径 2～6 cm，无明显包膜，肿块质硬，切面呈均质状。

（2）镜下观：病变组织由具有瘢痕样特征的胶原间质和密集度高于周围乳腺组织的间质细胞组成。成片增生的致密胶原纤维中，可见单个散在的"上皮细胞样成纤维细胞（EFBs）"。在小叶间、小叶周围、导管及血管周围有大量的 B 淋巴细胞浸润，伴有不同程度浆细胞、单核细胞，形成淋巴细胞性小叶炎、导管炎或血管周围炎。瘢痕样纤维化及 EFBs 被认为是 DMP 的特征性镜下改变，特别是 EFBs 具有一定诊断价值。

四、影像表现

1. FFDM 表现

糖尿病性乳腺病影像表现多样。FFDM 多表现为双侧单发或多发边缘欠清的肿块影，可发生于乳腺任何部位，双侧乳头后方区域对称性镜像分布为其特点（图 10-4-1a～b），致密乳腺中病灶多呈非对称影和结构扭曲，甚至无异常表现。糖尿病急性发作期可伴乳腺弥漫间质改变，为 DMP 明显的纤维化及炎症反应所致，控制糖尿病治疗后肿块可明显缩小，间质反应也可明显改善（图 10-4-2a～b）。肿块呈圆形、卵圆形或浅分叶状，钙化少见。部分病例表现为境界清晰的肿块影，部分表现为边缘模糊伴毛刺改变，类似乳腺癌。

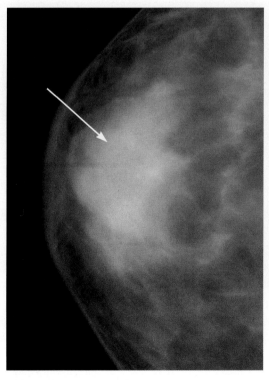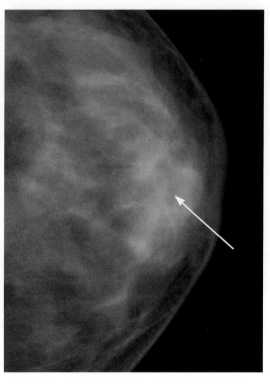

a　　　　　　　　　　　　　　　b

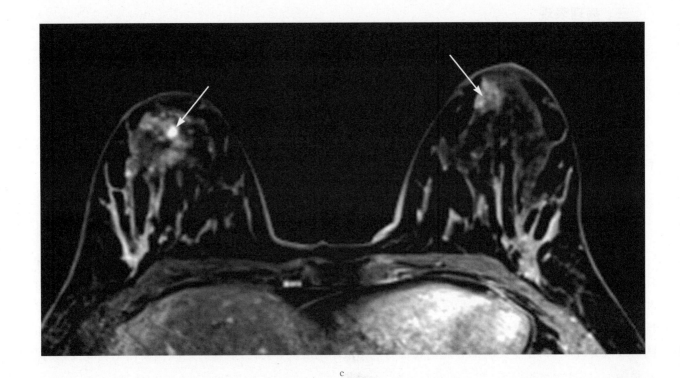

c

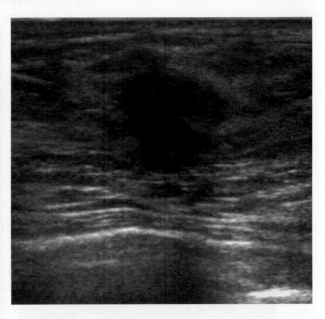

d　　　　　　　　　　　　　　　　　　　　e

　　a和b分别位右乳及左乳CC位局部放大相,显示乳头后方区域局灶性非对称影,境界欠清,呈对称镜像分布。c为MRI增强,显示双乳后方区域不均匀斑点状强化。d和e分别为右乳及左乳超声成像,显示双乳头后方区域不均匀低回声结节,边缘模糊,后方伴声影。

图10-4-1　双乳头后方糖尿病性乳腺病(患者,女,29岁)

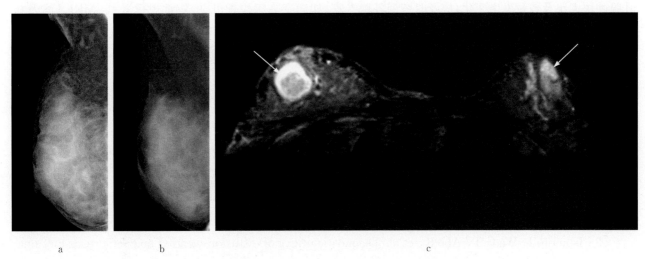

a 为治疗前右乳 MLO 位,显示全乳密度增高,结构紊乱,乳头后方肿块境界欠清;b 为糖尿病治疗 4 个月后右乳 MLO 位,显示腺体密度及结构紊乱明显改善。c 为压脂相,显示双乳头后方镜像分布肿块影,呈中心低信号,周边环状高信号,右侧明显。

图 10-4-2　双乳糖尿病性乳腺病(患者,女,27 岁)

2. MRI 表现

MRI 对致密乳腺中病变的显示较好,是 FFDM 的重要补充,糖尿病发作期肿块在 STIR 及 DWI 呈现中心低信号,周边环状高信号影,考虑中心低信号为纤维组织,而周边的高信号为炎性淋巴细胞浸润所致,这一表现与典型糖尿病乳腺病的病理特点相吻合(图 10-4-2c)。MRI 增强扫描无特异性表现,肿块可呈渐进性轻度强化,流入型曲线,部分呈非肿块或弥漫间质强化,部分类似乳腺癌表现,纤维化明显时,表现为不强化或呈不均匀肿块或非肿块强化(图 10-4-1c)。

3. 超声表现

DMP 超声常表现为边缘模糊的不规则低回声肿块,伴明显后方声影(图 10-4-1d~e),类似恶性肿瘤表现,大小约 0.5~6 cm,彩色多普勒超声多无明显血流。部分处于早期阶段的肿块,由于纤维化不明显,可没有明显后方声影。

五、鉴别诊断

1. 乳腺癌(breast cancer)

无论临床还是影像学,乳腺癌与糖尿病性乳腺病的鉴别都有困难,因此当具有可疑恶性影像学表现时,粗针活检是重要的诊断方法。肿块触诊坚硬如石,无局部皮肤及淋巴结改变,部分患者伴有明显的间质改变多提示 DMP。

2. 乳腺局灶性纤维化

乳腺局灶性纤维化,其 X 线摄影表现为非特异性的局灶性实质密度增高,境界欠清,超声表现为低回声肿块,通常伴后方声影,需与 DMP 鉴别。局灶性纤维化又称纤维性乳腺病,类似于假血管瘤样间质增生,常见于绝经期妇女,临床表现为坚硬的肿块。病理检查肿块由致密的胶原基质构成,伴散在腺体组织或血管成分。

六、治疗

糖尿病性乳腺病一旦确诊,应做以下处理:告知患者病情及如何对乳腺进行自我检查;如自我检查发现乳腺肿块大小及数量发生变化,应及时咨询乳腺专家;如病变临床检查可疑,应常规行 X 线、MRI、US 及核心针活检;如不能排除病变为恶性可能,需进行组织切除活检。

糖尿病乳腺病通常是自限性疾病,一般不需要特殊处理,应以控制糖尿病为治疗原则。

参考文献

[1] Moschetta M, Telegrafo M, Triggiani V, et al. Diabetic Mastopathy: A Diagnostic Challenge in Breast Sonography. Journal of Clinical Ultrasound,2015;43(2): 113~117

[2] Accurso A, Della Corte GA, Rocco N, et al. unusual breast lesion mimicking cancer: Diabetic mastopathyInternational. Journal of Surgery,2014;12:S79~S82

[3] Isomoto I, Wada T, Abe K, et al. Diagnostic utility of diffusion-weigted magnetic resonance imaging in diabetic mastopathy. Clinical Imaging,2009;33:146~149

[4] Murakami R, Kumita S, Yamaguchi K, et al. Diabetic mastopathy mimicking breast cancer. Clinical Imaging,2009;33:234~236

(刘万花　李逢芳)

第 5 节　乳腺炎性肌纤维母细胞瘤

一、概述

炎性肌纤维母细胞瘤(inflammatory myofibroblastic tumor,IMT),是由交错排列的梭形细胞夹杂着许多的炎症细胞组成的一种病变,这些炎症细胞包括巨噬细胞、淋巴细胞、浆细胞,以及嗜酸性粒细胞等,曾被称为炎性假瘤、纤维黄色肉芽肿、浆细胞肉芽肿及浆细胞假瘤等,是一种非常罕见的间叶性肿瘤。

随着研究的深入,临床上发现有一些病例伴有全身症状和体征,而且多数病例的这些症状和体征可在病灶切除后消失。病理上,IMT 出现一些与其炎性本质相矛盾的表现,包括多灶性、局部浸润性生长、血管浸润以及恶性变等,这些病理形态似乎支持 IMT 是肿瘤性的假说。在大量临床资料和病理学观察的前提下,通过遗传学和分子学证实:炎性肌纤维血管母细胞瘤是单克隆增生,发现其有 2 号染色体长臂和 9 号染色体短臂的异位,在很大程度上支持炎性肌纤维母细胞瘤是一种真性肿瘤,而非炎性假瘤。2002 年 WHO 软组织肿瘤国际细胞学分类专家组将其正式命名为 IMT,并定义为"由分化的肌纤维母细胞性梭形细胞组成,常伴有大量浆细胞和(或)淋巴细胞的一种间叶性肿瘤",并将其归为成纤维细胞/肌纤维母细胞肿瘤(中间型,少数可转移类),其中一部分 IMT 有复发的可能,属低度恶性肿瘤,IMT 男女均可发病,可发生于任何年龄及任何部位。

IMT 的发病原因与机制尚不清楚,有研究认为可能是因为炎症或创伤后人体对炎症的一种异常或过度反应,最终激活具有增殖潜能的肌纤维母细胞显著增生或生长失控,形成肿瘤性病变,已有文献报道 IMT 与感染有关,因为在组织发生的 IMT 中检测到了 EB 病毒。

二、临床表现

乳腺 IMT 可发生于 13～86 岁女性,多为 30 岁以下。常见临床表现为肿块,且有长时间缓慢生长,而后短期内迅速增大的特点。肿块境界清,部分肿块触诊光滑,质硬、部分可有触痛、活动度可,类似良性肿瘤表现;部分病灶触诊边界不光整,活动度欠佳,与周边皮肤粘连,邻近皮肤皱缩、凹陷,甚至出现"酒窝征",与恶性肿瘤类似;部分肿块触诊有囊性感。肿块大小不等,巨大者长径可达 22 cm,甚至占据整个乳腺,可伴有软组织内多发 IMT。

炎性肌纤维母细胞瘤有以下几点可作为术前与其他乳腺肿瘤鉴别的参考要点:① 乳腺肿块伴不明原因反复低热,午后为主,有盗汗;② 外周血白细胞,尤其是中性粒细胞的异常升高;③ 肿瘤区局部炎性反应。

三、病理表现

(1) 大体标本:呈灰白色,实性,边界清楚,无包膜,呈膨胀性生长。

(2) 镜下:肿瘤由束状杂乱排列的梭形细胞组成,其间被玻璃样变胶原纤维隔开,并可出现岛状分布的分化成熟的脂肪细胞,甚至出现软骨和骨组织,可见大量的炎性细胞存在,包括淋巴细胞、浆细胞、组织细胞及嗜酸性粒细胞等分布于梭形细胞之间。瘤细胞较肥大,细胞浆丰富淡染,细胞边界欠清,核大,呈空泡状,有轻度异型性,可见 1～2 个明显核仁,核分裂象罕见。

(3) 免疫标记:Vim、SMA、CD34、MSA、desmine 阳性。

四、影像表现

1. FFDM 表现

乳腺 IMT 影像学表现不具有特征性。多呈肿块表现,大部分表现为边界模糊、规则或不规则的高密度肿块,少数伴局部皮肤增厚,肿块多不伴有明显钙化及结构扭曲等征象(图 10-5-1)。少部分肿块类似良性肿瘤,表现为境界清晰,但无包膜显示,易误诊为纤维腺瘤或囊肿。

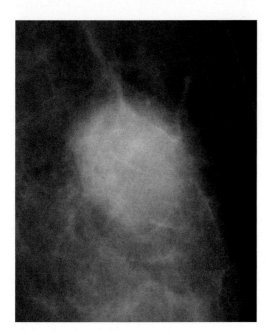

图为 MLO 位病灶局部放大相。显示左乳肿块,边界部分清晰部分模糊,肿块内未见钙化,边缘无毛刺征象。

图 10-5-1　左乳内上炎性肌纤维母细胞瘤 (患者,女,37 岁)

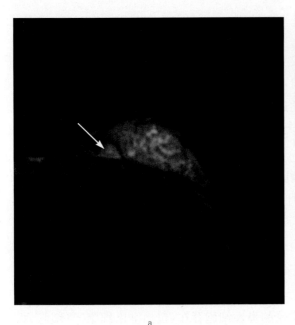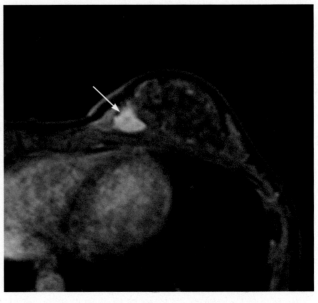

a   b

a和b分别为MRI压脂及增强病灶局部放大相。显示左乳内侧不规则肿块,边界部分清晰,局部边缘模糊并见毛刺,压脂呈等信号,增强呈稍不均匀强化。

图 10-5-2　左乳内下炎性肌纤维母细胞瘤(患者,女,25 岁)

2. MRI 表现

MR 表现为 T1WI 呈低信号,T2WI 及脂肪抑制序列呈高信号,可伴内部低信号分隔,增强扫描多呈早期快速均匀强化,内部分隔多不强化,增强曲线呈平台或流出型(图 10-5-2)。

3. 超声表现

超声常表现为不均匀低回声肿块,边缘模糊、不规则或清晰,肿块后方回声增强,彩色多普勒超声肿瘤内部可探及丰富的血流信号。

五、鉴别诊断

乳腺梭形细胞癌:乳腺梭形细胞癌是以梭形细胞增生为主的化生性癌的一个变型,临床少见,占乳腺恶性肿瘤的比例<1%。文献报道乳腺梭形细胞癌均见于女性,发病年龄 40~80 岁(平均 63.4 岁);临床可触及无痛、质硬、活动度差的肿块。切面呈结节状,灰白色、均质性,边界较清,镜下边缘呈指突样,向邻近乳腺和纤维脂肪组织中生长。肿瘤以梭形/纤维母细胞样或星形/肌纤维母细胞样细胞增生为主,梭形细胞有轻~中度异型,可见少量核分裂象。

六、预后及治疗

IMT 是一种惰性肿瘤,但有 25% 左右的患者,术后出现局部复发,个别病例出现转移,复发与肿瘤部位和手术切除的完整性有关。

治疗上,新的 WHO 分类出现以前,病理上只认为是"假瘤"的时候,炎性肌纤维母细胞瘤一般只做单纯肿物切除。鉴于目前病理学家普遍认为炎性肌纤维母细胞瘤是一种真性肿瘤,新的 WHO 分类将其归为中间性,少数可转移类,属低度恶性肿瘤。因此有学者认为单纯的肿物切除治疗效果不确定,在患者身体状况允许时,手术切除范围可以适当扩大。绝大部分炎性肌纤维母细胞瘤预后良好,经手术切除都能治愈,但部分病例具有局部复发倾向,应注意随访观察。

参考文献

[1] Trépanta AL, Sibilleb C, Frunzac AM, et al. Myofibroblastoma of the breast with smooth muscle differentiation showing deletion of 13q14 region: Report of a case. Pathology-Research and Practice, 2014;210:389~391

[2] 吕绍茂,段少银,韩丹,等.炎性肌纤维母细胞瘤影像学表现与病理学分析.中国临床医学影像杂志, 2010;21(5):331~335

[3] Yoo EY, Shin JH, Ko EY, et al. Myofibroblastoma of the Female Breast Mammographic, Sonographic, and Magnetic Resonance Imaging Findings. J Ultrasound Med,2010;29:1833~1836

[4] Park SB, Kim HH, Shin HJ, et al. Inflammatory Pseudotumor (Myoblastic Tumor) of the Breast: A Case Report and Review of the Literature[J]. Journal of Clinical Ultrasound,2010;38(1):52~55

(刘万花 叶媛媛)

第 6 节 副乳病变

与主乳腺一样,副乳腺也可发生各种病变,常见肿瘤是纤维腺瘤及乳腺癌,少见病变有导管内乳头状瘤、癌肉瘤等。其他病变有增生、炎症或结核。

一、副乳增生性病变

同主乳腺组织受内分泌影响一样,副乳腺也会受到多种激素的影响,其中内分泌紊乱、雌激素水平过高,可能是导致副乳腺增生的原因。

1. 临床表现

副乳腺增生以局部包块和胀痛为主,伴副乳头型者可有泌乳表现,肿块与皮肤及深部组织多无粘连,形状不规则,可有轻压痛,临床有时难以与脂肪瘤、纤维瘤及淋巴结炎等鉴别,局部胀痛多以经前、妊娠期、哺乳期为明显。经后及妊娠期过后,症状可随之减轻或消失。

2. 病理表现

大体观:多呈扁平状,长径 1~8 cm,质韧,大者切面同正常乳腺组织。小者仅在脂肪组织中见一灰白区。

镜下观:表现为小叶增生扩大,导管增生被拉长,局灶肌上皮增生伴大汗腺化生。

3. 影像表现

MLO 可很好的显示腋部副乳腺结构,摄影时应尽可能多地包括腋下组织,必要时加摄腋部点片。副乳增生表现为腺体密度较高,边缘欠清晰,密度可均匀或不均,增生明显者表现为肿块影伴局部血管增粗

（图 10-6-1）。超声与 MRI 表现与主乳腺增生表现相同，详见乳腺增生章节。

副乳增生需要与腋部脂肪瘤及淋巴结鉴别。影像表现具有重要鉴别价值。脂肪瘤呈低密度，可显示部分边界，腋部淋巴结位置深在，影像检查可显示皮质及淋巴门结构。

4. 治疗原则

副乳腺较小、无明显症状时无需治疗。伴增生，又无输乳管的副乳腺具有危险性，因为腺体分泌的乳汁积存于副乳腺内可引起囊肿病，乳汁长期在体内潴留，分解后可产生致癌物，易诱发乳腺癌。因此主张在青中年时期，应预防性切除有症状的副乳腺，对预防癌变的发生有着积极的意义。外科手术是首选的治疗方法，病变切除应完整，否则容易残留和复发。目前有采用吸脂方法处理副乳，但是多数认为这种方法不利于组织全面切除。

二、副乳纤维腺瘤

副乳腺纤维腺瘤（accessory breast fibroadenoma）是副乳

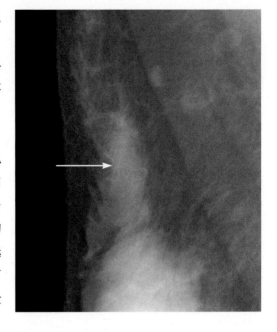

图为病灶局部放大相，显示副乳内类肿块影，境界部分清，密度均匀。

图 10-6-1　右腋部副乳腺病（患者，女，38 岁）

最常见的良性肿瘤，发生率占副乳腺患者的 6.74%，常发生在主乳房腺体组织增生明显者。这与主副乳腺受同样内分泌激素失衡影响理论相一致。

1. 临床表现

以局部肿块和疼痛为主。肿块边界清晰，表面光滑，质地中等，活动度可，可伴有压痛，肿块与深部组织及皮肤多无粘连。

2. 病理表现

副乳腺发生的纤维腺瘤，组织改变与正常乳腺组织内纤维腺瘤大致相同。大体：肿块呈椭圆形，有完整包膜，质韧，实性，质地均匀。镜下：肿瘤内纤维组织、腺管及腺上皮增生，将管腔压偏，使导管伸长并变形。主副乳腺纤维腺瘤鉴别：前者往往可以看到乳腺小叶结构，而后者只有增生的纤维组织和导管。

3. 影像表现

MLO 位显示腋前副乳内肿块影，多呈圆形或类圆形，密度均匀，高于周围腺体组织，边缘清晰伴或不伴分叶，部分可出现透明晕，周围腺体组织被推移，单侧、单发多见，部分纤维腺瘤周围可见血管增粗，少数纤维腺瘤短期内可迅速长大（图 10-6-2，图 10-6-3a）。超声显示肿块呈圆形、椭圆形或浅分叶状，边缘清晰，多数见包膜回声，内部多呈均匀低回声，因瘤体表浅，侧边声影和后方增强效应较明显，纵横比小于1，血供多不丰富。频谱显示低速低阻动脉频谱（V_{max} 17～38 cm/s，平均 31 cm/s，RI 0.51～0.73，平均 0.66）。少数由于黏液变性及钙化，呈不均匀回声，或显示明显血流，需要与恶性肿瘤鉴别。MRI 表现与主乳腺纤维腺瘤类似（图 10-6-3b～c）。

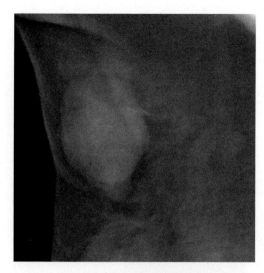

图为病灶局部放大相,显示副乳内密度均匀肿块影,境界清晰伴分叶。

图 10-6-2　右腋部副乳内纤维腺瘤(患者,女,33 岁)

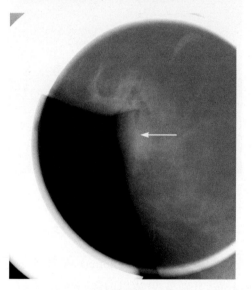

a

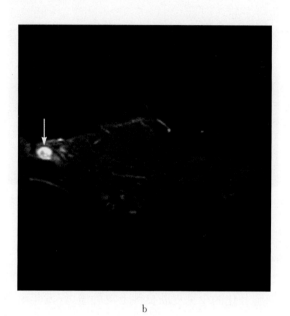

b

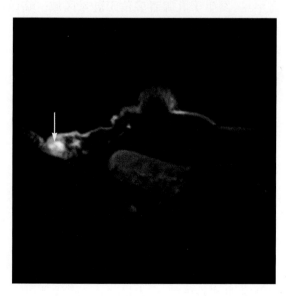

c

a 为病灶局部点片,显示副乳内肿块,境界部分清。b 为 MRI 压脂相,显示肿块呈不均匀高信号。c 为 MRI 增强,显示不均匀强化。

图 10-6-3　右副乳纤维腺瘤伴导管上皮增生(患者,女,33 岁)

4. 鉴别诊断

（1）腋部淋巴结肿大：肿大淋巴结多呈椭圆形或类圆形，边界清晰，超声可见高回声的淋巴门结构，淋巴结位置比副乳内纤维腺瘤深在。

（2）乳头状瘤：发生于副乳的乳头状瘤较纤维腺瘤少见，影像表现与主乳腺内乳头状瘤相似（图10-6-4），详见乳腺良性肿瘤章节。

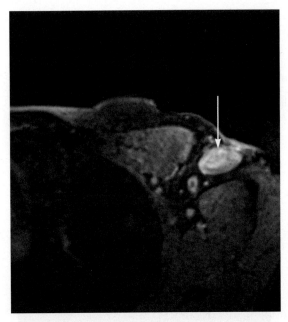

图为 MRI 增强，显示肿块不均匀强化，边缘清晰。

图 10-6-4　左腋部副乳乳头状瘤（患者，女，35 岁）

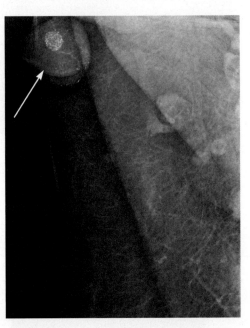

图为腋部病灶局部放大相，显示皮下肿块，境界清晰，其内见粗大圆形钙化。

图 10-6-5　右腋部毛母质瘤（患者，女，40 岁）

（3）毛母质瘤：毛母质瘤（pilomatricoma），又称钙化上皮瘤（calcifying epithelioma），是起源于毛囊并向毛母质细胞分化的少见皮肤良性上皮肿瘤，好发年龄呈双峰分布，分别是 30 岁以前和 50～70 岁。发生部位以头颈部最为常见，其次上肢、躯干和下肢，乳腺及腋窝罕见，发生于乳腺者多位于乳晕区域。临床扪及皮下结节，结节均与皮肤紧密粘连，触之坚实，活动度尚可，表面皮肤可呈肤色、红色或黑褐色。在发生继发感染时，局部可出现红肿热痛或化脓、破溃。病理特征：可见嗜碱细胞、影细胞、过渡细胞、钙化和少许炎性细胞及多核巨细胞，早期嗜碱细胞位于周边，随着肿瘤成熟，嗜碱细胞细胞核逐渐消失，转化成影细胞，之后肿瘤发生钙化和骨化。影像表现：肿块位于皮下，大小 3～30 mm，FFDM 典型表现为肿块伴钙化，钙化多为粗糙不均质（图10-6-5），发生于乳腺者需要与乳腺癌鉴别。超声表现为边缘不规则低回声肿块，伴肿块内强回声及后方声影。处理原则：手术切除。

5. 治疗原则

副乳纤维腺瘤的恶变率为 2%～6%，因此对副乳纤维腺瘤，尤其生长迅速的纤维腺瘤，外科手术切除是首选的治疗方法，切除范围包括全部副乳腺在内的局部肿块切除术。

三、副乳腺癌

副乳腺癌（accessory breast cancer）是原发于副乳腺的常见恶性肿瘤，有人将副乳腺看成是初癌状态，故早期切除副乳腺对预防副乳癌有积极意义。副乳癌变的发生率一般为 1%。副乳癌，因其部位隐匿和多变性,易被误诊误治。发生率占副乳腺的 1%~6%,占同期所有乳腺癌的 0.2%~0.6%,70%~80%发生于腋部区域。

任何引起乳腺癌变的因素都可引发副乳癌,尤其不具备完善排泄功能乳导管的副乳腺患者,哺乳时由于乳汁滞留,可能诱发乳腺癌。副乳癌发生前提必须具有腺体组织的副乳腺。如单纯具有乳头和/或乳晕是不可能发生副乳癌的。

副乳癌诊断应符合以下特征:① 副乳腺组织必须与正常乳腺组织无关联,非腋尾部;② 肿瘤位于副乳腺内;③ 肿块组织学检查为癌时必须在癌组织周围见到腺小叶结构或导管内癌成分方可排除腋下转移癌可能,此为最可靠诊断依据;④ 肿块组织学检查为癌时,癌旁组织中见到大导管可除外乳腺腋尾部癌;⑤ 正常乳腺无癌或有组织学类型不同的癌;⑥ 组织学检查排除来源于其他组织的癌,如皮肤附件的恶性肿瘤等。

1. 临床表现

副乳癌主要临床表现为腋部质硬、边界不清的肿块,可与皮肤粘连或与基底部固定,甚至表面皮肤破溃,既往哺乳期或经期副乳腺肿胀者支持此诊断。老年患者因腺体萎缩,副乳腺常不明显,临床上易被忽略。

2. 病理表现

副乳癌,其组织学改变与正常乳腺发生的癌相同。大体:肿块切面灰白色,质地较硬,边界尚清或欠清,无包膜。镜检:以浸润性导管癌为主(约 72%),其他还有小叶癌、髓样癌等。

3. 影像表现

FFDM 表现为腋部副乳腺内出现单个或多个肿块影,肿块多不规则,可呈分叶状,边缘模糊,有时伴微钙化,副乳癌位置隐匿,且腋部淋巴丰富,因此易较早发生淋巴结转移,甚至转移淋巴结大于原发病灶(图 10-6-6,图 10-6-7)。超声表现副乳腺内低回声肿块,无包膜,形态不规则,边缘模糊或呈"蟹足"征,肿块较大时后方回声衰减。CDFI:肿块内可探及少量点状及条状血流信号。

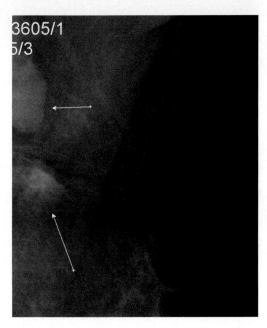 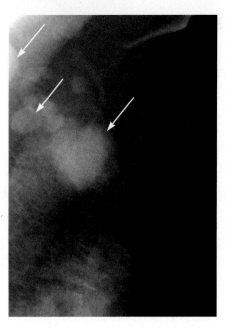

图为病灶局部放大相,显示副乳内不规则肿块影,边缘模糊,伴同侧腋窝淋巴结转移。

图 10-6-6　左腋部副乳浸润性导管癌(患者,女,38 岁)

图为病灶局部放大相,显示副乳内肿块影,边缘模糊伴同侧多个淋巴结转移。

图 10-6-7　左腋部副乳浸润性导管癌(患者,女,41 岁)

4. 鉴别诊断

（1）乳腺腋尾部癌：发生于腋区的副乳腺癌常需与乳腺腋尾部发生的癌鉴别，前者与主乳腺无关，而后者是主乳腺相连的延续部分，癌肿位于乳腺延续部分内。病理副乳癌可见大导管，腋尾部癌没有（图10-6-8）。

（2）大汗腺癌：腋窝是大汗腺癌的好发部位，大汗腺癌可保留一些与汗腺腺瘤形态特点相似的成分，汗孔癌是最常见的一型，有皮损。光镜下组织结构与良性汗孔瘤相似，但有明显异型性，分裂活性高，瘤细胞大，胞质含丰富的嗜酸性颗粒，有顶浆分泌特点，PAS染色阳性，癌周无副乳腺组织，影像表现与主乳腺大汗腺癌相同，详见乳腺癌各论章节。

（3）副乳结核：发生于副乳腺的结核罕见，可表现为肿块样改变，边缘模糊，类似乳腺癌表现（图10-6-9）。

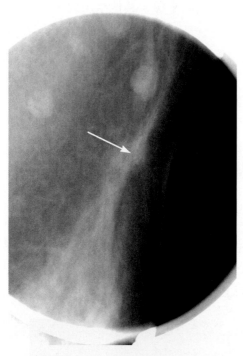

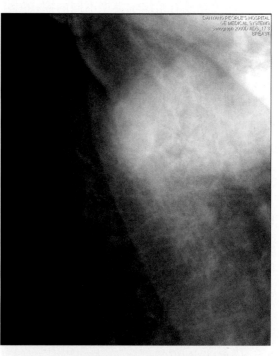

图为病灶局部点片，显示不规则结节位于主乳腺的延续部分内。

图为病灶局部放大相，显示副乳内不规则肿块影，境界模糊，类似乳腺癌表现。

图10-6-8 左腋尾部浸润性导管癌（患者，女，42岁）

图10-6-9 右腋部副乳结核（患者，女，42岁）

（4）副乳腺积乳囊肿破裂：副乳积乳囊肿多发生于哺乳期或哺乳结束后，临床于腋部扪及肿块，囊肿破裂伴感染时表现为肿块伴疼痛，积乳囊肿也可发生于腹股沟或其他部位，FFDM表现类似纤维腺瘤，破裂伴感染时，表现为边缘模糊。MRI增强呈环状不均匀强化，注意与副乳癌鉴别。超声具有重要诊断价值，表现为位于一侧或两侧腋下区异常回声，病变孤立，探头加压时病灶可变形并有流动的液体样回声。

（5）副乳炎症：副乳炎症其临床及影像表现与主乳腺相同，伴有脓肿时表现为边缘模糊肿块，需与副乳癌鉴别（图10-6-10），详见乳腺炎症章节。

5. 治疗原则

副乳癌与主乳腺癌的预后及治疗原则大致类似，也有报道认为副乳癌早期诊断困难，且周围淋巴和血管丰富，易早期转移，预后差。5年生存率明显低于主乳腺癌的生存率（P<0.05）。目前对副乳癌的治疗原则是，以副乳区扩大切除加同侧区域淋巴结清扫术的保留乳房术式。术后应根据病期、ER/PR检测，选择放、化疗或内分泌治疗。副乳腺癌手术切除范围会受到一定限制，故放疗及化疗的适应证可较主乳腺癌放

宽,这已得到多数学者的共识。

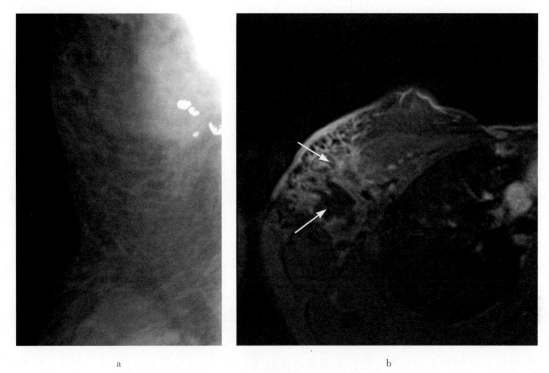

a   b

a 为病灶局部放大相,显示副乳内边缘模糊肿块。b 为 MRI 增强,显示非肿块不均
匀状强化伴局部皮肤增厚、皮下水肿,中心非强化区为脓肿形成。

图 10-6-10　右副乳哺乳期炎症伴脓肿形成(患者,女,28 岁)

四、副乳潴留囊肿

多数副乳腺由于无乳晕、乳头和导管系统,即使乳腺实质在妊娠及哺育时可成熟变大,也不能施行正常的生理功能,遂于开始泌乳后的数天或数周内,即已复旧,少数病例不复旧,导致乳汁潴留及多条乳腺导管囊状扩张,从而呈多房性改变,结合病史及临床表现及包块旁乳腺腺体回声的特征可作出诊断。

参考文献

[1] Down S, Barr L, Baildam AD, et al. Management of accessory breast tissue in the axilla. Br J Surg,2003;90:1213~1214

[2] Park JE, Sohn YM, Kim EK, et al. Sonographic Findings of Axillary Masses. J Ultrasound Med,2013;32:1261~1270

[3] Hubeny CM, Sykes JB, O'Connell A, Dogra VS. Pilomatrixoma of the adult male breast: a rare tumor with typical ultrasound features. J Clin Imaging Sci,2011;1:12

(刘万花　邱　云　李孝媛)

第7节 男性常见乳腺病变

一、男性乳腺发育

(一) 概述

男性乳腺发育(gynecomastia)亦称男性乳腺肥大或男性乳房发育症,是男性最常见的良性病变,为一种非肿瘤性男性乳腺组织及导管系统的增大,伴有上皮和间质成分的增生,经常可以逆转。可为生理性或病理性,原发性或继发性,暂时性或永久性。全球范围内据报道发生率为32%~65%,占男性乳腺肿块的85%,可发生于任何年龄,但年龄分布有3个高峰期,即新生儿、青春期、老年男性。

男性乳腺发育大多属于生理性的,新生儿期表现为乳房结节性增大,可能受母体雌激素影响所致,一般1周后消失,偶尔可持续数月甚至数年。青春期多见于14~18岁,表现为乳房结节与胀痛,大多随年龄的增长,于发育期后消退。青春期性激素分泌旺盛,垂体前叶促性腺激素刺激睾酮和雌激素的产生,导致血清中雄、雌激素比值下降,从而产生一过性男性乳腺发育。中年后期男性乳腺发育多在50岁以后出现,与体内雄激素浓度的全面下降和睾丸雄激素转化为雌激素过度有关。

病理性发育多由于各种病变所致。肝硬化、肾衰、甲亢、内分泌肿瘤(如睾丸间质细胞瘤、生殖细胞肿瘤及肾上腺皮质肿瘤)、前列腺肥大及前列腺癌,经过雌激素治疗之后,以及使用某些药物(如洋地黄、氯丙嗪、利血平、雷米封等)者均可导致男性乳腺发育。

发病机制为雌激素过量;雄激素缺乏;雌性激素受体功能缺陷;乳腺组织对雌激素敏感性增高等。

(二) 临床表现

临床可分为青春期及成人2种。青春期男性乳腺发育一般常与先天性睾丸发育不全有关,患者常有女性化征象,如声音尖锐、面部无须、臀部宽阔,有时伴有生殖器畸形。可单侧或双侧,双侧多见且多以一侧为重。可在乳晕下扪及活动的圆形、盘状或结节状肿块,多为单发,质地中等,境界清晰,直径1~4 cm,可伴有轻度压痛,肿块多位于乳头后中央部位,偶发某一象限,少数呈弥漫性肥大。部分病例伴同侧腋窝淋巴结肿大。属生理性者,大多在数月内自行减退,25%病例可持续2年以上,需手术治疗者罕见。成人男性乳腺发育多属继发性,发病多在50~70岁,以乳房隆起多见,可触及肿块或弥漫性乳房肿大。生理性所致大多也可自行消退。

(三) 病理表现

(1) 大体观:分为2型:① 肿块型:病变呈卵圆形、盘状肿块,实性,边界清楚;② 弥漫型:弥漫增生的乳腺组织与周围乳腺组织分界不清,不形成明显肿块。

(2) 镜下观:主要表现为乳腺导管和上皮细胞呈不同程度的增生,伴导管周围间质增多,无小叶及腺泡形成。病变早期以导管上皮增生和管周间质黏液水肿样改变为主,导管上皮增生明显可呈乳头状,细胞可呈一定的异型性。晚期则以间质纤维化为主,病变区主要由胶原纤维构成,内有数量不等的扩张导管。病理分为旺炽型:发病多在1年内(可逆)和纤维型:发病6个月后或更长时间(不可逆)。

（四）影像表现

1. FFDM 表现

FFDM 表现可分 4 种类型：① 斑片型：最为常见，也是病变的早期阶段，表现为乳晕后区三角形、锥形或扇形致密影，边缘欠清，常伴有毛刷状或树枝状突起，呈放射状深入周围低密度的脂肪组织中（图 10-7-1a）；② 团块型（结节型）：为早期阶段的另一表现，显示乳头后区团块状密度增高影，密度大致均匀，边缘较为清楚，大小 1.5～5.0 cm（图 10-7-2）；③ 树枝型：乳晕后条状高密度影向乳内树枝状延伸，呈火焰状。病理为导管增生伴明显的纤维化所致（图 10-7-3）；④ 弥漫型：乳腺弥漫斑片状密度增高，范围较广，密度不均匀，无明显边缘，其内夹杂有不规则透亮的脂肪岛。弥漫型类似女性乳腺，但乳腺内 Cooper's 韧带及血管影均不及女性乳腺明显，乳腺发育多无钙化、无乳晕及皮肤增厚，无乳头内陷等现象（图 10-7-4）。

2. MRI 及超声表现

MRI 检查根据病程不同阶段，表现为片状、团块状或条状信号，T1WI 及 T2WI 呈低信号，压脂呈高或略高信号，增强不强化或轻度略不均匀强化（图 10-7-1b～c）。

超声检查：男性乳腺发育多表现为患侧腺体明显增厚，一般无导管扩张。于乳头和乳晕深面探及低回声、高回声或混合回声区或肿块，早期多为低回声，随着后期纤维化的产生，回声则逐渐增高，边界可欠清或清晰，不规则或大分叶状等各种表现，无明显血流信号（图 10-7-1d）。乳腺质地较软，探头稍加压时形态可变。

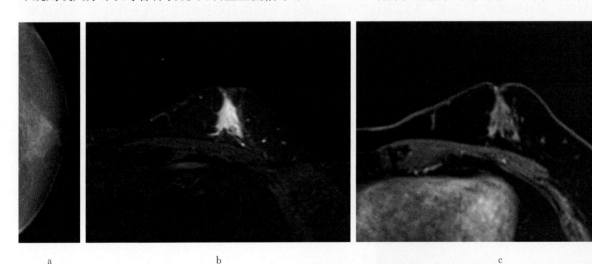

a　　　　　　　　b　　　　　　　　　　　c

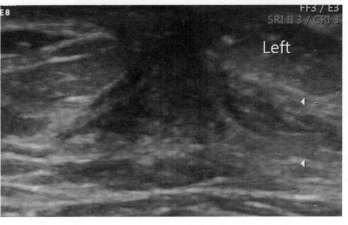

a 为左乳 CC 位，显示乳头后方三角形片状致密影，边缘欠清，呈毛刷状。b 为 MRI 压脂，显示均匀高信号，c 为 MRI 增强，显示无明显强化。d 为超声成像，显示三角形不均匀低回声。

图 10-7-1　左乳男性乳腺发育，斑片型（患者，男，65 岁）

d

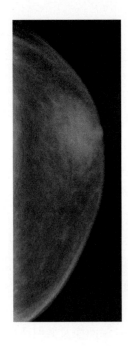

图为 CC 位,显示左乳头后方椭圆形高密度肿块影,境界清,边缘规整,密度均匀。

图 10-7-2 左乳男性乳腺发育,团块型(患者,男,74 岁)

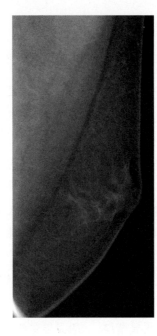

图为左乳 MLO 位病灶局部放大相,显示乳晕后条状高密度影向乳内树枝状延伸,呈火焰状。

图 10-7-3 左乳男性乳腺发育,分支型(患者,男,74 岁)

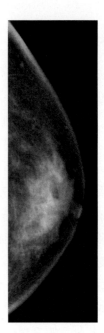

图为左乳 CC 位,显示大范围斑片状不均匀密度增高影,无明显边缘,其内夹杂不规则透亮的脂肪岛,类似女性乳腺,但乳腺内 Cooper's 韧带及血管影不明显。

图 10-7-4 左乳男性乳腺发育,弥漫型(患者,男,77 岁)

(五) 鉴别诊断

(1) 男性乳腺纤维腺瘤:较少见。X 线表现为乳晕后圆形、卵圆形高密度肿块伴或不伴分叶,境界清晰,部分可有包膜,显示为细窄透明晕,少数可见环状及粗颗粒状钙化。

(2) 男性假性乳腺肥大:多见于肥胖的中、老年男性,少数见于青春发育期,以双侧乳房肥大、隆起为临床表现,触诊乳房组织柔软,无腺体结节感,也无疼痛或触痛。病理显示乳腺组织本身无导管及腺体组织异常增生。FFDM 显示乳晕后方无异常高密度影,呈均匀的低密度脂肪影(图 10-7-5)。

(3) 乳晕下脓肿及慢性炎症:乳晕下脓肿或慢性炎症较男性乳腺发育少见,可由于长期吸烟或细菌感染所致。X 线表现为乳晕下结节状肿块,边缘模糊,可伴有斑点状钙化;或表现为乳晕下致密影,并有条索影自乳头向深部放射,类似于男性乳腺肥大,急性期多合并皮肤增厚、皮下水肿,临床伴皮肤红肿热痛(图 10-7-6)。

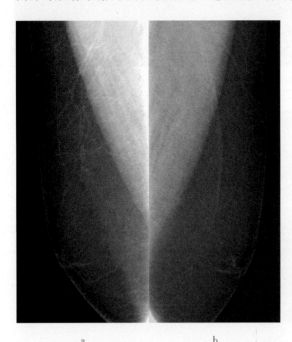

a 和 b 分别右乳及左乳 MLO 位,显示双乳肥大,乳晕后方无异常高密度影,呈均匀的低密度脂肪影。

图 10-7-5 双乳假性乳腺发育(患者,男,21 岁)

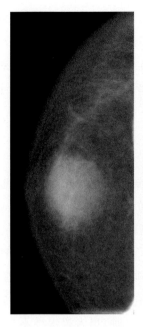
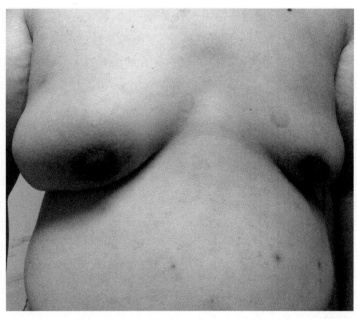

a 为右乳 CC 位,显示乳头后方类肿块影,境界部分模糊,伴皮肤增厚,皮下水肿。b 为体表照片,显示右乳肿大,乳头周围皮肤发红(b 为彩图)。

图 10-7-6　右乳男性乳腺炎(患者,男,36 岁)

(六) 治疗原则

(1) 生理性:无需治疗。

(2) 病理性:治疗原发病,若为药物引起者,可酌情考虑停用有关药物。因肥胖所致者则需从改变生活环境和生活习惯方面着手。

(3) 对症治疗:包括药物治疗,醋酸强的松龙封闭疗法及手术治疗。

当男性乳腺发育病程较长,增生腺体已被纤维组织和玻璃样变所替代,即使病因去除后也不能完全消退,内科治疗难以奏效时,需给予手术治疗。主要指征:① 肿块直径>4 cm,持续 24 个月不消退者;② 有症状者;③ 可疑恶性变者;④ 药物治疗无效者;⑤ 影响美观或病人恐癌症要求手术者。男性乳腺发育的现代整形外科手术方法大体上可分为 3 类:锐性切除法、抽吸法、抽吸加锐性切除法,对假性乳腺肥大可采用冷冻溶脂技术。

二、男性乳腺癌

(一) 概述

男性乳腺癌(carcinoma of the male breast,MBC)非常少见,发病率占所有乳腺癌的 0.7%~1%,约占全部男性癌的 0.1%~0.3%。发病年龄范围 5~99 岁,平均年龄为 52.4~54.8 岁。世界不同地区男性乳腺癌发病率有所不同,西方国家发病率近 1%,欧盟国家年发病率仅为 1/10 万,而非洲乌干达和赞比亚则高达 5%~15%,这种差异考虑是非洲地区某些传染病流行,导致肝功受损后发生高雌性激素血症所致。在美国和以色列居住过的犹太男子,年发病率高达 20%~30%。

男性乳腺癌发病因素较为复杂,有研究报道可能与体内雌激素与雄激素水平失衡、睾丸损伤、炎症、垂体催乳素瘤、肝功严重受损及遗传等因素有关；还有报道认为与饮食、嗜酒、吸烟、接触放射线及家族史等危险因子有关。男性乳腺肥大与男性乳腺癌发病有一定的关系，男性乳腺癌伴乳腺肥大者可达 40%。

遗传学特点：2.5%～20%的男性乳腺癌有直系亲属的家族史，有家族史者发生乳腺癌的几率是正常人的 1.4 倍；有前列腺癌家族史者是正常人的 4 倍。和女性乳腺癌患者的危险性一样，由于 BRCA2 和 BRCA1 基因异常所致，其中 BRCA2 家系比 BRCA1 更高一些。

（二）临床表现

男性乳腺癌一般病程较长，中位时间为 6～18 个月，有家族史者明显短于无家族史者，有的患者从首发到确诊，病史达 10 年。Giordano 等报道 39% MBC 延误诊治的时间＞6 个月。

男性乳腺癌病人的临床表现主要为乳晕下或乳晕周围偏心性的无痛性肿块，肿块多位于外上象限，单独存在或伴其他症状，肿块伴疼痛者仅占 5%。由于男性乳房只有一层很薄的乳腺组织，癌组织容易侵及皮肤和乳头，出现溃疡和乳头回缩。乳头受侵常在早期即可发生，乳头收缩发生率占 9%，乳头溃疡形成占 6%。肿块质地较硬，边界不清，多与皮肤有粘连且较固定，左侧较右侧多见，乳头血性溢液或乳头糜烂比女性多见，有时溢液为首发症状，约占 6%。由于男性乳腺癌发病率低，致使医师、患者警惕性不高，往往确诊时已属晚期，不少已经发生远处转移。

部分患者表现以淋巴结转移为首发症状的隐匿性乳腺癌，或以皮肤潮红为主的炎性乳腺癌及乳头糜烂为主的 Paget's 病等。男性乳头及乳晕下有丰富的淋巴管网，即使很小的肿瘤也容易发生锁骨上及腋窝淋巴结转移。Cunha 等报道：MBC 癌周淋巴管浸润占 64%。Megua 等报道肿瘤≤2 cm 淋巴结阳性占 67%，肿瘤长径≥3 cm 淋巴结阳性达 100%，乳头受累者，80% 淋巴结阳性。

（三）病理表现

男性乳腺癌的主要组织学类型是浸润性导管癌，占 85%，原位癌约为 35%～50%，其他少见为乳头状癌及小叶癌等。细胞分化差，呈浸润性生长，恶性程度高，易扩散和转移，腋窝淋巴结转移率较高，多数乳腺癌发现时已是 Ⅱ～Ⅲ 期。有报道男性乳腺癌发生骨转移的比例高于女性（75% 对 40%～50%），且以多发骨转移为主。

（四）影像表现

1. FFDM 表现

FFDM 摄片检查是发现男性乳腺癌有效的诊断技术，其敏感性和特异性分别为 92% 及 90%。

男性乳腺癌以单纯高密度肿块为主要表现，大小 0.9～6.5 cm，平均 2.2 cm，其次为肿块伴钙化（图 10-7-7），极少数以单纯钙化为表现，钙化形态呈多形性，以段样分布常见，也有呈典型良性钙化表现的男性乳腺癌个别报道。FFDM 显示肿块位于乳头后方或乳晕下，与男性乳腺发育相比更多表现偏心性分布。肿块形态规则或不规则，边缘模糊可伴分叶及毛刺，与女性乳腺癌表现类似（图 10-7-8）。少数浸润性导管癌及囊内乳头状癌表现为圆形或卵圆形，境界清晰，注意与良性肿瘤鉴别。男性乳腺癌易侵犯皮肤及乳头，也容易侵犯胸壁导致乳后脂肪间隙闭塞，肿块粘连固定于胸壁（图 10-7-9）。

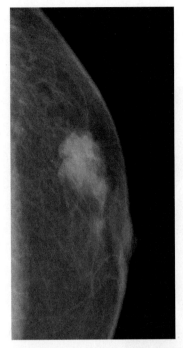

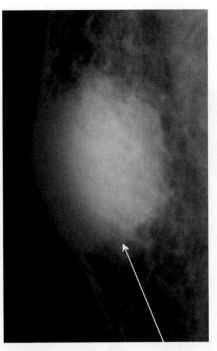

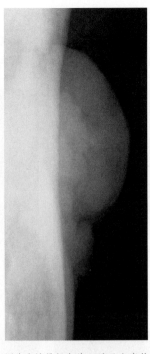

图为病灶放大相,显示左乳头后方高密度肿块,边缘模糊伴浅分叶,其内见少许点状钙化。

图 10-7-7　左乳头后浸润性导管癌(患者,男,32 岁)

图为右乳 CC 位局部放大相,显示偏心肿块,边缘模糊并见分叶及毛刺。

图 10-7-8　右乳外上浸润性导管癌(患者,男,85 岁)

图为病灶局部点片。显示密度均匀不规则肿块,边缘清晰伴分叶,与胸大肌粘连固定。

图 10-7-9　左乳外上象限浸润性导管癌(患者,男,80 岁)

2. MRI 及超声表现

MBC 常有 MRI 及超声恶性肿瘤的特征性表现,多位于乳头后方的偏心侧,表现为低回声的肿块影,彩色多普勒表现为粗大血流信号,流速加快,血流频谱一般为高阻动脉频谱。MRI 呈不均匀或环状强化,流出型曲线。

(五) 鉴别诊断

(1) 男性乳腺发育症(gynecomastia):团块型的乳腺发育应注意与乳腺癌鉴别。鉴别要点是乳腺癌肿块常位于乳头后方偏心位,外形不规则,边缘模糊可伴分叶、毛刺,肿块密度较高,肿块内可见微钙化,且皮肤和乳头常有受累而表现为皮肤增厚和乳头内陷。男性乳腺发育症多见于青春发育期和生理性激素改变的老年人,多双侧对称,不对称或单侧性增大者,在乳头后方中央区呈圆锥或扇形向乳腺深处伸展的致密影,密度相对较低,皮肤和乳头无受累,触诊肿块较软或韧。

(2) 胸壁转移性肿瘤:转移到胸壁包括胸膜或肋骨的肿瘤,均可向乳内突起形成软组织肿块,需要与乳腺癌鉴别。转移性肿瘤位于乳腺后部,多呈半圆形向乳内突出,病灶位于胸大肌后方并见胸大肌向前推移,CT 及 MRI 有助于鉴别诊断并发现原发灶(图 10-7-10)。而乳腺癌多位于乳腺前部,呈不规则或圆形,边缘可有毛刺征,或伴微钙化及乳晕增厚、乳头凹陷等征象,胸大肌如果受累为受侵改变,表现为边缘模糊,但移位不明显。

(3) 男性乳腺腺病:较少见。X 线表现乳晕后团块状或片状高密度影,边界清晰或不清,密度多欠均匀,部分团块状表现类似乳腺癌表现(图 10-7-11),临床多伴乳腺疼痛,肿块触痛明显,无淋巴结转移等征象,可帮助鉴别诊断。

（4）男性乳腺囊肿：乳腺上皮囊肿通常呈圆形，边缘光整，密度致密均匀，大小 1～5 cm。囊肿壁有层状角蛋白伴表皮构成。如果囊肿撕裂，其周围可发生炎性反应，导致肿块周围条状改变，边缘模糊，类似乳腺癌表现。MRI 及超声显示囊性病变可提示诊断。

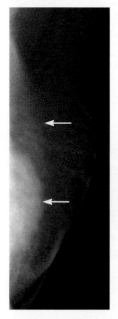
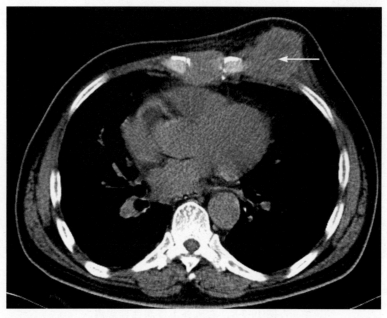

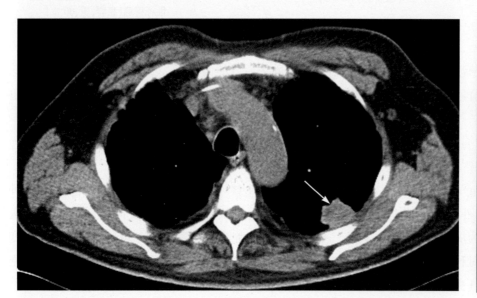
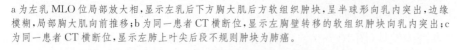

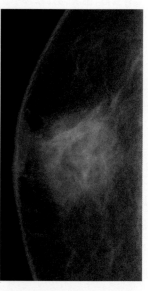

a 为左乳 MLO 位局部放大相，显示左乳后下方胸大肌后方软组织肿块，呈半球形向乳内突出，边缘模糊，局部胸大肌向前推移；b 为同一患者 CT 横断位，显示左胸壁转移的软组织肿块向乳内突出；c 为同一患者 CT 横断位，显示左肺上叶尖后段不规则肿块为肺癌。

图 10-7-10　左肺癌伴胸壁转移(患者,男,60 岁)

图为 CC 位局部放大相，显示右乳头后方团块状影，密度中等，境界欠清晰伴乳头略凹。

图 10-7-11　右乳腺病伴导管上皮增生(患者,男,74 岁)

(六) 治疗原则

男性乳腺癌的特点：年龄大、病程长、转移率高、预后差，治疗时病期较晚，因此应采取手术、化疗、内分泌、放疗、双侧睾丸切除等综合治疗原则。男性乳腺癌患者的放、化疗指征及药物选择与女性相同，男性乳腺癌 ER 和 PR 阳性率高,内分泌治疗有较好的效果,报道有效率可达 50%,高于女性,特别对晚期(Ⅲ～Ⅳ期)、复发转移的患者,可明显改善生活质量,显著提高存活率。

参考文献

[1] Lian Ng AM, Dissanayake D, Metcalf C, et al. Journal of Medical Clinical and imaging features of male breast disease, with pathological correlation: A pictorial essay. Imaging and Radiation Oncology, 2014;58:189~198

[2] Erhan Y, Zekioglu O, Erhan Y. Invasive lobular carcinoma of the male breast. Can J Surg,2006;49(5):365~366

[3] Mathew J, Perkins JH, Stephens T. Primary Breast Cancer in Men: Clinical, Imaging, and Pathologic Findings in 57 Patients. AJR,2008;191:1631~1639

(刘万花 李逢芳)

第 8 节 腋部淋巴结病变

许多病变会导致腋部淋巴结肿大,如乳腺癌或其他部位的转移性肿瘤、全身性系统疾病(如类风湿性关节炎、系统性红斑狼疮、牛皮癣、硬皮病等)、肉芽肿性乳腺炎(结核)、AIDS、单核细胞增多症、白血病及淋巴瘤等。某些代谢物也可沉积于淋巴结,类似于微钙化。

正常淋巴结的解剖学特征是由皮质、皮质旁和淋巴结门构成。正常淋巴结表现为不显示或小于 1 cm 或皮质小于 3 mm,且多为正常反应性淋巴结。FFDM 由于投照位置的限制,仅对低位淋巴结显示较好,表现为淋巴结皮质高密度,皮质旁密度略低于皮质密度,淋巴门呈低密度,无法分辨出血管及脂肪等结构。超声成像的重要价值在于不受平面的限制,可通过长轴或短轴综合评价淋巴结形态,超声淋巴结皮质呈低回声,皮质旁由于淋巴门脂肪的部分浸润呈略高回声,淋巴门呈高回声。MRI 扫描可以显示各级水平淋巴结,包括胸小肌后及其内侧的淋巴结,表现为皮质 T1WI 及 T2WI 均呈低信号,淋巴门呈高信号,T2 压脂皮质呈高信号,淋巴门呈低信号,增强扫描皮质呈均匀轻度强化。

判定腋部淋巴结性质需综合大小及形态,尤其形态学更为重要。有文献报道 DWI 对判断良恶性淋巴结有很高的价值,良性淋巴结的平均 ADC 值为 1.494(0.60～2.25),恶性淋巴结平均 ADC 值为 0.878(0.30～1.20),以 $1.09×10^{-3}$ mm^2/s 为阈值,则诊断敏感性、特异性及准确性分别为 94.7%,91.7% 及 93.0%。

1. 反应性淋巴结

各种原因会导致腋部淋巴结反应性改变,发生率 95% 以上。腋部反应性淋巴结多为双侧性,影像表现为皮质较薄或均匀增厚,厚度多小于 3 mm,FFDM 呈弧线状高密度,中心大部分为淋巴门的脂肪组织而表现为低密度影。超声表现为椭圆形,形态规则,皮质呈弧线状低回声,淋巴结门为清晰呈均匀的脂肪回声,长径与短径之比大于 2。彩色多普勒多数无血流信号,部分可见位于淋巴门附近的树枝状血流信号(图 10-8-2)。MRI 扫描显示皮质 T1WI 及 T2WI 呈均匀低信号,压脂呈高信号,增强呈轻度强化(图 10-8-1)。

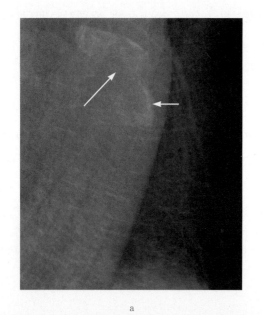

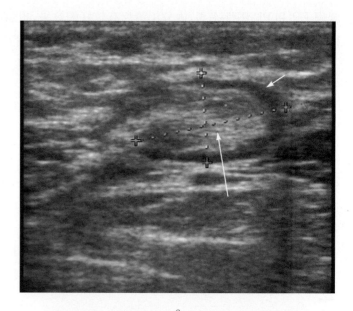

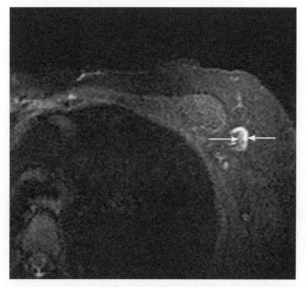

a 为腋部局部放大相,显示淋巴结呈卵圆形,皮质均匀,较薄,呈高密度,淋巴门为低密度脂肪。b 为 MRI 压脂,显示皮质呈高信号。c 为超声成像,显示皮质呈均匀低回声,淋巴结门为高回声脂肪。

图 10-8-1　左腋部反应性淋巴结(患者,女,40 岁)

图为超声成像,可见皮质均匀,呈低回声,高回声淋巴门处见血流信号(图为彩图)。

图 10-8-2　左腋部反应性淋巴结(患者,女,45 岁)

2. 淋巴结转移性肿瘤

各种恶性肿瘤均可出现腋部淋巴结转移,最常见为乳腺癌,转移以单侧为主。身体其他部位的常见肿瘤为肺癌或卵巢癌,双侧多见(图 10-8-3)。

乳腺癌腋窝淋巴结转移是影响其预后的重要因素,无淋巴结转移者 5 年生存率可达 90.5%,反之仅为 53.6%。影像学检查是术前评估腋窝淋巴结状态的有效方法,对乳腺癌手术方式的选择及预后的估计具有重要参考价值。综合影像学检查对乳腺癌转移淋巴结诊断的敏感性约为 56.5%,特异性达 99.5%。需要注意的是,有时影像学检查显示正常淋巴结大小、反应性淋巴结表现,甚至影像未见明显淋巴结显示,而腋窝淋巴结清扫的病理中,也有报道转移的情况,假阴性率约为 14%,同样少数病例影像表现具有典型淋巴结转移征象,但病理结果显示反应性改变。

X 线摄影主要依靠大小及形态判定是否有转移。典型表现为淋巴结增大(多大于 1 cm),呈圆形或不规则形,密度增高,淋巴门消失,多数边缘清晰或稍模糊,少数可出现毛刺征(图 10-8-4a,图 10-8-5)。部分转移淋巴结仅表现为局限性皮质增厚,而淋巴门存在。

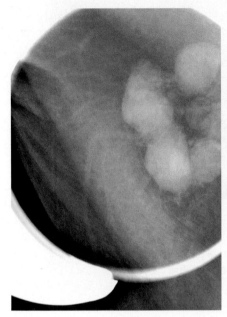
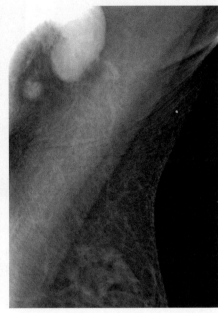

a

b

a 及 b 分别为双腋部局部放大相,显示双腋部多发淋巴结密度增高,淋巴门消失。

图 10-8-3　肺癌双腋部淋巴结转移(患者,女,66 岁)

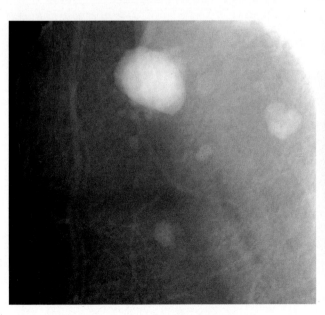
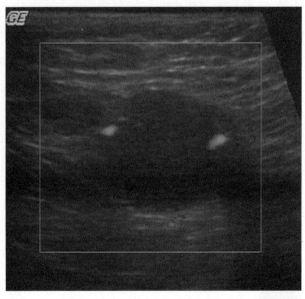

a

b

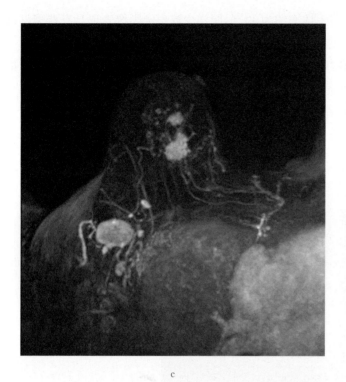

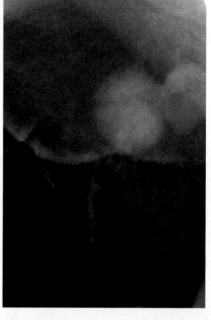

a 为 MLO 位腋窝局部放大相,显示淋巴结肿大,密度增高,淋巴门消失。b 为超声成像,显示低回声肿块,边缘见血流信号。c 为 MRI 增强 MIP,显示乳腺内多灶,腋部淋巴结呈不均匀环状强化(b 为彩图)。

图 10-8-4　右乳后上多灶浸润性导管癌伴右腋部淋巴结转移(患者,女,80 岁)

图为腋部局部放大相,显示淋巴结密度增高,边缘模糊并见毛刺征。

图 10-8-5　右乳癌术后 20 年腋部淋巴结转移(患者,女,70 岁)

　　超声是检测腋窝淋巴结最常用且简单的方法,检出率为 70~95%。具有恶性倾向的淋巴结多表现为圆形或融合状肿块、均匀低回声伴边缘模糊或清晰、淋巴门消失或偏心性、皮质局限性增厚大于 3 mm、皮髓质结构不清、血流丰富,纵横比小于 2。其中前两个征象对诊断转移性淋巴结的准确度最高,血流丰富准确度相对较低,恶性淋巴结血流多表现为多条血管周边分布及内部血管移位(图 10-8-4b,图 10-8-6)。

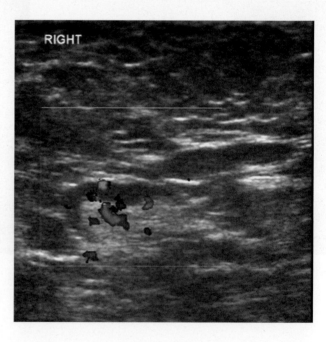

图为超声成像,显示淋巴结局限性皮质增厚伴血流信号(图为彩图)。

图 10-8-6　右乳浸润性导管癌伴右腋部淋巴结转移(患者,女,47 岁)

与超声相比,MRI 评估早期乳腺癌腋窝淋巴结转移的状态更具价值,除了能显示 Ⅰ、Ⅱ 级水平淋巴结外,对 Ⅲ 级及乳内淋巴结也能很好显示。特别是对于<50 岁的早期乳腺癌患者。值得一提的是,大小及形态是判定良恶性的重要依据,早期强化率及动态曲线的可靠性不明确。MRI 典型表现为淋巴结增大(多大于 1 cm),圆形或不规则,不均匀或环状强化,流出型曲线,或局限性皮质增厚伴强化(图 10-8-4c)。有报道认为,如果 MRI 联合超声均提示转移,可免去前哨淋巴结活检。

部分转移性淋巴结可伴有微钙化,约占 3%,多源于乳腺癌转移所致,且原发乳腺癌多为钙化型或伴钙化。其他淋巴结转移伴钙化的常见肿瘤为卵巢癌、甲状腺癌等。乳腺癌转移淋巴结内的微钙化呈多形性,与乳腺内原发灶的微钙化相似(图 10-8-7),而卵巢癌转移淋巴结的钙化多为不定形,且呈边缘分布特点。

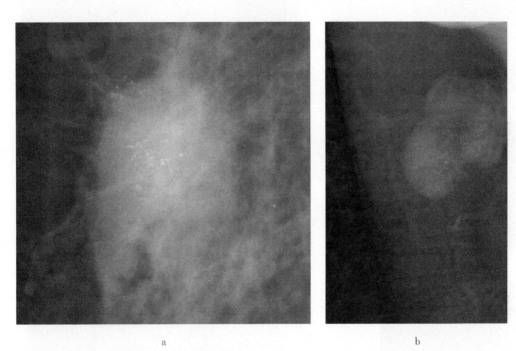

a 为乳内病灶局部放大相,显示不规则肿块伴微钙化。b 为同侧腋部局部放大相,显示淋巴结密度增高,淋巴门消失,其内见点状微钙化。

图 10-8-7　右乳外上肿块伴钙化型浸润性导管癌伴同侧淋巴结转移(患者,女,56 岁)

3. 血管滤泡性淋巴样增生症(castleman Disease)

Castleman 病是一种原因不明的少见淋巴结炎性病变。男女发病率相似,可累及单或多个淋巴结,单淋巴结受累占 90%,单淋巴结受累呈良性进程,临床上多无明显症状,仅手术切除即可。多淋巴结受累临床预后较差,辅助化疗是必需的。多淋巴结受累多伴有 AIDS 病毒感染,临床常表现为发热、体重减轻、溶血性贫血、夜间盗汗及 POEMS 综合征(多神经性病变、器官增大、内分泌异常、单克隆性蛋白贫血及皮肤改变)。该病 86% 见于纵隔或肺门,病理 91% 为透明血管型,典型病理特征为多发的肉芽中心,这些肉芽中心由含有大量毛细血管的多形态淋巴网状结构分隔开来。少见类型为浆细胞型,这一类型多伴有全身症状,如发烧、贫血、体重减轻及高丙球蛋白血症等,病理特征为毛细血管含量少,但含有大量浆细胞。

FFDM 腋部淋巴结表现为密度增高,淋巴门消失,与其他淋巴结病变鉴别困难。MRI 表现为均匀肿块,T1WI 呈低信号,T2WI 呈高信号,明显增强。超声呈低回声肿块伴高回声区域,超声可显示动脉血管进入淋巴结门。

4. 淋巴结结核

腋部淋巴结结核少见,多继发于肺部结核或是肺部结核的表现之一。腋部淋巴结结核多为单侧发生,表现为淋巴结肿大,密度增高,淋巴门消失,与单侧转移肿瘤或原发恶性淋巴瘤表现类似(图10-8-8),少数淋巴结结核可伴粗大钙化为其特点(图10-8-9),借此可与乳腺癌所致的转移性淋巴结肿大伴微钙化或其他淋巴结病变鉴别,但有时与发生于腋窝部位的表皮样囊肿伴钙化表现类似,触诊表皮样囊肿位置表浅是鉴别要点(图10-8-10)。超声淋巴结结核表现为单个或多个肿大的淋巴结,呈不均匀低回声,中心可为液性无回声区,伴钙化时内有散在强回声,彩色多普勒示内部多无明显血流信号。

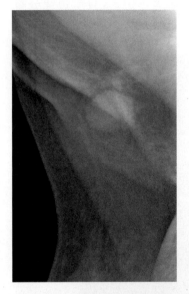

图为腋部局部放大相,显示淋巴结密度增高,边缘清晰。

图 10-8-8　右腋部淋巴结结核(患者,女,50岁)

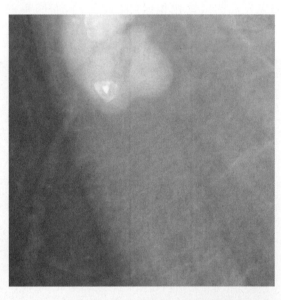

图为腋部局部放大相,显示淋巴结密度增高,边缘清晰,呈分叶状,其内见斑状钙化。

图 10-8-9　右腋部淋巴结结核(患者,女,42岁)

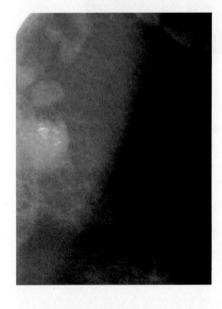

图为腋部局部放大相,显示高密度肿块伴粗大钙化,边缘部分模糊。

图 10-8-10　左腋部表皮样囊肿(患者,女,53岁)

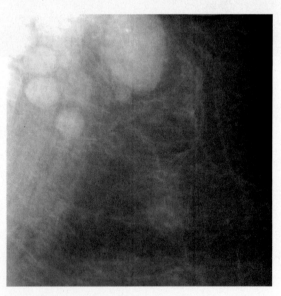

图为腋部局部放大相,显示多个淋巴结密度增高,淋巴门消失,边缘模糊,周围见条状水肿。

图 10-8-11　左腋部淋巴结炎症伴小脓肿形成(患者,女,58岁)

5. 腋部淋巴结炎症

腋部淋巴结炎症,临床上经常遇到,也是淋巴结病变鉴别诊断之一。炎症多为单侧发生,临床多伴炎性表现,表现为局部红肿热痛,触痛明显,少数非特异性肉芽肿炎,炎性症状表现可不典型。淋巴结炎症FFDM表现为密度增高,但增高程度及淋巴结大小不及转移性肿瘤或淋巴瘤明显,有时尽管淋巴结密度增高,但淋巴门仍然存在这一征象较转移性肿瘤或淋巴瘤常见。淋巴结边缘多模糊,甚至伴周围水肿表现,可帮助提示炎性可能(图 10-8-11)。炎性淋巴结超声血流信号多表现为单条线样或规则分支状血管。

6. 猫抓病

猫抓病,主要由家猫抓人或咬伤引起的急性传染病,潜伏期为 2～12 周。该病多发生于秋、冬季,病后有持久免疫力,再次感染者罕见。最早由 Paninaud 于 1989 年首次报道,是由汉塞巴尔通体引起的一种感染,它是一种多形性的革兰氏阴性小杆菌,皮肤抓伤处及肿大的淋巴结中可发现病菌,可用特殊培养基分离,通过显微镜观察到细菌。淋巴结活体病理:表现网状细胞增生和坏死性肉芽肿病变。但是也有人认为致病菌为病毒或衣原体,但目前均未分离到病原体。患者发病时,可出现淋巴结肿大及发热症状,抓伤或咬伤处皮肤有炎症、疼痛,并可化脓;多为同侧浅表(腋下、颈部、颌下、锁骨下及腹股沟等)淋巴结肿大(图 10-8-12),大小一般 1～5 cm 不等,有压痛,少数病人淋巴结可化脓,并可破溃形成窦道;亦可有全身淋巴结轻度肿大和脾肿大者;约 1/3 病人可出现发热,体温在 38～41℃,伴有头痛、全身不适等;少数病人于病后 3～10 天出现皮肤充血性斑丘疹、结节性或多形性红斑;部分病人有结膜炎和结膜肉芽肿,伴有耳前淋巴结肿大,称为帕里诺氏眼—淋巴结综合征;病人也可发生脑炎、脑膜炎、脊髓炎、多发性神经炎、血小板减少性紫癜、骨髓炎及乳腺受累等;末梢血白细胞总数及中性粒细胞轻度增高,血沉增快。本病属良性自限性疾病,在 2～3 个月可自行缓解,绝大多数患者预后良好,但淋巴结肿大可持续数月之久。免疫功能正常者患猫抓病未见有死亡的报告,但免疫功能障碍者(例如艾滋病)患此病有个别死亡的病例。影像表现常见淋巴结肿大,X 线表现为皮质增厚,淋巴门缩小或消失,超声皮质可伴丰富血流信号。乳腺受累者 X 线表现为局灶性非对称影,超声显示片状或囊实性混合回声,境界欠清,均提示局限性炎症表现。

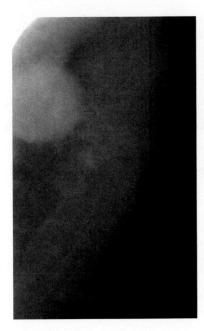
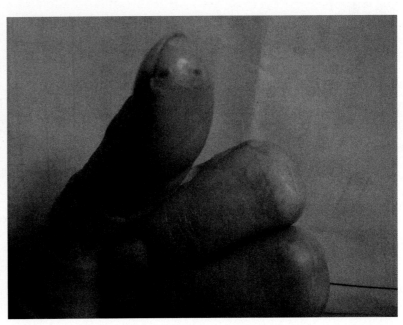

a

b

a 为腋部局部放大相,显示淋巴结密度增高,淋巴门消失,边缘模糊。b 为左拇指被咬伤照片(b 为彩图)。

图 10-8-12　左腋部猫抓病(患者,女,54 岁)

7. 腋部淋巴结淋巴瘤

腋部淋巴结肿大是淋巴瘤常见表现,多为全身淋巴瘤的表现之一,孤立发生者少见。病变可单侧或双侧发生,影像表现与转移性淋巴结相似,显示密度增高,淋巴门消失,形态欠规则,淋巴瘤超声多表现为均匀低回声,部分呈极低回声为其特点,部分表现为内部粗糙回声或皮质增厚,显示内部及周边血流信号,周围多条血管伴扭曲及内部血管的移位多提示恶性病变，详见淋巴瘤章节。

8. 胶原血管性疾病

许多胶原血管性病变如类风湿性关节炎、系统性红斑狼疮、硬皮病及牛皮癣等累及腋部淋巴结，最常见的表现为淋巴结肿大，且常为双侧性受累（图10-8-13）。

9. 腋部淋巴结内金属沉积

类风湿性关节炎长期金盐注射治疗后可导致腋部淋巴结金沉淀，表现为淋巴结内点状高密度影，类似钙化。彩色纹身患者，腋部淋巴结可有色素沉积。纹身后，某些色素被巨噬细胞吞噬，通过淋巴管慢慢迁移到局部淋巴结，沉积于淋巴结内呈现斑状高密度影，类似于钙化表现。用于纹身的金属有30多种，大部分的纹身色素成分是多种金属的混合物，最为常见为铝、钛和铁的混合物，纹身艺术家也可以自行调制。因此导致淋巴结沉积的影像表现会由于纹身材料的不同而不同，从而造成诊断上的困难。据报道一种治疗乳腺脓肿的中草药"go yak"也可沉积于乳腺及腋部淋巴结，形成钙化。主要是由于锂的沉积所致，这种药物用于乳腺脓肿引流后局部外用，钙化形态多为圆点状，密度较高，成簇分布为多，也可呈段样、区域性分布，钙化多扩展到皮下脂肪脓肿引流部位，借此征象并结合病史可帮助诊断。

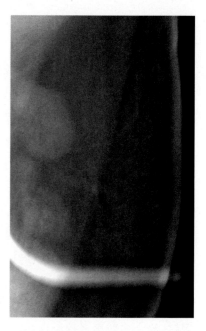

图为腋部局部放大相，显示多个淋巴结密度增高，淋巴门消失。

图10-8-13 干燥综合征致左腋部淋巴结肿大（患者，女，54岁）。有干燥综合征病史30年，反复发作。

参考文献

［1］Fornasa F，Nesoti MV，Bovo C，et al. Diffusion-Weighted Magnetic Resonance Imaging in the Characterization of Axillary Lymph Nodes in Patients With Breast Cancer. J. Magn. Reson. Imaging，2012;36:858～864

［2］鲁嘉，钟定荣，姜玉新.乳腺猫抓病的超声、病理表现:附二例报道.中华医学超声杂志（电子版），2012;6(9):567～568

［3］Park JE，Yu-Mee Sohn YM，Kim EK. Findings of Axillary Masses. J Ultrasound Med，2013;32:261～1270

［4］Valente ST，Levine GM，Silverstein MJ，et al. Accuracy of Predicting Axillary Lymph Node Positivity by Physical Examination，Mammography，Ultrasonography，and Magnetic Resonance Imaging. Ann Surg Oncol，2012;19:1825～1830

［5］Krammer J，Engel D，Nissen J，et al. Characteristics of axillary lymph nodes apparent on dynamic contrast-enhanced breast MRI in healthy women. Clinical Imaging，2012;36:249～254

（刘万花）

第 11 章 乳腺炎症

乳腺炎症性病变是育龄妇女的常见疾病,发病率占乳腺疾病的 1/4。乳腺炎症种类繁多,包括有特定病原体引起的乳腺炎,或原因不明的特发性乳腺炎,免疫性疾病偶尔也会累及乳腺,导致乳腺的各种炎症。

乳腺炎症按临床症状、超声、X 线、导管造影等检查结果分为:① 急性炎症(包括乳腺脓肿),临床表现以局部红肿、触痛、肿块为主,脓肿形成时,脓肿中央可有波动感,部分伴有发热,体温 38℃左右,可伴同侧腋窝淋巴结肿大;② 慢性乳腺炎(包括乳房肿块、乳头溢液),乳房肿块范围 1~12 cm 大小,肿块与皮肤不粘连或粘连,但与胸肌不固定,无明显的自觉疼痛,肿块有轻度或明显压痛;③ 浆细胞性乳腺炎(包括乳腺导管扩张症),乳房呈肿块或导管扩张表现,临床表现为慢性、急性或急慢性交替发生的炎症表现,甚至可发展为乳房多发脓肿并侵犯大部乳房。

乳腺炎症的病理诊断种类较多,包括慢性乳腺炎、脂肪坏死、肉芽肿性乳腺炎、淋巴细胞性乳腺炎、血管性乳腺炎、非特异性乳腺炎等。

鉴于乳腺炎性病变种类繁多,鉴别诊断是临床的一项重要任务,但有时可能较为困难,可根据乳腺是否哺乳状态对炎症进行大致分类鉴别(见表 11 - 1)。

表 11 - 1 乳腺炎性病变分类

乳腺状态	良性病变	恶性病变
哺乳期	急性炎症	炎性乳腺癌
	脓肿	
	积乳脓肿	
非哺乳期	浆细胞性乳腺炎(包括导管扩张)	炎性乳腺癌
		淋巴瘤
非特异性	皮肤炎(昆虫叮咬、阳光烧灼、过敏等)	白血病
	脂肪坏死	
	结核	
	结节病	
	猫抓伤	
	梅毒	

第 1 节　急性乳腺炎

一、概述

急性乳腺炎(acute mastits)常累及 18～50 岁的妇女,偶尔发生于新生儿,分为新生儿乳腺炎、哺乳期乳腺炎、非哺乳期乳腺炎及皮肤炎症。哺乳期乳腺炎最常见,发病率占哺乳期妇女的 10％～18％,53％发生于哺乳期的第 1 个月内。多由于导管乳汁淤积,之后继发细菌感染。非哺乳期的乳腺炎相对少见,近来发病率有上升趋势。分为中心型(乳晕后)和外周型。中心型多见,乳头先天发育异常或凹陷为病理基础,部分与吸烟有关,吸烟可导致乳晕后方导管鳞状上皮化生、分泌增加,导管梗阻扩张,导管上皮层不连续或撕裂,分泌物外溢导致炎性反应,并继发微生物感染。外周型少见,多见于糖尿病、类风湿性关节炎、应用激素、外伤及手术、免疫力低下等。急性乳腺皮肤炎症表现为蜂窝织炎或脓肿形成,最常累及部位是乳腺的下部,常发生于超重患者的大乳腺及个人卫生较差者,蜂窝织炎多见于手术及放疗后。新生儿急性乳腺炎,多发生于乳芽增大的几周内。急性乳腺炎最常见的致病菌为金黄色葡萄球菌,皮肤感染偶尔由真菌所致。

二、临床表现

哺乳期急性乳腺炎患者多表现为发热、白细胞增多、血沉增高,乳腺表现为局部红肿疼痛,皮温增高,或因水肿而出现橘皮样改变,病变多累及乳腺的某个象限,呈楔形分布。可伴腋部淋巴结肿大并疼痛。大部分病例经过抗生素治疗后,在 24～48 h 内症状明显改善,少数病例进一步发展为脓肿。非哺乳期急性乳腺炎全身症状不明显,多表现为乳腺局部红肿热痛的炎症表现(图 11-1-1a)。

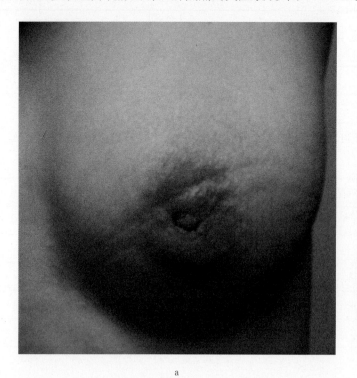
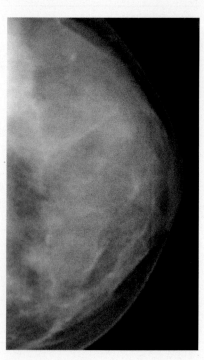

a　　　　　　　　　　　　　　　　　　　　b

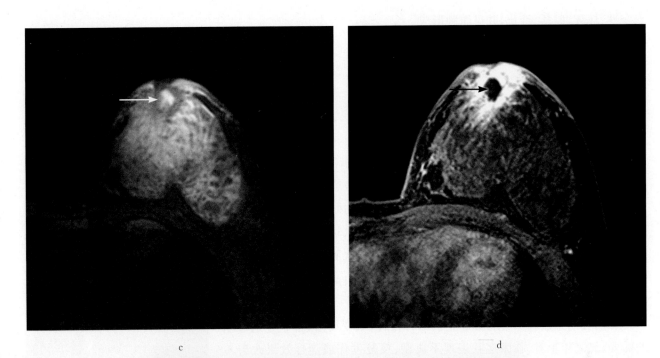

c　　　　　　　　　　　　　　　　　d

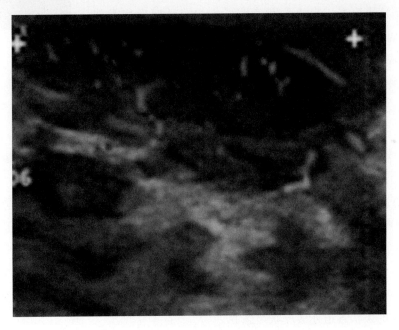

e

a 为体表照片,显示乳头周围皮肤发红。b 为左乳 CC 位,乳头后方无明显异常。c 为 MRI 压脂,显示乳头后方大片不均匀高信号,境界欠清,内见类圆形更高信号,边缘略不规则,为小脓肿形成。d 为 MRI 增强,显示脓肿壁呈不规则环状强化,周围炎症呈片状强化,边缘不清。e 为彩色多普勒超声成像,显示不均匀低回声区,境界欠清,伴丰富血流信号,未见明显无回声脓肿显示(a 和 e 为彩图)。

图 11-1-1　左乳后急性炎症伴小脓肿形成(患者,女,32 岁)

三、病理表现

急性乳腺炎从单纯炎症开始,到严重的乳腺蜂窝组织炎,以致最后形成乳腺脓肿,有不同程度的病理变化。早期腺小叶毛细血管扩张,充血,间质水肿,浆液渗出,继而见乳腺组织中有大量粒细胞浸润,上皮及细胞变性、坏死、脱落、液化,并见脓肿形成。

四、影像表现

1. FFDM 表现

急性乳腺炎,由于乳腺疼痛明显,一般不耐受压力,因此 FFDM 不作为常规检查。

对哺乳期乳腺,为鉴别诊断需要或可疑恶性时,需要行 X 线摄影检查。但由于乳腺生理的改变,小梁增粗,实质致密,容易掩盖炎症表现。乳腺检查注意压力不要过大,以免导致脓肿扩散的风险。哺乳期急性乳腺炎常累及乳腺的某一区段,典型表现为非对称影,边缘欠清,可伴结构扭曲及局部血管多或增粗;局部皮肤增厚、皮下水肿呈网状改变;脓肿形成时可见非对称影内类圆形肿块影,密度均匀,由于周围炎症反应,脓肿边缘多模糊不清。

非哺乳期急性乳腺炎症由于症状相对较轻,病变局限,鉴于鉴别诊断的需要,如老年患者、临床症状表现不典型、反复发作或治疗效果改善不明显者,需要行乳腺 X 线检查。非哺乳期急性炎症与哺乳期炎症类似,显示乳头后方或外周区域非对称影伴或不伴结构扭曲,伴脓肿形成时,表现为边缘境界清或部分清晰肿块影。间接征象为乳晕及其乳晕周围皮肤增厚和皮下水肿呈条索状改变及局部扩张的静脉(图 11-1-2)。急性炎症 FFDM 有时表现不甚明显(图 11-1-1b),需与正常侧对照观察,以防止漏诊或误诊。急性炎症经过适当治疗可以完全吸收,部分患者可留有少许纤维条索状影。

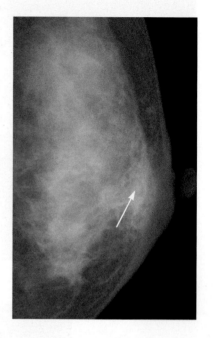

图为 MLO 位局部放大相,显示乳头后方局灶非对称影伴结构扭曲及乳晕增厚。

图 11-1-2 左乳后急性炎症(患者,女,30 岁)

2. MRI 表现

MRI 具有很高的软组织分辨率,不需挤压乳腺,可以确切了解炎症范围。急性乳腺炎 MRI 典型表现为 T1WI 呈低信号,T2WI 及 STIR 呈不均匀高信号,边缘欠清,炎症周围的导管和腺体组织结构紊乱,血管增粗迂曲,局部皮肤及乳晕水肿、增厚。MRI 较 FFDM 最大的优势是了解有无脓肿形成、脓肿大小及数量。脓肿表现为片状异常信号内显示境界较为清晰的类圆形异常信号,形态欠规整(图 11-1-1c),部分可呈分层状。增强扫描,炎性渗出通常表现为轻至中度强化,流入型曲线,脓肿壁呈不规则环状强化(图 11-1-1d),窦道形成时表现为增强的条状管道连接皮肤与脓腔。

3. 超声表现

乳腺急性炎症超声典型表现为不均匀低回声区,并伴有强回声反射,病变边界不清,可向乳头方向延伸。形成脓肿时,可见一个或数个形态不规则的液腔,脓液稠厚伴纤维组织围绕时,表现为不均质的强回声反射内出现较大的强回声光斑,边缘增厚不光整,部分可见网状结构,超声对表浅小脓肿显示不及 MRI 敏感(图 11-1-1e)。脓腔较大时,内呈不均质无回声,无明显包膜,后方回声增强。局部皮肤增厚呈低回声。脓肿破溃时,可突向胸大肌间隙呈片状或条索状无回声区,也可向外突破皮肤形成窦道。彩色多普勒可显示粗大、丰富的血流信号。

五、鉴别诊断

1. 单纯疱疹病毒性乳腺炎(Herpes Simplex Virus Mastitis)

单纯疱疹病毒性乳腺炎非常少见,部分病例由于哺乳期病毒经母婴传播导致乳头病变,少数发生于非哺乳期。病变多局限于乳头及乳晕周围区域,少数累及乳腺大范围,类似于炎性乳腺癌伴 Paget's 病。临床表现常有乳头皮肤破损,乳晕周围红肿及乳腺疼痛,可伴乳头溢液。X线表现为受累的局部乳腺组织密度增高,呈非对称性致密影改变,肿块多不明显,可伴皮肤增厚。病理显示疱疹性上皮炎症伴中性粒细胞、淋巴细胞浸润,免疫组化显示单纯疱疹病毒抗原阳性。

2. 炎性乳腺癌

炎性乳腺癌常发生于年轻女性,尤其哺乳期妇女。临床表现为乳腺迅速增大,有时伴红肿热痛等炎症表现,因此是哺乳期乳腺炎重要考虑的鉴别诊断。炎性乳腺癌相比急性炎症累及范围更广,且发展迅速;腋部淋巴结肿大更明显,可相互融合;乳腺摄影如显示微钙化、毛刺状肿块等可帮助诊断,详见炎性乳腺癌章节。

3. 囊肿撕裂(ruptured cyst)

乳腺囊肿短期内迅速增大可出现撕裂,撕裂后囊肿周围可伴有炎症反应,临床表现为突然出现的肿块,伴有明显的疼痛或局部皮肤红热等炎症表现,触诊肿块疼痛明显,活动度好,可伴有乳头流液或流脓。病理显示,撕裂的囊肿为非小叶性,FFDM 表现为密度均匀的肿块,边缘由于炎性反应,多显示模糊,需要与乳腺癌或其他肉芽肿性病变鉴别。MRI 及超声有助于囊性成分的显示,可帮助鉴别。

六、治疗原则

(1) 哺乳期急性乳腺炎应采取保守治疗,首推的治疗方法是:尽量持续喂奶,而且要加大喂奶的频率,尽快解除奶液引起的堵塞,配合使用对婴儿无不良反应的抗生素。

(2) 乳腺外伤及其他原因引起的急性乳腺炎在无脓肿时,可全身使用抗生素、局部用中药外敷,以减少脓肿形成的机会。

参考文献

[1] Scott JT, Robertson M, Fitzpatrick J, et al. Occurence of lactational mastitis and medical management: A prospective cohort study in Glasgow. International Breastfeeding Journal,2008;3;21

[2] Soo MS, Ghate S. Herpes Simplex Virus Mastitis Clinical and Imaging Findings. AJR,2000;174;1087~1088

[3] Fu P, Kurihara Y, Kanemaki Y, et al. High Resolution MRI in Detecting Subareolar Breast Abscess. AJR,2007;188;1568~1572

(刘万花)

第 2 节　乳腺脓肿

一、概述

乳腺脓肿(breast abscess)：多伴发于乳腺急性炎症或慢性炎症急性发作，大多发生于产后哺乳妇女，以初产妇为多。发病多在产后 1 个月左右，发病机理多为导管梗阻，乳汁淤积，继发细菌感染。多为金黄色葡萄球菌和大肠杆菌感染，少见为溶血性链球菌。感染途径：① 细菌自乳头破口或皲裂处侵入，沿淋巴管蔓延到达腺体间或腺小叶间的脂肪纤维组织；② 细菌直接侵入乳腺管，上行至腺小叶，发生急性感染，继而扩散到乳腺实质；③ 经血液循环侵入乳腺，多继发于产后盆腔感染或其他炎性病变。

急性脓肿可位于表面或乳腺深处。深部脓肿可向外溃破，亦可破入至乳腺管，自乳头排出脓液。急性脓肿未获适当治疗，可转入慢性期，有时在乳房内形成窦道。乳后脓肿是位于乳晕后方或者是乳晕后 1 cm 之内的脓肿，首先由 Zuska 等报道，乳后脓肿有复发及形成瘘管的倾向，如果治疗不当，容易导致乳腺变形，影响美容。

二、临床表现

急性感染期，患者可有发热、畏寒，白细胞增多；乳腺出现界限不明的硬块；乳房胀大、疼痛；局部可伴有红热，并逐渐加重；腋下淋巴结有时可肿大。脓肿位置较深时，早期常查不出明显的波动感。感染如沿小叶间隔侵犯，可形成多发脓肿。慢性脓肿比较少见，临床表现有时与乳腺癌相似。

乳后脓肿的临床特征，随不同的时期表现不同，开始表现为乳晕区疼痛、乳后肿块及相应区域的炎症表现伴或不伴有乳头溢液，之后可扪及波动性脓肿。

三、影像表现

1. FFDM 表现

浅表脓肿经临床检查多能做出诊断，一般不需要行影像学检查。位置较深的脓肿，FFDM 检查可能提示诊断。由于脓肿与周围炎性渗出分界多不明显，因此 X 线摄影对脓肿诊断的敏感性及特异性较低，但对钙化显示具有较高的敏感性，因此脓肿需要与恶性病变鉴别时，仍具有重要价值。乳腺脓肿典型 FFDM 表现为非对称致密影中出现密度均匀的类肿块改变，随着病程的进展，脓肿边缘由模糊逐渐变得清晰(图 11-2-1a，图 11-2-2a)。

如果脓肿发展为慢性，肿块边缘较清楚，甚至看到完整的包膜，注意与乳腺囊肿鉴别。脓肿痊愈时，脓腔为纤维组织取代，FFDM 表现为结构扭曲，需与术后瘢痕、硬化性腺病等鉴别，部分脓腔可出现点状钙化并永久存在(图 11-2-3)。

2. MRI 表现

MRI 不仅能清晰显示炎症的范围，对是否伴发脓肿具有重要的诊断价值，可以弥补 X 线对脓肿显示率低及超声对小脓肿显示欠佳的不足。乳腺脓肿典型 MRI 表现为片状异常信号内单发或多发类肿块异常信号影，肿块边缘模糊或不规则，与周围炎性渗出相比，T1WI 呈更低信号，T2WI、T2 压脂呈更高信号(图 11-2-1b，图 11-2-2b)。MRI 增强表现为规则或不规则环状强化，中心坏死组织不强化，脓肿壁的增强曲线多呈流入型(图 11-2-1c，图 11-2-2c)。扩散加权成像，脓肿及周围炎性渗出随 b 值的增加，呈现差异表现，脓肿的信号强度衰减不明显,类似于恶性肿瘤,表现为弥散受限,形成原因为脓肿大分子蛋白含量增高以及大量炎症细胞浸润的双重作用。借此可与囊肿、纤维腺瘤等良性肿瘤鉴别。而脓肿周围的炎性渗出,则随着 b 值的增加,衰减迅速,表现为弥散不受限(图 11-2-1e~g)。

3. 超声表现

超声是乳腺脓肿首选的检查方法,不受腺体致密度的影响,而且可以在超声引导下行脓肿引流,起到治疗的作用。超声对脓肿或瘘管的显示率为 83%,但对孤立的瘘管,尤其位于乳头内或未扪及肿块的窦道,显示仍较困难。

乳腺脓肿典型声像图表现为低或无回声肿块、边缘不规则或模糊、内部回声不均、有时伴液体及碎屑形成液平面、后方回声增强。周围炎症区域的腺体组织增厚,内部回声与正常组织相比略低,回声分布不均匀(图 11-2-1d,图 11-2-2d)。慢性脓肿呈实性或囊实性混合肿块表现,注意与恶性肿瘤鉴别。病史是鉴别诊断的关键。

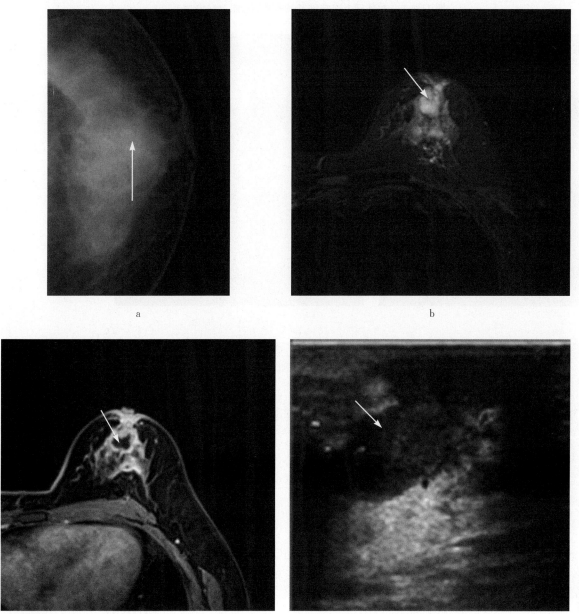

a

b

c

d

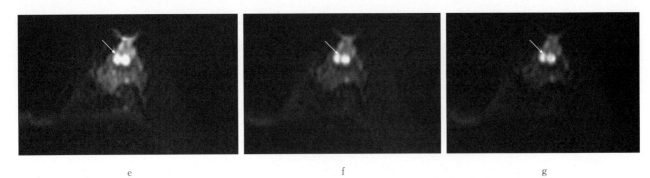

e   f   g

a为CC位,显示乳头后方局灶非对称影伴乳晕增厚,其内见类肿块影,境界部分欠清。b为MRI压脂,显示片状不均匀高信号内见更高信号结节,为脓肿形成。c为MRI增强,显示脓肿呈不规则环状强化,周围炎症呈不均匀片状强化。d为超声成像,显示片状低回声区内见液性暗区,伴少许血流信号。e~g分别为b值为400,800及1000 s/mm² 时DWI成像,显示随b值的增大,脓肿信号无明显衰减,而周围炎性病灶信号衰减消失(d为彩图)。

图 11-2-1　左乳后上炎症伴脓肿形成(患者,女,40 岁)

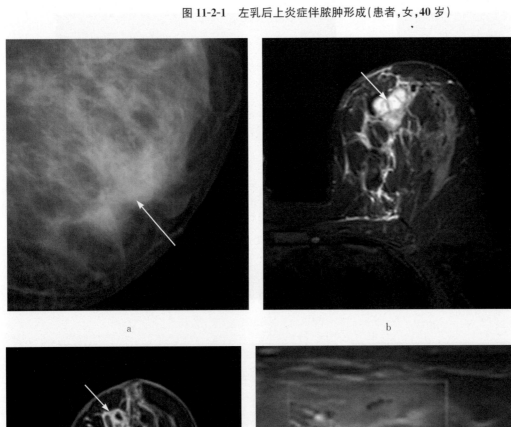

a   b

c   d

a为MLO位局部放大相,显示大范围非对称影伴结节改变。b为MRI压脂,显示段样分布不均匀高信号内见更高信号肿块影,为脓肿形成。c为MRI增强,显示脓肿呈多房环状强化,周围炎症呈少许条状强化。d为超声成像,显示不均质低回声肿块伴血流,无明显液性区域显示(d为彩图)。

图 11-2-2　左乳炎症伴脓肿形成(患者,女,28 岁)

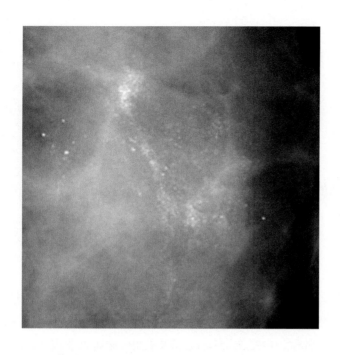

图为病灶局部放大相，显示炎症后点状钙化及条带状脓肿壁钙化。

图 11-2-3　左乳脓肿后钙化（患者，女，45 岁）

四、鉴别诊断

1. 血肿

血肿早期表现为圆形或类圆形致密影，超声呈无回声表现。随着血肿机化及血色素吸收，肿块影逐渐变小，密度减低，其边缘可因纤维化而呈现毛刺改变，最终形成纤维瘢痕，也可形成致密阴影，其 X 线表现颇似慢性脓肿，发展过程中，超声可呈囊实性混合回声表现，类似乳腺脓肿。血肿临床无炎症表现，结合外伤或手术史，可帮助诊断。

2. 乳腺癌伴坏死

恶性程度较高的低分化癌或高级别乳腺癌，可发生液化坏死，超声及 MRI 表现为中心液性改变，需要与乳腺脓肿鉴别。乳腺癌多表现为不规则肿块伴或不伴钙化、边缘伴毛刺、液化坏死程度多小于脓肿，临床无炎症表现。

五、治疗原则

（1）如果急性脓肿形成，首选超声引导下细针抽吸处理。

（2）对复发、慢性或有瘘管的脓肿，应外科切除加引流处理。

（3）对乳后脓肿，应在尽量切除病灶（包括瘘管和周围的炎性组织及受累的导管）的同时，注意乳头美容方面的考虑，尽量缩小切除范围。对儿童引流管放置，尽量放于外周，以免影响乳腺的发育。

参考文献

［1］Giess CS，Golshan M，Flaherty K，et al. Clinical Experience with Aspiration of Breast Abscesses Based on Size and Etiology at an Academic Medical Center. Journal of Clinical Ultrasound，2014；42（9）：513～521

［2］Conde DM. International Journal of Gynecology and Obstetrics. International Journal of Gynecology and Obstetrics,2015;128:72~79

[3] Fu P, Kurihara Y, Kanemaki Y, et al. High Resolution MRI in Detecting Subareolar Breast Abscess. AJR,2007;188:1568~1572

（刘万花）

第3节　浆细胞性乳腺炎

一、概述

浆细胞性乳腺炎（plasma cell mastitis，PCM）又称乳腺导管扩张症，为一种无菌性炎症。临床上较少见，发病率占乳腺良性疾病的 1.1%~5.36%。主要发生于非妊娠、非哺乳期的中青年女性，临床表现复杂多变，误诊率较高。随着对其认识不同，产生了各种名称。1925 年，Ewing 首先提出，该病以非周期性乳房疼痛、乳头溢液、乳头凹陷、乳晕区肿块、乳房脓肿、乳晕部瘘管为主要表现，称为管周性乳腺炎（periductal mastitis）；1933 年，Adair 发现，该病的晚期阶段，扩张导管中的刺激性物质溢出管外，引起以浆细胞浸润为主的炎症反应，称为浆细胞性乳腺炎；同期，尚有一些描述不同症状的名称，如粉刺性乳腺炎（comedo mastitis）、闭塞性乳腺炎（mastitis obliterans）等；1959 年芦于原首次在国内报告浆细胞性乳腺炎。管周性乳腺炎是该病最初的基本特征，导管扩张症是必有的病理阶段，浆细胞性乳腺炎是该病的后期表现，即导管扩张症与浆细胞性乳腺炎是同一病变的不同阶段。因此，认为浆细胞性乳腺炎可以涵盖上述命名。

浆细胞性乳腺炎的病因迄今不清。普遍认为乳头内陷、导管被分泌物阻塞引起扩张、管壁炎性细胞浸润、上皮破坏脱落、管腔内积聚的类脂物逸出、刺激附近的腺体发生抗原反应，致浆细胞浸润和纤维组织增生，故认为该病是一种自身免疫性疾病。各种致病菌感染，也是重要发病原因。

二、临床表现与分期

浆细胞性乳腺炎多发生于 30~40 岁的非哺乳期妇女，常以乳房肿块、乳头溢液为首发症状。肿块多位于乳晕深部，急性期较大，亚急性期及慢性期缩小成硬结。临床多反复发作。乳头溢液多为淡黄色浆液性或浑浊的黄色黏液，血性溢液少见；可伴同侧腋窝淋巴结肿大，但质软、压痛明显；炎症反应可导致乳头回缩；可伴脓肿形成，脓肿破溃后久治不愈者，形成瘘管或窦道。少数病例反复发作导致全乳受累肿大，急性发作时伴红肿热痛，类似炎性乳腺癌表现（图 11-3-1a）。

根据病程，浆细胞性乳腺炎可分为 3 期：① 急性期：约 2 周，乳房肿块伴有疼痛、肿胀、皮肤发红等急性炎症表现，但全身反应轻，无明显发热；② 亚急性期：约 3 周，炎性症状消失，出现乳房肿块，并与皮肤粘连；③ 慢性期：经过反复发作后，乳房肿块可缩小，出现 1 个或数个边界不清的硬结，初期可能只有 1 cm 大小，数月或数年后可达 3~5 cm 以上。

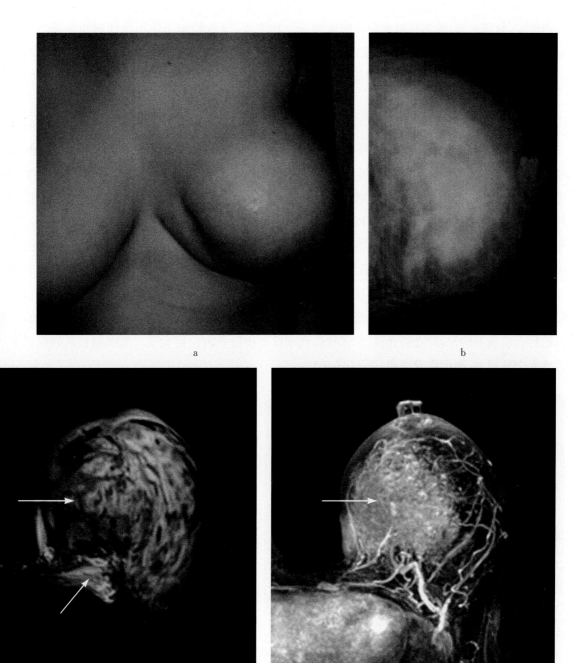

a为患者体表照片,显示全乳肿胀增大,皮肤发红,呈粉色,表面光滑无橘皮样改变。b为左乳CC位,显示全乳弥漫密度增高,皮肤增厚。c为MRI压脂,显示全乳高信号伴皮肤弥漫增厚并延及胸大肌,内侧部分为等高混杂信号(反映局部炎症反复发作伴部分纤维组织形成所致),外侧呈高信号,为急性渗出。d为MIP图像,显示反复发作的内侧明显强化,外侧急性渗出强化不明显(a为彩图)。

图 11-3-1　左乳浆细胞性乳腺炎(患者,女,30 岁)

三、病理表现

浆细胞性乳腺炎 2 个显著的病理组织学特点:局部导管扩张和小叶导管周围大量弥散性浆细胞浸润。中性粒细胞和淋巴细胞可有不同程度的浸润,但不如浆细胞明显。

浆细胞性乳腺炎病理分为导管扩张型及浆细胞肉芽肿型。早期为导管扩张型改变,表现为导管上皮不规则增生,导管扩张,管腔内有大量含脂质的分泌物聚集,导管周围出现小灶性脂肪坏死、导管周围组织纤维化,并有淋巴细胞浸润。后期为浆细胞肉芽肿型改变,大量浆细胞、嗜酸性粒细胞、淋巴细胞和组织细胞(吞噬大量脂质形成泡沫细胞)浸润及异物巨细胞反应,形成以浆细胞浸润最为显著的肉芽肿。

四、影像表现

浆细胞性乳腺炎根据不同的发展过程,影像表现各异。早期典型表现为乳头后方非对称影、肿块、结构扭曲、乳晕后导管相增强等,上述征象可单独或合并存在,以非对称影最常见。非对称影境界不清,密度均或不均,呈等或稍高密度,可伴乳头内陷、腋窝淋巴结轻度到中度肿大及局部血管增粗、增多和钙化(图 11-3-2a～b);肿块影密度多均匀,边缘毛糙或部分边缘清晰,部分可伴分叶,个别可见假毛刺征,肿块可位于乳头后方或外周象限,位于外周象限时,注意与乳腺癌鉴别(图 11-3-3)。假毛刺形成原因:乳腺小梁粘连或纤维条索形成,这种毛刺没有乳腺癌毛刺呈根粗尖细的特点;乳晕后导管相增强少见,表现为乳晕后导管增粗,扩张的导管呈低密度或高密度管状或蜂窝状影。乳腺断层融合成像比二维成像能更好显示导管,乳后导管的显示对提示浆细胞性乳腺炎具有重要价值(图 11-3-4a～b)。导管造影显示:导管呈中度至高度的扩张、迂曲,扩张的导管粗细不均匀,管壁尚光滑,扩张导管远端没有梗阻等占位性病变。浆细胞性乳腺炎反复发作后,可表现为全乳增大、密度弥漫增高(图 11-3-1b)。

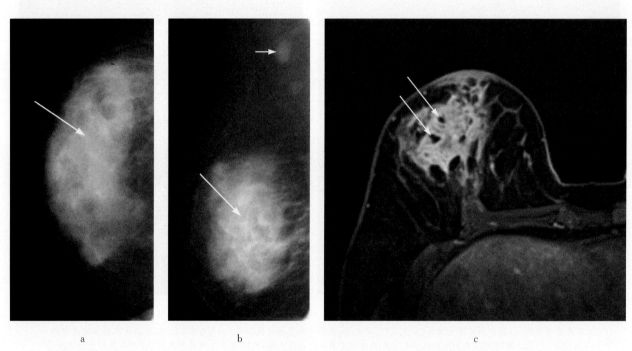

a   b   c

a 和 b 分别为右乳 CC 位及 MLO 位,显示外后上大范围非对称影,境界欠清,右腋部见淋巴结轻度肿大。c 为 MRI 增强,显示乳头后方延及外侧区域分布不均匀强化,内伴多发环状强化的小脓肿形成。

图 11-3-2　右乳头后方延及外上浆细胞性乳腺炎(患者,女,29 岁)

浆细胞性乳腺炎钙化少见,钙化一般沿乳腺导管走行方向,呈放射状分布,钙化形态典型表现为粗棒状或中心透亮的环状钙化。

超声及 MRI 的对浆细胞性乳腺炎的重要价值在于:明确炎症范围、了解有无脓肿形成及与可疑恶性病变的鉴别诊断。尤其累及全乳的浆细胞性乳腺炎,需要与炎性乳腺癌鉴别。MRI 在鉴别诊断中最具诊断价值。乳腺内弥漫或多发不均匀强化肿块、肿块呈早期强化,流出型曲线、T2 压脂肿块呈等或略高信号、皮内及皮下早期明显的点状强化及 T2 压脂胸大肌呈网状高信号伴明显强化（深部淋巴管内癌栓所致）等多提示炎性乳腺癌；MRI 相比 X 线及超声，对所有浆细胞性乳腺炎均能显示，具有很高的诊断敏感性。超过 90% 的患者表现为非肿块强化，区域分布，内部可见孤立或成簇的环状强化。增强范围多局限于乳腺炎症反复发作的部位（急性渗出部分多不强化），而非全乳弥漫强化，是与炎性乳腺癌的重要鉴别点，增强曲线多为流入或平台型（图 11-3-1c～d，图 11-3-2c）。浆细胞性乳腺炎超声多表现为乳头后方单发、成簇的不均匀低回声类肿块区，伴血流信号，境界欠清或不规则。脓肿形成时，可显示内部液性成分（图 11-3-4c～d）。超声及 MRI 对导管扩张的显示，比 X 线摄影敏感，表现为圆形或分支状导管扩张（图 11-3-5a～b）。

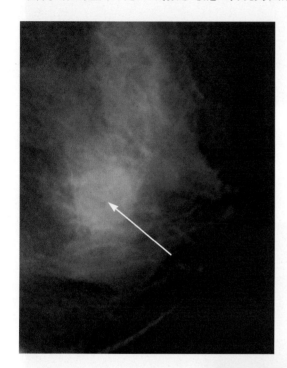

图为 MLO 位局部放大相，显示略高密度肿块影，边缘部分清晰部分模糊。

图 11-3-3　左乳外下浆细胞性乳腺炎（患者，女，50 岁）

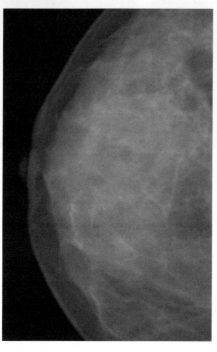

a

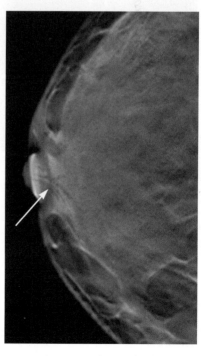

b

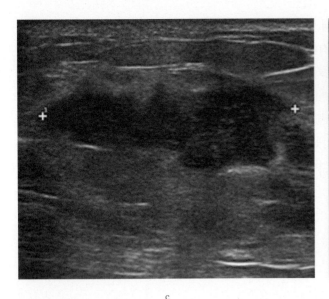
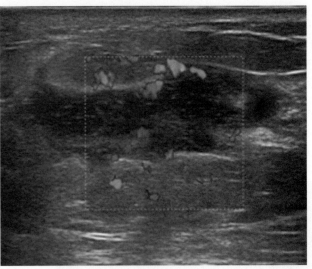

c   d

a和b分别为二维及断层融合成像CC位,二维无明显显示乳头后方导管影,而断层成像清晰可见。c和d分别为灰阶及彩色多普勒超声成像,显示不均匀低回声类肿块影,形态欠规则伴丰富的血流信号(d为彩图)。

图 11-3-4   右乳后上浆细胞性乳腺炎(患者,女,34岁)

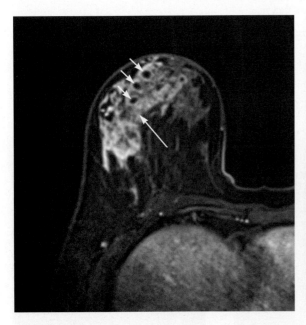
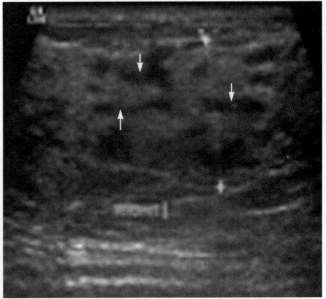

a   b

a为MRI增强,显示不均匀强化,内见多发圆形导管扩张,管壁呈均匀强化。b为超声成像,显示条状及分支状扩张的低回声导管。

图 11-3-5   右乳头后方延及外侧浆细胞性乳腺炎(患者,女,42岁)

五、鉴别诊断

1. 乳腺癌

浆细胞性乳腺炎临床炎性症状不明显时,需要与乳腺癌鉴别。乳腺癌多见于外上象限,浆细胞性乳腺炎以乳头后方多见;乳腺癌肿块密度一般较高;毛刺呈现根粗头细的特点,而炎症为假毛刺,缺乏这样的特点;乳腺癌钙化多见,多为细小多形性钙化,浆细胞性乳腺炎的钙化多为圆形或粗棒状钙化;乳腺癌表现皮肤增厚多位于肿块局部,炎性乳腺癌时,皮肤受累范围广泛,累及乳腺大部,而浆细胞性乳腺炎多位于乳晕周围。

2. 导管内乳头状瘤

浆细胞性乳腺炎以乳头溢液表现为主时,需与导管内乳头状瘤鉴别,导管内乳头状瘤多无乳头凹陷,乳头溢液多为血性;而浆细胞性乳腺炎多伴乳头凹陷,乳头溢液多为淡黄色且多孔溢液为多。导管造影检查,乳头状瘤除导管扩张之外,见导管内充盈缺损,浆细胞性乳腺炎仅显示导管扩张。

六、治疗原则

浆细胞性乳腺炎很少能自愈,而且缺乏特效治疗药物。目前,还是以外科手术为主,手术切除病灶是目前治疗最有效、彻底的方法。急性炎症期,有时可以合并细菌性感染,宜先行抗感染治疗及局部理疗,有利于急性炎症的控制,多数不能痊愈,待肿块缩小或皮肤肿胀消退后行手术治疗。疾病早期,乳腺内尚未形成肿块时,只需把病变导管由乳头根部切断,连同部分乳腺组织作锥形切除即可。乳腺内形成肿块后,将肿块连同周围乳腺组织做局部切除。当浆细胞性乳腺炎的范围发展到乳房的 3/4~4/5,或皮肤粘连或有多处窦道形成并经久不愈时,应行乳腺单纯切除术。

参考文献

[1] Bazelaire C，Groheux D，Chapellier M，et al． Breast inflammation：Indications for MRI and PET‐CT． Diagnostic and Interventional Imaging，2012；93：104~115

[2]Tan H，Li R，Peng W，et al． Radiological and clinical features of adult nonpuerperal mastitis． Br J Radiol，2012；86：657

（刘万花）

第 4 节　特发性肉芽肿性乳腺炎

一、概述

特发性肉芽肿性乳腺炎(Idiopathic granulomatous mastits，IGM)是一种少见的乳腺慢性炎症,其临床与 X 线表现类似于乳腺癌。1972 年由 Kessler 和 Wolloch 首先描述。乳腺许多肉芽肿性炎症过程均可列在肉芽肿性乳腺炎的标题下,然而这一病变与浆细胞性乳腺炎或导管周围炎不同,Going(1987 年)等建议用肉芽肿性小叶炎这一称谓,来区别导管周围肉芽肿性炎。这种炎症最常累及生育期及有口服避孕药史的妇女,有报道认为延长哺乳期可能导致腺泡及导管长期扩张,从而加速这些结构的撕裂,导致肉芽肿性反应。但确切发生原因不明,多数认为与自身免疫性疾病有关,而且有一定的种族倾向,多见于地中海(如土耳其及约旦)及亚洲(如阿拉伯、中国及马来西亚)。

二、临床表现

临床多累及生育期的年轻女性,生育后的 6 年之内更多见,平均发病年龄 33～34 岁,年龄范围 20～50 岁。最常见的临床表现为扪及不规则肿块,临床症状隐匿或仅表现为触痛,容易忽略或误诊。急性发作时伴不同程度乳腺疼痛、发红、皮肤增厚及腋窝淋巴结肿大等。部分可见橘皮样变、窦道形成、乳头溢液及凹陷。临床症状持续时间 2 天～12 月不等,少数可达 8 年之久。没有全身症状及特异感染病史。肿块触诊较硬,大小 1.0～8.2 cm,对抗生素治疗无效。病变好发部位为外周乳腺组织,乳晕后方少见。

三、病理表现

肉眼观:肿块无包膜,境界不清,结节状,小叶轮廓存在,少数可有小脓肿形成,但融合性的脓肿不是肉芽肿性小叶炎的特征。

镜下观:非干酪性、非血管炎性肉芽性反应,以小叶为中心分布,主要细胞成分为上皮样细胞、Langhans 巨细胞、淋巴细胞及浆细胞,偶见嗜酸性粒细胞浸润。脂肪坏死、脓肿形成及纤维化是病变的末期特征。

四、影像表现

特发肉芽肿性乳腺炎的影像表现复杂多变,诊断较为困难,容易误诊为乳腺癌。FFDM 常见表现为非对称影(图 11-4-1a),其次为肿块,少数表现为全乳弥漫密度增高、结构扭曲或无异常发现,多不伴钙化。69.2% 的腋部淋巴结轻到中度增大,多数表现为皮质增厚,而淋巴门存在(图 11-4-1b)。病变常为单发,外周象限多见,可累及乳头区域,乳晕后为主少见。肿块不规则、圆形或卵圆形,边缘清晰、模糊甚至可见毛刺,部分类似乳腺癌(图 11-4-2a、图 11-4-3a)。

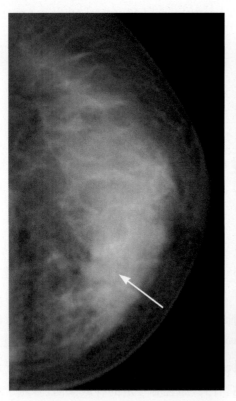
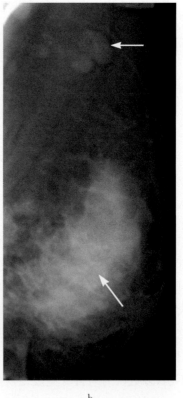

a   b

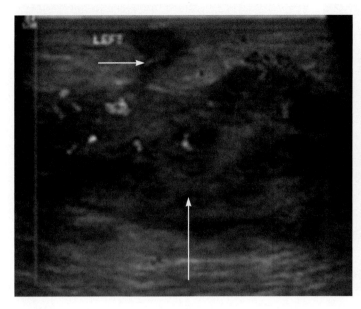
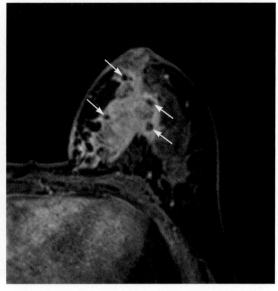

c

d

a和b分别为左乳CC位和MLO位,显示内上大范围非对称影,境界欠清,腋部见一肿大淋巴结,表现为皮质增厚,淋巴门存在。c为超声成像,显示不均匀低回声区伴血流信号,并见局部呈带状向皮肤蔓延(箭头所示)。d为MRI增强,显示病灶呈区域分布不均匀强化,累及乳头区域,内见多发环状强化的小脓肿,呈边缘分布特点,伴内侧皮肤增厚(c为彩图)。

图11-4-1 左乳内上肉芽肿性小叶炎伴多发脓肿形成(患者,女,43岁)

超声多表现为多发或融合的不均匀低回声区伴不同程度血流信号,边缘欠清,内部伴条状回声结构,后方回声可增强,沿小叶可见迂曲延伸的小管状结构为其特点(图11-4-2b),脓肿可向皮肤方向蔓延,甚至穿破皮肤形成窦道(图11-4-1c);部分表现为不规则低回声肿块,境界模糊。弹性超声评分多为1~3分,SR(strain ratios)多小于2.24,ED(elastic diameters)与二维超声病变直径相比较,大小多类似或小于其直径,超声造影呈不均匀强化,脓肿壁呈环状强化(图11-4-2c)。超声的局限性在于,难以准确显示病变范围及周围乳腺实质和皮下受累情况。

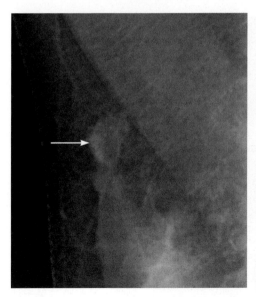
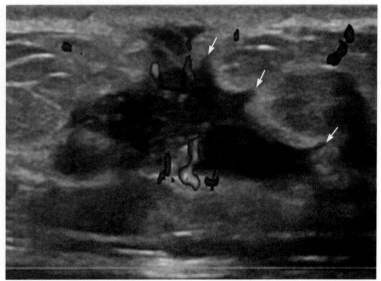

a

b

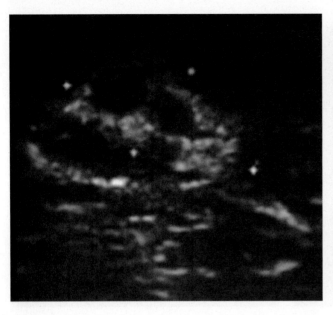

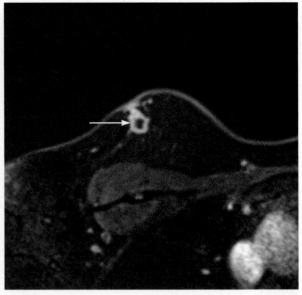

c   d

a 为 MLO 位病灶局部放大相,显示胸大肌前肿块影,边缘模糊并见少许毛刺。b 为超声成像,显示不均匀低回声区,形态不规则,边缘见多个小管状结构(箭头所示)。c 为超声造影,显示多环状强化。d 为 MRI 增强,显示肿块呈环状强化(b、c 为彩图)。

图 11-4-2　右乳上胸大肌前肉芽肿性小叶炎(患者,女,27 岁)

　　MRI 相比 X 线及超声对炎症的诊断及鉴别更具价值。能够准确评估炎症范围、对治疗随访提供可靠的影像比较及炎症治疗情况、提供更为可靠的鉴别诊断信息。常见表现为段样或区域分布非肿块样强化,其内可伴环状强化,环状强化多细小、多发、边缘分布为其特点,部分呈"葡萄样表现",反映微脓肿形成特征(图 11-4-1d,图 11-4-4a~b),少数可伴大脓肿形成,注意与其他炎症鉴别(图 11-4-3b);部分表现为形态不规则或边缘模糊的环状或不均匀强化肿块(图 11-4-2d);部分呈肿块及非肿块混合表现。不同的病变部位,增强曲线可能有所差异,环壁及肿块多为平台型曲线,少数呈流出型,而周围非肿块强化区域多呈流入型。

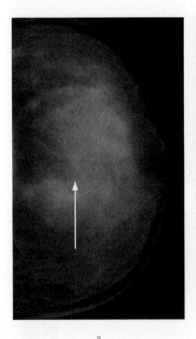

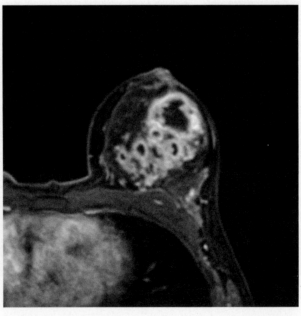

a　　　　　　　　　　　　　　　　　b

a 为左乳 CC 位,显示乳后肿块影,境界部分清。b 为 MRI 增强,显示多发脓肿形成,部分脓肿较大。

图 11-4-3　左乳后上肉芽肿性小叶炎伴脓肿形成(患者,女,23 岁)

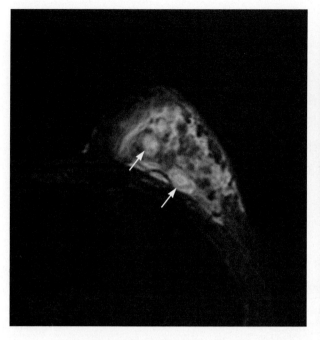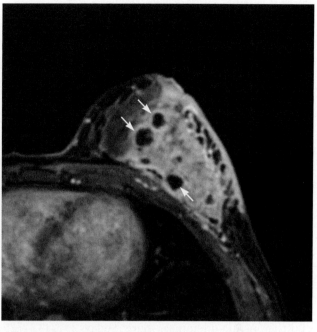

a   b

a 为 MRI 压脂,显示左乳外侧不均匀高信号,其内见多发不规则更高信号,为小脓肿形成。b 为 MRI 增强,显示区域分布
不均匀强化,累及乳头区域,内见多发环状强化小脓肿,呈边缘分布,伴局部皮肤增厚。

图 11-4-4　左乳外侧肉芽性小叶炎(患者,女,32 岁)

五、鉴别诊断

1. Wegener's 肉芽肿(wegener's granulomatosis)

Wegener's 肉芽肿是一种坏死性肉芽肿性血管性炎症,最常累及部位是呼吸道及肾脏,其次为皮肤、关节、肌肉、眼睛及周围神经系统。乳腺受累少见,多为系统受累表现之一。临床表现类似乳腺癌,部分患者伴有疼痛,X 线多表现为边缘模糊的不规则肿块。影像价值在于激素及免疫抑制剂治疗效果的随访观察。

2. 结节病(sarcoidosis)

结节病是一种免疫性疾病,常累及肺、淋巴结、皮肤、脾脏及肝脏。乳腺受累罕见,发生率小于 1%,一般为系统受累表现之一。多见于 30~40 岁女性,以扪及硬块为主要表现。病理:结节病肉芽肿以郎罕氏巨细胞为主体,没有干酪性坏死、钙化、脂肪坏死及其他细胞浸润。X 线多表现为不规则边缘模糊或毛刺状肿块,少数肿块边缘光整,激素治疗效果明显。

3. 狼疮性乳腺炎(lupus mastitis)

狼疮性乳腺炎是狼疮性脂膜炎局限于乳腺的一个亚型,是皮下脂肪的一种少见的慢性炎性反应,发病率占系统性红斑狼疮患者的 2%~3%。单侧或双侧均可受累,大多有系统性红斑狼疮的病史,个别患者仅表现为乳腺病变。发病年龄 20~50 岁,女性为男性两倍。狼疮性乳腺炎的病理生理尚不明确,可能是狼疮性脂膜炎扩展到乳腺相应的皮肤,也可能是血管炎的结果。有报道认为,外伤或局部活检可促进该病的发生及进展。典型临床表现为扪及痛性肿块及反复的乳腺皮肤发红、肿胀,少数表现为皮肤溃疡。后期病变乳腺缩小呈退行性改变,身体其他部位可扪及多发的皮下结节伴或不伴有局部皮肤改变。X 线表现为致密影或肿块,并伴局部多形性微钙化或粗钙化。病理:表现为坏死性血管炎及多灶性脂肪坏死伴钙化、纤维化、血管周围淋巴细胞浸润及小叶间隔脂膜炎。

六、治疗原则

目前,关于特发肉芽肿性乳腺炎,尚无最优的治疗方案。病变初期,多诊断为其他炎症,从而行对症抗感染治疗,多数有一定的治疗效果。一旦明确诊断,应首选皮质激素治疗,如果激素治疗无效,则应进行较大范围的切除手术。该病的复发率为5%～50%,因此长期的随访是必要的。

特发肉芽肿性乳腺炎的脓肿外科引流,不同于急性化脓性脓肿,脓肿往往较小,并多发且位于多个小叶,通过细小的管道相互交通。因此必须切除这些病变的小叶,以防止治疗不彻底或窦道形成。

参考文献

[1] Gautierb N, Lalondea L, Tran-Thanhc D, et al. Chronic granulomatous mastitis: Imaging, pathology and management. European Journal of Radiology,2013;82:e165～e175

[2] Ozel L, Unal A, Unal E, et al. Granulomatous mastitis: is it an autoimmune disease? Diagnostic and therapeutic dilemmas. Surg Today,2012;42:729～733

[3] Dursun1 M, Yilmaz1 S, Yahyayev1 A, et al. Multimodality imaging features of idiopathic granulomatous mastitis: outcome of 12 years of experience. Radiol med,2012;117:529～538

[4] Altintoprak F. Topical Steroids to Treat Granulomatous Mastitis: A Case Report. Korean J Intern Med,2011;26:356～359

[5] Durur-Karakaya A, Durur-Subasi I, Akcay MN, et al. Sonoelastography findings for idiopathic granulomatous mastitis. Jpn J Radiol,2015;33:33～38

(刘万花)

第5节 乳腺结核

一、概述

乳腺结核(breast tuberculosis)是一种少见病,又称结核性乳腺炎。1829年由Sir Astley Cooper首先报道。西方国家发生率很低,小于乳腺病变的0.1%。随着AIDS全球的扩散,乳腺结核的发生率在发达国家也有所提高。在印度,结核的发生率较高,占乳腺病的0.64%～4%。

乳腺结核分为原发和继发性2种,原发极为罕见,可能由于乳头部开放的乳腺管感染所致。继发于身体其他部位结核多见。发生途径有血源性、淋巴管、导管及邻近结构直接侵犯等。最常见的感染途径为腋部淋巴结结核的逆行扩散,颈部或内乳动脉淋巴结结核也可逆行扩散到乳腺,肺结核偶可穿透肋间隙,直接蔓延。

二、临床表现

乳腺结核没有特定的临床特征。可发生于任何年龄段,多见于中青年,21～40 岁最高,少数见于老年患者。单侧多见,双侧受累占乳腺结核的 3%,男性结核罕见。最常见的临床表现是继发于腋窝淋巴结肿大,而导致乳腺肿胀,呈炎性表现。其次为无痛性肿块,肿块好发于外上象限及中央区。触诊肿块不规则、质硬,可与皮肤、肌肉或胸壁粘连,与乳腺癌类似,但与乳腺癌相比,往往有一定的活动度。其他少见表现:窦道形成、乳头脓性溢液、橘皮样改变。50% 的患者伴有腋部淋巴结肿大。后期纤维组织增生使乳腺硬化、变形或乳头内陷。

三、病理表现

(1) 大体观:初期,病变呈实性结节,质较硬,边界不清;后期结节互相融合成不规则肿块,可液化,质变软,切面可见病变中心坏死液化,形成脓腔,类似化脓性脓肿。

(2) 镜下观:特征是干酪样坏死,在乳腺组织中可见典型的结核结节,中央为干酪样坏死区,外层有淋巴样细胞环绕,中间分布着郎罕氏巨细胞,当有脓肿、窦道形成时,中性粒细胞可掩盖肉芽肿炎病变的特征。有时由于乳汁溢出管外,可引起结核样改变,组织学酷似乳腺结核,因此诊断结核要十分谨慎。如果无干酪样坏死,抗酸染色又找不到结核杆菌时,则不能诊断为结核。

四、影像表现

1. FFDM 表现

乳腺结核影像表现无特异性,部分类似乳腺脓肿,部分类似乳腺癌。FFDM 表现为肿块型、浸润型及硬化型。① 肿块型:为乳腺脓肿形成或结核性肉芽肿。呈单个或多个圆形、卵圆形肿块,边缘清晰、不规则或分叶,周围伴浸润时,形成毛刺状肿块,部分可伴微钙化,需与乳腺癌鉴别(图 11-5-1,图 11-5-2a)。肿块伴局部皮肤增厚及多窦道形成时,提示乳腺结核可能性更大。② 浸润型(播散型):浸润型容易扩散,病变范围广泛或多灶。FFDM 表现为大范围密度增高,中间夹杂一些低密度液化坏死区,也可融合形成较大肿块。表浅者,累及浅筋膜浅层,导致皮肤增厚、皮下水肿,易误诊为乳腺炎或炎性乳腺癌。③ 硬化型:此型多累及年龄较大患者,纤维化为主为其特点。FFDM 表现为非对称影,伴或不伴结构扭曲,可牵拉周围结构移位,出现局部皮肤及乳头凹陷(图 11-5-3)。

乳腺结核多与腋窝淋巴结结核同时存在,淋巴结肿大发生率可达 50%～80%。少数文献报道乳腺结核与乳腺癌可同时发生。

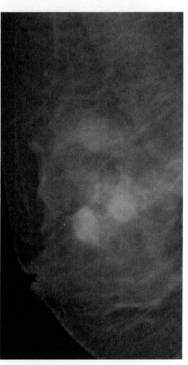

图为 MLO 位病灶局部放大相,显示相邻两肿块,边缘模糊,可见少许毛刺。

图 11-5-1　右乳内上结核(肿块型)(患者,女,28 岁)

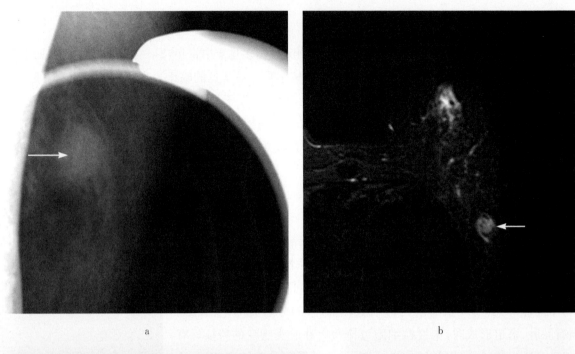

a

b

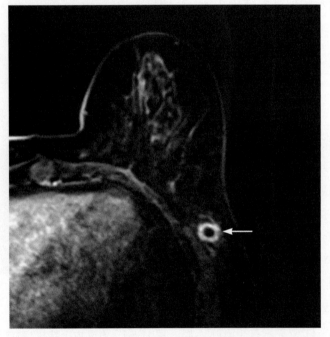

c

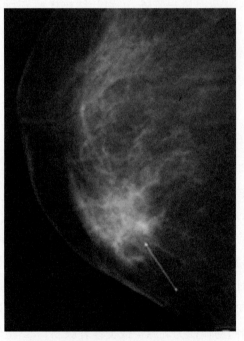

图为 CC 位病灶局部放大相,显示局灶非
对称影伴结构扭曲,密度不均,邻近皮肤
增厚伴局部血管增多。

图 11-5-3 右乳后下结核(硬化型)
(患者,女,56 岁)

a 为病灶局部点片放大相,显示圆形高密度肿块,边缘部分
模糊。b 为 MRI 压脂相,显示肿块呈略高信号。c 为 MRI
增强,显示环状强化。

图 11-5-2 左乳外侧结核(患者,女,68 岁)

2. MRI 表现

MRI 的重要价值在于:同时显示胸壁、肺及骨结核的存在,对乳腺结核的诊断具有重要的提示作用。根据不同的病理时期,MRI 呈现相应的表现。T1WI 多呈低信号,T2WI、STIR 及 DWI 呈高信号,增强扫描类似于其他炎症表现,脓肿形成期,表现为不规则的环状强化(图 11-5-2b～c)。

3. 超声表现

乳腺结核声像图多表现为边界不清的不均匀低回声区,中心较周边回声稍低,形成脓肿时,病变边界变得清楚,根据不同的病理过程可表现为:无回声区伴后方回声增强、低回声、等回声或囊实性混合回声肿块,部分可见液平面。

五、鉴别诊断

1. 乳腺癌

乳腺结核误诊为乳腺癌的比率较高,报道达55.6%。以下几点可帮助鉴别:① 结核患者多为中青年,病程长,乳腺癌 40 岁以上多见,病变进展迅速;② 乳腺结核多合并其他部位结核,而乳腺癌与结核并存者少见;③ 结核多呈炎性过程,肿块时大时小,反复发作,抗结核治疗有时有效;④ 乳腺结核乳房局部可表现为发红、破溃、窦道形成;肿块触诊,部分病例有囊性感;⑤ 结核与乳腺癌均可有乳头内陷或乳腺变形,但乳腺癌橘皮样改变多见;⑥ 针吸细胞学检查或病理检查可查到结核杆菌,而乳腺癌可见癌细胞。

2. 特发性肉芽肿性乳腺炎

临床少见,影像及临床表现与乳腺结核类似,诊断及鉴别诊断详见特发性肉芽肿性乳腺炎章节。

六、治疗原则

规范的抗结核治疗,同时酌情行病灶切除、乳腺区段切除或全乳房切除。

参考文献

[1] Meerkotter D, Spiege K, Page-Shipp LS, et al. Imaging of tuberculosis of the breast: 21 cases and a review of the literature. Journal of Medical Imaging and Radiation Oncology,2011;55:453~460

[2] Jain S, Shrivastava A, Chandra D. Breast lump, a rare presentation of costochondral junction tuberculosis: a case report. Cases J,2009;2:7039

[3] Teo THP, Ho GH, Chaturverdi A. Tuberculosis of the chest wall: unusual presentation as a breast lump. Singapore Med J,2009;50(3):97~99

（刘万花）

第 6 节　真菌性乳腺炎

一、概述

真菌性乳腺炎(fungal mastitis)为罕见乳腺炎症,国内外文献偶有报道。其致病菌包括放线菌、曲菌病、毛霉菌病、芽生菌病、隐球菌病、孢子丝菌病和组织胞浆菌病等。本病多因接触土壤、木、竹、芦苇等腐生真菌引起,主要通过破损皮肤侵入。

二、临床表现

真菌性乳腺炎多见于免疫抑制的患者，早期可因症状轻微而无任何临床表现，当形成脓肿时，局部皮肤红热伴疼痛，常被误认为感染性脓肿，切开脓肿，在渗出液内可见典型的黄色颗粒，采用 PAS、六胺银等组化染色法有助于病原菌的检出。随着病变的进展，可表现为真菌性假肿瘤，质中偏硬，界不清，活动差，局部皮肤增厚。偶尔可经血行播散至其他组织及器官，也可侵犯淋巴系统，发生淋巴结肿大。

三、病理表现

真菌性乳腺炎病理改变：菌丝生长、血管浸润、出血性坏死及梗死。

大体观：病灶与周围组织粘连，边界不清，呈炎症及增生反应，血供丰富，可见数个小脓腔。镜下观：间质内可见数个真菌性肉芽肿，伴大量单核细胞、上皮细胞及中性粒细胞浸润，小脓肿内可见碎屑样坏死区及中性粒细胞，周围可见大量增生的成纤维细胞，病变处可见病原菌。

四、影像表现

早期，致病菌多侵及乳腺间质，FFDM 可呈阴性表现；炎性渗出明显时，表现为非对称致密影伴局部血管增粗；形成脓肿时，可呈类肿块影，边缘模糊或有分叶，病灶多为单发（图 11-6-1）。后期少数病变内部及周边可见微钙化、局限性皮肤增厚。

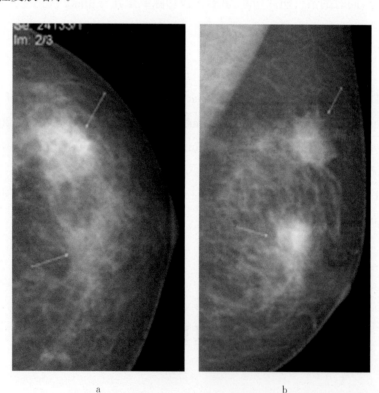

a

b

a 及 b 分别为 CC 位及 MLO 位局部放大相，显示两个肿块影，边缘模糊，其中一肿块伴毛刺。

图 11-6-1　左乳外上真菌性乳腺炎（患者，女，48 岁）

超声呈低回声肿块，多数形态不规则，呈蟹足样，部分延伸皮下，回声均匀或不均匀；钙化时，肿块内可见散在强回声光点，无明显声影，血流信号丰富。部分病灶显示境界清晰的低回声肿块伴声影。

五、治疗

给予抗真菌药治疗后可痊愈,如酮康唑及咪康唑等。对长期不愈的肿块或脓肿,或伴窦道形成时,可手术切除。

参考文献

[1] Guhad FA, Jensen HE, Aalbaek B, et al. A Murine Model for the Study of Mycotic Mastitis. J. Comp Path,1995;113;315～325

[2] Barros ND, Issa FKK, Barros ACSD, et al. Imaging of Primary Actinomycosis of the Breast. AJR,2000;174;1784～1786

(刘万花)

第 7 节 乳腺脂肪坏死

一、概述

乳腺脂肪坏死(fat necrosis of breast)常为外伤或医源性损伤(包括放疗、活检、手术、缩乳、乳腺组织瓣重建等),导致局部脂肪细胞液化坏死后引起的无菌性炎症反应,1920 年由 Lee 和 Adair 首次报道。本病发病率较低,国外文献报道占乳腺活检的 0.5%～0.6%,临床表现以不规则乳腺肿块为主,酷似乳腺癌,故误诊率较高,达 62%～82.9%。

根据病因将乳腺脂肪坏死分为原发性(真性)和继发性 2 种。绝大多数为原发性乳腺脂肪坏死,是外伤后引起的无菌性脂肪坏死性炎症,多为钝器伤所致。病变多位于皮下区域,随着病程进展,结节逐渐变硬并发生纤维化。继发性脂肪坏死,是乳腺导管扩张症或囊性增生时,扩张的导管或囊肿破裂导致管腔内容物外漏,引起局部脂肪坏死,并继发炎症反应及大量泡沫细胞浸润;其他原因的脂肪坏死尚可发生于乳腺术后、乳腺癌放射治疗后、乳腺肿瘤出血坏死和多发性非化脓性脂膜炎等。

二、临床表现

乳腺脂肪坏死多位于皮下表浅部位,或位于手术局部乳腺实质内,多无明显疼痛。病变初期表现为局部淤血、肿胀、炎症反应;或无自觉症状,直至发展到触及异常而就诊。病变后期由于大量纤维组织增生,肿块边缘变得清楚。部分病变与皮肤粘连固定而导致皮肤凹陷,少数亦可见乳头倾斜和退缩现象,类似乳腺癌表现。病灶随着时间的推移呈缩小趋势。少数病人由于炎症的刺激可伴有同侧腋窝淋巴结肿大。

临床分为腺外和腺内 2 型。腺外型,肿块位于皮下,常与皮肤粘连,触诊时肿块与乳腺腺体关系不大,诊断较容易;腺内型,肿块位于乳腺实质内,触诊时肿块边界不清,长径 0.5～11 cm 不等,平均2.5 cm。

三、病理表现

脂肪坏死最初的组织学改变是：脂肪细胞瓦解、液化坏死和出血。大体观：可见大小形态不一的灰黄色或灰白色脂肪坏死灶，有的切面呈囊性，囊内含有液化混浊的黄色油样坏死物。镜下观：可见增生的上皮细胞及吞噬脂质的泡沫细胞；随病变的进展出现组织细胞，含铁血黄素沉积；不同程度的淋巴细胞、浆细胞以及嗜酸性粒细胞浸润；也可出现异物巨细胞反应。纤维化发生在外周，包绕脂肪坏死、细胞碎片和钙化区域。

病变后期，反应性炎症成分被纤维化取代，并挛缩成瘢痕。瘢痕中被隔离成小腔的坏死脂肪和钙化可持续数月或数年。脂肪坏死附近的导管和小叶上皮可发生鳞状化生。

四、影像表现

乳腺脂肪坏死，根据不同的病理过程，可呈现各种影像表现，部分表现典型、部分表现类似乳腺癌。

1. FFDM 表现

乳腺脂肪坏死多数通过 FFDM 就可做出诊断。表现为脂性囊肿、钙化、肿块影、致密影及结构扭曲等，以上征象可单独或混合存在。

① 脂性囊肿（lipid cysts）：是脂肪坏死的早期和特征表现。脂肪组织被脂肪酶溶解液化，在其周围形成少量结缔组织，包绕液化脂肪，形成单发或多发低密度脂性囊肿（图 11-7-1）。② 肿块及不均匀致密影：局部血肿机化或纤维肉芽组织增生可形成肿块；病变早期水肿为主，多表现不均匀致密影，局部常伴有纤维条索，病变多密度不均，其内可伴小的脂性囊肿、细点状钙化或血管增多增粗，部分类似乳腺癌（图 11-7-2a，图 11-7-3a）。③ 钙化：钙化是乳腺脂肪坏死常见表现，有时为唯一征象。钙化多为粗糙、环形钙化，边缘光整，少数于病变早期呈点状或多形性微钙化，注意与恶性钙化鉴别（图 11-7-4a～b）。④ 结构扭曲：结构扭曲是脂肪坏死最常见也是病变后期的表现，为纤维组织明显增生所致，表现为星芒状、斑片状及索条影，可伴钙化及局部皮肤增厚（图 11-7-5a）。

2. MRI 表现

MRI 对乳腺保乳术后的脂肪坏死及肿瘤复发具

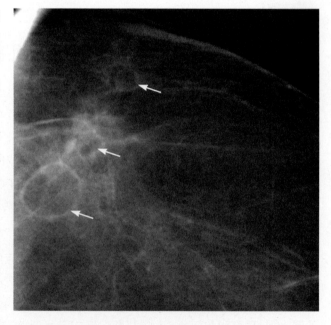

图为病灶局部放大相，显示皮下不均匀条索状影，其内见多个圆形薄壁脂性囊肿。

图 11-7-1 左乳外上术后脂肪坏死（患者，女，68 岁）

有更为可靠的鉴别诊断价值。其表现与不同的病理过程有关。典型和常见表现为脂性囊肿，T1WI 及 T2WI 呈高信号肿块，境界清晰，压脂呈低信号（图 11-7-3b）；含铁血黄素沉积时，T1WI 及 T2WI 均呈低信号，增强呈轻度细环状强化（图 11-7-3c）。早期脂肪坏死多表现为片状异常信号、边界欠清，内部信号不均匀，考虑与病灶内出血及渗出有关，增强扫描呈局限不均匀轻度强化，流入或平台型曲线（图 11-7-2b）。病变后期纤维化为主，导致局部结构扭曲，增强呈不强化或轻度环状强化（图 11-7-5b）。早期与晚期之间病理过程中，脂肪坏死可能呈现各种表现，部分呈非脂肪样肿块表现，伴不同程度、不同形态的强化，需要与乳腺癌鉴别。

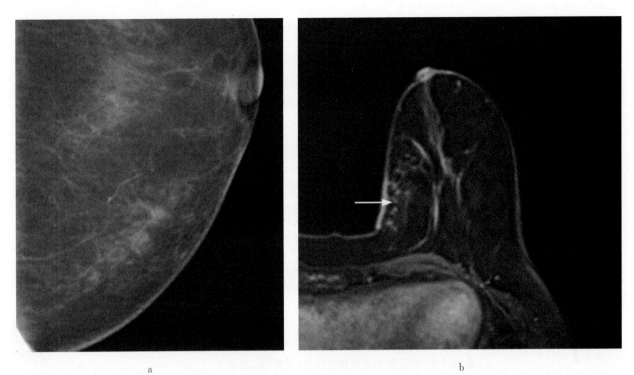

a

b

a 为 CC 位病灶局部放大相,显示片状及类肿块状高密度影。b 为 MRI 增强,显示多发轻度点状强化。

图 11-7-2　左乳内下外伤 3 月后脂肪坏死(患者,女,75 岁)

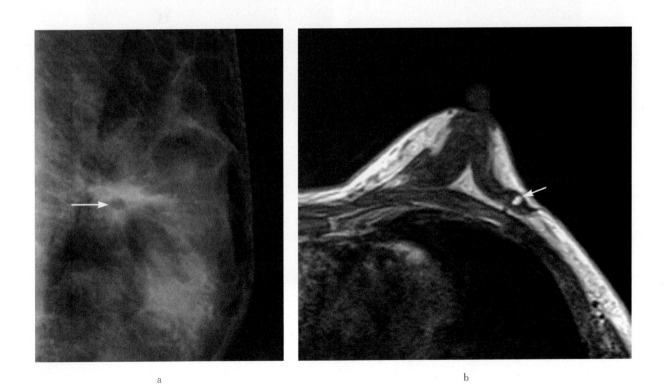

a

b

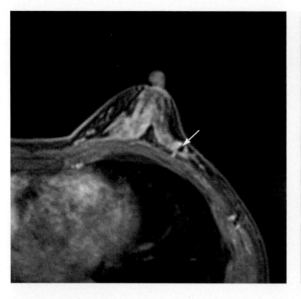
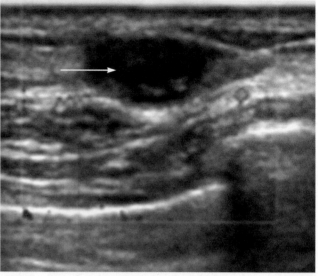

c   d

a为MLO位病灶局部放大相,显示高密度肿块,其内伴低密度,边缘模糊伴少许毛刺。b为T1WI,显示液化坏死脂肪呈高信号(箭头所示)。c为MRI增强,显示轻度环状强化。d为超声成像,显示不均匀低回声肿块,边缘伴少许血流信号(d为彩图)。

图11-7-3 左乳外上术后脂肪坏死(患者,女,35岁)

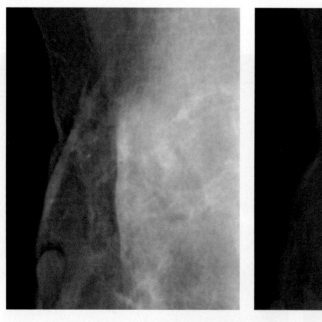
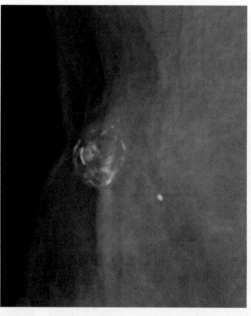

a   b

a为术后1年,MLO位病灶局部放大相,显示手术局部片状致密影,其内见环状低密度伴少许微钙化。b为术后4年,显示钙化明显增多,并呈粗大钙化及囊壁环状钙化。

图11-7-4 右乳外上术后脂肪坏死伴钙化(患者,女,54岁)

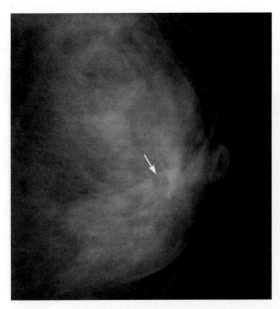
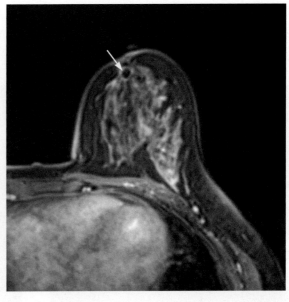

a 为 CC 位病灶局部放大相,显示乳头后方偏内侧结构扭曲,其内见环状低密度影。b 为 MRI 增强,显示轻度环状强化。

图 11-7-5　左乳内下术后脂肪坏死(患者,女,50 岁)

3. 超声表现

超声对脂肪坏死的诊断价值不及 FFDM 及 MRI。其表现同样与病理改变密切相关。早期多表现为不规则低回声区域,晚期由于纤维组织增生,声像图呈低或高回声肿物,纤维成分多者可伴声影,多无或少许血流信号(图 11-7-3d)。脂性囊肿为常见表现,典型呈无回声肿块,伴后方回声增强,边缘略模糊或稍不规则;其他表现还有无回声肿块伴后方声影;孤立肿块;囊性肿块伴内部间隔或壁肿块;高回声肿块。脂肪坏死有时可见脂液分层,为脂性囊肿内陈旧性血液与脂肪坏死所致。

五、鉴别诊断

1. 乳腺癌(breast cancer)

肿块伴周围毛刺状纤维化的脂肪坏死,需要与乳腺癌鉴别。乳腺癌肿块呈渐进性增大,边界模糊,肿块中心密度较脂肪坏死致密,而脂肪坏死中心可伴低密度脂性囊肿;乳腺癌钙化一般为成簇、多形性细小钙化,而脂肪坏死多钙化粗大、不规则或圆形;乳腺癌位置较深,而脂肪坏死多位置表浅。

2. 积乳囊肿(galactocele)

积乳囊肿是乳汁淤积于末梢导管形成的囊肿,影像表现决定于乳汁淤积的时间。FFDM 典型表现为边缘清晰的圆形或卵圆形肿块,急性期积乳囊肿超声可表现为单纯囊肿,随着时间的推移,积乳囊肿成分变得复杂,有时可见上层为脂肪,下层为液体的脂液平,后期囊肿的奶汁固缩形成固体肿块,可伴有块状钙化。

3. 皮脂囊肿病(steatocystoma multiplex, SM)

脂肪坏死早期的油性囊肿要与皮脂囊肿病鉴别。详见少见病章节。

4. Mondor's 病

Mondor's 病又称胸腹壁静脉炎。发生位置表浅,需要与脂肪坏死鉴别。临床通常表现为局部疼痛,可触及条索状改变,确切的发生机制尚不明了,通常有外伤、手术、炎症或静脉受压史。本病少见,发病率占乳腺病变的 0.8%～0.9%。超声表现为表浅静脉扩张伴或不伴有静脉腔内栓子,FFDM 表现为皮下条状密度增高影,MRI 可清晰显示血管的特征(图 11-7-6)。病变多见于乳腺外上象限,为胸外侧静脉受累所致,其次可累及胸腹壁或上腹壁及乳晕周围静脉。该病通常为自限性疾病,治疗方法是采用非激素类抗炎药物。由于该病有伴发乳腺癌的文献报道,因此强调,尽管其为良性病变,而且多数有自限性,但是仍然强烈推荐FFDM,以及时发现伴发的乳腺癌。

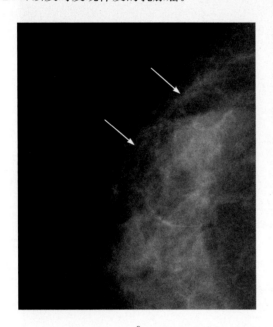 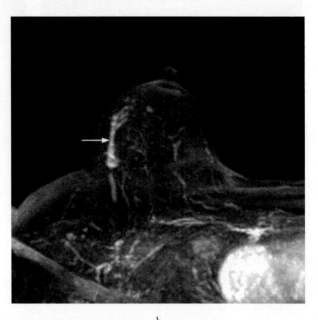

a   b

a 为 CC 位病灶局部放大相,显示外侧皮下条状高密度影。b 为 MRI－MIP 成像,显示外侧增粗的血管影。

图 11-7-6 右乳外上 Monder's 病(患者,女,52 岁)

六、治疗及预后

乳腺脂肪坏死是自限性疾病,诊断较为明确的典型脂肪坏死,可进行随访观察;对诊断不明确者,要考虑组织芯活检;如果活检阴性,但仍有可疑者,要考虑手术切除活检。建议术中做冰冻切片或术后常规病理检查,以免误诊误治。如果是早期病变,病程短,可施行理疗和抗生素治疗。

参考文献

[1] Alice Vilas Boas de Matosa, Ellyete de Oliveira Canellaa, Hilton Augusto Koch, et al. Fat necrosis in the breast after reconstruction with transverse rectus abdominis myocutaneous flap: MRI features. European Journal of Radiology,2012;81:S97~S98

[2] Atasoy MM, Oren NC, Ilica AT, et al. Sonography of Fat Necrosis of the Breast: Correlation with Mammography and MR Imaging. Journal of Clinical Ultrasoud,2013;41(7):415~423

[3] Akyol M, Kayali A, Yildirim N, et al. Traumatic fat necrosis of male breast. Clinical imaging, 2013;37:954~956

(刘万花)

第 12 章　乳腺导管造影

第 1 节　乳腺导管造影检查技术

近年来,随着影像技术的快速发展,疾病的早期检出率和诊断的准确性明显提高。虽然乳腺平片及 MRI 扫描在乳腺疾病诊治中的应用已非常广泛,且发展迅速,但对乳腺导管内病变的检出,仅凭上述手段有时仍然无能为力。因为导管病变体积甚小,大多触诊阴性,平片很少阳性发现。

1930 年 Riess 及 1937 年 Hicken 利用碘油开始行乳导管造影。到 20 世纪 60 年代初,水溶性造影剂应用后,使乳导管造影方法变得简单、安全、无任何副作用。导管充盈后能清晰显示导管内细微结构及病变范围,对外科治疗有重要的指导意义。

妇女乳头分泌分为生理性与病理性。前者指妊娠期、哺乳期或青春发育期、妇女月经周期中的短暂乳头分泌;后者常见于非哺乳期的中老年女性,除垂体腺瘤原因导致溢乳外,多提示有乳腺导管病变。病理性乳头溢液为乳腺病变的一种常见症状,约占乳腺疾病的 $5\% \sim 10\%$。常见有浆液性、水样、乳汁样或血性。其原因可由于导管扩张,导管内良性、恶性肿瘤,感染或内分泌因素所致。

一、乳导管造影术的器械及物品准备

乳腺导管造影需专用包 1 个,其内有镊子 1 把,4 号半弯钝头鼻泪管冲洗针 2 枚,纱布数块,棉球数个,无菌手套 1 双,一次性 5 ml 注射器 1 具,另 75% 酒精适量。

二、插管前准备

造影检查时间选择应与乳腺摄影相同,以月经干净后 3～5 天最佳,这时乳腺管扩张程度最低。造影前与患者充分沟通,使患者以平静的心理对待检查,消除患者紧张情绪,以保证检查顺利进行。由于乳腺导管造影检查操作多在钼靶 X 线机房内进行,所以检查室应保持卫生清洁,操作空间宽敞,光线充足,造影前最好用紫外线照射消毒 2 h。

三、造影剂的选择

造影剂类型:乳腺导管造影所用造影剂与 CT 及肾盂造影相同,有离子型或非离子型。离子型造影剂刺激性大,吸收快,拍第 1 张片时,如果动作不迅速,就可能导致导管树显示不完全,且离子型造影剂性能不稳定,容易出现过敏反应,因此检查前必须做碘过敏试验。非离子型造影剂含碘浓度高,渗透压低,刺激小,乳

管较少痉挛,安全性大,一般无过敏反应,而且导管显示清晰。建议尽量选用非离子型造影剂。由于乳管造影所用剂量少,可与 CT 或静脉肾盂造影共用一瓶,但应注意不能使用过期的造影剂,应尽量与 CT 及肾盂造影同时间进行,或间隔短时间内进行。

四、操作方法

患者取仰卧位或坐位,术者戴无菌手套,用 75% 酒精棉球常规消毒乳头及其周围乳晕,铺消毒洞巾,轻挤患乳,使乳头有液体流出,识别溢液孔的数量及溢液的性质。若为单侧单孔或双侧单孔溢液,溢液导管即为造影导管;若为多孔溢液,应分次造影。首次造影选择血性或棕色液体导管为造影导管,其他导管留待 1 周后再行造影检查。若溢液性质相同,则应选择溢液较多的为造影导管。选择好造影导管后,轻轻捏起乳头,将 4 号半钝针头插入溢液的导管口内,用力要轻柔,若插入准确,插入时针头会有空虚突破感,插入深度约 1 cm,然后缓慢注入造影剂,一边注入,一边询问患者的感觉,患者有刺痛感时即停止注射,一般注入量小于 1 ml。推注完后,立即拍摄乳房 CC 位及 ML 位,必要时加摄 MLO 位,然后挤捏患乳使造影剂排出,并用 75% 酒精消毒乳头。

五、检查后处理

乳腺导管造影后,嘱患者 2 天内不可洗澡,尽量保持乳头清洁,不要用毛巾擦洗以免发生感染。行乳腺导管造影检查过程中,可能会有小血管损伤,所以检查后几日内,可能出现血性溢液,嘱患者不必紧张,保持清洁,如观察数日仍有溢血,嘱患者入院检查。尽量避免挤压及碰撞乳房,保持心情愉快,避免不良情绪。将针头、器械清洗干净,高压消毒备用。

六、导管造影注意事项及质量控制

(1) 乳腺导管造影检查时,患者最大的问题是惧怕疼痛,可恰当地运用心理护理方法,减轻患者心理压力,分散注意力,如采取音乐疗法、自我调节松弛疗法等。

(2) 乳头溢液易发生乳腺炎症,检查过程中应严格执行无菌原则,避免发生感染。因患者对疼痛的敏感程度不同,推入造影剂后,有的患者因疼痛紧张出现冷汗、面色苍白、心率加快、甚至休克等不良反应,应注意观察,及时给予适当的处理。如暂停检查、平卧、必要时吸氧,尽量稳定患者情绪,深呼吸、放松心情,不要空腹检查。

(3) 入针的手法和深度在检查过程中起着相当重要的作用。不正确的入针方法容易穿破导管壁使造影剂进入导管周围的间隙或间质内,造成造影失败。FFDM 表现为片状及团块状造影剂影,境界欠规整(图 12-1-1)。解决的方法是入针时动作一定要轻柔,顺着溢液孔轻轻插入或滑入,不可用力插入或捻动进入;进针深度应尽量浅,过深可能会刺破导管;另外在注入造影剂前,应尽量嘱患者如果有不适感,用语言告知术者,尽量不要移动乳房以免刺破导管;注射造影剂时,如果有条件尽量由两名术者完成,术者一尽量固定注射针头,术者二推注造影剂,两者协调配合,以免针头移动刺破导管。

(4) 造影剂用量是否恰当直接关系到检查的成功与失败。乳腺导管的发育程度、分布走向、分支情况以及各支导管引流的范围有很大的个体差异。因此充盈各支导管对造影剂的量需求也不同。注射时病人的感觉决定造影剂的用量,在和病人交流时,要告知其可能出现的感觉,当病人胀感后,一旦出现刺痛感,立即停止注射造影剂,以免造影剂注射过多进入腺泡内影响观察(图 12-1-2)。一旦造影剂进入腺泡太多,可根据造影剂的多少,延迟 1~3 分钟再行摄影,由于腺泡内造影剂弥散较导管内快,借以显示导管。遇到肿物堵塞、导管先天短小、或针头抵到导管壁时,可能出现造影剂反流或推动困难现象,此时可适当调整入针深度和方向,并可适当增加注射力度及注入剂量。标准导管造影要求,导管主干及各级分支显影良好,造影剂未进入腺泡内(图 12-1-3)。

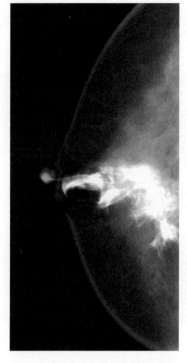

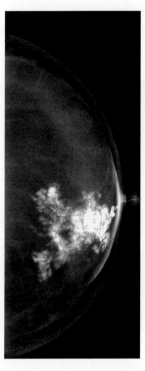

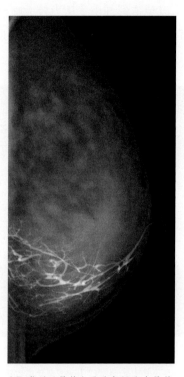

图为 CC 位,显示片状造影剂影,形态欠规整,未见导管显影。

CC 位显示腺泡内小结节状或融合成片的造影剂,影响导管显示。

ML 位显示导管主干及各级分支导管显影良好,造影剂未进入腺泡内。

图 12-1-1　右乳导管造影,造影剂进入间质内(患者,女,45 岁)

图 12-1-2　左乳导管造影,造影剂进入腺泡。

图 12-1-3　左乳标准导管造影。

(5)造影剂注入前,切记将气体排净,以免气泡进入导管内造成充盈缺损,影响诊断(图 12-1-4)。

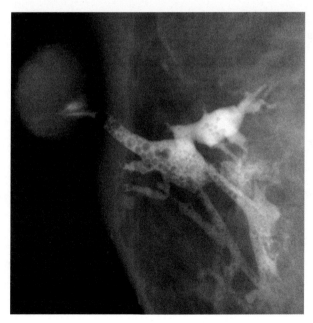

图为导管造影局部放大相。

图 12-1-4　右乳导管内许多气泡影。

（6）部分患者注入造影剂时会有反流,反流的造影剂可能会流到乳腺的其他部位,因此在摄片前一定要将造影剂所接触的乳腺部位皮肤用酒精棉球擦拭干净,以免出现造影剂遗留伪影影响观察,甚至出现类似微钙化的表现,造成误诊(图12-1-5)。注射器在拔出之前,应尽量一手用酒精棉球堵住乳头,另一手将注射器拔出,以免造影剂由于压力较大喷到术者脸上。

（7）患者进行乳腺导管造影前,应常规摄取乳腺平片,以免造影剂注入后掩盖微钙化灶,造成病灶的漏诊。

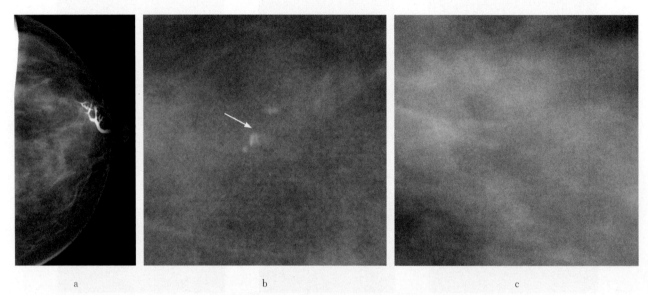

a 为导管造影 CC 位。b 为成簇状高密度造影剂局部放大相。c 为造影前与 b 同部位局部放大相,造影前摄片未见异常。

图 12-1-5　左乳簇状高密度,类似钙化,为造影剂所致(患者,女,34 岁)

（刘万花）

第 2 节　正常乳腺导管解剖及造影表现

一、正常乳腺导管解剖

一侧乳腺大致有 15～20 支导管。正常情况,每支主导管有 3～4 支分支导管和若干小分支导管及末支导管构成,管径由 2～3 mm 逐级变细。各支导管通畅、舒展,直至末支盲管和小叶。如果将每一次分支导管分别命名,可分成主导管、二级导管、三级导管、四级导管。乳腺导管发育程度、分布走向、分支情况以及各支导管引流腺叶的范围有很大个体差异。

乳腺导管管径变异较大,部分研究者结果可供参考:主导管最大径为 2.5 mm,最小径为 0.5 mm,平均1.28 mm;二级导管最大径为 2.0 mm,最小径为 0.5 mm,平均为 0.93 mm;三级导管最大径为 1.0 mm,最小径 0.2 mm,平均为 0.59 mm。

二、正常乳腺导管造影表现及分布类型

正常乳腺导管造影的表现:导管自乳头向远端呈由粗变细,束状或树枝样分布,各级导管充盈均匀、边缘清晰、曲度柔软、无压迫、狭窄、僵直、紊乱及中断现象(图 12-2-1),在每一次的分叉处有一短暂的扩大,属正常表现。少数病例,一个乳眼可有两个乳导管,然后再分支。分支多少,个体有所不同。根据造影剂分布可分为下列几个类型:

(1)全支型:从乳头一级导管开始到末支导管止,导管充盈后均匀规则的遍及整个腺体,此型导管较少见(图 12-2-2)。

(2)多支型:导管充盈后,约占整个腺体面积的四分之三,此型导管最为多见(图 12-2-3)。

(3)少支型:导管充盈后,约占整个腺体面积的一半,此型导管也较为多见(图 12-2-4)。

(4)单支型:导管充盈后,所遍及的面积小于整个乳腺面积的四分之一左右,近乳头的一、二、三级导管较长,多见于乳腺的内侧或外侧,较少见于乳腺的中部,此型最为少见(图 12-2-1)

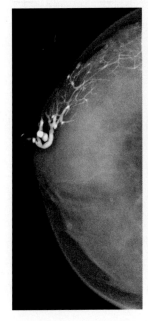 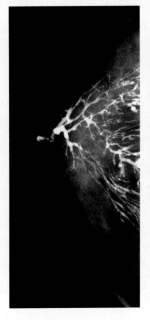 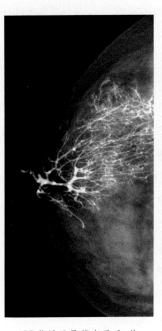 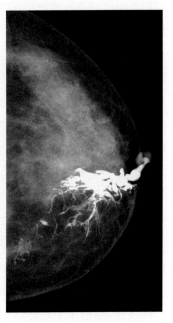

显示导管由乳头向远侧逐渐变细,管壁光整,柔软。且乳腺导管造影单支型分布。CC 位显示导管充盈后,所遍及的面积小于整个乳腺面积的四分之一。

图 12-2-1　正常乳腺导管造影表现,单支型分布(患者,女,37 岁)

CC 位显示从乳头一级导管开始到末支导管止,导管充盈后均匀规则地遍及整个腺体,并见多个分支导管扩张。

图 12-2-2　乳腺导管造影全支型分布(患者,女,53 岁)

CC 位显示导管充盈后,约占整个腺体面积的四分之三,远端少许导管扩张。

图 12-2-3　乳腺导管造影多支型分布(患者,女,41 岁)

CC 位显示导管充盈后,约占整个腺体面积的二分之一。导管明显扩张,部分呈囊状。

图 12-2-4　乳腺导管造影少支型分布(患者,女,38 岁)

(刘万花)

第 3 节　乳腺导管扩张症

一、概述

乳腺导管扩张症(mammary duct ectasia，MDE)最初由 Bloodgood 于 1923 年提出，文献报道中，MDE 有许多名称，如浆细胞性乳腺炎、粉刺性乳腺炎、导管周围乳腺炎、乳腺分泌性疾病、乳腺静脉曲张瘤等。Dixon 认为，这些命名只是反映了该病不同阶段的表现，将其命名为导管周围乳腺炎/乳管扩张症较为合理。

乳腺导管扩张症是一种良性疾病，表现为乳腺导管扩张，导管周围纤维化及炎症。发病率占乳腺疾病 4.0%～5.0%。其病因尚不清楚，推测认为，多由乳头凹陷畸形，乳腺管上皮不规则增生，分泌功能失常，乳头和乳晕下乳管内有大量脂质的分泌物积聚，引起乳管扩张。乳管内积聚物分解，分解产物刺激乳管周围组织，引起炎症浸润及纤维增生，逐渐扩展累及一部分乳腺组织形成肿块，乳头中可有粉渣样物排出。也有报道本病与细菌感染(尤其是厌氧菌感染)、怀孕及哺乳、吸烟有关。炎症可引起导管弹力支持层的破坏，导致导管扩张。

二、临床表现

乳腺导管扩张症好发于 30～40 岁经产、非哺乳期妇女，另一高发年龄为绝经后的老年女性，也有发生于幼年的个别报道。病变的原因、部位、范围不同，呈现相应不同的临床表现。乳头溢液、乳头内陷、乳晕下肿块、乳晕旁脓肿、乳晕部瘘管等为其主要表现。

乳痛是常见的早期症状，多见于年轻患者，可为唯一症状。据报道乳痛与导管扩张的程度呈正比。

乳头溢液为导管扩张最常见表现，多为浆液性，有时呈奶油样、绿色或棕色，血性少见。溢液多为自发性，表现为单个或多个乳管溢液。

乳晕下肿块也是导管扩张症的常见表现之一，长径约为 0.6～11 cm，常伴有触痛，有时可触及增粗的条索状导管。急性期可有同侧腋窝淋巴结肿大，其特点是质地较软，压痛明显，且随病程缓解而逐渐消退。

乳头凹陷是由于管周的纤维化和收缩所致，常见于老年患者。老年患者也可出现近乳晕区域的乳房橘皮样改变，故临床上可能误诊为乳腺癌。

三、病理表现

(1) 肉眼观察:乳头乳晕下方界限不清的肿块，长径 1～5 cm，切面灰白相间，可见明显扩张导管，挤压可见棕黄色糊状物溢出。

(2) 镜下观察:乳腺导管不同程度的扩张，扩张的导管上皮萎缩变薄，呈单层立方或扁平上皮，有些导管内衬上皮坏死脱落，一些脂类物质充填于管腔内，管周组织坏死及炎症细胞(淋巴细胞、浆细胞、泡沫细胞)浸润，并炎症反应性增生使管壁变厚。

四、影像表现

1. FFDM 表现

乳腺导管扩张平片多数无明显异常发现;或表现为乳晕后边缘欠清的条索状或局灶性非对称影。周围可见增粗血管影或钙化，导管周围的钙化多呈环状，导管内的钙化多呈均匀粗棒状，沿导管走向指向乳头，呈鱼群样分布,少数患者 X 线摄影可见乳头后方导管内气体影。

乳腺导管造影:由于乳腺导管的管径粗细受年龄、月经周期及内分泌影响,且目前导管病理性扩张的数据标准尚未统一,因此很难依据测量宽径作出诊断,而要结合其外形改变来判断。正常导管由乳头向周围逐级变细,各级分支导管发出处略增粗,如果远侧导管比近乳头侧导管变粗,视为导管扩张。导管扩张可以局限或弥漫发生。扩张形态呈现不同程度的柱状、囊状、梭形、静脉曲张型或混合型(图 12-3-1~图 12-3-4),以柱状扩张为多。导管扩张多见于一、二级导管,扩张的导管可有迂曲,失去正常导管外形,表现为粗细不均匀。若导管被脂膏状分泌物堵塞,可出现导管中断或不显影。

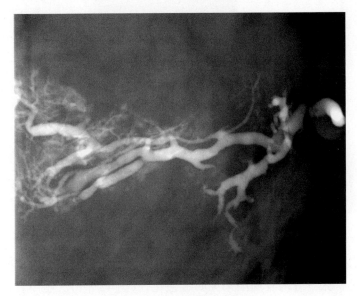

图 12-3-1 乳腺导管柱状扩张。

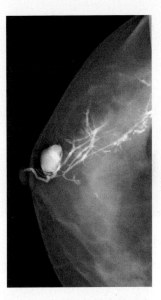

图 12-3-2 乳腺导管囊状扩张。

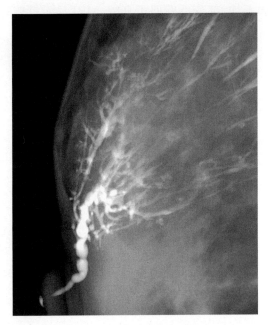

图 12-3-3 乳腺导管静脉曲张型扩张。

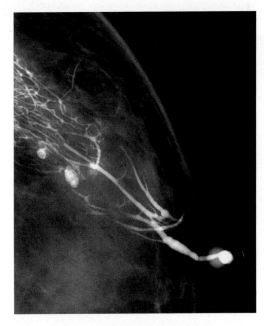

图 12-3-4 乳腺导管混合型扩张。

若导管扩张伴导管慢性炎症,表现为导管树不按比例增粗,二级导管显著增宽而末梢导管细若发丝,部分导管树走向紊乱、僵硬或者扭曲。导管内可有炎性分泌物所致的充盈缺损,注意与乳头状瘤鉴别(图 12-3-5)。

　　需要注意的是：部分病例由于造影剂太过充盈明显扩张的导管或推注造影剂压力过大导致造影剂弥散于腺泡内等原因，导致导管内微小或贴壁的病灶无法显示而误诊为单纯导管扩张症（图 12-3-6），因此导管造影联合脱落细胞学及超声检查综合考虑是防止漏诊的关键。

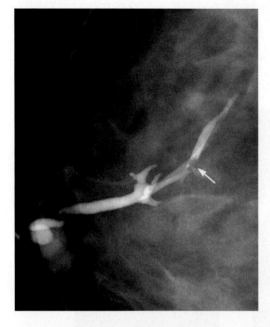

图为导管造影局部放大相，显示导管扩张，管壁僵硬，末梢分支未显示，一分支内见分泌物导致的充盈缺损。术后病理显示导管扩张，管周纤维组织增生及慢性炎性细胞浸润。

图 12-3-5　右乳导管扩张伴慢性炎症（患者,女,39 岁）

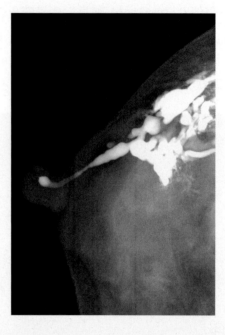

导管造影显示导管明显扩张充盈，未显示病理标本中发现的 0.3 mm 的病灶。

图 12-3-6　右乳外后导管内癌（患者,女,47 岁）

2. MRI 及超声表现

　　单纯导管扩张 MRI 显示条状或分支状异常信号影，T1WI 呈低信号，T2WI 呈高信号，压脂呈更高信号。扩张导管内无软组织结节信号，增强扩张导管内及周围未见明显强化灶（图 12-3-7）。超声表现为导管保持原走行，呈广泛或局部扩张，管壁回声增强，管腔内全部或部分充满密集点状弱回声或无回声（图 12-3-8）。当导管扩张合并炎症时，管腔内回声强弱不均，部分后壁回声衰减，MRI 显示管壁轻度强化

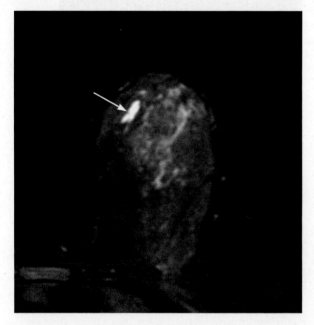

压脂相显示明显条状高信号。

图 12-3-7　MRI 左乳内侧导管扩张（患者,女,47 岁）

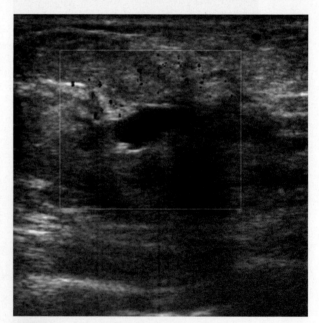

超声显示局限性导管增宽，管壁呈强回声，腔内呈均匀无回声，周围组织内见少许点状血流信号。

图 12-3-8　超声导管扩张。

（图 12-3-9）。晚期超声可表现为囊实性肿块样混合回声,边缘欠规则,后方回声不增强,周边可有成角,可能为炎症机化所致。CDFI 显示周边有点状血流信号,内部无血流信号。

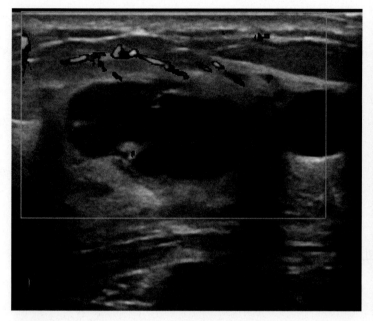
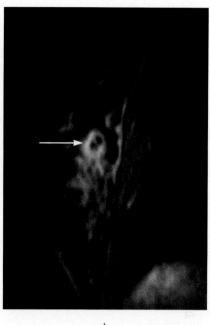

a   b

a 为超声检查,显示多支导管囊性扩张,呈多房状,回声不均匀,边缘见血流信号。b 为 MRI 增强,显示囊壁轻度强化,内见分隔(a 为彩图)。

图 12-3-9　右乳内上导管囊性扩张伴炎症(患者,女,46 岁)

五、鉴别诊断

1. 导管内乳头状瘤及导管内乳头状癌

导管内占位常伴导管扩张,需要与导管扩张症鉴别,前者溢液多呈血性或淡黄色,乳晕部有时可触及小结节,后者溢液多清亮。导管造影前者可见杯口样或导管内充盈缺损。导管堵塞时,造影剂无法进入,呈现单个导管截断现象。导管扩张症显示导管连续性好,内无充盈缺损。

2. 乳腺单纯囊肿

乳腺囊性导管扩张症应与单纯囊肿鉴别。囊性导管扩张症超声可见部分囊壁呈蟹足样,并与扩张的腺管相连,囊壁增厚,回声增粗,囊内见细小光点漂浮。而单纯乳腺囊肿孤立存在,未见明显扩张的腺管与其相连,且囊壁光滑,囊内透声良好。

六、治疗原则与预后

乳腺导管扩张症是良性疾病,可随访观察或手术治疗。手术切除后患者可获得良好效果和预后。乳头溢液为主诉时,应将受累的导管及导管下级病变区做区段切除。

导管扩张伴急性炎症,常为细菌感染,特别是厌氧菌感染。应行抗生素和其他抗感染治疗,甲硝唑类抗厌氧菌药物效果较好。

乳头溢液若为单个乳管,可自乳头扩张之乳管开口处注入美蓝,取放射状切口,将着色之乳管连同其所属的乳腺组织行楔形切除。若为多个乳管溢液或术中发现乳晕下导管普遍扩张,可行乳晕下乳管切除术。乳管纤维内镜对溢液也有一定的治疗作用,对于一些导管扩张合并导管炎患者,经内镜冲洗后,约有 73.3%

的患者停止溢液。

参考文献

[1] Bloodgood JC. The clinical picture of dilated ducts beneath the nipple frequently to be palpated as a doughy wormlike mass-The varicocoele tumer of the breast. Surg Gynecol Obstet,1923;36:486

[2] Dixon JM. Periductal mastilis/duct ectasis. World J Surg,1989;13(6):715~720

[3] Peters M, Diemer P, Medks O, et al. Severity of mastalgia in relation to milk duct dilation. Obstet Gynecol,2003;101(1):54~60

（刘万花）

第4节 以乳头溢液为表现的导管内乳头状瘤

一、概述

导管内乳头状瘤(intraductal papilloma，IDP)是乳腺增生症中多种病理组织学形态中的一种，以导管上皮呈不同形态的导管内增生为主要表现。导管内乳头状瘤虽为良性肿瘤，但癌变率较高，是普通人群的1.5~2倍。而且会伴发不典型增生及导管内癌，尤其乳头状瘤病。

二、临床表现

导管内乳头状瘤可见于任何年龄的成年妇女，以40~50岁发病者居多，是乳头溢液的常见原因。以乳头溢液为表现的导管内乳头状瘤多为中心型，常发生于大导管内，单发多见。如病变较大，可在乳晕下扪及肿块，质地较软，挤压时有时可有液体从乳头流出。

乳头溢液可为血性，浆液性或混合性，血性溢液通常为鲜红色。患者一般无乳腺疼痛，当较大肿瘤阻塞乳管时，可导致乳腺疼痛，一旦积液排出，疼痛则明显减轻，甚至消失。

三、病理表现

（1）大体观察：切面灰白、灰黄色，可见导管扩张，腔内可见大小不一的新生物，无包膜，质地不均。

（2）组织及免疫组化：其基本形态是导管上皮和间质增生，并形成轴心较粗的乳头状结构，其中间质较多，表面衬以单层上皮细胞或含有肌上皮的双层细胞，常伴大汗腺化生。免疫组化染色，显示乳头状瘤细胞对S100、Actin、mysin、GFAP呈阳性，提示有肌上皮细胞。

四、影像表现

1. FFDM表现

乳头溢液的导管内乳头状瘤一般病灶较小，如果没有钙化，FFDM多数无明显阳性发现，检出率约为10%~18%。少数表现为乳晕后方小结节影（图12-4-1），或迂曲的粗条状扩张导管影（图12-4-2）、粗糙不均质钙化、非对称影或结构扭曲。

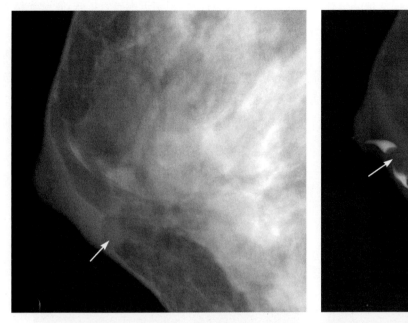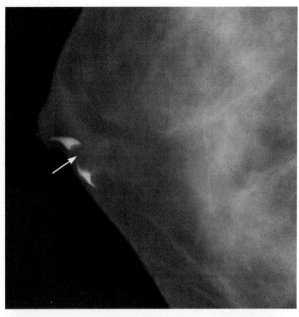

a　　　　　　　　　　　　　　　　　　　　　b

a 为 CC 位平片病灶局部放大相,显示乳头内侧近乳晕高密度小肿块影,边缘部分清晰;b 为导管造影,显示与平片对应小肿块处导管内充盈缺损,呈分叶状,边缘光整,近侧导管扩张,远侧导管未显示。

图 12-4-1　右乳内下近乳晕导管内乳头状瘤(患者,女,28 岁)

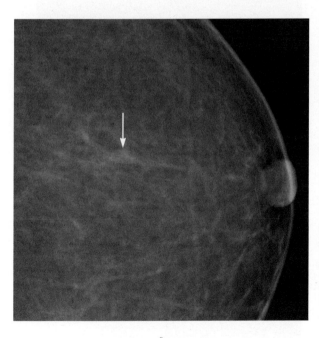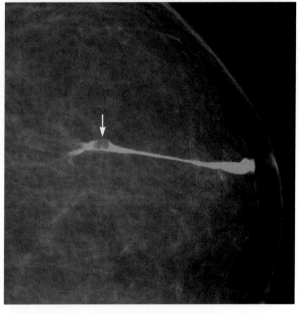

a　　　　　　　　　　　　　　　　　　　　　b

a 为 CC 位平片,显示左乳后条状导管影,远端局限性增粗;b 为导管造影,显示导管远端腔内充盈缺损。

图 12-4-2　左乳后下导管内乳头状瘤(患者,女,50 岁)

2. 导管造影表现

导管造影是以乳头溢液为表现的一类病变重要的检查手段,敏感性为 75%～100%,明显高于 X 线摄影,并且为外科手术提供病灶范围及定位,但特异性较低,约为 6%～49%。导管内乳头状瘤可分为管内型和囊内型,以管内型多见,可单发或多发。主要表现为导管内充盈缺损、导管完全梗阻、导管扩张伴扭曲及导管壁不规则。导管内充盈缺损可有以下多种表现:① 病变顶端呈杯口状充盈缺损,边缘光整,阻塞近端导管扩张,管壁光整柔软,远端导管阻塞未显影(图 12-4-3);② 病变呈息肉样充盈缺损,边缘可呈分叶或锯齿状,远端导管完全或不完全性阻塞(图 12-4-4);③ 病变呈广基局限性生长,附着于导管的一侧壁,远端导管无阻塞现象;④ 病变呈范围较长的串珠样改变,位于导管内,远端导管完全或不完全阻塞(图 12-4-5);⑤ 病变范围较广,并沿多支导管内连续性蔓延(图 12-4-6);⑥ 多支导管内充盈缺损,病灶相互间不连续(图 12-4-7),多发充盈缺损以乳头状瘤病多见,部分可伴不典型增生(图 12-4-8)。囊内型乳头状瘤,导管造影显示囊状扩张的导管内圆形、类圆形充盈缺损(图 12-4-9)。

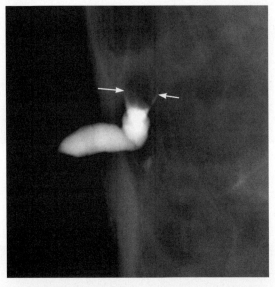

图为局部放大相,显示导管内充盈缺损,顶端呈杯口状,边缘光整,阻塞的近端导管柔软、光整、中等度扩张。

图 12-4-3 右乳导管内乳头状瘤(患者,女,28 岁)

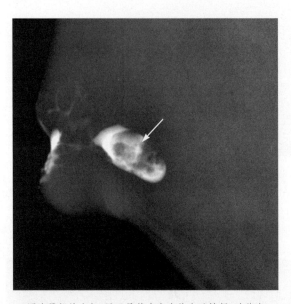

图为局部放大相,显示导管内息肉状充盈缺损,边缘欠光整。

图 12-4-4 右乳导管内乳头状瘤(患者,女,29 岁)

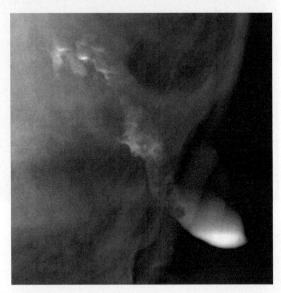

图为局部放大相,显示导管内范围较长的充盈缺损,边缘欠光整,呈串珠状改变。

图 12-4-5 左乳导管内乳头状瘤(患者,女,41 岁)

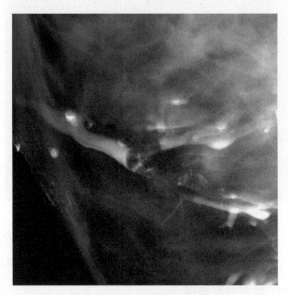

图为局部放大相,显示从主导管远端开始向多分支导管内连续性蔓延的充盈缺损,范围较广。

图 12-4-6 右乳外上导管内乳头状瘤(患者,女,50 岁)

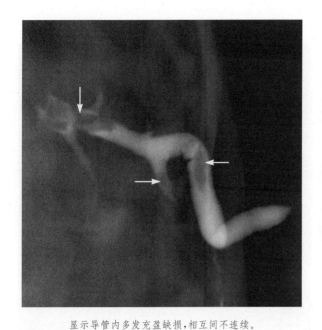

显示导管内多发充盈缺损,相互间不连续。

图 12-4-7　左乳导管内多发乳头状瘤(患者,女,33 岁)

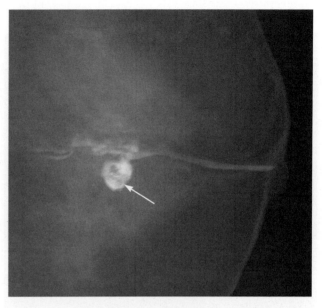

显示导管局部扩张,其内见不规则结节状充盈缺损。

图 12-4-9　左乳囊内乳头状瘤(患者,女,62 岁)

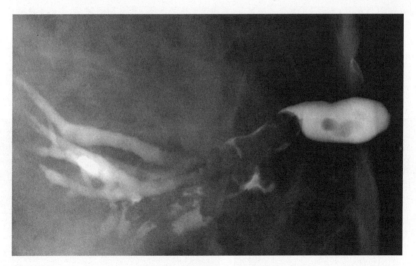

显示导管内多发不连续充盈缺损,范围较广。

图 12-4-8　左乳导管内乳头状瘤病伴不典型增生(患者,女,60 岁)

3. MRI 表现

MRI 对乳头溢液患者是重要的补充检查手段,对乳头状病变的诊断敏感性和特异性,分别为 60%～95% 和 44%～85%。3.0T 比较 1.5T 具有更高的敏感性及特异性(也有个别文献报道,相比其他影像检查,MRI 对乳头溢液患者不能提供更多信息)。MRI 表现:导管内乳头状瘤 T1WI 多呈等或低信号,部分由于肿瘤出血而显示高信号。T2WI 根据出血时间的不同,部分表现为高信号扩张的导管内见低信号结节,这一征象在 T2 非压脂像更容易显示。增强以乳头后方条状或肿块强化为主要表现,肿块大小约 0.3～7 cm,中位 1.57 cm(图 12-4-10)。部分呈段样或区域分布非肿块不均匀强化,警惕多发或乳头状瘤病可能,动态增强曲线多呈平台或流出型(图 12-4-11a～b)。MRI 不仅能很好显示病变范围,对鉴别导管内乳头状瘤、血肿及分泌物也较可靠,因为后两者不强化。有时导管扩张是导管内乳头状瘤的 MRI 唯一征象。

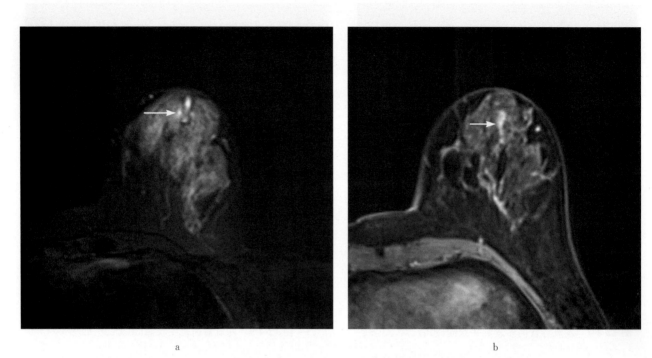

a

b

a 为 MRI 压脂相,显示导管扩张呈高信号,其内见低信号结节。b 为 MRI 增强,显示条状强化。

图 12-4-10　左乳乳头状瘤伴腺病(患者,女,45 岁)

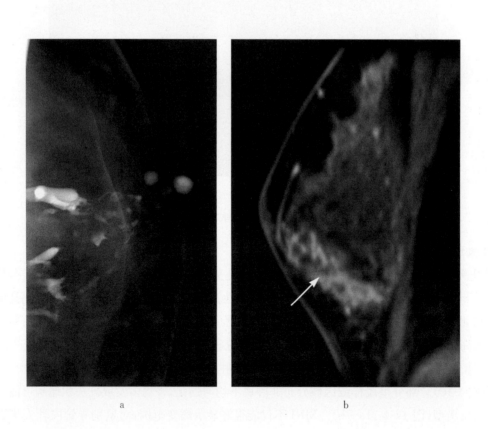

a

b

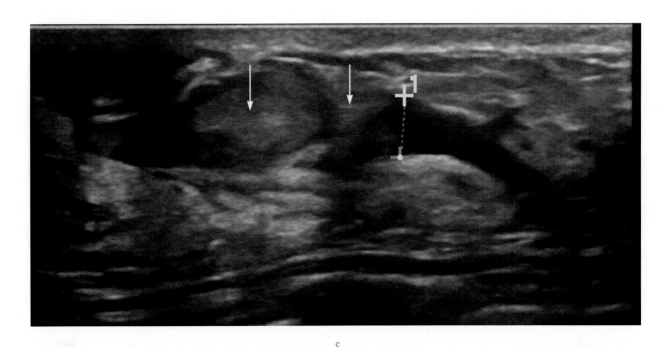

c

a 为导管造影,显示导管内多发充盈缺损,管壁膨胀,尚柔软。b 为 MRI 增强,显示下象限段样分布不均匀强化,病灶范围大于
X 线及超声。c 为超声检查,显示导管扩张,内见结节回声。

图 12-4-11　左乳导管内乳头状瘤伴腺病(患者,女,34 岁)

4. 超声表现

超声对乳头溢液患者也是重要的诊断手段,明显优于 X 线摄影,敏感性和特异性约为 56％和 75％。
IDP 的基本声像图表现为导管扩张和导管内结节形成(图 12-4-11c)。声像表现分为 3 种类型:① 导管内结
节回声伴或不伴导管扩张,伴有导管扩张的病例可显示结节周围新月形液体回声;② 囊肿内结节,其囊性部
分实为明显扩张的导管,其边缘可见导管状回声与囊肿相连;③ 实质性回声完全充满管腔,完全实质性回声
结节,境界清楚,血流多丰富,周边见细角状或条状回声,与导管走行相同,使结节呈海星征或蝌蚪征。

当乳头状瘤微小时,超声可仅见局部导管扩张而不见结节回声或仅表现为管壁增厚或管腔内透声差。
当超声显示导管扩张伴结节时,除了表现为扩张的导管内乳头状结节外,同时可表现为扩张的导管旁见低
回声结节,可能为分支内的病变,因此无论导管内或导管旁结节均应高度警惕 IDP。超声对病变范围的显示
不及 MRI。

五、治疗原则

手术是本病唯一有效的治疗方法,手术方式可根据具体情况选择。单发性导管内乳头状瘤,行病变部
位导管或区段切除可取得满意效果;对年龄较大、冰冻切片显示上皮增生活跃者,可考虑单纯乳腺切除;对
多发性乳管内乳头状瘤,因其常累及多个乳腺导管及小叶,局部切除易致复发,且有恶变倾向,应以单纯乳
腺切除为主。对病理证实有癌变者应及时行根治性手术。双侧呈多乳管溢血时,应慎重排除内分泌及血液
系统疾病,不宜贸然行双侧乳腺全切除术。随着微创技术的发展,对乳管内乳头状瘤行细胞活检针切割手
术,在临床上开始应用,该方法对大导管内微小单发的乳头状瘤较为有效,不适于较大或多发的二级导管以
下的乳头状瘤。

参考文献

[1] Lubina N，Schedelbeck U，Roth A，et al. 3.0 Tesla breast magnetic resonance imaging in patients with nipple discharge when mammography and ultrasound fail. Eur Radiol，2015；25：1285～1293

[2] Gelder LV，Bisschops RHC，Menke-Pluymers BME，et al. Magnetic Resonance Imaging in Patients with Unilateral Bloody Nipple Discharge：Useful When Conventional Diagnostics are Negative？World J Surg，2015；39：184～186

[3] Bhattarai N，Kanemaki Y，Kurihara Y，et al. Intraductal Papilloma：Features on MR Ductography Using a Microscopic Coil. AJR，2006；186：44～47

[4]Sarica O，Uluc F，Tasmali D，et al. Magnetic resonance imaging features of papillary breast lesions. European Journal of Radiology，2014；83：524～530

（刘万花）

第 5 节　以乳头溢液为表现的导管内乳头状癌

一、概述

乳腺导管内乳头状癌(intraductal papillary carcinoma of breast)发病率很低，仅占所有乳腺癌的 1%～2%，多见于老年女性。超过 50 岁的乳头溢液或溢血，恶性风险性大于良性，因此要高度重视。临床血性或浆液性乳头溢液均有恶性病变的可能，其癌变的危险性分别为 5～28% 和 3～35%。也可伴有乳房局部肿块。

二、病理表现

乳腺导管内乳头状癌的病理诊断，需要结合低倍镜和高倍镜下的组织像综合考虑。低倍镜下，肿瘤主要呈现乳头状结构(占 90%或以上)，乳头轴心大多纤细。而在高倍镜下，乳头被覆上皮为单层腺上皮，腺上皮可以为一层或多层并显著增生；肌上皮细胞层完全消失，即使存在，也应是灶性或不连续。

2003 年 WHO 乳腺癌分类中，把导管内乳头状癌列为乳腺乳头状肿瘤类，按照腺上皮增生排列的方式，可细分为乳头状型、实性型、筛状型及移行细胞型。

免疫表型：肌上皮存在与否以及连续性，是区分良性和恶性乳头状病变或者是原位癌和浸润癌的关键特征。对抗体 calponin、SMA、HC 和 p63 进行免疫组化染色，对判断肌上皮细胞是否存在及存在的状况具有决定性的意义。高分子量细胞角蛋白如 CK34、CK5/6 等在乳腺乳头状癌的表达减少或消失。

三、影像表现

以乳头溢液为表现的导管内乳头状癌的影像学表现与导管内乳头状瘤或其他恶性肿瘤表现相似，鉴别困难。病变的长径大小、X 线病变密度高低及超声血流情况是良恶性鉴别的主要因素。长径大于 3 cm、X

线摄影病变密度较高及超声显示病变伴明显血流等,要更多警惕恶性可能。下列导管造影可提示恶性诊断:① 导管内不规则充盈缺损,导管壁失去自然柔软度,变得僵硬,导管膨胀不明显或局部中断造影剂外渗,形成潭湖征(图 12-5-1,图 12-5-2)。② 病变导管突然中断,其断端呈齿状不规则改变,如鼠咬状或刀切样,远端导管不显影,近端导管轻度扩张,有时在病变局部可见钙化、非对称影或小肿块。③ 导管内多发充盈缺损(图 12-5-3)。MRI 不仅对病变的大小或范围显示优于超声或 X 线,结合增强曲线,一定程度上帮助定性诊断(图 12-5-4)。

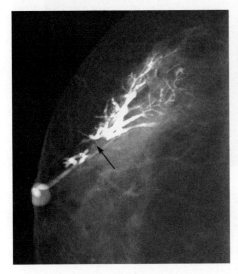
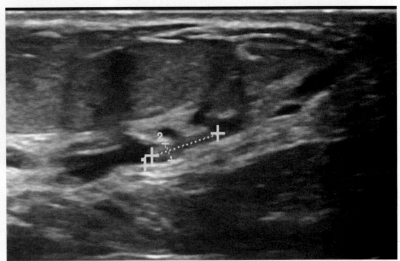

a　　　　　　　　　　　　　　　　　　　　b

a 为导管造影,显示一分支导管内充盈缺损,局部管壁无明显膨胀。b 为超声检查,显示导管内长条状充盈缺损,局部管壁膨胀不明显,无明显血流信号(b 为彩图)。

图 12-5-1　右乳外上导管内实性乳头状癌(患者,女,77 岁)

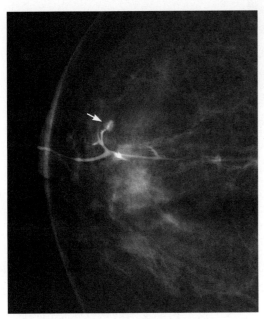
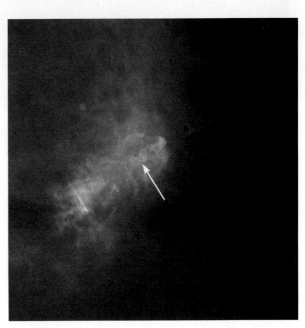

图为导管造影,显示一分支导管边缘不规则,欠连续,局部膨胀不明显,且见造影剂外渗形成潭湖征。

图 12-5-2　右乳导管内乳头状癌(患者,女,70 岁)
图为导管造影,显示多个分支导管内不规则充盈缺损,管壁僵硬不规则。

图 12-5-3　左乳内下导管内乳头状癌伴微浸润(患者,女,59 岁)

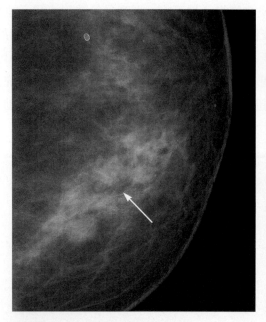

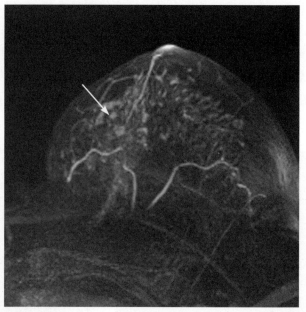

a   b

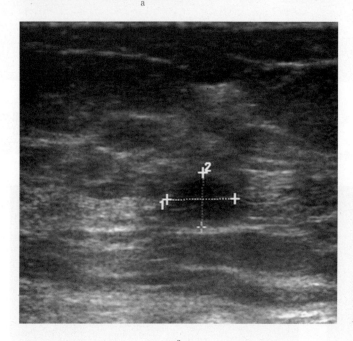

a 为 CC 位病灶局部放大相,显示局灶性非对称影伴类结节改变。b 为 MRI 增强 MIP 图,显示内侧段样分布多发小肿块强化。c 为超声检查,仅显示一个小肿块回声。

图 12-5-4　左乳内上实性乳头状癌伴微浸润,周围组织伴导管内乳头状瘤及导管上皮显著增生(患者,女,69 岁)

c

四、鉴别诊断

1. 乳腺导管内乳头状瘤

乳腺导管内乳头状瘤是乳腺的一种良性肿瘤,可发生于乳腺大导管和终末小导管内,局部完全切除可以治愈。影像表现多数与导管内乳头状癌类似。临床上常表现为乳头血性溢液,也可在乳晕下方触及肿块,但是直径一般不超过 3 cm。显微镜下可见两型细胞存在,腺上皮呈错综复杂的树枝状结构,乳头间质发育良好,瘤细胞异型性小,核圆形,少见核分裂,腺上皮增生不形成梁状或筛状结构,无坏死,可见大汗腺化生。免疫组化 SMA、p63 染色,可以明确显示肌上皮细胞层完整存在。临床发病年龄一般小于乳头状癌。

2. 以乳头溢液为表现的导管内癌,导管浸润癌及其他恶性肿瘤

少数乳腺导管内癌及导管浸润性癌也可表现为乳头溢液,溢液多为血性,尤其以导管内癌多见,约占 50 岁以上乳头溢液患者 20% 左右,占年轻患者溢液原因比例较少,约为 7%。影像表现与导管内乳头状癌类似,可表现为导管内局限性不规则充盈缺损、管腔向心性狭窄或偏心性不规则狭窄、管壁僵硬、导管紊乱及结构不清、潭湖征等,局部伴微钙化多提示导管内癌或导管浸润癌(图 12-5-5)。

五、治疗原则与预后

手术切除为治疗首选。彻底切除肿瘤及其周围部分乳腺组织。通过充分取材,检查病变和周围乳腺组织,以确保导管内乳头状癌被完全切除。不伴有周围乳腺组织 DCIS 或浸润性癌的导管内乳头状癌预后很好,多没有淋巴结转移或由于癌症导致的死亡。若周围乳腺组织有导管内癌或浸润性癌存在,则预后稍差,可发生局部复发或淋巴结转移,需彻底切除肿瘤及其周围部分乳腺组织。

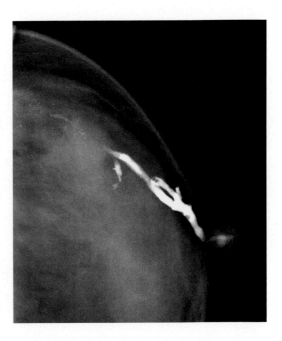

图为导管造影,显示多个导管内充盈缺损,管壁僵硬,局部见微钙化。

图 12-5-5　左乳外下浸润导管癌(患者,女,44 岁)

参考文献

[1] MacGrogan G, Moinfar F, Raju U. Intraductal papillary neoplasms. World Health Organization Classification of Tumors. Pathology and Genetics of Tumors of the Breast and Female Genital Organs. Lyon: IARC Press, 2003:76~80

[2] Harms SE, Harms DE, Pope K, et al. Breast MR for intraductal masses. European Journal of Radiology, 2012:81:S59~S60

[3] Acs G, Lawton TJ, Rebbeck TR, et al. Differential expression of E-cadherin in lobular and ductal neoplasms of the breast and its biological and diagnostic implications. Am J Clin Pathol, 2001: 115:85~98

(刘万花　李逢芳)

第13章　乳腺假体

第1节　乳腺假体分类

一、概述

随着人们生活水平、社会文明的进步以及审美观念的改变,希望通过隆乳术恢复女性形体曲线美的人数与日俱增,包括乳腺切除术后的整形需要。据调查,在美国,有超过 200 万女性曾行假体隆胸(美容)手术。所谓隆胸是通过应用质量优良和大小适应的乳房假体,置入胸大肌下或乳腺实质后,以增加乳房体积,改善乳房外形、对称性和手感。

假体置入主要针对人群:① 胸部比较小,扁平;② 乳腺下垂;③ 乳房发育不平衡;④ 乳房发育不良;⑤ 乳腺癌术后乳房重建。

二、乳腺假体(breast implant)分类及手术方式

乳房的扩大整形通常有 2 种方法:假体置入、假体注入。

(一) 假体置入

该方法开展时间最长、经验最多。假体常置入胸大肌下或乳腺后方。优点:适应范围广,可选材料多,假体有一定的支撑作用,可矫正轻微乳房松垂。缺点:手术时间长,术后痛苦大,恢复时需强迫体位。手术切口可选腋窝、乳房下皱褶及乳晕。

假体的内容物主要有硅胶、生理盐水、右旋糖酐、聚烯吡酮、植物油等。分为单腔或双腔。目前较为肯定、应用最普遍的是单腔或双腔硅胶假体(single lumen silicone implants)和盐水假体(saline filled implants)。

1. 硅胶假体

硅胶假体自 1963 年 Cronin 首次应用于临床以来,一直是乳房美容和乳腺癌根治术后重建的生物学材料。医用硅胶对人体无毒、无害、无副作用,可长期处于人体组织内。硅胶的质地柔软,手感逼真,不易变形。硅胶假体置入后和人体内环境隔离,即使出现问题,也可完整将其取出。目前假体破裂和泄漏是其最严重的并发症。临床上分为单腔体和双腔体。单腔体外面是一个硅橡胶弹性外壳,里面充填黏性硅凝胶,最外层为纤维包膜(假体置入后,由于正常的异物反应而在其周围形成一薄层纤维组织膜)。硅胶假体外壳表面光滑或粗糙,其外面覆以聚亚氨酯层,以减少包膜挛缩。双腔体具有一个内腔和外腔,内腔里面充填黏

性硅凝胶,封胶后整体放入外腔,然后在外腔内充入生理盐水。少数双腔假体内腔是生理盐水,外腔是硅凝胶。

2. 盐水假体

是将生理盐水注射入硅胶囊后放入人体,盐水对人体无害,手术切口小,手术方法简单,比较安全。常带有阀门装置,体积可调节。但盐水假体容易渗漏,渗出后会造成乳房塌陷,影响外形。而且在人体内长期放置会使囊内产生霉菌。

(二) 假体注入

假体注入包括聚丙烯酰胺水凝胶注入和自体脂肪注入及硅胶注入等方法。

聚丙烯酰胺水凝胶及硅胶注入是最简单,手术时间最短的隆胸方法。用小针管把亲水性的水凝胶注入乳腺内。优点:手术操作简单,属于门诊手术,对工作生活影响不大;术后恢复快,只有针孔大小的痕迹,不影响美观。缺点:1997 年开始应用的"聚丙烯酰胺水凝胶(polyacrylamide gel,PAAG)"即"奥美定"是一种无色透明类似果冻状的液态物质,其中含水量为 95%～97.5%,能在人体内分解成剧毒单体分子,毒害神经系统,损伤肾脏,对生命循环系统造成伤害,世界卫生组织已将这种物质列为可疑致癌物之一被禁用。可出现上肢、胸部疼痛,并可触及硬结;由于该材料流动性大,常常引起乳房形态异常,凹凸不平。

自体脂肪注入简单来说就是抽取身体某些部位(如腹部、臀部、大腿等处)的脂肪组织,经过特殊处理,精选优质脂肪颗粒注入乳房,达到丰胸目的。注入的脂肪细胞经过最初的血浆营养期,在体内生物因子的作用下重新血管化,与周围组织重建血供联系,达到彻底成活的目的。在此过程中,部分失活的脂肪细胞会被吞噬细胞吞噬、吸收。优点:无切口,痛苦小,长期稳定,无异物恐惧,不遗留人工痕迹,可同时改善身体曲线,对今后的生育、哺乳没有影响。缺点:技术条件要求高,术后吸收率比较高,有脂肪钙化变硬的风险。

(叶媛媛　刘万花)

第 2 节　正常乳腺假体影像学表现

一、FFDM 表现

(一) 置入型假体

1. 硅胶假体 FFDM 表现

正常乳腺硅胶假体可位于乳腺后方胸大肌前或胸大、小肌之间,呈半圆形或半卵圆形高密度影,边缘可轻度分叶或局部轻度突出,境界清,边缘光滑锐利,密度均匀,假体前缘有时受曝光影响,显示欠清,假体后 1/4～1/3 常常无法显示,置入胸大肌前者,胸大肌位置改变不明显或局部略向后受压,置入胸大肌后方者,可见胸大肌向前膨隆。FFDM 多数难以区分单腔或双腔假体,仅少数双腔假体显示密度差异,FFDM 多不能显示假体包膜及皱褶(图 13-2-1a,图 13-2-2)。

2. 盐水假体的 FFDM 表现

假体呈半卵圆形,与周边腺体分界清,密度均匀,密度低于硅胶假体,并可见阀门影像(图 13-2-3a)。

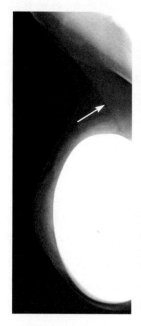

a

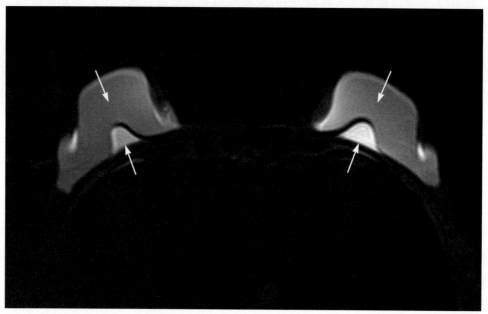

b

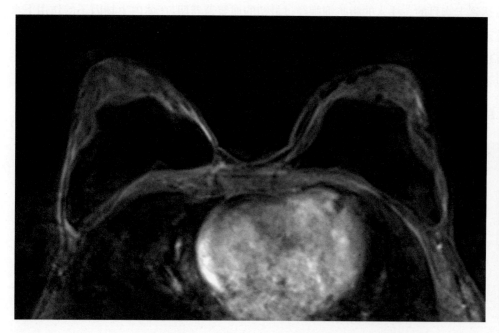

c

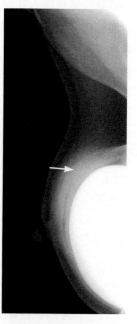

a 为右乳 MLO 位,显示假体位于乳腺后胸大肌前,胸大肌位置及形态无改变,假体呈半圆形,密度均匀,边缘光整。b 为 MRI 压脂相,显示双腔假体,内腔为中等高信号硅胶,外腔较小为明显高信号的盐水。c 为 MRI 增强,假体周围包膜无明显强化。

图 13-2-1　双乳胸大肌前双腔假体置入(患者,女性,40 岁)

图为右乳 MLO 位,显示假体位于胸大肌后方,胸大肌向前膨隆。

图 13-2-2　右乳胸大肌后假体置入(患者,女 33 岁)

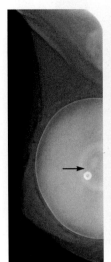
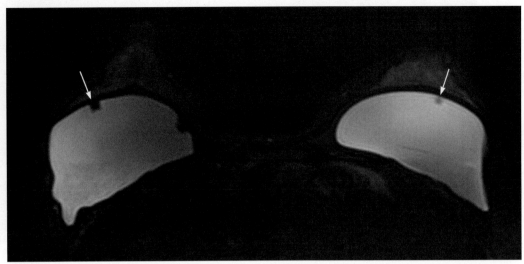

a　　　　　　　　　　　　　　　　　　　　　　　　b

a 为右乳 MLO 位,显示假体位于胸大肌后方,呈半圆形,密度均匀,低于硅胶假体,其内可见阀门影。b 为 MRI 压脂相,显示假体呈高信号,假体包膜处见两侧对称分布低信号阀门影。

图 13-2-3　右乳盐水假体置入(患者,女性,37 岁)

(二) 水凝胶假体注入

1. 整体注入

FFDM 表现类似于置入假体,但密度较低,部分内部欠均匀,边缘欠光整(图 13-2-4a)。

2. 多点注入

FFDM 表现为腺体、胸大肌内多发片状、结节状及条带状阴影,假体结节呈等或略高于腺体的密度,少数注入假体结节密度较高。就单个假体结节而言,境界清,边界光整,密度均匀,类似良性肿瘤,MRI 可帮助鉴别诊断(图 13-2-5)。

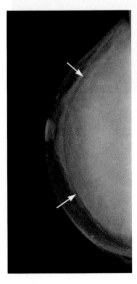
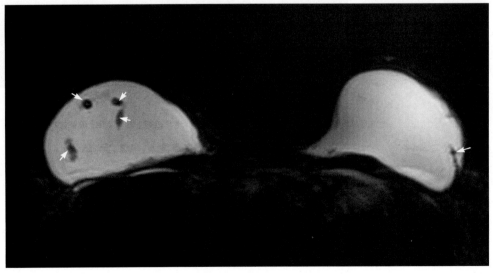

a　　　　　　　　　　　　　　　　　　　　　　　　b

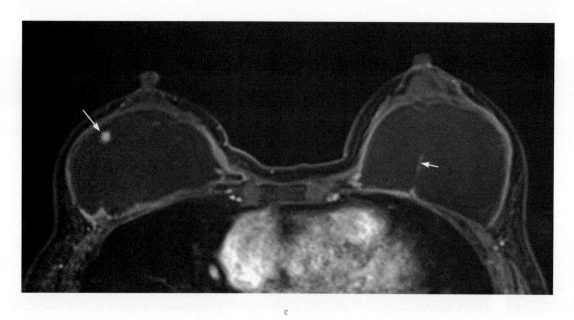

c

a 为右乳 CC 位,显示乳后间隙注入假体影,境界清晰,密度与腺体类似。b 为 MRI 压脂相,显示假体呈高信号,内见点状及条状低信号分隔。c 为 MRI 增强,显示分隔轻度或不强化。

图 13-2-4　双乳假体整体注入(患者,女,51 岁)

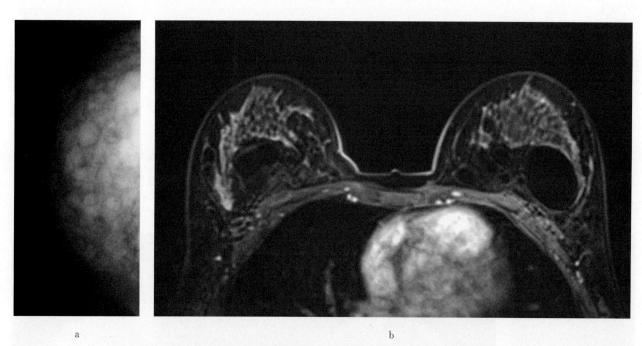

a

b

a 为右乳 CC 位,显示全乳弥漫高密度假体结节,境界清晰。b 为 MRI 增强,结节周围无明显强化。

图 13-2-5　双乳假体多点注入(患者,女,25 岁)

(三) 自身脂肪假体注入

脂肪假体注入如果没有并发症,影像表现容易被忽略。主要表现为乳后脂肪间隙增宽,呈均匀低密度影,与周边脂肪结构密度类似,腺体受压前移。多点注入的脂肪,由于散在分布,FFDM 多无明显的表现。随时间的推移,部分脂肪颗粒会发生液化或钙化等并发症表现,详见假体并发症章节。

二、MRI 表现

（一）置入型假体

MRI 诊断假体最可靠，被认为是假体诊断的金标准，敏感性、特异性分别达 74～100％及 63～100％。

1. 单腔硅胶假体

假体呈圆形或卵圆形，内部信号均匀，边缘光滑，呈 T1WI 低信号，T2WI 及 STIR 高信号，其外由纤维包膜包绕，包膜在各个序列上均呈低信号，增强包膜一般不强化或轻度线样强化，周围腺体组织受压变薄并向周围移位。MRI 不能区分假体橡胶外壳与纤维包膜（图 13-2-6，图 13-2-1c）。

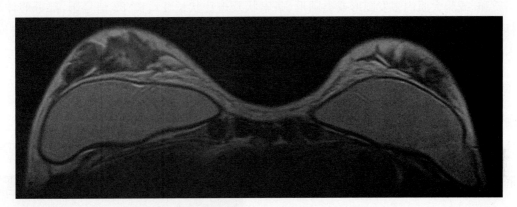

图为 T2WI，显示假体呈卵圆形均匀高信号，边缘见低信号包膜。

图 13-2-6　双乳单腔硅胶假体正常 MRI 表现（患者，女性，36 岁）

2. 盐水假体

盐水假体的信号与水的信号类似，T1WI 呈低信号，T2WI 及 T2WI 压脂序列呈均匀高信号，假体周围见细线样低信号包膜，并于包膜上可见低信号壁结节阀门影（图 13-2-3b）。盐水假体容易外渗，外渗时假体周围可见液体信号影。

3. 双腔硅胶假体

MRI 可见双腔显示，外腔较小，其内为生理盐水，于 T2WI 及 STIR 呈水样明显高信号，内腔硅胶信号低于外腔盐水信号（图 13-2-1b）。当单腔假体包膜内破裂伴包膜周围渗液时与双腔假体表现类似，注意结合病史进行鉴别。

在许多正常的硅胶假体内部，可见到低信号的放射状皱褶，并延伸到假体的外周缘，这是由于弹性橡胶壳的折叠所致，不要与硅胶假体包膜内破裂相混淆。放射状皱褶一般比包膜内破裂的线影要粗（因为它们是由两个相邻的硅胶壳产生），数目较多，可为较短的直线（简单皱褶）或较长的弧线状（复杂皱褶），并且在多个连续平面上均可见到，且仅有一端与外包膜成锐角相连（图 13-2-7）。

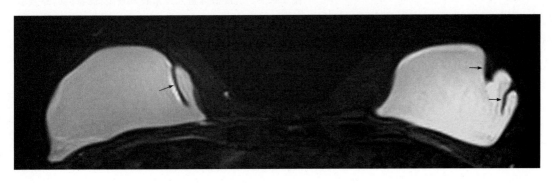

图为横断位压脂，显示双侧硅胶假体内部皱褶呈条状低信号，并延伸到假体的外周缘，皱褶较粗短，仅一端与外包膜呈锐角相连。

图 13-2-7　双腔硅胶内皱褶（患者，女性，38 岁）

（二）水凝胶注入型假体

水凝胶主要成分是水，MRI 信号与水类似，表现为长 T1、长 T2 信号。

1. 整体注射

可见双侧乳腺假体位于乳房后间隙，呈半圆形，表面凹凸不平，内部信号均匀或稍欠均匀伴低信号纤维分隔。其周边可见纤维组织包膜，腺体组织受压周围移，增强扫描假体周围不强化，或包膜及假体内分隔呈线样或点状强化（图 13-2-4b～c）。

2. 多点注射

乳腺实质和/或胸大肌内多发圆形或类圆形、条索状及斑片状长 T1、长 T2 信号影，部分假体结节融合成团，其内可见线状低信号分隔。多数假体结节 T2WI 及 STIR 信号高于腺体，部分等于腺体信号，增强假体结节多不强化，少数边缘线样轻度强化（图 13-2-5b）。

（三）自体脂肪型注入

自体脂肪注入后信号强度 T1WI 及 T2WI 稍高或类似正常脂肪，压脂则信号被完全抑制。注入的脂肪假体如信号与正常脂肪信号一致，说明已成活。MRI 对脂肪坏死及钙化等并发症的显示不及 FFDM。

三、超声表现

（一）置入型假体

超声成像可清晰显示腺体、胸大肌及硅胶假体各层结构。正常硅胶假体切面形似圆锥或三角形，边界规则而清晰，周围见线样包膜，光滑、均匀，厚约 1 mm，硅胶囊内呈无回声区，又称"黑穴"，与纤维包膜及周围组织的强回声区形成鲜明对比（图 13-2-8）。探头加压后假体轻度变形，显示出良好的弹性。假体包膜可呈波浪状或向内形成皱褶，无伴随的液体信号可帮助排除包膜撕裂所致。

（二）注入型假体

整体注入假体超声显示乳腺组织后方有一无回声囊状物，边界多规则、清晰，内无或见少许分隔光带，内部透声良好，后方回声增强。注射时间超过半年者可见注射材料周围有纤维包膜回声，厚度多 0.5 mm 左右（图 13-2-9）。

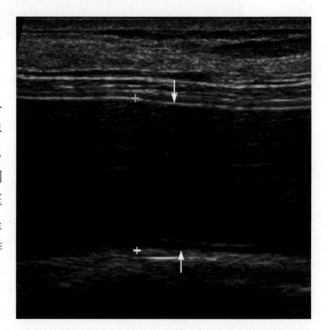

图为超声成像，显示假体置入胸大肌后方，呈均匀无回声区。

图 13-2-8　乳腺假体置入正常超声表现（患者，女，38 岁）

多点注入显示假体分布及回声不均匀，形态不规则，无回声区内可见细小光点及光团，部分呈低回声或者混合性回声（图 13-2-10）。探头加压后有漩涡运动。超声最大的优点是，引导注入假体取出并检测假体是否取干净。

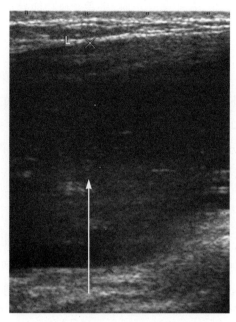

图为超声成像,显示注入假体位于腺体与胸大肌之间,呈无回声区,边缘略欠规则,内部回声欠均匀。

图 13-2-9 乳腺假体整体注入正常超声表现(患者,女,40 岁)

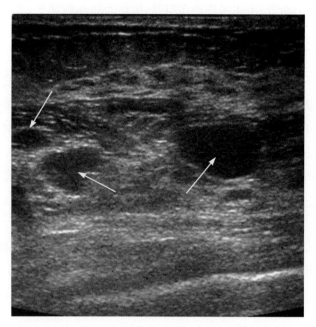

图为超声成像,显示乳腺内不均质及多条分隔状回声,并见多个大小不等的无回声结节,部分结节边缘有包膜。

图 13-2-10 乳腺假体多点注入正常超声表现(患者,女,36 岁)

(三) 自体脂肪注入

超声表现为双侧乳后间隙脂肪层增厚,腺体层变薄,出现脂肪坏死及钙化灶等并发症时,可见多个圆形无回声结节,内部伴细密光点,周边可见强回声光环伴声影,增厚的脂肪层中还可见簇状强光点及强光团。

(刘万花 叶媛媛)

第 3 节 乳腺假体常见并发症

隆胸术后的并发症按其发生时间可分为早期和晚期并发症,早期并发症是指术后 1 个月内发生的并发症,如血肿、感染、位置及形态不佳;晚期并发症是指 1 个月后发生的并发症,包括假体破裂、包膜挛缩、硬结及脂肪坏死、自身免疫性疾病、钙化、切口瘢痕等。这些并发症与手术操作、病人体质有关,更与假体的质量有关。

一、早期并发症

(一) 血肿

血肿发生率约 $1\% \sim 5\%$,多发生于术后 3 天左右,主要症状表现为术后乳房剧痛、肿胀,查体时可见表面张力大。形成原因:正常剥离腔穴应在胸大肌下与乳腺间,如进入胸小肌下间隙,可能损伤胸大肌内与胸小肌内的血管;手术操作动作粗暴,损伤肋间动脉穿支;术中切口小,未能彻底止血;患者凝血功能异常等。

(二) 感染

多见于术后 8 天,为硅胶假体置入术后的严重并发症之一,可形成脓肿,严重时引起全身症状,感染后假体的包膜会增厚,使其发生包膜挛缩的几率大大增加。据国外文献报道,不同类型的假体发生感染的几率不同:光滑面(0.06%)、粗糙面(0.16%)和聚亚氨酯面假体(0.12%)。临床表现为术后出现乳房疼痛、跳痛,乳房局部皮肤发红、发热、肿胀,实验室检查白细胞总数和分类增高。形成原因:手术前对假体的消毒不严格;手术器械消毒不彻底;手术者无菌观念差;患者自身免疫功能低下。

(三) 假体位置异常或形态不美

乳腺假体常放置于乳腺下方或胸大肌下方,由于胸大肌下假体发生包膜挛缩的可能性不大,因此为临床常用路径。但由于肌肉收缩运动会造成假体上移或偏向两侧,可造成乳房位置过高;向外侧张开;两乳头之间距离过宽;乳房外下部或内下部凹陷,使乳房呈上宽下窄,形状偏长;或假体下移,在下方皮下即能触到假体。

(四) 气胸及脓胸

此种并发症很少见,往往由于手术时动作粗暴所致。应及时修补胸腔破损处,进行穿刺抽气或胸腔闭式引流。

(五) 乳头乳晕区感觉障碍

支配乳头及乳晕区的皮神经往往来源于第 4 肋间神经,采用腋窝切口时,会增加损伤该神经的机会。

二、晚期并发症

(一) 置入假体纤维包膜挛缩、乳房变硬

假体置入后,由于正常的异物反应,而于 7～14 天在其周围形成一薄层纤维组织膜包裹假体,如果这层纤维囊发生挛缩,会使乳房变硬手感不好。通常情况下,包膜一般在 3 周内形成,包膜的挛缩一般发生在 3 个月～1 年。国外文献报道,发生率在 20%～40%,国内报道较低,为 4%～10%。

包膜挛缩与假体的类型及假体置入的层次有关。早期海绵状假体硬化率达 100%,后来光滑表面假体约 55%,盐水假体约 35%,近年来研制的双腔假体、聚亚氨酯粗糙面假体的硬化率约为 10%。

发生纤维囊挛缩的原因至今不清楚,形成原因可能:血肿或感染,血肿机化并纤维化;假体表面吸附有尘埃、棉纱及滑石粉等;手术操作粗暴,剥离空间小,张力过大;硅凝胶的渗出;患者个体差异,排斥反应重;包膜腔内有少量细菌;迟发性假体周围小血管破裂等。

包膜挛缩将导致乳房变硬,Baker 在 1975 年提出了隆乳手术后乳房硬度的分级标准

(1) Ⅰ级:乳房在置入假体后质感柔软,手不能触及假体。

(2) Ⅱ级:稍稍能触及置入的乳房假体,但乳房没有畸形,受术者无任何不适,提示包膜轻度收缩。

(3) Ⅲ级:乳房触及中等硬度,受术者感觉有疼痛,压之不适,提示包膜中度收缩。

(4) Ⅳ级:视诊时可见乳房呈球形,触诊坚硬,提示包膜明显收缩。

（二）置入假体破裂

诊断假体破裂主要依据病史、临床表现及影像学检查。假体置入后 8～12 年，破损率可达 63%～100%，同时，渗漏的游离硅胶对人体健康可能有危害，因而许多专家建议，假体置入后 8～12 年应预防性取出。

置入假体破裂分为包膜内破裂和包膜外破裂 2 种，以包膜内破裂最常见。包膜内破裂是指乳腺假体的硅橡胶壳发生破裂，同时硅胶漏出并位于纤维包膜内；包膜外破裂是指乳腺假体的硅橡胶壳和纤维包膜均发生破裂，硅胶可通过这两层的破裂孔漏至乳腺实质内，亦可超出乳腺实质之外，到达腋窝、邻近胸壁结构或腹壁、腹股沟、肝脏等处。

假体破裂的原因：假体的质量问题，术者手术前应该仔细检查假体底盘与假体结合处是否有问题；术中损伤，术者缝合时不慎刺伤假体；假体纤维包膜钙化与假体持续摩擦；外力作用会增加破裂的可能性。

（三）自体脂肪及水凝胶注入术后并发症

主要晚期并发症包括：脂肪坏死液化、硬结及钙化、注入假体破裂及炎症等。

1. 脂肪液化

其发生率与脂肪颗粒的注射量成正比。脂肪液化常继发感染或无菌性炎症。若脂肪液化后出现红肿热痛等症状，可给予抗感染治疗，必要时可用注射器抽出液化的脂肪，一般无须切开引流。最为严重的并发症是重症感染及感染性休克，与操作不规范有关，应即刻切开引流，并给予有效的抗生素。多数脂肪液化随后被纤维组织包裹，形成油性囊肿。

2. 硬结

产生硬结的原因：多点注射、注射材料在不同的层次内形成局部包裹；注射量过大；手术后过度揉压。

3. 注入假体破裂及炎症

各种原因会导致水凝胶假体周围纤维包膜破裂，伴局部明显炎症反应，导致乳腺增大及炎症表现。

（叶媛媛　刘万花）

第 4 节　乳腺假体常见并发症的影像学表现

一、感染或炎性反应

无论置入还是注入的乳腺假体都会由于各种原因发生早期或后期的急慢性感染性炎症或异物性炎性反应，尤其注入假体更为常见。

由于假体的干扰，FFDM 及超声对感染或炎性反应的诊断价值有限，MRI 具有重要价值。注入假体感染多发生于假体破裂的基础上，MRI 不仅能显示炎症的范围，同时可显示破裂的部位及破口。表现为假体信号不均匀，体积增大，增强扫描可见条片状强化（图 13-4-1）。

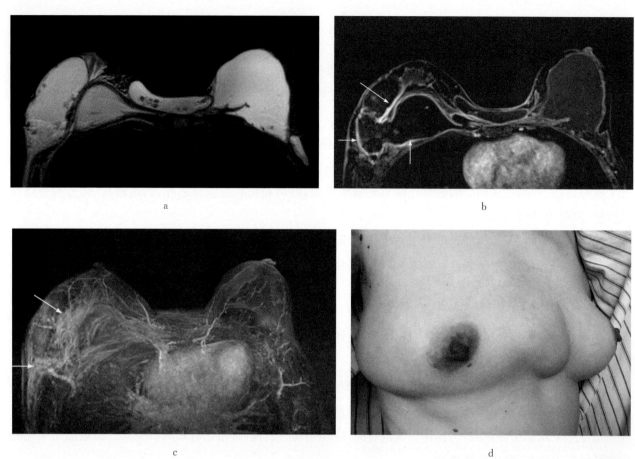

a为MRI压脂相,显示双侧高信号假体影,右乳明显增大。b为MRI增强,显示假体边缘明显强化。c为MIP图像,显示右侧假体周围明显强化,包括胸大肌内。d为患者体表摄片,显示右乳及中线区增大并发红(d为彩图)。

图13-4-1 双乳假体注入术后16年感染。右乳疼痛伴红热及全身发热1周(患者,女,44岁)

哺乳期妇女存在假体时,由于假体的压迫,可出现腺体内奶液流出不畅,容易导致哺乳期乳腺炎的发生,表现为腺体内片状异常信号,T1WI呈低信号,T2WI及压脂呈高信号,增强呈明显条片状强化,MRI扫描有助于假体及炎症的诊断及鉴别(图13-4-2)。

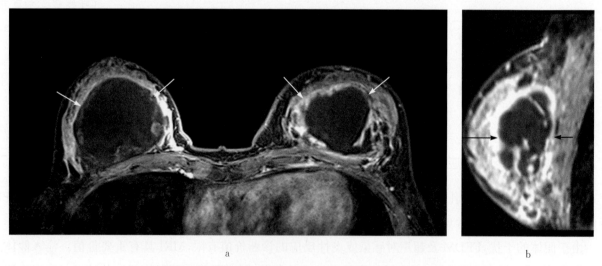

a和b分别为MRI横断位及矢状位增强,显示双侧假体周围不均匀条状强化。

图13-4-2 双乳假体整体注入并哺乳期炎症(患者,女,34岁)

注入假体结节周围可出现异物性炎性反应,形成硅胶或脂肪性肉芽肿,FFDM 表现假体结节边缘模糊,甚至呈毛刺样改变,毛刺样改变形成的原因为假体周围胶原化所致。MRI 表现为假体结节周围包膜增厚,不规则,有明显的强化,需要与脓肿鉴别(图 13-4-3)。脂肪假体结节同时伴微钙化形成时,可类似乳腺癌表现(图 13-4-4),病变发生部位可供鉴别参考,脂肪假体结节多位于乳后间隙区域,乳腺癌多位于乳腺组织内。

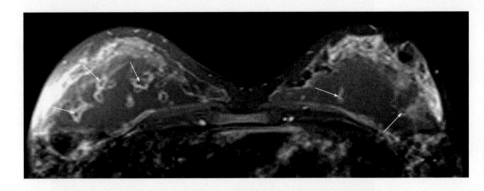

图为 MRI 横断位增强,显示假体内多发假体结节呈明显环状不规则强化。

图 13-4-3　双乳水凝胶注入后硅胶肉芽肿形成(患者,女,43 岁)

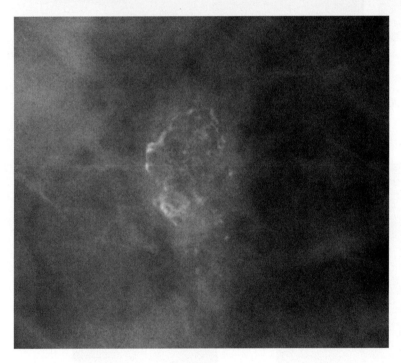

图为病灶局部放大相,显示假体结节边缘模糊,其内见模糊不定形钙化。

图 13-4-4　左乳内上脂肪假体结节伴周围炎性反应及内部钙化(患者,女,38 岁)

二、硬结、脂肪坏死及钙化

整体注入假体破裂向周围弥散,或多点假体注入都可能形成结节状改变,伴或不伴边缘强化,称为硬结,其密度和形态类似良性肿瘤(图 13-4-5)。

自体脂肪注入的常见并发症为脂肪液化坏死及钙化。根据坏死发生的不同时间,FFDM 表现为双侧多发或单发的中心低密度肿块即脂性囊肿伴或不伴环形及粗大钙化、毛刺状肿块及散在点状钙化,钙化发生率约为 4%～7%(图 13-4-6,图 13-4-7)。MRI 表现为 T1WI、T2WI 高信号,STIR 压脂呈低信号,根据结节周围炎性及组织反应程度,表现为不同程度的环状强化或不强化(图 13-4-8)。超声表现呈多样性,可为单纯或复杂囊肿,或表现为周围有回声带和壁结节的复合性囊肿或低回声肿块伴声影等。

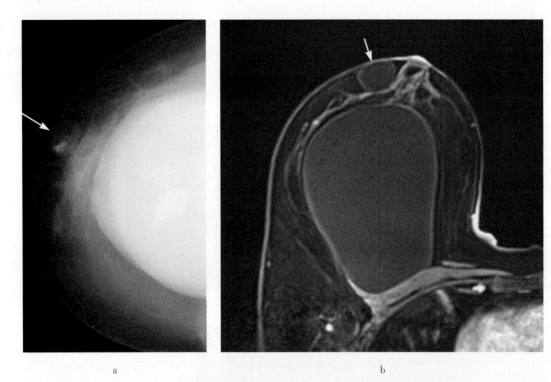

a   b

a 和 b 分别为 CC 位及 MRI 增强局部放大相,显示乳后整体注入的假体及外侧皮下假体结节伴粗大钙化,增强未见强化。

图 13-4-5　右乳假体整体注入伴外上假体结节及钙化(患者,女,45 岁)

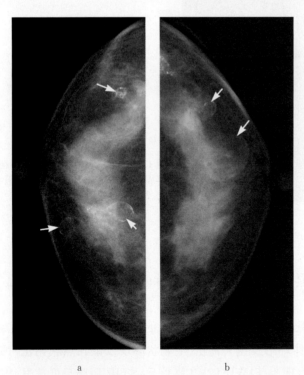

a   b

a 和 b 分别为右乳及左乳 CC 位,显示双乳腺内多发低密度肿块影,边界清晰,部分伴边缘环形钙化。

图 13-4-6　双乳脂肪假体注入后脂肪颗粒液化(患者,女性,44 岁)

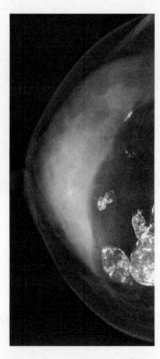

图为右乳 CC 位,显示乳后间隙多发粗大钙化。

图 13-4-7　右乳脂肪假体注入后,发生脂肪坏死并广泛钙化(患者,女性,38 岁)

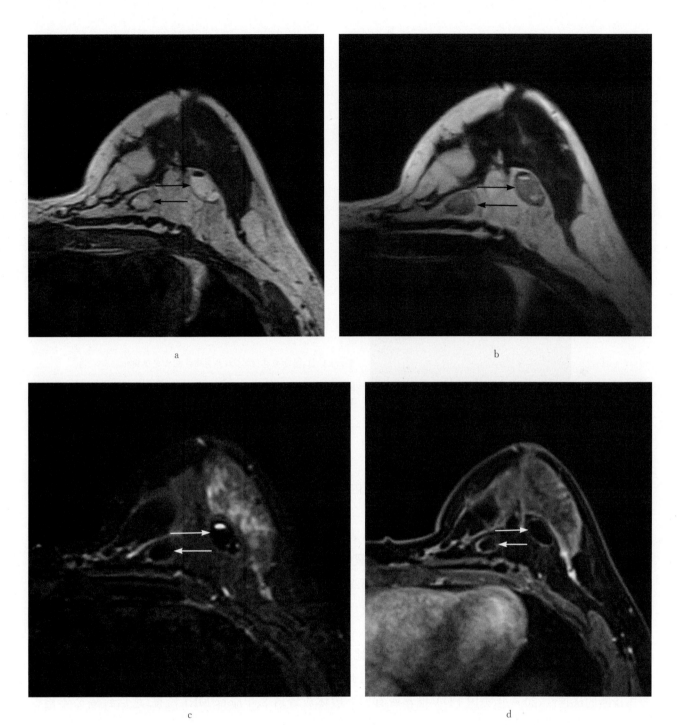

a

b

c

d

a 和 b 为 MRI T1WI 及 T2WI,显示左乳腺体后方多发高信号肿块。c 为 MRI 压脂相,显示肿块呈低信号。d 为 MRI 增强,肿块无明显强化。

图 13-4-8　左乳脂肪假体注入术后脂性囊肿形成(患者,女,42 岁)

三、假体包膜挛缩及钙化

包膜挛缩是假体最常见并发症,轻者影像表现可无异常,部分表现为假体由椭圆形变为球形,严重时双侧假体不对称,边缘呈锯齿状改变,可伴钙化,包膜钙化表现为环形或斑片状(图 13-4-9)。超声图显示基底部缩小,表面突起呈锥形或球形,质硬无弹性,纤维包膜增厚大于 1 cm,回声增强,伴包膜钙化时,显示强回声伴后方声影。MRI 表现为假体边缘锯齿状改变,横径小于前后径。

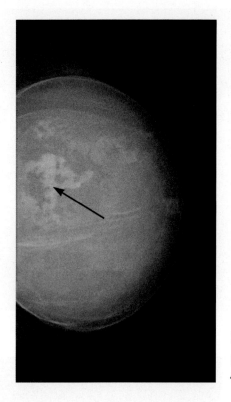

图为CC位,显示假体呈球形,并见斑片粗大包膜钙化。

图13-4-9　左乳假体包膜挛缩及钙化(患者,女,47岁)

四、假体破裂

假体破裂是假体取出最常见的原因,包括包膜内破裂及包膜外破裂。

1. FFDM 表现

FFDM 对诊断假体包膜外破裂特异性非常高,表现为乳腺实质高密度肿块、腋窝淋巴结或胸大肌内硅胶颗粒,假体缩小或变形,此为乳腺假体包膜外破裂的可靠征象。有时仅在腋部淋巴结内可见微量硅胶颗粒,但假体完整,这是由于假体渗漏所致,并非真正意义上的破裂。FFDM 对显示包膜内破裂没有太多价值,可能仅显示假体较对侧略大。

2. MRI 表现

MRI 是假体诊断的首选方法。诊断假体破裂比 FFDM、超声具有较高的敏感性、特异性和准确性,分别达 95％、93％及 94％。MRI 容易显示纤维包膜,因此对鉴别包膜内及包膜外破裂很有价值。鉴于 MRI 对假体诊断的优越性,2006 年美国 FDA 推荐所有妇女假体放置后 3 年应行 MRI 检查,之后每隔 2 年检查一次。

(1) 包膜内破裂:观察序列为 T2WI 及 STIR。包膜内破裂可见破裂的硅橡胶壳向心性内陷,轻度撕裂表现为高信号的硅胶假体内多发曲线状低信号,称为包膜下线(subcapsular line)。严重撕裂可表现为不同的形态特征,如"舌"征(linguine sign)、"泪滴"征(teardrop sign)、"夹鼻眼镜"征、"花瓣"征等;其他表现有假体轮廓失常或假体周围反应性积液,需要与双腔假体的生理盐水鉴别。包膜下线是指位于纤维包膜下并与纤维包膜相平行的线状低信号,与放射状皱褶不同,包膜下线的线状影多较长,大于 3 cm,平行于外囊或呈波浪状,往往有两个末端与外囊相连(图 13-4-10),而放射状皱褶常与纤维包膜形成锐角,较包膜下线粗,仅有一端与纤维包膜相连。"舌"征等其他征象是由萎陷的橡胶壳漂浮于硅凝胶内形成,为硅胶假体破裂的敏感及可靠征象,敏感性及特异性分别为 93％及 65％(图 13-4-11)。近年来有少数文献报道假体内 MRI 模拟内镜对诊断假体包膜内破裂具有重要价值,准确性更高并能降低假阳性率。

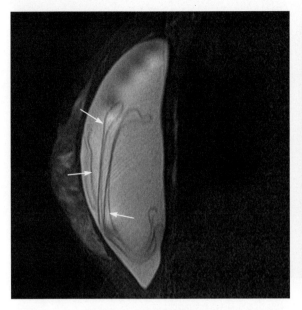

图为 MRI 矢状位压脂相,显示与假体外包膜平行的包膜下线。

图 13-4-10　右乳假体包膜内破裂(包膜下线)(患者,女,37 岁)

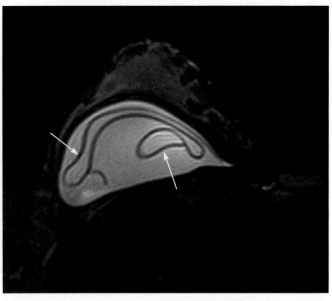

图为 MRI 横断位压脂相,显示右乳破裂的硅胶壳向假体内陷呈"舌征"表现。

图 13-4-11　右乳假体包膜内破裂(舌征)(患者,女,39 岁)

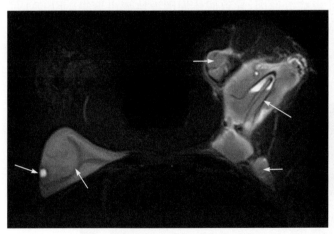

a

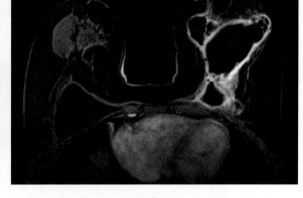

b

a 为 MRI 压脂相,显示左乳假体形态异常,邻近见破裂的假体结节,双侧假体内均见包膜下线及高信号渗液。b 为 MRI 增强,显示左乳破裂假体边缘呈组织反应性强化。

图 13-4-12　左乳假体包膜外破裂及双乳假体包膜内破裂(患者,女,47 岁)

(2) 包膜外破裂:表现为破裂假体缩小,失去正常形态,常伴包膜内破裂(图 13-4-12)。乳腺组织内、胸大肌后间隙可见散在或弥漫硅胶颗粒,假体附近或远处部位均可见到,如腹壁、腹股沟、肝脏、腋部或乳内淋巴结。脂肪抑制序列对显示少许的假体外溢更为敏感。MRI 多平面成像能准确定位泄漏的硅胶颗粒位置,有助于手术方案的制定。

3. 超声表现

超声对假体破裂诊断价值优于 FFDM,但准确性仅为 72% 左右,有一定的假阳性率。

(1) 包膜内破裂:包膜内破裂最可靠的征象是"扶梯"(step ladder)征,即假体内多发平行线状或曲线状强回声,代表塌陷的假体壳漂浮于硅胶内。但有时超声难以区分"扶梯"征与正常皱褶,从而导致假阳性。

（2）包膜外破裂:超声表现为假体与胸大肌（或腺体）间或腋窝淋巴结内出现均质无回声带或低回声团,为漏出的硅凝胶,假体变小,形态异常（图 13-4-13）。包膜外破裂的可靠征象为"暴风雪"（snow storm）征,表现为假体周围组织内散在的点状强回声及混杂回声区域。"暴风雪"征形成的原因不甚清楚,可能是由许多微小的游离硅胶颗粒散在分布于整个乳腺实质或腋窝淋巴结内,使得超声反射回声增强所致,该征象对诊断硅胶泄漏有较高的敏感性。

盐水假体破裂临床可表现为急性或慢性过程。生理盐水多完全吸收,FFDM 显示残留橡胶壳位于乳腺后方,超声显示乳腺后方堆积的线样或曲线样平行线,MRI 显示为堆积线样低信号带。

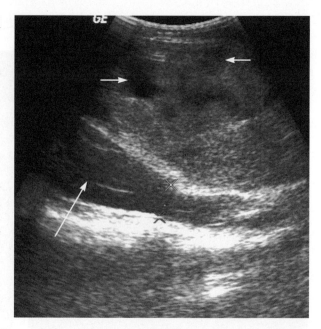

图为超声成像,显示假体变小皱缩,假体前缘乳腺实质内见散在溢出的低回声假体结节影。

图 13-4-13　右乳假体包膜外破裂（患者,女,44 岁）

五、假体周围积液

假体置入后,由于机体对假体的异物反应或慢性炎症等原因,导致假体周围液体渗出聚集。FFDM 可表现假体增大,MRI 及超声显示假体周围液体信号或液体回声,而假体包膜显示完整（图 13-4-14）。假体周围渗液一般无特异性,如果没有症状,无需特殊处理。但反复积液明显者,需警惕假体相关性淋巴瘤发生的可能。

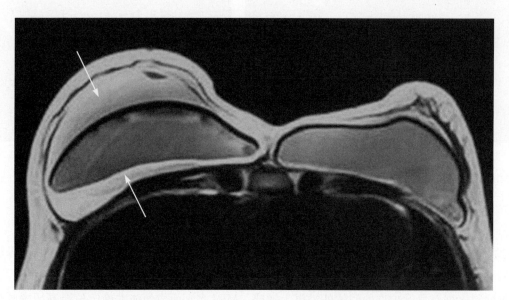

图为 T2WI,显示右侧假体周围见高于假体信号的液体信号,假体形态、大小与对侧相同,包膜完整。

图 13-4-14　右乳假体周围积液（患者,女,38 岁）

参考文献

[1] Arleo EK，Saleh M，Schwartz MH，et al. Cosmetic fat augmentation following breast reconstruction：sonographic appearance with cytopathologic correlation. Clinical Imaging，2014；38；872～876

[2] Maijers MC，Niessen FB，Veldhuizen JFH，et al. MRI screening for silicone breast implant rupture：accuracy，inter—and intraobserver variability using explantation results as reference standard. Eur Radiol，2014；24；1167～1175

[3] Moschetta M，Telegrafo M，Capuano G，et al. Intra-prosthetic breast MR virtual navigation：A preliminary study for a newevaluation of silicone breast implants. Magnetic Resonance Imaging，2013；31；1292～1297

（刘万花　叶媛媛）

第 5 节　乳腺假体合并症及其与乳腺癌和其他肿瘤的关系

乳腺假体可合并乳腺良恶性肿瘤，由于假体的存在，X 线及超声检查具有较大的局限性，尤其注射的假体，常常形成假体结节，及假体诱导的纤维化导致乳腺结构扭曲，均会影响 X 线及超声诊断的敏感性及准确性。X 线及超声显示假体结节表现均类似良性肿瘤，导致鉴别困难，MRI 增强可提供较好的诊断信息。

一、假体合并良性肿瘤

乳腺假体合并良性肿瘤时，良性结节与注入的假体结节或渗漏的硅胶肉芽肿 FFDM 表现类似，均表现为边缘清晰的肿块影，多数无法鉴别，需要借助 MRI。假体结节 MRI 显示与假体主体相同的液性高信号，结节不强化或轻度环形强化，如果结节与假体主体相连，对鉴别诊断更有价值。非液性乳腺良性病变，压脂及 T2WI 信号多低于液性信号，增强多有不同程度强化（图 13-5-1）。

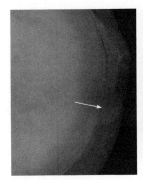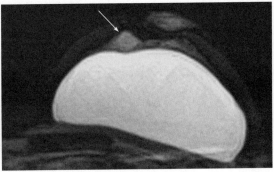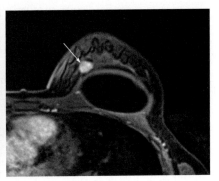

a　　　　　　　　　　　　　　b　　　　　　　　　　　　　　c

a 为 CC 位病灶局部放大相，显示左乳内侧肿块影，肿块及假体呈等密度；b 与 c 分别为 MRI 横断位压脂及增强，显示病灶与假体信号不同且不相连，病灶均匀强化。

图 13-5-1　双乳假体整体注入并左乳内后纤维腺瘤（患者，女，43 岁）

二、假体合并乳腺癌

注入假体与无钙化的乳腺癌密度相近,置入假体对乳腺组织压迫明显,尤其乳后间隙置入的假体,因此当假体合并乳腺癌时,假体的存在均会影响乳腺癌的显示。FFDM 对假体合并无钙化乳腺癌的诊断价值有限,MRI 或超声是重要的补充(图 13-5-2)。对于以钙化为主或合并钙化的乳腺癌,FFDM 仍是重要的诊断手段。

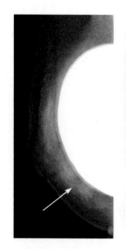
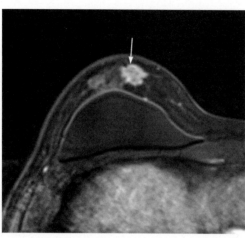
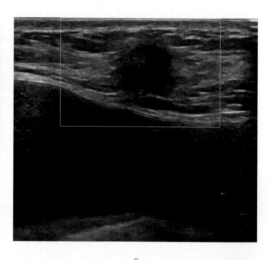

| a | b | c |

a 为 MLO 位局部放大相,显示腺体下缘假体旁略高密度,由于假体压迫,肿块显示不清。b 为 MRI 增强,显示典型恶性强化肿块特点。c 为彩色多普勒超声成像,显示边缘模糊低回声肿块,无明显血流信号。

图 13-5-2　右乳假体合并浸润性导管癌(患者,女,45 岁)

三、假体与乳腺癌及其他肿瘤的关系

隆乳所用的假体是否与癌或某些肿瘤的发生有关,是广大医务人员和受术者共同关心的问题。国内外均有隆乳术后发生乳癌的报道,但假体与乳腺癌之间是否存在因果关系,目前尚不明了。多数研究认为:置入硅胶假体的隆乳术,不会增加乳癌的发生率,乳癌患者,乳房切除后立即行假体置入式乳房重建,不会增加乳癌的复发率,也不会因此而缩短病者的生存期。

但从目前综述文献看,假体置入后有发生相关淋巴瘤、纤维瘤病、纤维肉瘤及造血系统肿瘤的报道,推测可能与各种免疫失调有关。

假体整形有关的淋巴瘤(breast implant-associated anaplastic large cell lymphoma, BIA ALCL)的发生,有学者认为硅胶可影响细胞介导的自体免疫反应,故而可诱导 T 细胞淋巴瘤的产生,目前全球总共约有100 例的文献报导。病灶发生于纤维包膜,病理显示病灶周围同时有淋巴细胞及新生的淋巴样组织,推测该病发生与慢性炎症和基因不稳定有关。尽管该病与假体有关,但确定其流行病学、病理特征、临床行为、分类、预后及确切病因学仍比较困难。多数为 T 细胞非何杰金氏淋巴瘤,临床分为惰型、进展型或致命型 3型。可发生于假体放置后 1~32 年,平均 10.5 年。影像表现为假体包膜周围反复发作或持续的积液或肿块。处理原则:惰性型(局限于包膜)仅包膜切除,不需化疗。进展或致命型(包膜外)需要包膜切除＋系统性治疗,两者均需长期随访。

乳腺纤维瘤病临床少见,占乳腺肿瘤 0.2%。以前分为腹壁、腹内及腹外 3 型,2013 世界卫生组织根据发病部位分为 2 型:表浅型或深在型。发生原因尚不明了,多见于年轻妇女,尤其可发生于怀孕期,考虑雌激素为发生原因之一,该病最初报道病例为伴发于胃肠道息肉病患者,考虑基因遗传是发病原因之二。手术与外伤也是发生该病的危险因素。目前全球报道了约 30 例纤维瘤病发生于假体置入后,且更多见于硅胶假体,但尚未有两者之间相互关联的确切证据。多发生于假体置入后两年左右。纤维瘤病临床表现为局部进展,容易复发的特点。常规治疗为广泛局部切除,配合药物或放疗。文献报道术后 5 年复发率达 20%～60%。影像表现多为乳腺表浅或深部胸大肌前境界清晰的肿块,少数肿块边缘模糊呈浸润征象,梭形常见。假体置入伴发者肿块位于假体包膜局部,超声呈不均匀低回声。MRI 扫描根据肿块不同的发展过程表现为细胞及胶原纤维成分的差异,早期以细胞含量为主,后期胶原纤维化为主,根据成分的差异表现为 T1WI 等信号,T2WI 或压脂呈等或高信号,增强表现为中度到明显强化,少数表现 T1WI、T2WI 均呈低信号,非常轻微强化,提示肿瘤为纤维成分为主的特点。由于乳腺纤维瘤病多起源于筋膜、腱膜或假体包膜,因此 MRI 或超声可表现为典型的"筋膜尾"征,及部分 MRI 表现为肿块内低信号不强化带状结构,提示胶原纤维成分存在,上述征象均是重要的诊断特征。纤维瘤病注意与结节性筋膜炎及纤维肉瘤鉴别。

参考文献

[1] Farace F，Bulla A，Marongiu M，et al. Anaplastic Large Cell Lymphoma of the Breast Arising Around Mammary Implant Capsule：An Italian Report. Aesth Plast Surg,2013;37;567～571

[2] Gergeléa F，Guyb F，Collin F，et al. A desmoid tumour associated with a breast Prosthesis. Diagnostic and Interventional Imaging,2012;93;200～203

[3] Venkataraman S，Hines N，Slanetz1 PJ. Challenges in Mammography：Part 2, Multimodality Review of Breast Augmentation-Imaging Findings and Complications. AJR,2011;197;1031～1045

[4] Shim HS，Kim SJ，Kim OH，et al. Fibromatosis Associated with Silicone Breast Implant：Ultrasonography and MR Imaging Findings. The Breast Journal,2014;20(6);645～649

（刘万花　叶媛媛）